U0312982

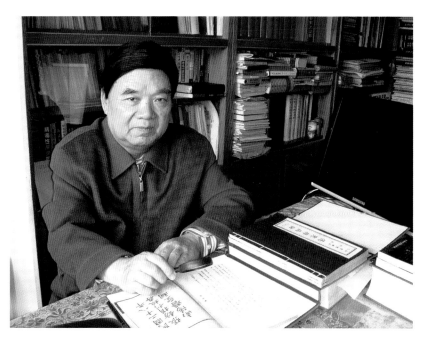

杜雨茂教授在书房

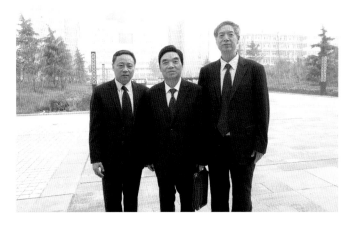

杜雨茂教授与董正华、赵天才在陕西中医学院校园留影

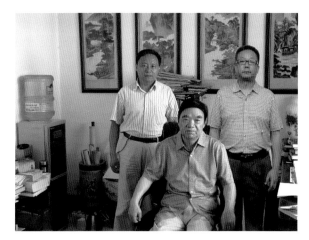

杜雨茂教授与董正华、杜治锋合影

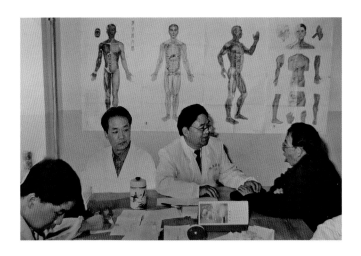

杜雨茂教授在诊治病人并带教研究生

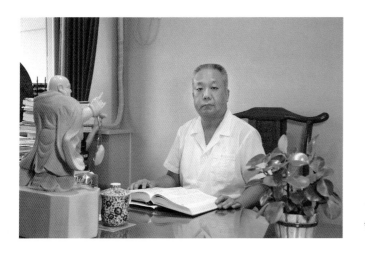

咸阳雨茂医院院长杜治锋博士

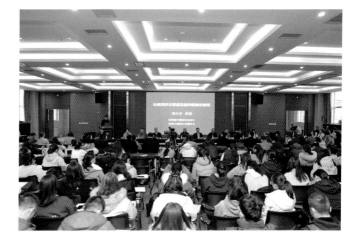

陕西中医药大学原校长周永学教授2019年在杜雨茂教授学术思想及临床经验研修班开班仪式上致辞

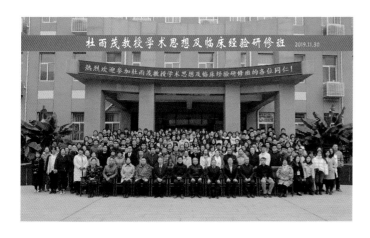

2019年杜雨茂教授学术思想及临床经验研修班部分师生合影

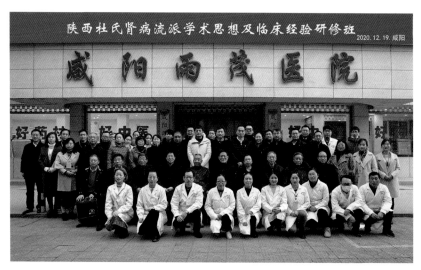

2020 年陕西杜氏肾病流派学术思想及临床经验研修班部分师生合影

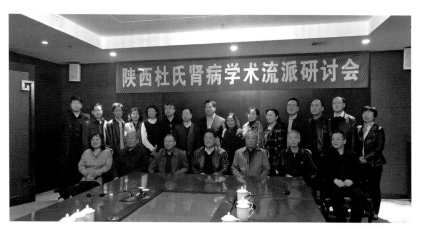

2021 年陕西杜氏肾病学术流派研讨会（线上与线下相结合方式）线下部分代表合影

陕西杜氏肾病学术流派理论与临证经验传承精粹

主　编　赵天才　杜治锋
副主编　董正华　冯丽萍　冷　伟

陕西新华出版

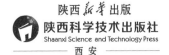

陕西科学技术出版社
Shaanxi Science and Technology Press
—— 西安 ——

图书在版编目（CIP）数据

陕西杜氏肾病学术流派理论与临证经验传承精粹／赵天才，
杜治锋主编. — 西安:陕西科学技术出版社，2023.11
ISBN 978 - 7 - 5369 - 8696 - 1

Ⅰ. ①陕… Ⅱ. ①赵… ②杜… Ⅲ. ①肾病（中医）- 临床
医学 - 经验 - 中国 - 现代 Ⅳ. ①R256.5

中国版本图书馆 CIP 数据核字(2023)第 088121 号

陕西杜氏肾病学术流派理论与临证经验传承精粹

SHAANXI DUSHI SHENBING XUESHU LIUPAI LILUN YU LINZHENG JINGYAN CHUANCHENG JINGCUI

赵天才　杜治锋　主编

责任编辑	耿　奕
封面设计	卫晨亮
出 版 者	陕西科学技术出版社
	西安市曲江新区登高路 1388 号陕西新华出版传媒产业大厦 B 座
	电话(029)81205187　传真(029)81205155　邮编 710061
	http://www.snstp.com
发 行 者	陕西科学技术出版社
	电话(029)81205180　81206809
印　　刷	陕西金和印务有限公司
规　　格	720mm×1000mm　16 开本
印　　张	28　插页 2
字　　数	366 千字
版　　次	2023 年 11 月第 1 版
	2023 年 11 月第 1 次印刷
书　　号	ISBN 978 - 7 - 5369 - 8696 - 1
定　　价	118.00 元

《陕西杜氏肾病学术流派理论与临证经验传承精粹》
编委会

前　言

　　陕西省名老中医杜雨茂教授出身中医世家，从医从教近 60 载，学验俱丰，是国际国内著名的伤寒学者及中医临床学家，生前系陕西中医学院（2015 年更名为陕西中医药大学）伤寒论专业硕士研究生导师，第一批全国老中医药专家学术经验继承工作指导老师，享受国务院政府特殊津贴专家，临床擅长诊治内科及针灸科疾病，尤其在肾脏病、肝胆病及内科疑难病症的治疗上方法独特、疗效显著。

　　杜雨茂教授毕生致力于仲景学术的研究与临床工作，为陕西省第一批重点学科——伤寒论学科首位带头人。他勤读中医经典，思维敏捷，善于灵活运用仲景理法方药解决临床实际问题。自 1984 年始，他迎难而上，确定以"经方辨治肾病的临床与实验研究"为主攻方向，较早采用临床实践结合实验研究的方式培养了多名肾病方向的硕士研究生，为全国中医肾病领域培养了大批实用人才。他认识到多种肾脏疾病在早期皆与感受外邪有关，病患常常因外感而诱发或使病情加重，其病变亦遵循由轻到重、由表入里、由经入腑、由三阳到三阴的六经传变规律，其发病亦有合病、并病、直中等多种形式。据此他提出"肾脏常见疾病治从六经入手"的观点，首创肾脏疾病六经辨证论治体系，成为国内著名的伤寒学家、中医肾病学家。

　　2018 年，陕西省中医药管理局批准了"陕西杜氏肾病学术流派传承工作室"建设项目。该项目以咸阳雨茂医院为基地，以传承杜雨茂教授治疗肾病的理论与经验为目的，已成为独具特色的陕西杜氏肾病学术流派。该项目的建设者们通过多年尤其是近 3 年来的不懈努力，在杜氏肾病理论的研究整理、临床实践体验、传承与发展方面取得了一定的成绩，撰写并发表了诸多研究论文，较系统地归纳了陕西杜氏肾病流派的学术思想与临证精华。为今后更好地开展陕西杜氏肾病学术流派的传承工作，为广大中医、中西医结合工作者提供临证参考，我们在对以往各项研究成果认真总结、精心筛选、整体谋划的基础上，编辑了《陕西杜氏肾病学术流派理论与临证经验传承精粹》一书。

该书共精选文章 44 篇。其中 1 篇为流派简介，概要介绍了陕西杜氏肾病学术流派的创立、建设与发展情况；4 篇是杜雨茂教授所撰写的论文，以分享杜老师对中医诊治肾病深邃的学术见解及丰富的临证精华；其余 39 篇为陕西杜氏肾病学术流派传承者的研究心得和临床应用文章（包括数篇该学术流派再传弟子研究杜氏肾病的硕士论文节选）。各篇文章的作者署名均在篇末，若为已发表论文则注明原载期刊。全书分为 8 章，分别为流派简介、策略与治法、辨治体系、思路与方法、学术思想研究、临床经验介绍、用药特色与常用药物、传承与实践，从不同角度全景式地展示了陕西杜氏肾病学术流派传承人近年来深入学习、研究、应用杜雨茂教授中医辨治肾脏病所创立的重要学术观点，归纳其学术思想的理论依据与实践价值，挖掘、梳理了杜教授中医辨治肾脏病的辨治特色、用药经验与临床体会，是对陕西杜氏肾病学术流派理论与临床实践的较全面总结，对于进一步更好地学习、传承与发展陕西杜氏肾病学术流派的学术特色与临证精华具有重要的借鉴意义，对广大中医、中西医结合工作者学习、研究、临床实践具有重要的参考价值。

赵天才　杜治锋

2022 年 4 月 16 日于陕西中医药大学

目　录

第一章　流派简介

陕西杜氏肾病学术流派简介

陕西杜氏肾病学术流派传承团队是以杜雨茂教授为核心的中医肾病学术流派，其传承特点是家传、师承与院校教育融为一体，医药并传。

一、流派创立及传承脉络

20世纪初，杜雨茂教授的外祖父家族系陕西汉中望族，其大外祖父郭公金铭系清代举人，崇尚办新学兴教育；三外祖父郭公系当地名医，医术精湛，名扬乡里。杜雨茂之父杜莨丞（1890年6月8日至1960年5月15日）初随郭公习医，且尽得其秘传，时值中年已成为汉中著名中医，在汉中市钟楼西侧开设恒春堂诊所，悬壶济世；1952年回原籍城固县沙河营开办中医诊所；1954年响应政府号召，参加中医联合诊所，任中医师；1960年5月15日，在当地因病去世，享年70岁。杜雨茂之母郭淑芳（1907年5月12日至1964年7月18日）随父知医，擅长妇、儿科疾病的诊疗。

杜雨茂（1932年10月9日至2013年6月6日），生于1932年九月初十（公历1932年10月9日）。杜翁夫妇从小就注重培养儿子的中医药学兴趣，1945年杜雨茂小学毕业时即能习诵《医学三字经》《医学入门》等中医学启蒙书籍。同年考入南郑县立中学。

1948年中学毕业后正值中华人民共和国成立前夕，汉中遭洪灾，兵戈扰攘，社会动荡，请师在家习读古汉语等课程，打下了坚实的文学功底。同时随父亲系统地学习中医，其家教甚严，拟订有详细的学习计划，精读不辍，先后研读了《黄帝内经》《难经》《伤寒论》《金匮要略》《本草纲目》《医宗金鉴》等中医药典籍。在随父临证襄助诊务过程中，不仅抄写脉案处方，而且从事中药调剂、中药炮制和丸散膏丹的制作；他谨遵祖训"知难而进"，历经数载，尽得家传，为日后开展临床工作奠定了坚实的基础。1952年，他即可独立诊治一般疾病，并随父返回家乡为乡亲们诊病。在乡村临床工作中，他白天应诊，夜间探索，毫不怠忽，因屡起沉疴，而饮誉乡里，人称"小杜"先生，与其父并称"二杜"。1954年随父参加中医联合诊所，任中医师，开拓医防，施惠于民。出诊、防疫，不问远近，不避风雨，欣然前往，求实认真，成绩斐然，屡受嘉奖。同年7月，参加城固县卫生局举办的针灸学习班，随当地著名中医况乾五先生学习针灸。1956年7月，又被选拔至汉中地区中医进修班学习，成绩名列前茅。1958年3月，经汉中地区卫生行政部门选送至陕西省中医进修学校学习。1959年4月结业后，适逢陕西中医学院建立，师资匮乏，因其成绩优异而留校任教，从事中医针灸教学及临床工作。1959年7月，又被学校选送赴成都中医学院参加卫生部举办的"全国伤寒论师资班"进修，得到全国伤寒名家的指导。结业返校后，即从事伤寒论课程的教学及内科临床工作，在伤寒名家成友仁的指导下工作，理论水平和教学能力得到显著提高。1963年赴合肥参加全国高等中医院校二版教材《中医各家学说讲义》的编写及修订工作。1978年参加全国高等中医院校五版教材《伤寒论选读》的编写及审订。1985年参加《中国医学百科全书·中医外科学》的编写。1988年参加《中医大辞典·外科五官科分册》的编写工作。1978年，杜雨茂首批晋升为副教授，同年被确定为研究生指导老师，招收培养硕士研究生。1986年晋升为教授，1987年晋升为中医内科主任医师。

　　杜雨茂教授先后担任陕西中医学院临床教研室主任、伤寒金匮教研室主任（1978 年 1 月至 1981 年 7 月）、基础部副主任（1981 年 7 月至 1984 年 7 月）、教务处处长（1984 年 7 月至 1987 年 3 月）。1987 年 3 月至 1994 年 8 月任陕西中医学院副院长，全面主持学院的行政工作。

　　1990 年，杜雨茂教授被国家人事部、卫生部、中医药管理局批准为第一批全国老中医药专家学术经验继承工作指导老师。1991 年国务院批准授予其"有突出贡献的专家"称号，享受国务院政府特殊津贴专家。2008 年 5 月被陕西省人事厅、卫生厅、中医药管理局授予"陕西省名老中医"称号。他先后担任咸阳市第一届人大代表、主席团成员，咸阳市秦都区第十届人大代表，陕西省第七届人大代表。曾兼任全国中医成人教育学会名誉理事长，中华中医药学会仲景分会委员、学术顾问，中国中医药学会陕西分会副会长及肾病研究组组长。

　　"知难而进，扬长补短"，是杜雨茂教授的座右铭。先生医教研结合，善于总结，笔耕不止，精勤不倦。先后撰写学术论文、医案医话 90 余篇，并在国内外期刊上发表。主编并出版了《伤寒论辨证表解》《奇难病临证指南》《杜雨茂肾病临床经验及实验研究》《金匮要略阐释》《伤寒论研究文献摘要》《中国百年百名中医临床家丛书·杜雨茂》《伤寒论释疑与经方实验》《杜雨茂奇难病临证指要》《杜雨茂肾脏病临床经验集粹》，参编了《简明中医辞典》《中医大辞典》《中国医学百科全书·中医外科学》《中医各家学说讲义》《伤寒论选读》，校订出版了《金匮要略方论本义》《伤寒论阐释》等专著、教材及辞书共计 16 部。其中《中医大辞典》获全国首届医史文献及医学工具书金奖，《奇难病临证指南》一书除在中国大陆出版外，并于 1992 年和 1994 年分别在中国台湾（繁体字版）及日本（日文版）出版发行。

　　数十年来，杜雨茂教授除教学、临床工作外还致力于科研工作。他亲赴陕西澄城、合阳、永寿等疫区，主持完成了"中医辨证分型治疗慢性布鲁氏杆菌病"的研究课题，获得陕西省科技成果三等奖；主持完成了"芪鹿益肾片治疗慢性肾炎"项目，"芪鹿益肾片"被国家药品监督管理局正式批准为三类新药；主持完成了"柔脉冲剂治疗高脂血症"研究，"柔脉冲剂"被国家药品监督管理部门批准为三类新药，获陕西省科技进步三等奖；主持完成了"舒胆化石丹治疗胆及泌尿系结石"项目，通过省级鉴定，"化石丹"被批准为健字号新药；研制的"珍珠养生酒"荣获轻工部新产品奖；研制的"奇效咳喘保""肺心宁""静电药物降压器"及"针灸取穴尺"等均获国家专利证书。"诊治肾炎的专家系统软件"和"诊治胆系疾病的专家系统软件"，通过了省级鉴定并推广应用，诊治肾炎的专家系统还被载入《中国科技成果大全》一书。

杜雨茂教授在中医学学术思想方面遵古鉴今，不泥古说，勤于思考，见解深邃，创见颇多。他对《伤寒论》一书中六经实质的阐发及《伤寒论》理法方药如何在现今临床运用提出了不少新颖切实之见，对《伤寒论》中许多疑难问题详为剖析，使人顿开茅塞。对中医辨证论治的思维方法进行了深刻探讨，指出"人、地、时、病"四者结合、审证求因求机、针对病因病机立法施治和治随证转，是辨证论治的精髓，它具有客观的、系统的、辨证的、灵活的鲜明特征，是完全切合辩证唯物主义思想科学理论体系的一种方法论。杜雨茂还认为若将辨证论治"奉为金科玉律，认为完美无缺，也是不恰当的"。他根据长期的临床实践体会，撰写了《辨证论治的辩证唯物主义思维特点及其不足之处》一文，对中医学辨证论治的涵义、特点、用法、优势、不足、临证运用时应注意的问题、与西医学的比较等方面作了深入剖析，指出其辩证唯物主义思维的特点；从临床具体应用情况分析其不足之处，提出弥补的对策。在疑难病的诊治方面，他还提出了4种思路和方法，对临床选药组方还提出了"背反谐同"的新治则，皆授人以渔，启迪后学。

杜雨茂毕生致力于仲景学术的研究，传承弘扬医圣张仲景的学术思想。他对《伤寒论》一书中六经实质多有研究，善于灵活运用仲景理法方药解决临床实际问题。自 1984 年起，即以"经方辨治肾病的临床与实验研究"为研究方向，他利用陕西省第一批重点学科建设经费，在教研室建立起肾病研究室，较早采用临床实践结合实验研究的方式培养了多名肾病方向的研究生，为全国中医肾病领域培养了大批实用人才。他认识到多种肾脏疾病在早期皆与感受外邪有关，并常常因外感而诱发或使病情加重，其病变亦遵循由轻到重，由表入里，由经入腑，由三阳到三阴的六经传变规律，其发病亦有合病、并病、直中等多种形式。他认为各种肾脏疾病在演变过程中，其证候不越六经范围，其辨治可依仲景六经之法，据此提出"肾脏常见疾病治从六经入手"的观点，首创肾脏疾病六经辨证论治体系，成为国内著名的伤寒学家、中医肾病学家。

1978 年，杜雨茂被遴选为陕西中医学院硕士研究生指导老师，共招收培养伤寒论专业硕士研究生 44 名，培养师承制弟子多名。如刘亚娴、曾福海、乔宝璋、杨培君、钟玲、蒋泽霖、王宗柱、寇琼、赵天才、董正华、虢周科、李惠林、杨万章、李培旭、师大庆、刘玉宁、李建民、耿建国、李金田、史正刚、王宁元、章念伟、邓伟、刘中景、赵宗江、王振亮、杨运高、刘吉祥、张喜奎、毛炜、陈亚龙、程广书、王长松、郭立中、唐凯、李建明、石鹏、杜婧、窦建伟、田耘、李小会、卫培峰、李建庭、简春树、张振忠、张敏等，这些学生和弟子毕业后以陕西为中心，分赴到全国各地的中医药院校、医疗机构、科研机构，大部分从事中医肾脏病临床与科研工作，都已成为中医药教育、管理、临床、科研工作的骨干，他们又培养了自己的学生及传人。

在杜雨茂教授的影响下，他的儿女、孙辈中亦有多人从事中医药学临床工作。杜治锋是杜雨茂教授的嫡子，出生于中医世家，成长于陕西中医药大学，从小就目睹其父临床诊疗过程，常常耳濡目染中医药的神奇疗效，加之其父的耳提面命与殷切期望而子承父业，亦从事中医临床工作。1990 年杜治锋从陕西中医学院中医专业毕业，在陕中附院内科工作，之后又两度求学于湖南中医药大学攻读硕士、博士学位研究生，师从全国名老中医程丑夫教授、滕久祥教授、莫新民教授。获得博士学位后，毅然回到雨茂医院随父临证，起初协助其父管理医院，后任雨茂医院院长，成为陕西杜氏肾病学术流派第三代主要传承人。杜治锋博士在全面继承杜雨茂教授的学术思想、临床经验的基础上，博采众长，辛勤耕耘，遵循中医理法方药一线贯穿的"杜氏中医肾病"治疗体系，以"毕生求索岐黄事，一世奉行药王篇"为人生格言，奉行"大医精诚"的宗旨，恪守传承精华，守正创新精神，进一步总结完善了中医药治疗多种肾病的诊疗方案，充分发挥中医药特长，达到了满意的治疗效果，获得广大患者及同事的普遍好评和赞许。

1995年，杜雨茂教授退休后在咸阳市创办了杜雨茂门诊部；1996年创建了咸阳雨茂医院，专门从事肾脏病及疑难杂病的诊治与研究工作，已成为具有显著中医特色的专科医院。他还根据多年临证的效验方，研制出多种中成药制剂，如二黄消白散、虫草健肾宝、化石丹、抗菌毒颗粒等，供院内使用。2002年创建了陕西雨茂制药有限公司，从事中药新药的研制开发与生产，与咸阳雨茂医院相得益彰。2017年该院被咸阳市卫生和计划生育局批准为咸阳肾病医院。2018年，陕西省中医药管理局批准"陕西杜氏肾病学术流派传承工作室"建设项目，该项目以咸阳雨茂医院为基地，以传承杜雨茂教授治疗肾病的学术思想和临床经验为建设的主要内容与特征，已成为独具特色的"陕西杜氏肾病"学术流派，在全国具有较大影响力。

二、杜氏肾病学术流派的主要学术成就

（一）学崇仲景法六经，首创肾病六经辨治体系

杜雨茂教授在长期的临床实践中，"学古不泥古，发展不离宗"，体会到六经辨证的特点、传变规律与多种肾脏疾病十分类似。在长期的临床实践中，通过对多种急、慢性肾病的深入研究，他认

识到：多种肾脏疾病尤其是因外感和感染而引起者，其发病和演变与六经辨证联系密切。其早期皆与感受外邪有关，并常因外感诱发或使病情加重。其病变亦遵循由表入里，由轻到重，由经入腑，由三阳到三阴的六经传变规律，其发病亦有合病、并病、直中、两感等多种形式。他认为多种肾脏疾病在其发生、发展过程中，其证候不越六经范围，其辨治可依六经之法。基于此，他提出"肾脏常见疾病治从六经入手"的观点，首创肾脏病六经辨证立法用药体系。将《伤寒论》六经辨证的思想融入多种肾病的辨证和用药中，形成了慢性肾病六经辨证的诊疗特色。（注：具体内容详见文中相关篇目。下同）

杜雨茂教授指出：应用《伤寒论》六经辨证理论指导肾脏病的临床治疗，六经分期虽有一定的阶段性，但多数慢性肾脏病在临床中并非单纯发病，尤其是病至厥阴阶段，往往形成寒热虚实等兼夹繁杂的证候，给临床辨治带来较大困难。针对这些复杂情况，杜雨茂强调"邪陷厥阴，病机复杂多变，非一方一法可贯穿始终。临证当依据具体情况，灵活辨证，恰当用药，庶可逆转病机，促其向愈"。

杜雨茂教授强调，在运用六经辨证时，要注意两点：一是辨虚实，二是辨标本。三阳证者多实，三阴证者多虚，而三阴之虚，每有阴虚、阳虚及阴阳两虚者。邪实方面，以外感、湿热、瘀血、浊毒为主。辨标本方面，一般病急者为标，急则治其标，势缓者为本，缓则治其本。

《伤寒论》所创立的六经辨治思路与方法，极大地促进了后世临床医学的发展，但近代能把《伤寒论》六经辨证系统地运用于肾脏病的诊治与研究者却为数不多。杜雨茂经过长期的临床实践和不断总结、凝练，逐步创立了肾脏疾病六经辨证论治体系，极大地促进和提高了中医对肾脏疾病的辨治水平。

（二）审证求因寻规律，辨治肾病十四法

肾脏疾病繁多，病理演变复杂，但其发生、发展、临床表现和转归仍然有一定的规律可循，中医学按照审证求因、辨证论治原则立法施治。杜雨茂教授经过长期的临床实践，将肾脏病常用中医治法概括为解表利水法、化气利水疏表法、和解疏利三焦法、清热解毒利湿法、泻热通腑逐邪法、益气健脾固摄精微法、温补肾气法、滋水涵木法、暖肝和中降逆法、温宣并施法、补气滋阴法、温阳降浊法、活血化瘀法、凉营宁络法14种。

杜雨茂教授强调，上述十四法是根据肾脏疾病的临床证候特点而概括的常用单一治法。由于肾脏疾病病程日久，病势缠绵，临床证候繁杂多变，往往多种证候兼见，故遵循辨证论治原则，亦可数种治法联合应用。

（三）注重后天之化源，调理脾胃治肾病

杜雨茂教授根据传统中医理论，指出肾脏病多属中医"水肿""关格""淋证""癃闭""虚劳"等范畴。中医认为，其病因病机多与"脾胃"有关。如水肿，还与"脾胃"有密切关联，正如《素问·至真要大论》曰："诸湿肿满，皆属于脾"，脾脏受损，运化不健，不能转输水液，亦致水湿潴留体内；呕吐，《济生方·呕吐》云"若脾胃无所伤，则无呕吐之患"，久病后损伤脾胃，中阳不振，纳运失常，胃气不降则恶心、呕吐；关格，《伤寒论·平脉法》云"关则不得大便，格则吐逆"，病久不愈，逐渐发展，导致脾肾衰惫，气化不行，湿浊毒邪内蕴三焦，犯胃、阻肾，导致小便不通与呕吐并见；虚劳，主要为气血阴阳的亏虚，病变涉及五脏，其中脾失健运，运化不足，气血亏虚成劳。古人云："有胃气则生，无胃气则死。"脾胃为后天之本，气血化生之源，若不及时调治，一则水谷营养日渐匮乏，气血化生乏源，正气愈衰，二则药物无法吸收直达病所而起效，均导致病情恶化。

因此，从"脾胃"论治符合中医辨治慢性疾病的一般原则。故杜雨茂教授临床十分重视调理脾胃法的应用，如其临证常方选"四君子汤""理中汤"化裁治疗多种慢性肾病。四君子汤为治疗脾胃气虚证的基础方，理中汤是治疗太阴肺脾虚寒证的基础方。他认为慢性肾病患者因病情迁延日久，脾胃虚弱，寒湿浊邪易内蕴中焦，单纯脾胃气虚者可予四君子汤化裁，脾胃虚寒者则用理中汤化裁；若脾胃虚寒而兼感风寒者，予桂枝人参汤化裁。

例如慢性肾衰竭者多见恶心呕吐，脘腹胀满，食欲减退，舌苔厚腻等。这多因病延日久，脾胃俱虚，寒湿瘀热浊邪干犯中焦，气机阻滞，纳化无能所致。若不及时调治，水谷营养日渐匮乏，气血化生无源，正气愈衰，则病情加速恶化。治疗当辛开苦降，辛温以散寒湿之结，且可升清阳，苦降以清内郁之热，又能降浊阴。如此邪去正复，中焦脾胃升降有序，纳化复常，有利于病情的好转。在四君子汤的基础上，寒湿偏盛者加干姜 6～12g，砂仁 5～10g，陈皮 10g，中焦湿热者加黄连 5g。

（四）创"背反谐同"原则，指导疑难痼疾组方

杜雨茂教授首创"背反谐同"的学术观点。何谓"背反谐同"？他指出，人体脏腑的气机变化，有如天地自然一般无时无刻不在进行着升降出入，如《素问·六微旨大论》所说："是以升降出入，无器不有。"人体时刻进行着升降出入的随机和无序的气机运动，脏腑气机的升降出入维持着人体的生命，"出入废则神机化灭，升降息则气立孤危"。在生理情况下，各脏腑经络属性不同，各有特点。或以升为主，或以降为要，或性刚，或性柔，或属火，或属水，即使同一脏腑，亦存在着相互对立的两个方面。升中有降，降中有升，收中有散，散中寓收。这种相反相成的关系共处于一个统一体中。疾病的过程，正是打破了这种平稳状态。既病之后，尤其是久病顽疾，邪痼正耗，又往往导致多脏腑及经络阴阳气血失调。因各脏腑本性不同，特点各异，病变的性质就难划一。多

是寒热错杂，虚实并见，表里同病，阴阳俱损，气血两伤，升降紊乱，宣收皆塞。治当顺乎人之本性及病情实况，攻中有补，补中寓攻，收中寓散，发中有敛，升中有降，降必配升，清中有温，热中伍凉，阴从阳平，阳依阴藏，始合自然。这就是"背反谐同"学术思想的基本内涵。

背反谐同，在组方配伍上，强调在面对久病顽疾时，针对各司其职却稳定有序的生理本质及胶着缠绵且复杂多变的病变机理，本着整体观念和辨证论治精神，在"未病先防，既病防变"思想的指导下，采取的一种遣方用药虽相异相反却和谐统一，配伍组方既殊途背反又划一同归的治疗疾病时所遵循的"异曲同工"辩证唯物主义和谐观的基本原则。在治疗方法上，一方面，该指导思想是针对同一疾病个体中表现出的不同性质的病证进行遣方用药的治疗原则，另一方面，该指导思想又是针对同一疾病个体中表现出的某一病证进行正治与反治配合应用的治疗原则。

杜雨茂教授提出"背反谐同"原则的思想根源于《伤寒杂病论》，他深受书中诸多相反相成配伍方剂的启悟，结合自己家学亲验而提出"遵古鉴今取精髓，背反谐同疗顽疾"这一基本治疗组方原则。

慢性肾炎、肾病综合征多易发展致慢性肾功能衰竭，治疗极为困难。本病多以水肿、蛋白尿等为临床表现，治疗多以通利等攻法。临床大量运用利尿剂虽然能够取效于一时，但屡利屡肿，甚或病未减轻而正气已伤。杜雨茂教授认为慢性肾炎、肾病综合征病变的根本是以正虚为主，常兼夹有水湿、湿热、热毒、瘀血等，属本虚标实、虚中夹实之证。肾（阴阳）虚、肺脾气虚为本病发生之病理基础，而实邪（水湿、湿热、热毒、瘀血等）内蕴是本病发生发展、变化的条件。虚实之间互相影响，互为因果。本病之病位虽然在肾脏，但常累及他脏（如肺、脾、三焦、膀胱等），从而出现多脏腑广泛病变。治疗当攻补兼施，标本齐治。治本主以益气健脾，药如黄芪、党参、白术、茯苓等；温补脾肾，药如附子、肉桂、黄芪、杜仲等;或滋补肾阴,药如旱莲草、女贞子、生地、山萸肉等。治标主以化湿利水,药如茯苓、泽泻、滑石、车前子等;辅以宣肺理气,药如麻黄、桑白皮等;清热解毒,药如金银花、连翘、金钱草、白茅根、萹蓄等;活血祛瘀,药如丹参、益母草、泽兰、红花、丹皮等。此外,易感受外邪加荆芥、防风、桂枝等。慢性肾病日久,往往肝肾阴虚,肝阳夹内风上扰,或阴损及阳,阴阳两虚,久病入络,瘀血内阻。此时仍以本虚(阴阳)标实(肝风、瘀血)为主要病机。治疗当培本为主,兼治其标。培本多选用肾气丸阴阳两补,治标平肝息风则选天麻、钩藤、桑寄生,化瘀通络则选丹参、川芎、葛根等。

杜雨茂教授在治疗慢性肾衰竭真阳衰败型的温阳降浊汤中温清并用,温阳用附片、桂枝,清热降浊用生姜、黄连、紫苏叶,辛开苦降。若阳虚甚者加黄芪、杜仲、肉桂等。以桃核承气汤为主化裁的"肾衰Ⅳ号"方中清热益气化瘀同用,以达治本之目的,清热用桃仁、大黄、益母草性凉类兼有活血之效,益气温阳用附子、黄芪、桂枝等。

总之,杜雨茂教授强调,临证应根据复杂病情的需要,寒热并调,补攻兼施,有升有降,有散有收,其立法遣药组方皆要以背反谐同基本原则为指导。

三、杜氏肾病学术流派临床经验简介

(一)辨治慢性肾功能衰竭经验

慢性肾功能衰竭(chronic renal failure,CRF)指发生在各种慢性肾脏疾病基础上,由于肾单位严重毁损,以致体内代谢产物潴留、水电解质及酸碱平衡失调、内分泌功能紊乱的一种综合征,是肾脏及与肾脏有关疾病的最终归宿。CRF 是一种严重危害人类健康的危重疾病,其病理变化多不可逆,呈进行性加重,预后差,病死率极高。因此,如何抓住其早、中期的有利时机进行积极治疗,延缓 CRF 进展，仍是肾脏病研究的重要课题。现代医学对 CRF 早、中期主要采取营养支持、降压、纠正贫血、纠正酸中毒等内科保守疗法；后期则予以替代疗法——透析与肾移植，后二者是延缓生命、提高生存质量的重要措施，然而替代疗法受条件、设备限制，费用昂贵，透析并发症，肾脏来源，排异反应等多种因素影响，目前较难推广普及。杜雨茂从事此病的临床及实验研究已近 30 年，从实践中体会到慢性肾衰并非完全不可逆转，部分患者，尤其是肾功能失代偿期和肾功能衰竭期，以及尿毒症早期的有些患者，通过中医药为主进行治疗，不仅可以阻止病情的发展恶化，而且可以使肾功能衰竭的理化检验指标明显改善或完全恢复正常，病情好转或完全缓解，其所治病例疗效稳定达 3~5 年者也为数不少。

1. 慢性肾衰的病因病机

慢性肾功能衰竭发病机理复杂，证候变化多端。杜雨茂认为该病源于患各有关肾脏病之后迁延日久，邪留正虚，阴阳气血亏虚以致衰败，病情由轻至重，复杂多变，甚至危殆。病变主要涉及肾、脾、肺三脏，如发展深重可累及三焦、胃、肠、肝、胆、心包及心脏等脏腑的功能失调。在正虚方面有气、血、阴、阳虚损之别，而脾肾两脏虚损贯穿疾病始终，在邪实方面有风、寒、湿、热、痰饮、瘀血、气滞之不同。而寒热错杂、虚实并见是其病理特征。由于慢性肾衰有轻重之分，其病机较为错综复杂。故其治疗当审证求因，辨证施治。常将该病分为脾肾衰败，阴阳俱虚证；瘀血内阻，络脉不利证；浊毒内蕴，变证百出证辨治。

慢性肾衰为本虚标实之证，本虚指脾肾亏衰，标实指湿浊、毒邪、瘀血内盛。在其病机演变过程中，由于本虚与标实间的相互影响，及阴阳间的互损消长，致疾病的不同时期，邪正主次亦不同。杜氏认为，本病就其临床早期而言，以虚证为主，浊邪为次，到中、后期，多为虚实夹杂之证，脾肾更亏，浊毒更盛，而呈现出阴阳气血双虚，湿浊、瘀血壅阻等错综复杂的病理特征。另外，本病病程日久，湿浊内郁，久而生火，而脾肾阳虚，失于温煦又生内寒，故本病临床每多虚实错杂，寒热互见。

2. 慢性肾衰的辨治思路及用药特色

杜雨茂主张对慢性肾衰竭应中西医结合治疗，以提高临床效果。本病症状纷杂，变化多端，为便于用药，杜雨茂据其演变规律，临床上主要辨为 4 型，相应的治法有 4 种，并有灌肠外治法 1 种。

（1）脾肾阳衰型——温肾健脾，利湿降浊法，方用温阳降浊汤（真武汤合黄连苏叶汤化裁）。

（2）肝肾阴竭型——滋阴活血，解毒和中法，方用自拟滋阴降浊汤。

（3）三焦壅滞型——疏利三焦，益肾降浊法，方用柴苓汤合大黄附子汤化裁。

（4）浊瘀互结型——祛瘀泻浊法，方用桃核承气汤化裁。

（5）外治灌肠法，灌肠方以大黄附子汤加减。

（二）治疗原发性难治性肾病综合征经验

肾病综合征是临床较常见肾小球疾病的一组临床综合征。所谓原发性难治性肾病综合征，其特征在临床上有以下几种表现：

一是对肾上腺皮质激素敏感且呈依赖性，但经久不愈，反复发作。这类患者在病理上多为微小病变型肾病，亦习称为"肾病综合征Ⅰ型"。对激素很敏感，但在病情缓解后，当激素减至较小剂量或停用不久病又复发，再用激素仍有效。如此反复发作历三至十余年难以撤掉激素，临床较为多见。

二是初用激素和（或）免疫抑制剂、细胞毒类西药（如环磷酰胺、环孢素 A、霉酚酸酯、氮芥、来氟米特等）有效，当病情再次发作加重时，再用上述药物则疗效不显。

三是对激素、免疫抑制剂及细胞毒类西药均产生抵抗而乏效。即在发病之初应用上述西药均无明显疗效，有的在用药之后病情反而加重。

上述后二者在病理上大多属系膜弥漫增生性肾小球肾炎、膜增殖性肾病、膜性肾病及局灶节段性肾小球硬化者。

鉴于以上3种情况，故现今临床上将其称之为"原发性难治性肾病综合征"。

1. 原发性难治性肾病综合征的病因病机

原发性难治性肾病综合征相当于中医水肿病的范畴。此病初起多因外感风寒、邪热及（或）劳倦内伤，导致太阴肺脾、少阴心肾及手少阳三焦的气化功能失调，水火不济，水液转输不利而发病。

其中内脏虚损，阴阳失调是发病的根据和病变的重点。杜雨茂教授认为，肾病综合征大部分系外邪入侵与痼邪相结，久羁不去，日久伤耗正气，逐渐发展而来，故内脏虚损在本病中占有重要的位置。首先，肾居于下，内寓真阴真阳，其气化以推动水液蒸腾运化，当肾气不足之时，气化不行，而发生水肿。其次，脾为后天之本，主运化而行水湿，若脾气不运，则水湿泛滥，肾之蛰藏，必借土封，脾土不强，失去堤防封固之力，则精微不断泄漏。肺为水之上源而主司诸气，若肺气不足，宣发肃降失职，则水道不通，亦可患水肿病。因此，纵观肾病综合征患者之发病以及病情演变，莫不与体内脏腑功能失调，阴阳气血不足有密切的关系。水湿瘀血内阻之机突出。脏腑功能失调可生湿产瘀，湿邪阻滞亦可生瘀，而瘀血的停滞，又影响气机升降，阻碍三焦通路，损伤脏腑阴阳，化湿生水（此即仲景所谓"血不利则为水"），互为因果，形成恶性循环，从而使病情胶着难愈。

原发性难治性肾病综合征的特殊之处，还在于由于病延日久，加之反复应用肾上腺皮质激素类药及免疫抑制剂、细胞毒类药物，戕伐正气，使机体正气亏损较甚，病邪留恋不去，病变更为复杂，形成正虚邪留、虚实交错之证。故治疗之时应扶正达邪，虚实兼顾，辨证施治，治随证转，并坚持久服，其效方显。此病在正虚方面多以少阴阴虚多见，这是因为激素类药物具有阳热散发之性，易于伤阴助热之故。其次为太阴气虚与少阴阴虚互见，呈现气阴两虚者亦不少见，这与病久正虚及过用戕伐正气之药物致气阴耗伤有关。再次为少阴与太阴阳虚较甚，导致阳气衰微，水气不行，甚或阴阳两虚，这与病延日久，正气日耗，阴损及阳和阳损及阴有关。在邪实方面，有外邪束表，肺失宣肃，水道不利；水湿内盛，泛溢表里；邪热内蕴，日久酿毒；气滞血涩，瘀血阻滞；浊邪内盛，壅滞三焦，决渎不利，升降紊乱，甚至形成关格之证等。

2. 原发性难治性肾病综合征的辨治思路及用药特色

杜氏肾病流派对该病临床上主要分为以下几种证候进行辨证施治：

（1）少阴阴虚，水湿瘀热交阻证。治宜滋阴益肾，化瘀利水，佐以清热。方用六味地黄丸合二至丸加减化裁。

（2）太阴肺脾气虚，少阴肾阴亏损，兼挟水湿瘀热证。治宜补气益阴，化瘀清热，利水祛湿。方用四君子汤加黄芪合六味地黄丸化裁。

（3）太阴少阴阳气亏虚，水湿泛溢，兼瘀血留滞证。治宜温补太少二阴，通阳利水，佐以化瘀，固摄精微。方用真武汤加参芪合五苓散化裁。

（4）太少二阴阴阳两虚，兼水湿瘀热阻遏，三焦水火游行不利证。治宜扶阳益阴，化瘀利水，清疏三焦。方用金匮肾气丸、猪苓汤及小柴胡汤合方化裁。

上述证型是就一般规律而言，临床上有时亦有相互兼见及在发展过程中出现相互转化者，医者当随证变化，灵活施治。其次在用药的分量方面要视患者的年龄大小、体质强弱、病情轻重而酌定。杜雨茂教授一般对上述主要药味的用量是：黄芪成人少则30g，多则可到150g（下同），党参15～30g，制附片8～15g，山萸肉12～30g，石韦15～30g，益母草25～60g，丹参15～30g，川芎10～25g，红花8～18g，柴胡12～30g，怀牛膝12～30g，车前草15～30g，灵芝15～30g等。另外在瘀血症状和体征较重时，检验血液高凝状态也较著者，地龙、水蛭等活血破瘀之药亦当加用。

(三) 治疗糖尿病肾病的辨治思路与经验

糖尿病肾病 (DN) 是糖尿病最常见的并发症之一，它也是引起慢性肾功能衰竭的主要原因，在我国 DN 约占终末期肾病患者的 15%，严重危害人民群众的健康。根据国内外西医界的研究发现，DN 一旦进入临床期，通过治疗也很难逆转；尤其是进入慢性肾功能损害期，其病情进展的速度亦远快于非糖尿病患者，而且其治疗效果也较差。杜雨茂教授根据多年临床诊治该类疾病的经验体会到，如能及早采用中医药治疗，其疗效优于单纯应用西药。例如对 Ⅲ 期 DN 微量白蛋白尿高于正常者，通过治疗大多可回到正常；对 Ⅳ 期 DN 出现较多量持续尿蛋白者，通过治疗其蛋白尿（包括 UAE 和尿蛋白定量/24h）多数可明显下降，甚或完全转阴；对于 V 期 DN，如其肾功能不全尚在代偿期 (Scr133 ~ 177μmol/L)，若能及时恰当的治疗，其部分患者肾功能可以恢复到正常或肾功能维持现状达数年之久不再恶化发展。对于肾功能不全达到失代偿期 (Scr178 ~ 442μmol/L) 和肾功能衰竭期 (Scr 443 ~ 707μmol/L) 者，通过坚持治疗亦可有改善或延缓其发展。对于慢性肾功能不全终末期 (Scr > 707μmol/L) 者，虽经治疗而疗效较微。

(四) 治疗慢性肾炎蛋白尿的思路与经验

在慢性肾炎治疗过程中，尿蛋白往往很顽固，在短期内不易消失，且容易反复出现，即使一般症状消失后，尿蛋白也可能仍然存在。所以，能否有效地控制蛋白尿，对慢性肾炎的治疗来说就显得十分重要。杜雨茂教授通过数十年的临床实践，总结慢性肾炎蛋白尿的治疗宜运用补肾、调脾、截流止涩、祛邪安正四法。具体治法有：肾元亏虚，调补阴阳；截流止涩，固摄精微；肾之蛰藏，必借土封；逐湿热瘀血，祛邪安正。

由于临床上慢性肾炎病情复杂，上述四法所提出的适应证候，可以单独出现，亦可相兼出现，还可互相转化，故施治时，此四法可分可合，在证候、病机转变时，治法亦应随之改变。病者经过治疗，尿蛋白消失，其他检验项目已恢复正常或基本恢复正常之后，应重视善后巩固，继续按法服药 2~3 个月，以防重发。饮食调理，一般宜清淡，辅以豆类制品，或黄芪、薏米煮粥，并可佐餐鲤鱼、鲫鱼、猪瘦肉等。

（五）遵古鉴今善思索，研制临床实用方

杜雨茂教授在长期临床实践中，在遵循经典的基础上，更勤于思考，善于结合具体病情灵活化裁运用古方而研制新方，用于临床疗效卓著。

1. 温阳降浊汤

组成： 茯苓 15g，白术 12g，附片 9g，白芍 12g，西洋参 6g，黄连 4.5g，苏叶 9g，猪苓 15g，泽泻 15g，生姜 12g。

功效： 温肾健脾，降浊和中，宣通水道。

主治： 肾脾阳虚，水气泛滥，浊邪内盛上逆所致之关格证（包括肾小球肾炎、肾盂肾炎等疾病所引起的慢性肾功能衰竭——尿毒症）。

用法： 附片加清水煎半小时，再入余药同煎 2 次，每次文火煮半小时，滤汁混匀分 2 次服。病重者可日服一剂半，分 3 次服之。

方解： 本方系在经方真武汤的基础上结合连苏饮化裁而成。中医学之"关格证"，大抵相当于现代医学之慢性肾功能衰竭。《证治汇补》云："关格者，既关且格，必小便不通，旦夕之间陡增呕吐，因浊邪壅塞，三焦正气不得升降，所以关应下而小便闭，格应上而呕吐生。阴阳闭绝，一日即死，最为危候。"该证多为他病久羁不愈发展而来。肾为先天之本，诸脏久恙，穷必及肾。况肾为水脏，主二便而开窍二阴，为胃之关。关门不利，则聚水而生病。水盛侮土，脾必受累。肾气从阳则开，从阴则阖。肾阳衰微，气化无权，肾关开阖不利，不能藏精泄浊；或火不暖土，脾阳亏虚，不能运化精微，反聚而变生浊邪。浊邪内蕴，壅滞三焦之道，气机升降

失调，则尿少、尿闭、恶心呕吐生焉。津精不运，营气不养，则面萎体倦，头晕耳鸣。浊邪日久不降，郁久化热，浊盛化毒，上干清府，则神昏、抽搐、吐衄等症遂作。仲景《伤寒论》真武汤所治，专擅温阳利水；连苏饮则长于降浊和中，与关格证之主要病机甚为合拍。故合二方加味而成此汤。方中附片温肾扶阳，振奋元气；白术、茯苓、西洋参健脾制水，巩固土堤；猪苓、泽泻淡渗利水，去邪之著；苏叶、生姜、黄连辛苦合用，升降共施，一以开阴之闭而宣肺通水道，一以辟邪之浊而和中止呕吐。因阳虚日久，必损及阴；浊邪郁热，阴屡受戕。且诸利水淡渗及温燥之剂，也每损阴液，故用白芍配西洋参酸甘化阴，生津补正。诸药合用，俾正复邪祛，浊降关开，关格之证自解。经杜氏反复应用，不仅可使临床症状得到缓解和消除，而且在一定程度上可改善肾功能。

随症化裁：眩晕、头痛、血压过高者，酌加桑寄生、钩藤、草决明、怀牛膝；腹胀、大便不畅者，酌加虎杖、枳实；恶心呕吐较著、尿素氮较高者，可同时给予中药（大黄10g，附片10g，大青叶12g，肉桂3g水煎）结肠透析；足胫拘挛疼痛者，酌加木瓜、川牛膝，白芍加至15g。

2. 滋阴益肾汤

组成：生地15g，山萸肉10g，旱莲草12g，粉丹皮9g，泽泻10g，茯苓12g，猪苓15g，怀牛膝12g，桑寄生15g，白茅根30g，生益母草30g，黄芪30g，小叶石韦12g。

功效：滋阴益肾，利湿清热，益气化瘀。

主治：肾阴亏虚，水热互结，瘀血内阻之水肿、虚劳等（慢性肾小球肾炎、肾盂肾炎等，以及由这些疾病引起的慢性肾功能衰退——尿毒症之较轻者）。临床表现具有：①眩晕耳鸣；②腰膝酸软；③五心烦热；④颜面或四肢浮肿；⑤舌淡红少苔或无苔；⑥脉细数。六项中具有三项以上者，即可确诊应用。

用法：先将诸药加入清水，以能浸没上药为度，浸泡半小时左右，用文火煎煮半小时至40min，滤汁。共煎两次，药液混匀，均分两次，早晚各服一次。病重者日服一剂半，分三次服。

方解： 该方在经方猪苓汤合六味地黄汤的基础上，结合现代药理研究化裁而来。将猪苓汤中的阿胶易为生地，则滋阴作用强，活血散瘀而无阿胶滋腻之弊。《本草经疏》谓生地"乃补肾之要药，养阴血之上品"。合旱莲草、山萸肉、桑寄生、怀牛膝以滋补肝肾之阴，滋阴而不助湿，且旱莲草又可凉血止血，山萸肉涩精利尿，桑寄生、怀牛膝具利小便、利腰膝等作用，养血滋阴，平补肾精，以治其本。又可助茯苓、泽泻、猪苓渗利水湿，外通水道，使水邪外排。丹皮、益母草活血凉血，既可凉血又可清热，益母草还具有利尿除湿之功，配合生地、旱莲草，散血而无伤血之虞。伍猪苓、茯苓、泽泻等利湿而具散结之功。合小叶石韦、白茅根，清热解毒，利尿通淋，凉而不寒，自无凝滞结聚之忧。妙在黄芪一味，既可补脾益气，健中促运，又配伍生地等生血补虚，暗合补血汤之意；配泽泻、茯苓等开通水路，利尿排浊；合益母草、丹皮等补气活血，推血循行，周流不息；桑寄生、怀牛膝，外调肝气，以降眩晕，诚可谓一举而多得。全方合用，共奏滋补肾阴，利湿清热，益气化瘀之功。

随症化裁： 兼见小便涩痛、灼热、腰痛、少腹胀满者，可加滑石15g，金钱草30g以上，量小则作用不大；兼见头胀痛、面烘热、心烦少寐、血压偏高者，可酌加钩藤、天麻、石决明等，并重用桑寄生20g以上；血尿顽固者，仍用阿胶，并加用炒蒲黄、仙鹤草、大蓟、小蓟等。实验证明，白茅根等具有明显的利尿、抗感染的作用；黄芪煎剂给大鼠皮下注射或麻醉犬静脉注射均有利尿作用，对肾炎蛋白尿定量有显著降低作用，对心血管系统有扩张作用，可降低血压，对小鼠有强壮作用等，证明了本方组成药物的科学性。

按语： 慢性肾小球肾炎、肾盂肾炎、肾衰等病，病程较长，久病伤正，故以正虚为主要矛盾。据临床观察，慢性肾炎随着病程迁延和病情加重，多有一个由阳虚向阴虚的转变过程。此概因久用温燥、渗利之品，或西药之激素、免疫抑制剂的长期、大量应用，或湿遏日久,化热伤阴,或肾水不化阴津而溢于肌表等,皆可导致阴精亏虚。此类患者相当常见,由此可知,肾阴虚是慢性肾炎病变中一个重要的病机。而慢性肾盂肾炎,由于热邪久羁耗阴,故临床肾阴虚而水停者居多。因而在治疗之时,滋补肾阴、清利湿热之大法就显得特别重要。

水肿迁延日久,壅塞气机,气行不畅;或久而气伤,无力推血,血行缓慢,久而瘀滞,而致络阻血瘀。血瘀既成,"血不利则为水",水瘀交阻,复伤肾阴,形成恶性因果循环,导致病情日益危重。因此,血瘀亦为本病发病过程中的一个不容忽视的重要因素,确立大法,益气活血,必不可少。

3. 益肾通淋汤

组成:怀牛膝 12～15g,续断 12g,桑寄生 12～15g,猪苓 12～15g,茯苓 12g,滑石 12g,泽泻 9g,车前子 9～15g,萹蓄 24g。

功效:益肾清热,祛湿通淋。

主治:泌尿系结石病日久未愈,肾气亏虚者。

用法:水煎,每日 1 剂,分两次内服。

方解:怀牛膝、续断、桑寄生俱可入肝肾,补肾气,强筋骨,利腰膝。怀牛膝尚有下行通淋之作用。砂石淋日久不愈,多与肾虚气化不济,无力行水排石有关,故须益补肾气。猪苓、茯苓、滑石、泽泻、车前子、萹蓄 6 味药清热祛湿,利窍通淋。湿热邪气久羁膀胱,灼烁水液结为砂石,阻碍水道,又使湿停。故欲排结石及防止结石之再生,又非该组药物而不可。此方是猪苓汤去阿胶,加怀牛膝、续断、桑寄生、车前子、萹蓄而成,助正与达邪共用,相得益彰,久服自有良效。

4. 固本止遗汤

组成:党参 15g,白术 12g,黄芪 24g,山药 12g,陈皮 9g,小茴香 6g,菟丝子 12g,覆盆子 15g,五味子 12g,当归 12g,枸杞 12g,肉桂 4.5g。

功效:补脾益肺,强关缩尿。

主治：肾脾肺不足，肾关不固，下元虚寒之遗尿证。小儿成人，久久不愈者，皆可用之。

用法：水煎，每日1剂，分两次温服。

方解：遗尿证多与肺脾肾三脏亏虚有关。肾虚则关门不固，肺脾亏虚则无力约束，故小便自遗。方中党参、白术、黄芪、山药、陈皮补气健脾，肺脾双顾。肺气强健则宣发有度，津液四布；脾气壮实则运化有力，水液化津。菟丝子、覆盆子、枸杞、肉桂、小茴香补肾气，补相火，温下寒。肾气充实，命门火健，则下焦气化，关门复固，小便自约。当归暖中去寒，润养补虚，既可防诸药辛燥，又能生血化阴。参、芪相合，气血双补。五味子补五脏，尤其长于益肾温下止遗；与肉桂、陈皮相配，一散一收，散可以促进气化，收可以缩泉止遗；伍以覆盆子则缩泉约便止遗之力倍增。黄芪、枸杞、山药配伍肉桂、小茴香，温阳益气滋阴。全方阴阳双补，气血双调，散收并用，肺脾肾三焦共治，圆机活法，适用于小儿、成人久遗之病。

随症化裁：一般夜间遗尿，用此方不必加减。对年久不愈、体质较差者可随症加减。伴少腹不温、畏寒乏力者，加附子6g，芦巴子9g；手足心热、舌红口干者，加山萸肉9g，熟地黄12g，去陈皮；脘腹胀满、纳食减少者，加神曲9g，砂仁6g；妇女腰痛、白带多者，加补骨脂9g，芡实15g。

禁忌：对于邪热内留，郁迫膀胱之遗尿者，当清宣郁热，非本方所宜。

5. 加味散偏汤

组成：川芎30g，白芍15g，白芥子6g，香附9g，白芷9g，郁李仁6g，柴胡9g，细辛3g，蔓荆子9g，炙甘草3g。

功效：祛风散寒，通络祛瘀，蠲痰利窍。

主治：风、寒、瘀或痰瘀交加为患所致之偏、正头风痛。其症见头痛时作时止，或左或右，或前或后，或全头痛，或痛在一点。多因感寒冒风，或气郁不畅而诱发。发则疼痛剧烈，或掣及眉梢，如有牵引；甚或目不能开，头不能举，且头皮麻木，甚或肿胀，畏风寒，有的虽在盛夏，亦以棉帛裹头；痛剧则如刀割锥刺而难忍，甚至以头撞墙，几不欲生。

用法：上药加入清水500ml，浸泡30min后，文火煎煮两次，每次半小时，滤汁混匀，每日早、晚饭后服。痛剧者可日服一剂半，分三次服下。

方解：本方系根据清代陈士铎《辨证录》中散偏汤经加味更量而成。方中川芎味辛性温，祛风散寒止痛，且又辛香走窜，可上通于巅顶，下达于气海，祛瘀通络，用为主药；白芷、细辛、蔓荆子辛散上行，祛风散寒，加强川芎疏散之力，且有止痛之长，香附、郁李仁直入血分，以助川芎祛瘀之功，兼有调气之妙，用为辅药；柴胡引药入于少阳，且可载药上浮，直达头面，白芥子引药深入，直达病所，兼有通窍蠲痰之功，白芍敛阴而防辛散太过，又有缓急止痛之长，皆用为佐药；使以甘草，缓解急迫，调和诸药。各药相合，疏散风寒之中兼有通络祛瘀之效，疏达气血之内又寓祛痰通窍之力。且发中有收，通中有敛，相互为用，各展其长。又方中柴胡、白芍、香附兼可疏肝解郁，白芍、甘草又善缓急止痛，不但对感寒冒风而发者能疗，气血不畅而致者亦效。即使是久治不愈、邪入窍络之顽疾，同样有痛止病愈之奇功。

随症化裁：若因感受风寒而发，可加荆芥、防风；疼痛剧烈，可加羌活、元胡；阴血亏虚，可加生地、当归；拘挛掣痛，酌加胆南星、僵蚕、全蝎；若为血管扩张性头痛，宜加贯众；若兼有高血压，可加怀牛膝、桑寄生；若兼有内热，可加知母、丹皮等。

按语：方中川芎祛风散寒化瘀，集三任于一身，恰中病机，用量宜大，减量或用一般量，则方效大逊，斯为该方之关键。又方中药量之比例，亦应谨守，不可随意增减，此亦为该方之要害。据近年来临床观察，对辨证属风、寒、瘀或痰瘀交加为患的34例头风痛患者（其中包括有西医诊断之偏头痛、血管神经性头痛及三叉神经痛等病），应用本方后，患者多在3剂内（计31例，占91.2%）

头痛开始明显缓解，轻者 7 剂可愈，重者 20～30 剂可基本治愈，且远期效果良好。

6. 丹金强肝散

组成：丹参 30g，郁金 15g，三七 12g，鸡内金 15g，党参 24g，茯苓 30g，青黛 12g。

功效：强肝健脾，散瘀解毒。

用法：上药共为细粉，每日 2～3 次，每次服 3g，开水冲服。

主治：慢性迁延性肝炎、早期肝硬化属正气亏虚，温热毒邪留恋气血凝滞者。

方解：丹参活血养血，善消积聚，解毒止痛；郁金辛苦且凉，既能凉血破瘀，又可行气解郁，清热止痛；三七化瘀生新，止血止痛；青黛清热解毒，凉血泻肝。据近代药理研究，丹参、三七、青黛尚有抗菌及抗病毒作用，单味丹参又有消肝脾肿大之功。此 4 味药俱可入肝，使气行瘀散，热清毒解，痛消而正安，为本方之主药。党参、茯苓、鸡内金甘平而淡，益气健脾，清利湿热，消积开胃，以之为佐，寓有见肝之病当先实脾之意。诸药合用可使湿热毒瘀俱祛，脾气健旺，化源充沛，肝复滋荣，以达强肝健脾之目的。

此外还有芪鹿肾康片、虫草健肾宝胶囊、二黄消白散胶囊、化石胶囊、抗菌毒颗粒等中药成药制剂，供院内使用。

［董正华　冷伟］

第二章 策略与治法

第一节 杜雨茂教授中医治疗肾脏病策略

已故著名中医学家杜雨茂教授，生前从事中医医疗、教学、科研工作 50 余载，治学严谨，医德高尚，勤于临床，勇于探索，学验与著述俱丰。其临证遵古鉴今，衷中参西，辨证准确，遣药灵巧，屡起沉疴，尤擅诊治难治性肾脏病、肝胆病及奇难杂病。现谨在学习杜老师有关肾脏病的论著、论文、医话、医案等著述的基础上，从宏观角度探析其运用中医理法方药治疗肾脏病之策略，以期为进一步传承、弘扬杜老师治疗肾脏病的学术思想和临床经验有所裨益。

一、肾脏病涉及面广，首先明确中西医双轨诊断

中医学和西医学是两种不同的医学理论体系，各有特色与所长，也各有其不足或局限性，要相互取长补短，以有利于患者。杜老师在临证中，对于多种复杂的肾脏病，除运用中医学理论等进行认真分析、详审细辨之外，还结合西医学对其病的认识、相应的理化检验及仪器检查、研究进展等，进一步弄清其病名、病位、病程、病情阶段、发展变化、转归、预后等，以明确中西医双轨（重）诊断，做到心中有数，亦为中医辨证论治、观察疗效、判断预后等提供一些客观依据；同时，也便于和患者及其家属沟通

交流。

辨西医之病，可使我们从病理生理、病理解剖、病变分类、病情进展、转归预后等方面更好地认识和把握疾病本质，为中医辨证论治或中西医结合治疗提供一定的参考依据。

西医学所论述的肾脏病涉及病种多达数十种，其核心是以人体肾脏实质性组织和功能发生病理性改变而表现于临床的不同病症。其致病原因和病变特征总的可分为原发性肾脏病、继发性肾脏病、先天性生理缺陷或畸形及遗传因素等引起的肾脏病变。杜老师指出："西医学所论述的各种肾脏疾病约相当于中医学的水肿、癃闭、淋证、尿血、葡萄疫、阴阳毒、虚劳、溺毒、关格、积证等病证的范畴。从中医学角度论述其病变主要涉及肺、脾、肾三脏以及肝、胆、膀胱、三焦、胃、肠、心包络、心脏等许多脏器组织。"[1]2

从《杜雨茂肾脏病临床经验集萃》[1]前言的编写体例来看，该书分上下两篇。上篇为总论，首先阐明中西医对肾脏病含义、范围的认识概要，然后着重结合杜老师的学术见解和经验，扼要论述了各种肾脏疾病总的病因病机、治疗大法及处方用药规范。下篇各论，是按西医病名分类分章节论述，突出中西医双轨诊断，简要叙述了各种常见肾脏病的西医病因病理、临床表现、治疗原则方法及用药，着重阐述各种常见肾脏病的中医病因病机、辨证论治及立法用药，并在各病之后附有典型验案加以印证。每个案例均有现代医学检查相关资料及明确的西医诊断、中医诊断及辨病与辨证论治的详细内容。在杜老师的其他著述和临证医案中，大多有西医诊断、中医诊断及辨证论治分析。

二、肾脏病病机复杂，必须抓住核心病机

病机，即疾病发生、发展与变化及转归的机理。它是疾病的临床表现、发展变化、转归和诊断治疗的内在根据。病邪作用于人体，机体正气奋起抗邪，正邪相争，人体阴阳失去相对平衡，使脏腑、经络、气血的功能失常，从而产生全身或局部多种多样的病理

变化。因此，病证种类繁多，其临床表现亦错综复杂，但从总体来说，大多数病证都有某些共同的病机过程[2]。

毛泽东在《矛盾论》中说："在复杂的事物的发展过程中，有许多的矛盾存在，其中必有一种是主要的矛盾，由于它的存在和发展，规定或影响着其他矛盾的存在和发展。"[3]310 "任何过程如果有多数矛盾存在的话，其中必定有一种是主要的，起着领导的、决定的作用，其他则处于次要和服从的地位。因此，研究任何过程，如果是存在着两个以上矛盾的复杂过程的话，就要用全力找出它的主要矛盾。捉住了这个主要矛盾，一切问题就迎刃而解了。"[3]308

辨病，既要辨中医之病，又要辨西医之病。张仲景将理法方药一线贯联，创立辨病、辨证论治方法模式，开临床治疗学之先河。其中《伤寒论》有《辨太阳病脉证并治》《辨少阴病脉证并治》篇，《金匮要略》有《百合狐惑阴阳毒病脉证治第三》《胸痹心痛短气病脉证治第九》篇等，结合各病具体论述，则体现了按病分篇、以病统证、将辨病与辨证相结合、抓基本病机的学术思想。

强调中医辨病，是要运用中医理论从整体上认识和把握疾病的本质性病机。如百合病的病因虽然不同，临床表现多端，但基本病机（或称核心病机）是心肺阴虚内热，以致百脉失和，治法为养阴清热，润养心肺，主方为百合地黄汤。若百合病误汗，或误下、误吐之后，或日久变渴，或变发热，但心肺阴虚内热的基本病机仍在，故据证候和病机的不同变化，施以百合知母汤、百合鸡子汤、百合滑石散等六首方剂，其中五首方中都用了润肺清心、益气安神的百合。

从杜老师中医肾脏病的诸多案例的诊疗过程来看，能充分体现出抓核心病机的特点。例如，IgA 肾病是一组不伴有其他系统疾病，肾脏活组织免疫病理学检查在肾小球系膜区有 IgA 免疫球蛋白为主的颗粒沉积，临床以血尿为主要表现的肾小球肾炎。根据其对肾脏病理损害的轻重可分为五级，病情轻重不一，病势缠绵。杜老师对此病"总的思路是：辨证论治与辨病论治相结合，宏观辨证与微观辨析相结合"。[4]54

杜老师把 IgA 肾病错综复杂的临床表现结合西医的理化检查等归纳为 4 个主要方面，从中医学角度去辨证分析，认为辨治应抓住两个重点：第一是本病无论哪一级，病程都比较长，不易短期治愈，说明其总的病机是"正虚邪恋，邪正双方势均力敌，相持不下"。治疗应扶正与祛邪并重。第二是本病以血尿（肉眼或镜下）为主，其起初的病机多为阴虚内热，邪热迫伤阴络，血液从下窍而妄溢，如经久不愈，邪留阻络，必生瘀血，甚至阴损及阳，血损及气，形成"阳气阴血俱虚，邪热与瘀血并存"，治疗必须虚实兼顾[4]55。

杜老师在深入分析本病的主要临床表现、核心病机、相关理化检查、微观病理变化等的基础上，提出本病的首要治法是"益气养阴，化瘀宁络"，并以此法贯穿于本病治疗之始终；然后根据患者的具体不同病情、病理分级等，进一步详细地辨证施治。从杜老师所治疗的多例 IgA 肾病案例来看，效果显著。

病机能反映疾病的发生发展规律，反映疾病的本质。潘峰等[5]撰文指出："所谓核心病机，就是指疾病的发生、发展、转归有其固定的病理基础，有其固有的演变规律。即便有兼夹症和并发症，那都从属于疾病的基本矛盾。""'有是证用是药'本来没有错，可是对于疑难重症来讲，若不能从深层次上认识疾病的本质，抓不住核心病机，临证的疗效也就无从谈起。""在诊治疑难重病时，应学会把握核心病机，在重视传统辨证论治的同时，也应重视辨病论治，提高临床疗效。"

三、肾脏病病程较长，注重调补肾脾先后天之本

从杜老师治疗肾脏病的诸多论述与验案来看，尤注重调补肾脾先后天之本。

如杜老师指出："各种肾脏病的发生发展，多数与外感病邪有关，但内在因素往往起到决定性作用，只有在正气不足的情况下，

外邪才能侵犯人体，引起机体的反应而发病。"[1]7

"体质因素往往是多种疾病发生的主要因素。人们的体质是有差别的，如素体阳虚或阴虚，均与先天禀赋不足有关。……故若父母肾精不足，每致子女先天肾气不强，一旦感受外邪，最易导致肾脏疾病的发生。另外，从大量的治疗观察中发现，多种肾脏疾病发病之后，其转归和预后亦多取决于肾气的强弱及机体正气恢复的程度。若肾气渐旺，则疾病容易好转或痊愈，反之则易于发展和恶化。"[1]8

"据现代医学研究表明，原发性和部分继发性肾脏疾病的发病大多与免疫功能失调有关，西医主张用激素及免疫抑制剂治疗，效者有之，不效者亦不乏其例。人体的免疫功能经多方研究证明与中医肾脏的关系甚为密切。肾为先天之本，内藏真阴真阳，肾气为全身多种功能的原动力，先天禀赋薄弱，肾气不充沛是肾脏多种疾病发生的根本所在。中医治疗多从调补肾气入手，兼益肺脾及清肃病邪，实质上其中也包含调节免疫功能的作用，对免疫功能过亢者抑之，不足者增强，并非一味抑制，而调补诸药对免疫增强者居多，抑制和双向调节者次之，它对多数慢性肾炎、肾病的疗效肯定，显著有效者较多，且治愈后复发率相对较低，这是值得重视并进一步深入研究探讨的问题。"[1]8

若后天失调、虚损劳伤等，则易伤脾及肾而致肾脏病发生发展。杜老师指出："先天禀赋虽足，但在日常生活中不注意调养，如饮食不节或营养不济，易伤脾胃，日久累及于肾；或操劳太甚，房劳过度，使精血暗耗，直接损肾，耗伤正气；或情志所伤，精神郁闷，脏腑功能紊乱，疏泄及气化功能失调，均已导致多种肾脏疾病的发生和发展。此与西医学的人体后天调摄失宜，逐渐使人体的自稳度失衡，从而使免疫功能紊乱，促使多种疾病，尤其是肾脏疾病的发生有关，其理相通。"[1]8-9

四、活用《伤寒论》理法方药，倡导肾脏病从六经论治

杜老师精研张仲景著述及学术思想，对《伤寒论》六经实质多有发挥，善于灵活运用仲景理法方药解决临床实际问题，对肾脏病及其他疑难杂病的辨治积累了丰富的经验。其在长期的临床实践中，对急慢性肾炎、肾盂肾炎进行了深入研究，认识到这类肾脏病在早期多与感受外邪有关，并常常因外感而诱发或使病情加重。其病变亦遵循由轻到重，由表入里，由经入腑，由三阳到三阴的六经传变规律；其发病亦有合病、并病、直中等多种形式。认为各种肾脏疾病在病变过程中，其证候不越六经范围，其辨治可依张仲景六经之法，据此提出"肾脏常见疾病治从六经入手"[6]3的观点，首创肾脏疾病六经辨证论治体系。

该体系是杜老师在多年临床实践体会、对众多临床案例深入分析的基础上，系统总结了多种肾脏疾病与六经病证的关系而建立起来的诊疗体系与方案，包括病因病机、辨证分型、治疗原则、具体治法、代表方药及常用化裁方法、临床验案、心得体会等，进一步开拓了六经辨证的运用思路，扩大了经方的运用范围，为中医治疗多种肾脏疾病树立了典范，赢得了广泛赞誉。如被誉为国内著名的伤寒学家、中医肾病学家。

杜老师指出："肾脏疾病虽然复杂多变，但其发生、发展、临床表现和转归仍有一定的规律可循。就具体患者而言，又因年龄有长幼，体质有强弱，感邪有轻重及兼夹，治疗有当否，其病机、证候表现常同中有异。审证求因，辨证论治，法有多端。"[1]27

《杜雨茂肾脏病临床经验集萃》把肾脏疾病的常用治法归纳为14种：解表利水法（注：代表方剂此处从略未录。下同）、化气利水兼疏表法、和解并疏利三焦法、清热解毒利湿法、泻热通腑逐邪法、益气健脾固摄精微法、温补肾气法、滋水涵木法、暖肝和中降逆法、温宣并施法、补气滋阴法、温阳降浊法、活血化瘀法、凉营

宁络法。[1]27-31

在杜老师长期的临床实践中，对西医学所论述的各种肾脏疾病，如各种原因导致的急性和慢性肾炎、肾病综合征、慢性肾功衰竭、IgA肾病、糖尿病肾病等都有运用六经辨证纲领以经方化裁治疗的不少验案。

杜老师在其《杜雨茂肾脏病临床经验集萃》[1]11-12中认为：肾脏病主要涉及的病位为肾、脾、肺三脏，并随着病情的复杂变化尚可影响到肝、胆、三焦、心、膀胱等诸多脏腑、经络。尤其是疾病后期进入慢性肾衰时，更是形成各脏腑组织、多器官、经络及气血营卫的广泛病变。阐发了多种肾脏疾病与诸多脏腑的关系。

多种肾脏病的发生和演变，既有属于内伤杂病者，又有属于外感疾病者，故与脏腑辨证和六经辨证较为密切。因此，杜老师治疗肾脏病，紧密结合临床实际灵活变通，在六经辨证论治的基础上，还结合运用脏腑辨证、卫气营血辨证、三焦辨证等多种辨证方法，用药除有经方、有时方随症化裁外，还有自己创制的验方等，积累了极为丰富的临床经验。

五、衷中参西，宏观与微观相结合

清末民初，西学东渐，西医学在我国广为流传。张锡纯结合中医的情况，认真学习和研究西医新说，沟通融会中西医，汇集其治学临证经验和心得而著成《医学衷中参西录》，为中西汇通派代表人物之一，对后学产生了重要的影响。

辨证论治是中医学最基本的诊断和治疗疾病的方法，亦是中医学的基本特点之一，它贯穿于临床各科，一直有效地指导着各科的医疗实践。杜老师认为若将辨证论治"奉为金科玉律，认为完美无缺，也是不恰当的。随着社会的进步，生产力水平的提高，现代化诊疗手段的出现，对疾病认识的逐步深入，辨证论治也显出了相对的不足之处，我们应不断地吸收现代科学和西医学的有关成就，使其为我所用，扬长补短，加以补充提高，进一步使中医诊治疾病的特色更加优越"。[6]73

杜老师根据长期的临床实践经验与体会，早年曾撰写了《辨证论治的辩证唯物主义思维特点及其不足之处》[6]63一文，对中医学辨证论治的涵义、特点、用法、优势、局限性、临证运用时应注意的问题、与西医学的比较等方面作了深入剖析，指出其辩证唯物主义思维特点；从临床具体应用情况分析了其不足之处，提出了弥补之对策。

杜老师指出：中医辨证论治的依据是"'有诸内必行诸外'，其诊察手段是望、闻、问、切四诊，其前提是人无所苦即无病。……许多患者经现代化仪器确诊后，临床却无任何症状，这主要是一些疾病具有一定的潜伏期，当病毒和细菌侵袭人体之后，并无表现，没有引起机体的病变反应……另外，在一些疾病的早期，如慢性白血病之类的患者，早期常无自觉症状及体征，而对此类患者来说，早期发现早期治疗又特别重要，正因无自觉症状和体征，中医多无从辨证，也有可能造成延误，失去有利的治疗时机。还有一些疾病病情较轻，常表现为隐匿性状态，如肾炎，早期或整个过程的症状并不明显甚至无不适，经化验发现病人常有蛋白尿、血尿（显微镜下）及小便异常的情况；有时情况非常严重，出现了肾功能衰竭才被发现"。[6]74

"'有诸内必行诸外'虽然揭示了事物的一般规律，但事物的本质是通过多层次反映出来的，不一定反映在我们传统的四诊之内，因此，利用传统的四诊也难以收集疾病反映出来的一些特殊表现，从而也就无法辨证，难以论治。这也反映了辨证论治在临床诊治上的不足之处。"[6]75

有些疾病经治疗后症状、体征消失了，但病情仍在，病程仍在继续着。杜老师指出："如一些结核、黄疸型肝炎、肾盂肾炎、肾小球肾炎等，虽然症状消失了，只是病体没有引起病变反应，转入了隐袭状态，此时还应继续治疗。临床上常常可以见到这样的病人，起初有一定的症状，经治疗后症状消失而停止治疗，不久，病情突然恶化，有时甚至病危。如急性肾盂肾炎患者，经治疗后症状消失，有时化验亦正常，但停止治疗后病又复发，往往转成慢性肾盂肾炎，此时只不过是细菌隐匿于细胞内，暂不发作而已。再如黄疸型肝炎，经治疗后黄疸消退，饮食正常，无有不适，常因此而停治，每每酿成慢性肝炎甚至导致肝硬化，从而失去了急性期彻底治愈的机会，给患者造成一定损失，使以后的治疗更为棘手。这在临床上是屡见不鲜的。"[6]76

杜老师针对辨证论治的不足之处，认为宜采取以下措施：

1. 进一步开阔视野，扩大望、闻、问、切四诊的范围，开拓辨证论治的适应度，使辨证论治的运用不仅适用于宏观而且也适用于微观[6]76

现代医学仪器设备延伸了中医四诊的诊察范围与深度。"将其层次更深入一步，即结合利用现代化仪器去诊断疾病。辨证论治结合现代化仪器，真可谓如虎添翼……利用现代化仪器帮助我们诊断疾病，合情合理，丝毫不影响中医之独特理论体系，这是无可非议的，也是切实可行的。"[6]76-77

"传统的望、闻、问、切四诊，只能对病人客观表现出来的一些能够感知的、比较明显的症状、体征进行收集，而现代化仪器检验出来的结果还无法纳入辨证施治的应用范围，如乙肝五项、蛋白尿、X线表现、心电图、活组织病理切片检验等，我们应努力研究，找出它的规律性，将其纳入辨证的范围。这只有通过大量的临床观察和科学实验来完成，过去我们在这方面虽然做了一些工作，但还很不够，以后要加强这方面的工作，尽快地上升为理论上的结合，反过来指导临床用药。对此，许多中医同道通过长期的临床观察和科学实验，积累了不少经验。本人对于慢性肾炎蛋白尿，认为其病机为肾精不固，精微外泄，故以益肾固精法以治之等，疗效满意。对显微镜下的血尿，无明显临床症状，据其脉、舌辨证，参考化验结果，从凉营、化瘀宁络或益肾健脾摄血施治，多获良效等，这样才可能逐步扩大辨证论治的范围，避免辨证论治的不彻底性。

同时也可进而达到理论上深层次的结合。"[6]77

IgA 肾病"微观的病理变化的共同点是：肾小球系膜增生、纤维化、硬化、玻璃样变、球囊粘连、肾小管萎缩及间质损害。这要结合中医病机理论去对应的认识，当属邪阻血瘀，肾脏脉络中血瘀气滞，气血凝结，进而导致组织增生、硬化、变性。治当化瘀通络，以期瘀去而生新，使病损修复而组织新生，达到从根本上缓解和治愈本病。但本病涉及 5 个病理分级，病情表现及变化又极为复杂"[4]55。

2. 注意中医"证候"的研究，使辨证指标客观化、规范化，这有助于中医学术和临床疗效的进一步提高

杜教授[6]77-78指出：首先，要让中医证型之间有明确的界限，通过临床用药和实践研究，每个证型应找出具有代表性的、很强针对性的指标，作为施治的准则。指标不宜过多，过繁则容易混淆。其次，要注意证与证的界限清楚，各脉象之间，舌苔、舌质等应深入研究，找出具有代表性的、能反映本质的指标。需要组织一些专家共同筛选受验者，然后再进行研究，将研究尽可能规律化、系统化，再将结果上升为理论，用于指导临床辨证用药。

3. 走辨证与辨病相结合的道路

杜教授[6]78指出：每一种疾病都有一定的发展过程和自己独特的规律性，只有首先掌握了某种疾病的特点和它的基本规律，辨证才有针对性、系统性，也更显出灵活性。辨证论治的创始人张仲景将辨病与辨证相结合，为我们树立了典范。有些医者不悉心体察，忽视了辨病施治，片面强调辨证施治，以致形成了中医只知辨证、不晓辨病之畸形。疾病就其发展而言，皆有自己独特的比较固定的病因、病机，这是辨病论治的依据。但疾病是发展变化着的，在不同的阶段，必然表现出不同的病因、病机差异；同时不同的疾病也可以出现相同的病机。这又是辨证施治的依据。若单纯辨病论治，则过于死板，病变药不变，取效亦差；若纯粹辨证施治，则缺乏对疾病完整性、系统性及发展变化规律的了解，忽视治疗的总体考虑，易被一时之效所惑。因此应将二者有机地结合起来，各自扬长避短，相得益彰，方是良策。

因此，杜老师临床常衷中参西，宏观与微观相结合，辨病与辨证相结合。

《杜雨茂肾脏病临床经验集萃》一书第四章《肾脏疾病常用治法概述》的第二节为"结合西医检验结果进行辨证论治"。该节内容指出："多种肾脏疾病，在发病及其演变过程中，常常表现出一些特殊的体征，西医理化检验结果有相同、相异之处，而临床症状有的明显，有的不明显，这方面如按中医传统的辨证论治方法去诊治难概其全。对此应采取辨病与辨证相结合，及宏观与微观辨治相结合的方法去处置，可使疗效更加确切，有利于进一步总结和提高。"[1]31-32之后，列举了肾源性水肿、尿蛋白、血尿、脓尿、高血压、高脂血症、低蛋白血症、贫血等的辨证施治[1]32-41。

"在慢性肾炎的治疗过程中，尿蛋白往往很顽固，在短期内不易消失，且容易反复出现，即使一般症状消失后，尿蛋白也能仍然存在。所以，能否有效地控制蛋白尿，对慢性肾炎的治疗来说就显得十分重要。"杜老师通过数十年的临床观察，将其治疗总结为四法[4]14-16：①肾元亏虚，调补阴阳。②截流止涩，固摄精微。③肾之蛰藏，必借土封。④逐湿热瘀血，祛邪安正。

杜老师指出：对于慢性肾功能衰竭通过治疗得到基本好转之后，除亦调亦补之外，"尚需追溯导致肾衰的原发病症，如各类肾小球肾炎、肾盂肾炎、糖尿病肾病、痛风性肾病、有害药物（如庆大霉素、中药斑蝥等）及化学毒物、强力射线导致的肾脏损害等，也应给予适当的治疗，以利于善后巩固和提高治疗慢性肾衰的疗效"[4]41

对于慢性肾功能衰竭，杜老师根据多年的临床实践经验，强调并指出其临证注意要点：

1. 慢性肾衰竭病情较重，预后较差，应中西医结合一体化治疗

"对于尿毒症前期患者，中医治疗能显著改善患者临床症状，提高生活质量，延缓肾衰竭进展，病情好转或完全缓解，亦有肾功能恢复正常者。临床中根据患者具体情况，可联合应用中药内服、中药保留灌肠、中药药浴等多种疗法，充分发挥中西医的优势和特色。"

2. **该病为沉疴顽疾，非一朝一夕和短时间能显效和向愈，应坚持治疗**

"在临床中，如患者通过中医药为主的治疗收到较好的疗效，其主要理化检验指标已接近正常，或已达到正常，仍应继续治疗，应根据患者的病情体质，分析其邪正消长之势，采取亦调亦补的办法。如病邪已衰而未尽者，可继用轻量的达邪之法，以祛邪务净；若正气虚损未全复者，可视何之阳气阴血不足，随机选用补而不滞，滋而不腻，温而不燥，凉而不冰凝之品，与达邪之品合用，久服效彰，方能起沉疴而延寿命。"[1]293

六、坚持守法守方，增强医患信心与耐心

多种肾脏病病程较长，病情复杂多变，甚至因多种因素而复发或加重，有的短期治疗效果明显但仍需巩固治疗，有的短时间内治疗见效较慢或难为其功。因此，就肾脏病而言，不论是医生还是患者，都要有充足的思想准备，坚持较长时间的治疗，才可见其功，才能阻止或延缓病情进展或逆转病势，防止病情复发、加重或恶化。

杜老师强调并指出："因为此类病证其所以顽固，乃因病邪深固，病损较重，正气耗伤，邪正双方形成相持局面，治疗难取速效，必须长期施治，积累效果，使病情病机从根本得到好转以达邪去正复，方能起沉疴而康复。故对此类疾病医患双方都要有一定的信心和耐心，切勿半途而废，功亏一篑。"[4]46

杜老师曾列举了诸多验案对此加以印证。如潘某[4]46，女，40岁，1996年12月21日初诊：颜面及下肢浮肿5个月。经查诊断为"系膜增殖性肾小球肾炎伴肾小球硬化"，经用中医药辨证治疗月余

诸症显减，然后以该方加减继服 5 个月后各症消除，尿检多次均为阴性。为巩固疗效，患者一边上班做轻工作，一边坚持服中药，1年后一切正常遂停药观察。2002 年 12 月随访，体如病前，尿检及其他检验均正常。

又如陈某[4]50，男，36 岁，1999 年 3 月 1 日初诊：全身浮肿 4 月余。经一系列检查确诊为"膜增殖性肾小球肾炎"，先后经门诊及住院用西药对症治疗，开始病情略有好转，但十余日后又复加重，血压升高，肾功能损伤，诊断为"膜增殖性肾小球肾炎并发肾功能不全失代偿期"。用中医药辨证治疗，至 2001 年 5 月各项检验指标正常，尿中偶尔有蛋白（＋），余均无异常，各种症状消除，唯下肢略困，继服药善后巩固。2003 年 2 月随访，一切正常。该患者服用中药达 3 年余。

又如杜老师在《IgA 肾病的诊治思路与经验》一文中指出："益气养阴，化瘀宁络"为该病的首要治法，应贯穿于治疗始终。"在病情改善、症状基本消失、一般检验指标好转或趋于正常之后，仍要采取本首要治法的配方坚持用药约半年至两年，以使其从病理上得到根本性的改善和恢复，达到临床完全缓解和治愈。"[4]56

关于慢性病、顽固难愈之病，杜老师在《治慢病痼疾贵在守法守方，药量适中》这篇诊余漫话中，就其守法守方的涵义、重要性、操作方法、选方用药、注意事项等作了详细的分析论述，具有重要的临床指导意义和实践价值。杜老师强调并指出："守法守方治慢病、痼疾，为历代名家所崇。余临证多遵此施为，深感此法不啻为临床圭臬。……治慢性病之所以重在守法守方，是因慢性病其来也渐，病势缠绵，日积月累，急切难瘥；痼疾，乃大病顽固难愈者，粗工技穷，上工亦须详加诊察，精心施治，方有效验。此类病证，欲求速效，则万难中一，唯守法守方，方克有济。且慢性病与痼疾多属中医杂病范畴，与热病、急重病有别，其证候病机在一定阶段较为固定，有利于守法守方，缓图其本。但须注意如果病程中病机有变，则又当治随证转，不可拘法守方而一成不变。由此可

见，守法守方之施，当不违辨证论治之旨，其实质是：因其证候病机而守。"[4]170-171

七、注意调理善后和心理疏导，以巩固疗效防复发或加重

大多数疾病在治疗后期或进入恢复期，处于正气尚虚、病邪已去或未尽之状态，此时若不注意调摄，就会使病情复发或加重。关于愈后防复原则，早在《黄帝内经》之《素问·热论》《灵枢·口问》篇中就有记载；张仲景在《伤寒论·辨阴阳易差后劳复病脉证并治》篇中论述了阴阳易、劳复、更发热、食复4种"差后复证"，水气证、喜唾、气逆欲吐3种"差后遗证"的辨证论治。

杜老师谨遵经旨，在中医辨证论治，或结合西医疗法治疗肾脏病时重视调理善后工作，针对不少肾脏病患者多因病情复杂、治疗难度大、经济负担重等而致心理压力大、情绪不畅等情况，强调还要注意对患者进行心理疏导、调理情绪事宜，以调动机体自身内在的积极性、抗病能力，巩固疗效，预防复发或加重。

杜老师指出："慢性肾衰的患者要特别注意在整个治疗过程中情绪方面的调节，饮食起居的调养，劳逸适度的控制，这对病情的好转或向愈也非常重要。在饮食方面应该低盐，每天1~3g为宜，少吃或不吃黄豆制品，适量摄取动物性高蛋白，如牛奶、鸡蛋清、有鳞鲜鱼、猪瘦肉和鸡肉等，每天纯蛋白含量在60g左右为宜，蔬菜、水果（除含钾较高的橘子、香蕉之外）可适当食用，主食不可吃得过饱。病重时卧床休息，病情减轻好转后，可量力活动，如散步、打太极拳等，不可做较剧烈的运动。病情显著好转或基本缓解，正气和体力恢复较好，也可以做些力所能及的轻工作，但治疗仍需继续。病情完全缓解，巩固疗效达半年以上，且原发病亦临床治愈，此时方可停药。在停药期间需要定期复查脉、舌、症及肾功能、血和尿常规等，若有病情波动，仍应进行服药治疗。"[4]41-42

结语：以上从7个方面分析了杜雨茂教授运用中医药理法方药

治疗肾脏病的基本策略，涉及对肾脏病的病因病机、诊断、治疗、调理、预防复发等全过程，反映了杜老师诊治肾脏病的战略思维特色，对我们运用中医药诊治肾脏病具有重要的启发、指导意义。但因笔者水平有限，难免有偏颇或遗漏，对文中不当之处，敬请诸位批评指正！

参考文献

[1] 杜雨茂.杜雨茂肾脏病临床经验集萃[M].北京:中国中医药出版社,2013.

[2] 高鹏翔.中医学[M].8版.北京:人民卫生出版社,2013:87-88.

[3] 中共中央毛泽东选集出版委员会.毛泽东选集:第1卷[M].2版.北京:人民出版社,1957.

[4] 杜雨茂.中国百年百名中医临床家丛书:杜雨茂[M].北京:中国中医药出版社,2003.

[5] 潘峰,郭建文.辨治疑难重病需重视核心病机和辨病论治[N].中国中医药报,2020-11-12(4).

[6] 赵天才,董正华.中医春秋:杜雨茂医学文集[M].北京:中国医药科技出版社,2015.

[赵天才.2020年杜雨茂学术思想研讨会专稿]

第二节　杜雨茂教授肾脏疾病的十四种常用治法

　　杜雨茂教授指出:肾脏疾病虽然复杂多发，但其发生、发展、临床表现及转归仍有一定的规律可循。就具体患者而言，又因年龄有长幼，体质有强弱，感邪有轻重及兼夹，治疗有当否，其病机、证候表现同中有异。审证求因，辨证论治，法有多端。兹撮其常用治法扼要叙述如下。

一、解表利水法

主要适用于各种肾脏疾病初起，症见发热恶寒，咽喉疼痛等太阳表证，但根据脉证不同，又可分为风热及风寒二型，其治法亦异。

1. 散寒解表，宣肺利水法

适用于风寒表证。因风寒束表，毛窍闭塞，肺失肃降，症见发热恶寒，无汗，关节疼痛，甚或全身疼痛，小便不利，全身浮肿。治有二途：一为祛风散寒，宣肺发汗，令水邪从汗而解；二为利水渗湿，使湿自小便而去。方以麻黄连轺赤小豆汤化裁（麻黄、连翘、赤小豆、杏仁、生姜、桑白皮、猪苓、茯苓等）。

2. 清热解表，利湿解毒法

适用于风热表证。症见发热重，恶寒轻或仅恶风，咳嗽，咽喉肿痛，口干，脉浮数等。方以越婢汤化裁（麻黄、生石膏、生姜皮、金银花、连翘、鱼腥草、玄参、桔梗、生益母草、石韦等）。

3. 益气固表，利水消肿法

适用于表虚证。症见汗出，恶风及面肢浮肿，小便不利等表虚卫外不固，水气内停外溢者。方用防己黄芪汤化裁（汉防己、黄芪、白术、生姜、大枣、防风、茯苓、泽泻等）。

二、化气利水兼疏表法

适用于大部分表邪已循经内入犯及太阳之腑，阻碍膀胱气化，水气内蓄，小便不利，小腹结胀，眼睑浮肿，仍有余邪郁表而见无汗及身痛。治宜化气利水兼解表，用五苓散化裁（猪苓、白术、茯苓、泽泻、桂枝、石韦、车前子、防风、桔梗、鱼腥草）。膀胱气化得复，水道通利，蓄水外泄，在表之余邪解除，病自向愈。

三、和解并疏利三焦法

适用于外邪化热内传少阳半表半里。胆气上溢，三焦决渎不利。症见口苦咽干，胸胁胀满，小便不利，面肢浮肿或往来寒热。治宜和解少阳，疏利三焦决渎，宜小柴胡汤加味（党参、柴胡、黄芩、姜半夏、炙甘草、生姜、大枣、焦栀子、连翘、石韦、车前草、茯苓），使少阳邪热清解，决渎水道畅利，可望病愈。

四、清热解毒利湿法

适用于正盛邪实的阳明经证。热邪炽盛夹湿邪蕴郁化毒，弥漫内外，症见口干舌燥，渴喜饮水，发热恶热，咽喉肿痛，甚或身生疮痒，小便黄赤，面肢浮肿，脉滑数，舌红苔黄。治宜清热解毒，利湿逐邪，宜白虎汤合五味消毒饮化裁（知母、生石膏、生甘草、黄芩、紫花地丁、金银花、蒲公英、野菊花、石韦、车前草、连翘、茯苓），俾热毒及湿浊及时清泄，以免深入传变。

五、泻热通腑逐邪法

适用于里热炽盛，伤津化燥，浊邪与糟粕阻结肠腑。症见大便秘结，小便不畅，水气不得下泄，脘腹胀满，呕哕，纳差，面肢浮肿，甚至潮热，腹水，胸腔积液，脉沉，舌红，苔黄浊或黑燥。治宜泻热通腑，降浊利水，迅逐其邪，方用调胃承气汤合己椒苈黄丸化裁（大黄、芒硝、炙甘草、汉防己、葶苈子、椒目、石韦、泽泻、猪苓、知母）。二便通利，热邪浊毒得以降泄，则正气有望恢复。

六、益气健脾固摄精微法

适用于太阴肺脾气虚，水湿输运不力，精微失于固摄。症见头昏，气短，肢困乏力，尿中蛋白较多，小便不利，下肢水肿为著，脉缓无力，舌质淡红，苔多白腻。一般慢性肾小球肾炎及肾病多见此证。治宜补气健脾，促使肺脾运化水湿之功能恢复，并固摄精微，使蛋白不妄丢失，宜参苓白术散化裁（党参、白术、茯苓、炙甘草、山药、薏苡仁、莲子肉、砂仁、桔梗、黄芪、石韦、芡实、陈皮）。

七、温补肾气法

适用于少阴肾气亏虚，肾阳肾阴均不足，阳虚不能温化行水，阴虚精失所藏，且不能化气以助阳生。症见神疲，头晕，耳鸣，腰膝酸困，恶寒，心烦少寐，面肢浮肿，蛋白尿及（或）血尿，脉沉细无力，舌淡红，苔白。治宜温补肾气，阴阳双顾。宜金匮肾气丸改汤化裁（制附片先煎、桂枝、熟地、山药、山茱萸、茯苓、泽泻、丹皮、怀牛膝、石韦、淫羊藿、桑寄生）。促使肾阳肾阴得复，肾气旺盛，则水湿自去，精微收摄，尿蛋白不至继续流失。

八、滋水涵木法

适用于慢性肾炎肾阴亏虚，肾水不能涵养肝木，导致肝阳上亢，阴虚生内热，热郁水道不利者。症见头晕，头痛，耳鸣，五心烦热，腰痛，腿困，面肢轻度浮肿，蛋白尿及（或）血尿，血压偏高，脉弦细数，舌红，苔白或黄。治宜滋补肾阴，涵养肝脏，潜敛肝阳，清热利水。宜六味地黄丸合天麻钩藤饮化裁（生地、山茱萸、山药、丹皮、茯苓、泽泻、生石决明、钩藤、天麻、杜仲、桑寄生、夜交藤、牛膝、黄芪、益母草）。肾肝阴复，亢阳自潜，热清水道通，诸症渐可向愈。

九、暖肝和中降逆法

适用于多种肾脏疾病在演变过程中，病邪涉及厥阴肝脏，由于肝阳不足，阴寒较甚。因肝胃相邻，肝寒犯胃，中焦失和，肝胃气逆，症见头痛，恶心呕吐，烦躁，手足逆冷，脉沉弦细，舌淡红，苔青白滑腻。治宜暖肝散寒，益气和中，降逆止呕。方用吴茱萸汤合小半夏加茯苓汤化裁（吴茱萸、人参、生姜、大枣、姜半夏、茯苓、陈皮、砂仁）。寒去阳复，肝胃得安，呕止中和，病有好转之机。

十、温宣并施法

适用于太阳少阴两感证。外有寒邪困表，玄府凝敛无汗，肺气被遏，内有少阴阳衰，阴寒内盛，气化不行，恶寒肢凉，小便不利，表里邪遏，气机阻滞，水肿日益加重难消。当表里同治，温阳疏表，温宣并施，可予麻黄附子细辛汤或《金匮要略》桂枝去芍药加麻黄附子汤化裁（麻黄、桂枝、细辛、附片、生姜、大枣、炙甘草、茯苓、泽泻、大腹皮等）。汗出则表邪散，肺气得复，可行宣肃之职；温阳散寒，少阴里阳得复，寒湿得除。表里邪解，气机宣畅，升降有序，水道得通，病自向愈。

十一、补气滋阴法

适用于肺脾气虚，肾阴不足的太阴少阴合病者，是慢性肾炎及肾病在病情演变过程中最易出现的证候，临床较为多见。临床主要表现为头昏，气短，身困乏力，食欲减退，耳鸣，心烦，午后潮热，面肢浮肿，腰酸困痛，小便量少，大便易溏，尿检可有蛋白及（或）红细胞、管型，脉细重按无力，舌淡红，苔白或微黄。治宜补益肺脾之气，兼滋育肾阴。方用四君子汤合六味地黄汤化裁（党参、白术、茯苓、炙甘草、黄芪、芡实、生地、山茱萸、山药、丹皮、泽泻、怀牛膝、石韦、陈皮）。肺复治节和肃降之能，脾复散津及转输水液之功，肾阴足以利肾关，则上述症状可除。

十二、温阳降浊法

适用于厥阴少阴并病，寒热虚实错杂之证，多见于肾脏疾病正衰邪实之晚期重症。由于肾阳虚衰，肝寒浊逆，加之湿热浊邪久郁化毒阻遏下窍，临床表现为恶心呕吐，脘腹胀满，烦躁，神疲，口干咽燥，恶寒肢冷，大便秘结，小便不利，脉沉微，舌淡，苔厚白或黄而浊腻。治宜温阳降浊，寒热并用，虚实兼顾。方用真武汤、大黄附子汤及连苏饮合方化裁（制附片、白术、白芍、生姜、茯苓、大枣、吴茱萸、黄连、苏叶、人参）。寒热虚实错杂之证必用相应的针对病因病机之治法与药物，方克有济。

十三、活血化瘀法

多种肾脏疾病经大量临床实践和现代医学研究证明，瘀血阻滞是其主要致病因素之一，亦是导致病情加重和恶化的原因之一。中医学之瘀血与西医学肾脏病中所述血液高凝状态，小血管血循不畅、微循环障碍，肾脏某些组织的增殖纤维化及硬化等相通。活血化瘀方药可促进气血运行，改善血液循环，消除血凝、血栓，改善肾脏组织纤维化和硬化，故在多种肾脏疾病治疗中经常使用，或与其他有关治法合用。主要方药有桃红四物汤、桃核承气汤、血府逐瘀汤（即桃红四物汤用赤芍，加牛膝、桔梗、柴胡、大黄、桂枝、枳壳、甘草），或补阳还五汤（黄芪、当归尾、赤芍、地龙、川芎、桃仁、红花）及丹参、丹皮、水蛭、䗪虫、泽兰等，可根据临床进行辨证选用。

十四、凉营宁络法

大部分肾脏疾病由于热邪内蕴易潜入营血。如上伤阳络，则致鼻衄、齿衄、白睛溢血或咯血、呕血；外伤肌腠之络，则可见肌衄、皮肤发斑；下伤阴络，易导致尿血（肉眼血尿或镜下血尿）或便血。若察其里热证明显，脉数、舌红或绛者，治宜用凉营宁络止血之法。常用方药有清营汤、生地四物汤、凉血地黄汤（《外科大成》方：当归尾、生地、赤芍、黄连、炒黄芩、炒地榆、炒荆芥、炒槐角、升麻、天花粉、甘草、枳壳）及侧柏叶、槐花、白茅根、茜草、仙鹤草、大蓟、小蓟、栀子等，可随症选用。总的用药原则是清营凉血，清热宁络，止血化瘀，止血而不留瘀；若出血较多，且经久不止者，可酌加三七、蒲黄，慎用固涩凝敛之品。

［杜雨茂. 原载于《杜雨茂肾脏病临床经验集萃》，中国中医药出版社，
2013：27－31.］

第三节　杜雨茂教授治疗肾性水肿八法及临证举隅

　　杜雨茂教授从事医疗、教学及科研工作近 60 载，学验俱丰，尤其在中医药防治肾脏病领域积累了丰富的临床经验。笔者有幸随师学习，获益良多。由杜教授总结的凝聚无数心血的肾性水肿中医药治疗八法，有着现实的指导意义，现将其加以整理，以供同道参考。

　　水肿是多种肾脏疾病最常见的临床表现之一，有轻与重、局部与全身性之不同，现代医学一般分为肾炎性水肿和肾病性水肿两类，共同的理化检验指标为尿量减少，有蛋白尿和（或）血尿、管型尿。前者以眼睑和颜面浮肿为主，严重者水肿可波及全身，血压可偏高；后者以下肢可凹性浮肿为主，尿蛋白定量多在 $1.0 \sim 3.5$g/24h，血浆总蛋白和白蛋白偏低，血压不高或偏高。二者均可出现水钠潴留及血钠、血钾代谢失常，甚至肾小球滤过率降低和肾功能受损。中医学认为，肾性水肿是机体脏腑功能失调，气化功能障碍，水湿停聚体内，泛溢肌肤，引起眼睑、四肢、胸腹甚至全身体肿胀的病证，多累及肺、脾、肾、三焦等脏腑。杜教授认为，中医药治疗肾性水肿，既能利尿消肿，又能调整脏腑整体功能，改善其他伴随症状，具有一定的优势。经临床观察，对肾性水肿，应重视辨证与辨病相结合，方能取得较好的疗效。现将杜教授肾性水肿中医药治疗八法整理如下：

一、解表利水法

　　《明医杂著》云："肺受邪而上喘，则失下降之令，故小便渐短，以致水溢皮肤……"此论明确指出了肺为水之上源，感受外邪之后，肺失宣发肃降之功，不能通调水道，水泛肌肤而发为水肿。

《金匮要略·水气病脉证并治》也指出："腰以上肿，当发汗乃愈。"发汗乃解表之法，所以杜教授依据自己多年临证经验把它总结为解表利水法。本法主要适用于各种肾脏病初起，症见发热恶寒、咽喉肿痛等表证，但据脉证不同，又可分为风寒、风热及表虚证三型，其治法亦异。

1. 散寒解表，宣肺利水法

适用于风寒表证。因风寒束表，毛窍闭塞，肺失肃降，症见发热恶寒，无汗，关节疼痛，甚或全身疼痛，小便不利，全身浮肿。治有二途：一为祛风散寒，宣肺发汗，令水邪自汗而解；二为利水渗湿，使水邪自小便而去。方以麻黄连轺赤小豆汤化裁（麻黄、连轺、赤小豆、杏仁、生姜、桑白皮、茯苓、猪苓等）。

2. 清热解表，利湿解毒法

适用于风热表证。症见发热重，恶寒轻或仅恶风，咳嗽，咽喉肿痛，口干等。方以越婢汤化裁（麻黄、生石膏、生姜皮、金银花、连翘、鱼腥草、玄参、桔梗、生益母草、石韦等）。

3. 益气固表，利水消肿法

适用于表虚证。症见汗出，恶风及面肢浮肿，小便不利等表虚卫外不固，水湿内停外溢者。方用防己黄芪汤化裁（汉防己、黄芪、白术、生姜、大枣、防风、茯苓、泽泻等）。

二、补益肺脾法

肺为水之上源，脾为制水之脏，肺虚不能通调水道，下输膀胱，脾虚不能运化水湿，则水液停聚溢于肌肤而成为水肿。治当益气健脾利水。

本法适用于肺脾气虚、水湿内停之慢性肾小球肾炎及肾性水肿。临床上以颜面、肢体浮肿，下肢按之凹陷难起，易于感冒，常因感冒而诱发或加重水肿为特点。常见少气懒言，神疲乏力，食少便溏，小便不利，舌淡，苔白而润，脉缓弱等症。方以六君子汤化裁（党参、黄芪、白术、茯苓、炙甘草、陈皮、姜半夏、炒薏苡仁、泽泻、炒苍术等）。

若兼腹胀便溏、畏寒肢冷等脾阳虚甚者，酌加干姜、附片；兼尿涩痛黄赤、少腹胀满等下焦郁热者，酌加车前子、石韦、金钱草、猪苓；若病久邪郁血瘀，舌质及口唇紫暗者，酌加生益母草、丹参、红花。杜教授还提醒：临床上对此类患者的调护应重视控制感冒，患者应慎起居、适寒温、避风寒。此型患者一般较易治愈，但若见阳虚及瘀血者，疗程会比较长。

三、温阳利水法

脾运化水湿功能须赖肾气蒸化及肾阳的温煦推动。肾主水，又赖脾气及脾阳的协助，即所谓"土能制水"。脾肾两脏相互协同，共同主司水液代谢的协调平衡。脾失健运，水湿内生，可发展至肾虚水泛；而肾虚气化失司，水湿内蕴，也可影响到脾的运化功能，最终均可导致尿少水肿，腹胀便溏，畏寒肢冷等脾肾亏虚、水湿内停之证。治宜温阳利水。

本法适用于脾肾阳虚、水湿内停之慢性肾小球肾炎和肾病水肿。临床上以腰以下肿甚，按之如泥为特点，常见畏寒肢冷，气短乏力，夜尿多，阳痿，滑精，妇女带下多清稀，舌淡胖有齿痕，苔润，脉虚浮无力或沉细弦等。方以真武汤加味（附子、茯苓、生姜、白芍、炒白术、黄芪等）。若全身浮肿，并见气喘无汗者为阳虚水泛较甚，上迫于肺或因兼感风寒，外束肌表，肺失宣降所致。可用上方合麻黄附子细辛汤去白芍、黄芪以温宣并施。兼见眩晕耳鸣，腰膝酸软，齿衄等肾阴虚者，宜用金匮肾气丸化裁。杜教授还着重强调对于阳虚水泛证的治疗，临床上常常温阳与利水合用，相得益彰。

四、育阴利水法

水肿病久之后出现肾阴亏虚的表现。究其原因，多为久用温燥、渗利之品（包括糖皮质激素、免疫抑制剂的长期大量应用），或湿遏日久，化热伤阴，或肾水不化阴津而溢于肌表等。正如《景岳全书》所云："凡素禀阳盛，三焦多火而病为水肿者，其证必烦渴喜饮冷，或热而喘嗽，或头面皆肿，或脉见滑实，此湿热相因，阴虚之证也。"治宜育阴利水。

本法适用于肾阴亏虚、水湿内停之慢性肾小球肾炎及肾病水肿。临床上以肢体浮肿，按之凹陷，皮肤干燥为特点。常见眩晕耳鸣，腰膝酸软，五心烦热，两颧潮红，口燥咽干，渴而不欲饮，舌红少苔或无苔，脉细数。方以六味地黄丸合猪苓汤化裁治之（生地、山萸肉、粉丹皮、泽泻、茯苓、猪苓、滑石、怀牛膝、桑寄生、车前草、肾茶等）。若兼小便涩痛、灼热等下焦湿热者加金钱草、石韦、萹蓄；兼头胀痛、面烘热、心烦少寐等肝阳上亢者，加天麻、钩藤、石决明、草决明；兼血尿者，酌加白茅根、大蓟、小蓟、炒蒲黄。杜教授还强调并指出，对此型患者若审其阴虚较重者一般侧重于养阴兼利水，不宜过分用利水药以免重伤阴津。而且通过多年临床观察到，慢性肾小球肾炎及肾病以此型为多见，治疗效果也比阴虚型显著。

五、通利三焦法

三焦有通行诸气、运行水液之功。故有"三焦者，决渎之官，水道出焉"之说。《景岳全书》云："凡水肿等证，乃肺脾肾三脏相干之病。"《诸病源候论》亦云："三焦不泻，经脉闭塞，故水液溢于皮肤，而令肿也。"则进一步说明水肿的发生虽多归于肺、脾、肾三脏，但是与三焦不通更是密不可分的。所以杜教授在国内较早地提出通利三焦法来治疗肾性水肿，取得了满意的临床效果。

本法适用于三焦不利、水湿内停之慢性肾小球肾炎和肾病水肿。临床以口苦咽干，时有呕恶，胸胁胀满，小便不利，面肢浮肿，甚或往来寒热，舌苔腻，脉沉弦为特点。方以柴苓汤化裁治之（柴胡、黄芩、茯苓、猪苓、泽泻、炒白术、姜半夏、石韦、车前草等）。若兼见喘逆咳嗽者，酌加桔梗、杏仁以开宣肺气，通调水道；兼见胸脘胀满，肢体困重，尿少，全身肿甚，按之如泥，水湿内停严重者，酌加五皮饮以行气化湿利水；兼腹满便溏，脉弱，乏力等脾阳虚者，酌加黄芪、干姜、附片、苍术等温运脾阳以胜湿。

六、活血利水法

水血同源，水能病血，血能病水，水血常常交互为病。《金匮要略》云："血不利则为水。"《血证论》谓"水结亦病血""水病而不离乎血……血病而不离乎水……瘀血化水亦发为水肿，是血病而兼水也"。因此，水湿内停，致使气机不畅，继而形成瘀血；瘀血内阻又会影响气机调畅，进一步加重水湿潴留。肾性水肿中，常常存在水瘀互结，致使病情缠绵难愈。治宜活血利水为法。

本法适用于血水互结之慢性肾小球肾炎和肾病水肿。临床上以水肿顽固难消，日久不愈为特点。常见腰痛如刺，固定不移，口唇色紫，面色灰暗，皮肤或有瘀斑，舌质紫暗或有瘀点，脉涩等。方以桃红四物汤化裁治之（桃仁、红花、赤芍、荜澄茄、川芎、生地、泽兰、当归尾、生益母草、川牛膝、猪苓、车前草等）。兼见气虚者，加党参、黄芪、炒白术；兼见阳虚者，合用真武汤；兼阴虚者，合用六味地黄丸；兼湿热者，加粉丹皮、金钱草、石韦、黄芩、连翘。

杜教授还着重强调，在患者血瘀临床症状表现不明显的时候，还可以参考其理化指标检测，来确定血瘀证的有无。如凝血功能亢进，血瘀流变学检测异常，血栓栓塞，高脂血症等均可按血瘀证论治。经用上述治疗后，水肿消退不明显，需要在上方的基础上酌加蝉蜕、僵蚕、地龙、土元、水蛭等搜邪通络之品，以增强活血通络的作用。

七、清解利水法

《医学入门》云："脾病则水流为湿，火炎为热，久则湿热郁滞经络，尽皆浊腐之气，津液与血亦化为水。"指出湿热郁滞可以产生水肿。《素问·阴阳应象大论》谓"热盛则肿",同样指出热能产生水肿。因此无论是湿热蕴结或者是热毒内盛,都可致经脉郁滞,气血不通,日久化腐为脓,经脉不畅,水气不利而肿。治宜清热解毒利水。

本法适用于毒热、湿热引起的水肿或水肿伴有郁热的急性肾炎水肿和肾性水肿。常因继发于细菌、病毒、寄生虫等感染之后,多伴有反复发作的扁桃体炎、咽炎或皮肤感染等。症见口干舌燥,渴喜饮水,发热恶寒,咽喉肿痛,甚或身生疮疡,小便黄赤,面肢浮肿,舌红苔黄,脉滑数。方以白虎汤合五味消毒饮化裁治之(知母、生石膏、黄芩、金银花、紫花地丁、蒲公英、野菊花、石韦、土茯苓、连翘、车前草等)。若兼见发热恶寒,咽痛较著,甚至扁桃体化脓者,酌加玄参、板蓝根、荆芥,以养阴清热利咽。

八、逐水消肿法

水饮之邪可停聚泛溢于胸膈、脘腹、肠间等,如《金匮要略·水气病》云:"夫水病人,目下有卧蚕,面目鲜泽,脉伏,其人消渴,病水腹大,小便不利,有水,可下之。"《金匮要略》也在不同的章节分别提出了"攻逐水饮法、泻肺逐水法、分消逐水法"等以治疗水肿病证。秦伯未在其《谦斋医学讲稿》中说:"逐水,用于水在里,二便癃秘,以致水势泛滥,腹大如鼓。"明确指出了采用逐水法来治疗水肿。

攻逐利水法实乃属于急则治其标,主要适用于水邪壅盛、症状较重、病势较急的肾病水肿。症见遍体浮肿,或伴腹水、胸水,皮色光亮,喘息气促,泛恶厌食,大便秘结或不畅,小便短少或尿闭,舌红苔黄腻,脉沉有力等。治宜攻逐泻下,利水消肿。方用调胃承气汤合己椒苈黄丸化裁(大黄、芒硝、汉防己、葶苈子、椒目、石韦、泽泻、猪苓、知母等)。若伴心悸气促、喘息不能平卧、唇舌紫绀等,酌加桂枝、丹参、红花以温阳化瘀,泻肺行水;若伴见嗜睡、恶心呕吐、口中有尿味,酌加姜半夏、黄连、苏叶以解毒降浊。杜教授一再强调，攻逐利水虽能较快消肿，但易耗伤正气，不可久服，须中病即止。

典型案例

案例1 肾阴亏虚水肿（肾病综合征）——因肿两度住医院，初效再治效枉然。

袁某，男，20岁，宝鸡红星化工厂工人。1977年6月28日初诊。

病史：患者去年4月中旬因病水肿10个月，在宝鸡市某医院治疗（住院号：3584）。入院时化验：尿蛋白（＋＋＋＋）、颗粒管型1～3/LP、透明管型0～1/LP、WBC 1～3/HP、尿比重1.016，胆固醇331mg/dl，总蛋白3.5g/dl（正常值6～8g/dl），非蛋白氮40.8mg/dl，二氧化碳结合力68vol/%，诊断为肾病综合征。给予环磷酰胺、泼尼松（强的松）及中药等治疗，共住院224d，病情减轻，以好转而带药出院。出院时化验：尿蛋白微量，颗粒管型偶见，尿比重1.023，余在正常范围。今年6月初病又复加重，当地医院再用环磷酰胺及强的松等乏效，故来求治。

中医诊察：查患者面部及下肢浮肿，按之有轻度凹陷，自感头昏乏力，腰酸痛，小便黄少，脉细弦，舌红，苔黄厚，面部有少数痤疮，面色发红。尿常规化验：尿蛋白（＋＋＋），颗粒管型5～8/LP，脓球（＋），红细胞少许，上皮细胞少许。

辨证：久病水肿，病情起伏，肾阴亏虚，水湿留滞，挟有血瘀。

治法：治拟滋肾利水，清热化瘀。

处方：生地12g，枸杞12g，丹皮9g，泽泻12g，茯苓12g，车前子12g，怀牛膝9g，鱼腥草30g，连翘18g，丹参18g，当归12g，生益母草30g，桑寄生12g，白茅根30g。每日1剂，水煎，分2次服。并令其在1周以内撤去西药，专用中药治疗。每周复诊1次，基本守上方，有时视病情增减一两味药，至8月4日，共服药32剂，肿全消，腰不痛，唯口干，稍劳后腰酸，余无明显不适，脉沉缓，舌淡红，苔白微腻。尿常规化验：尿蛋白（－），上皮细胞及白细胞少许，余（－）。宗前法，加重益肾，减少清利。处方：生地、熟地各9g，山药12g，女贞子12g，枸杞12g，泽泻12g，茯苓12g，丹皮9g，猪苓12g，丹参18g，当归9g，鱼腥草30g，白茅根30g，生益母草30g。每日1剂，水煎，分2次内服。

每周复诊1次，基本守此方稍事出入加减，至9月28日，共服54剂，其间因感冒1次尿蛋白出现（＋），数日后随又转为（－）。今日化验，尿蛋白（－），上皮细胞及白细胞少许，余（－）。自觉已无明显不适，脉沉略数，舌淡红略暗，苔薄白。嘱其带方回家续服，以冀巩固。法本滋阴健脾为主，稍佐清利余邪。处方：①汤剂：六味地黄汤加黄芪、党参、白术、旱莲草、石韦、金钱草、生益母草。水煎服。②丸剂：生地90g，熟地60g，山萸肉60g，山药45g，丹皮45g，茯苓45g，泽泻45g，党参45g，黄芪60g，旱莲草45g，巴戟天45g，石韦60g，车前子45g，茺蔚子45g。上药共为细末，炼蜜为丸，每日两次，每次服9g。此后主要服丸药，汤药间断服，回厂后边上班，边服药，半年之后一切正常而停药。1978年至1982年期间每年来院复查1次，均正常，疗效巩固。

案例2 靳某，男，62岁，家住西安市雁塔区。2020年11月6日初诊。

病史：患者于23年前因"多饮多食"就诊于当地某医院，经相关检查确诊为2型糖尿病，给予口服降糖药治疗，但血糖控制不佳。8年前查尿常规出现蛋白尿，未予重视及治疗。迁延至2个月前因血压居高不下，而前往西安交通大学第一附属医院就诊。2020年10月9日检查肾功能：CREA 297μmol/L，UREA 14.43mmol/L，UA 508μmol/L；血糖 6.64mmol/L；肝功能：TP 51g/L，ALB 29.4g/L。诊断为糖尿病4期，慢性肾功能衰竭3期。给予百令胶囊、尿毒清颗粒以及其他相关治疗，于2020年11月5日复查24h尿蛋白定量：6.71g，肾功能：CREA 452μmol/L，UREA 19.65mmol/L，UA 614μmol/L。随经人介绍前来我院就诊。刻诊：少气懒言，不欲行动，腹部胀大，下肢重度凹陷性水肿，按之如泥，尿少不利（口服托拉塞米 40mg/d），纳呆，大便如常，舌质淡暗，苔薄白，脉沉细。

中医诊断：水肿病尿毒，辨证为脾肾亏虚，水湿内停，日久湿阻成瘀，阻遏三焦。

治法：通利三焦、化瘀利水、健脾益肾。

处方：拟柴苓汤合五皮饮化裁。黄芪 50g，葶苈子 30g（包煎），肾茶 20g，车前草 30g，大腹皮 20g，桑白皮 30g，生姜皮 20g，冬瓜皮 20g，丹参 20g，西洋参 8g，桂枝 8g，石韦 20g，柴胡 15g，黄芩 10g，白术 12g，猪苓 15g，泽泻 15g。14 剂，水煎服，日 1 剂。

11 月 27 复诊：精神明显好转，已无明显的胸闷气短，食纳增进，尿较前通畅，下肢浮肿显著减轻，舌质淡红，苔薄白。患者还诉说服上方 3 剂之后，停服利尿剂。同一医院 11 月 27 日肾功能：CREA 279μmol/L，UREA 15.94mmol/L，UA 480μmol/L。处方：在原方基础上去葶苈子，桑白皮减量至 20g。继续服用 14 剂，水煎服，日 1 剂。待患者水肿之症基本消退后，中药治疗转以健脾益肾，化瘀降浊为法，患者临床症状已不明显，肾功能检查：CREA 180～220μmol/L，UREA 8.8～12.6mmol/L。血浆总蛋白及白蛋白基本维持在正常范围。24h 尿蛋白：1.0～1.5g。目前仍在治疗中。

按：杜教授曾指出，由于肾性水肿病程较长，病情缠绵，涉及多个脏腑，临床上证情变化多端，每多虚实夹杂，正虚邪实，需要在辨证上明辨其证，分清主次，准确把握其病因、病位和关键病机。在治法组方上要知常达变，不可胶柱鼓瑟，执一法而不变，要依据病情需要，有时可将两法或者三法合用，有时先攻后补，有时攻补兼施，这样方可取得较好的疗效。

案例 1 患者，为杜雨茂教授之验案。其辨证为肾阴亏虚，水湿留滞，挟有血瘀。相应的治法则为育阴利水，清热化瘀。此例是本虚标实之证，以肾阴亏虚为本，湿热、血瘀为标，这样就明辨了其证，分清了主次。选方用药方面，则以猪苓汤合六味地黄丸为主方，佐以丹参、生益母草、当归活血化瘀，而以鱼腥草、连翘、白茅根清利湿热。而不是简简单单的育阴利水法、清热利水法、活血利水法三法用法组方的堆砌。杜教授如此精确的辨证、精准的治法、精良的组方环环相扣，严丝合缝，治疗仅仅 80 余天，诸症皆消，取得如此佳良的疗效也就不足为奇了。由此病案可推一般，杜教授治病救人时的匠心独运昭然示之，我们当仔细揣摩，认真领会。

案例 2 是本人学习杜教授经验之习作。通过辨证分析，我认识到虽然患者有肺脾亏虚以及湿热、血瘀的存在，但是细究其原因，其病因虽多，病机核心在于三焦气化不利，它也是加重肺脾亏虚、水湿瘀血蕴阻的关键环节。小柴胡汤可达和解少阳、通利三焦之功，使邪有出路，枢机运转，有利于肺脾同补。纵然患者失治，以至于水肿并发为尿毒，但是其核心病机并未发生大的变化，治当审因论治，通利三焦。所以遣方用药方面，则以柴苓汤合五皮饮为主，佐以黄芪、西洋参益气健脾，石韦清热利湿，丹参化瘀。如此药证相符，患者用药 2 周，在短时间内取得了满意的疗效，也在意料之中。

杜教授还指出，虽然上述治法是从辨证论治出发，针对慢性肾炎及肾病水肿明显者而设，但通过长期临床实践来看，往往在患者水肿减轻或消除的同时，尿中蛋白、红细胞、管型等亦减轻或消失，全身症状得到改善，病情趋向缓解，说明这并不是单纯利尿消肿的治标之举。我们的大量临床病例也证实了教授所言，并非虚言。中医药治疗肾性水肿也是中医药治疗的特色之一，还有很多问题值得我们进一步探究。

[杜治锋.2020 年杜雨茂学术思想研讨会专稿]

第四节 杜雨茂教授治疗慢性肾脏病蛋白尿九法及临证举隅

蛋白尿是慢性肾脏病的主要临床表现之一，它不仅是肾脏损害的重要指标，也是肾功能恶化的独立危险因素，被认为是慢性肾脏病预后不良的重要因素。临床中治疗慢性肾脏病的主要目的之一即减少、控制蛋白尿，此为延缓病情发展的关键。目前对于延缓肾脏病进展尚无特效药物。临床实践经验表明，中医药在治疗肾脏病、保护并改善肾功能、延缓肾脏病进展等方面具有一定的疗效。杜雨茂教授依据自己多年行之有效的临床经验，为我们总结出了治疗肾性蛋白尿的中医治疗九法，用之于临床，取得了满意的疗效。现将杜教授这九法介绍给大家，我们共同来学习和揣摩。

一、补肺固卫法

本法适用于肺气虚弱，卫表不固的蛋白尿患者。临床表现为尿蛋白时消时起，反复不愈，常因外感而加重，易感冒，伴见气短，乏力，自汗，恶风，身肿不退，小便不利，舌淡红苔薄白，脉沉无力。方以防己黄芪汤化裁（防己、炒白术、黄芪、茯苓、炙甘草、薏苡仁、生姜、车前草等）。加减变化：若水肿已经消退，但蛋白尿仍然存在，则宜常服玉屏风散以达增强抵抗力，预防外感，减少复发之目的。

二、润肺养阴法

本法适用于肺阴不足的蛋白尿患者。临床表现为干咳少痰，音哑，咽干而痛，或痰中带血，潮热盗汗，舌红少苔，脉虚数的蛋白尿患者。方以麦味地黄汤化裁（麦冬、五味子、生地、粉丹皮、山萸肉、山药、泽泻、茯苓、白茅根、生益母草、桔梗等）。加减变化：若咳嗽痰中带血者，加川贝、焦栀子以凉血润肺；盗汗明显者，加煅龙牡以敛营止汗。

三、宣肺疏利法

本法适用于在急性肾炎或慢性肾炎急性发展期，感受风邪，出现肺失宣降而致蛋白尿长期不愈，或由于风邪外袭而加重、复发者。又因兼夹寒、热之不同，治法有异。

1. 疏风散寒，宣肺利水法

本法适用于风寒束肺的蛋白尿患者。临床表现为恶寒重，发热轻，咳嗽气促，咯痰稀白，关节酸痛，或见小便不利，全身浮肿，头面尤甚，舌淡红苔薄白，脉浮紧。方以杜教授验方麻杏五皮饮化裁（生麻黄、杏仁、茯苓皮、桑白皮、陈皮、生姜皮、大腹皮、冬瓜皮、车前草、荆芥）。加减变化：若关节酸痛明显，可加羌活、独活以祛风散寒，除湿活络；若咳嗽甚，可加桔梗、甘草宣肺理气止咳。

2. 疏风清热，宣肺利水法

本法适用于风热犯肺的蛋白尿患者。临床表现为恶寒发热，头痛，咽痛，咳嗽，小便短赤甚或尿血，面目浮肿，舌质红，苔薄黄，脉浮数。方以麻黄连轺赤小豆汤化裁（生麻黄、连轺或连翘、桑白皮、金银花、赤小豆、生石膏、蝉蜕、防风等）。加减变化：若伴见咽喉肿痛，可加玄参、板蓝根、蒲公英解毒利咽；小便短赤者，可加白茅根、石韦以清热利湿。

四、健脾益气法

适用于慢性肾炎、肾病综合征辨证属脾气虚弱的蛋白尿患者。临床表现为面色萎黄，倦怠乏力，脘闷纳呆，大便溏薄，下肢浮肿，舌体淡胖，苔薄白，脉细弱。方以参苓白术散化裁（黄芪、党参、炒白术、茯苓、山药、莲子、芡实、陈皮、砂仁等）。加减变化：若下肢水肿明显，小便量少，腹胀满者，可加大腹皮、猪苓、荜澄茄以行气利水；脘闷厌食者，可加炒麦芽以开胃纳谷；唇甲色淡，身困，手足麻等血虚症状明显者，加当归、枸杞子以养血补肝肾。

杜教授在日常的临床实践当中，尤其重视此型的中医证治。常常提醒后学"肾之蛰藏，必借土封"，提出肾属水，脾属土，两脏关系密切，生理上相互为用，病理上互有影响，肾之精微妄泄而不蛰藏日久，需补后天之本的脾，以实先天之本的肾，才能使精微收摄而尿蛋白不至继续妄泄。治疗上特别推崇黄芪的使用。他认为黄芪补气健脾之力尤佳，是一味难得的补虚良药，控制蛋白尿疗效颇佳。临床应用时，用量应较大，时间宜长，其效方显，一般成人量每剂 30~60g，有的病例每剂可用至 80~120g。

五、温肾健脾法

本法适用于脾肾阳虚的蛋白尿患者。临床表现有全身浮肿，腰以下浮肿明显，面色㿠白，畏寒肢冷，腰脊酸痛，纳少便溏，精神萎靡，男子遗精、阳痿、早泄，女子带下多清稀，月经不调，舌淡胖嫩，苔白，脉沉细或沉迟无力。方以真武汤合五皮饮化裁（制附子、干姜、桂枝、黄芪、桑寄生、怀牛膝、生益母草、炒白术、茯苓、桑白皮、大腹皮、陈皮、车前草等）。加减变化：畏寒，倦怠乏力明显者，可加巴戟天、葫芦巴，以补肾气；尿蛋白较多者，可加菟丝子、炒金樱子，黄芪重用至 60~90g，以益肾补气，固摄精微；若感受外邪，风寒束表，症见全身浮肿，气喘无汗，小便不利，恶风，可加麻黄、细辛、苏叶，温宣并施，使水气外散、下泄。

六、滋阴益肾法

本法适用于久用温燥、渗利之品，或长期、大量使用糖皮质激素、免疫抑制剂，或是湿遏日久，化热伤阴的蛋白尿患者。临床表现为眩晕耳鸣，腰膝酸软，五心烦热，或颜面烘热或午后潮热，颜面或四肢浮肿，舌淡红，少苔或无苔，脉细数。方以猪苓汤合六味地黄汤化裁（生地、山萸肉、粉丹皮、泽泻、茯苓、猪苓、旱莲草、怀牛膝、桑寄生、白茅根、黄芪、石韦等）。加减变化：水肿明显者，可加车前草、大腹皮，以增强利水消肿之功；小便不利、涩痛、灼热，腰痛，可加滑石、金钱草、黄柏以清热利下焦；头胀痛，颜面烘热，心烦少寐，血压偏高者，可加天麻、钩藤、石决明；血尿顽固者，可加阿胶、仙鹤草、大蓟、小蓟、炒蒲黄，以止血化瘀。

七、清热利湿法

本法适用于湿热证的蛋白尿患者。临床表现有咽喉肿痛，皮肤疖肿、疮疡，口干、口苦、口黏腻，脘腹满闷，纳呆或纳差，小便短赤、灼热、涩痛、不利，头面及四肢浮肿，舌质红苔黄腻，脉滑数等诸多临床症状。依据湿热所处部位的不同，具体的治法有以下3点：

1. 宣肺解毒，清热利湿法

此法适用于蛋白尿患者属上焦湿热证者。针对蛋白尿兼有扁桃体炎、咽炎时，常用金银花、连翘、玄参、板蓝根、蒲公英；蛋白尿兼有皮肤感染时，常用野菊花、蒲公英、地丁草、半枝莲、土茯苓、苦参等。

2. 理气和胃，清热利湿法

本法适用于蛋白尿患者属中焦湿热阻滞证者。常用药物如藿香、佩兰、薏苡仁、白豆蔻、黄连、蒲公英等。

3. 通淋消肿，清热利湿法

此法适用于湿热蕴结下焦证。常用药物有茯苓、猪苓、石韦、萹蓄、车前草、金钱草、焦山栀等。

近年来随着对湿热证在慢性肾脏病发病中所起作用研究的不断深入，有学者提出"湿热不除，蛋白难消""没有湿热就没有肾脏病"等说法，也从一个侧面说明了清热利湿在肾脏病治疗中的重要性。而且也有临床研究表明，长期用清热利湿活络的中药对改善慢性肾炎蛋白尿有较好的疗效。杜教授长期以来也非常重视湿热证的临床研究，他明确指出：湿热、瘀血既是肾脏病在发生发展过程中产生的病理产物，同时又是使病机复杂化，病情缠绵难愈的重要致病因素；慢性肾脏病尿蛋白不断漏出，长期存在，迁延难愈者，湿热为患是重要病机，不容忽视。杜教授并旗帜鲜明地提出"逐湿热，祛瘀血，祛邪安正"的治疗主张。其对于日常临床有着重要的现实指导意义，时至今日，我们还严格遵循着他的教诲。

八、活血化瘀法

本法适用于慢性肾脏病病迁日久，瘀血内阻的蛋白尿患者。临床表现为颜面和下肢浮肿或不肿，腰痛如刺，固定不移，口唇色紫，面色灰暗，皮肤或有瘀斑，女子月经不调，舌质紫暗或有瘀点，脉涩等。依据临床体验，选择以下3法：

1. 活血化瘀法

选择的药物以草本植物为主。如丹参、三七、泽兰、生益母草、桃仁、红花、赤芍、川芎等。

2. 活血通络法

选择的药物以藤类药物为主。如鸡血藤、海风藤、钩藤、忍冬藤、络石藤、大血藤、夜交藤等。

3. 破血逐瘀法

选择的药物以虫类药物为主。如水蛭、僵蚕、地龙、蝉蜕、土鳖虫、全蝎等。

在患者血瘀临床症状、体征不明显时，还可参考其理化指标的检测结果来确定血瘀证的有无。如凝血功能亢进、血液流变学检测异常、血栓栓塞、高脂血症等均可按血瘀证论治。

肾络细小迂曲，其气血环流缓慢，易于被各种致病因素影响而导致肾络瘀阻。藤类药其主要功效有祛风除湿、益气养血、清热解毒、活血化瘀等，"皆可以通经入络"而发挥药性，通络脉邪滞，又能通行走利，引领诸药直达肾络，非草木金石类药物可疗，故治疗因肾络瘀阻引起的慢性肾脏病尤为适宜。这也是选择藤类药的主要依据。

九、调脾固肾法

在日常的临床实践当中，我们经常会遇到一类患者，他们没有明显的临床症状表现，舌脉也没有明显的异常，生化指标检测也无异常，仅仅是尿常规检查有尿蛋白或者是24h尿蛋白定量超标。面对这样的患者的时候，用传统的辨证论治颇感困难，往往容易造成临床医生无证可辨，无方可施的尴尬局面。

针对此种情况，杜教授根据自己长期积累的临床经验并结合现代医学检验的指标定性化，把理化指标异常纳入辨证过程，将宏观辨证与微观辨证有机结合，经过长期的运用体会，反复筛选，拟就"降蛋白汤"：黄芪、薏苡仁、生益母草、苍术、金樱子、芡实、山萸肉、党参、女贞子。该方融补脾、益肾、固精、祛邪诸药为一体，施方于肾脏病无症状的蛋白尿患者，往往可以取得佳效。

附：典型病例

案例1 张某，男，29岁，工人。2000年4月5日初诊。

病史：发现下肢及足部浮肿1年余。开始未曾在意，半年后又出现眼睑浮肿，在当地医院检查，尿蛋白（＋＋～＋＋＋＋），余不详，按肾病综合征治疗，给予泼尼松（强的松）、雷公藤多苷及肾宝口服液等治疗乏效。于2个月前转西安某医院诊治，经肾穿刺肾活组织检验：光镜下见18个肾小球，部分球丛呈分叶状，毛细血管壁弥漫性轻度增厚，系膜呈局灶节段性轻度增生，肾小管上皮细胞水肿，少数泡沫改变，间质未见炎细胞浸润，PAS染色见毛细血管壁有钉突（做PASM染色后确定），未见双轨。免疫荧光：IgG（＋＋＋）、IgM（＋）、IgA（－）、C3（－），毛细血管壁及系膜区颗粒状沉积。诊断为"膜性肾病"。给予西药对症药物及免疫抑制药，治疗2个月后，除水肿略减外，整个病情毫无好转，乃出院来我院就诊。

刻诊：患者面色萎黄少华，乏力气短，遇劳更剧，时而心慌心悸，多梦少寐，头发脱落，手足心发热，小便尚利，每日尿量2000ml 左右，大便正常。下肢轻度压陷性水肿，眼睑微浮。脉细数，舌红暗，苔薄白。血压 140/90mmHg。尿常规：蛋白（＋＋＋＋），24h 尿蛋白定量 2.98g。

辨证：水肿病属阴水证。罹患水肿日久，水湿久羁化热，损伤肾阴及肺脾之气，邪郁络阻而致血瘀，病情复杂，故久治乏效。

治法：滋阴益肾，益气健脾，佐以达邪化瘀。

方药：①生地黄 12g，山茱萸 10g，牡丹皮 10g，茯苓 15g，泽泻 12g，天冬 10g，麦冬 10g，芡实 20g，黄芪 35g，丹参 20g，莪术 10g，石韦 15g，生益母草 25g。每日 1 剂，水煎服。②芪鹿肾康片Ⅰ号，每日 3 次，每次服 6 片。

2000 年 5 月 6 日复诊：上药连续服 1 个月后，浮肿消退，尿蛋白转为（＋＋＋），24h 尿蛋白定量降为 1.27g。宗前法加重补气及化瘀药量，芪鹿肾康片Ⅰ号服法用量如前。

2001 年 3 月 14 日三诊：上药连续服用至今各种症状消除。尿检：蛋白转阴，24h 尿蛋白定量 0.11g，历时 11 个月病始告愈。为巩固疗效，仍继续服药，善后巩固。

2002 年 12 月及 2003 年 3 月随访，身体健康，一切检验指标均正常。

案例 2 周某，男，40 岁，家住西安市。2020 年 11 月 13 日初诊。

病史：1 年前单位体检尿常规示：尿蛋白（＋＋）、潜血（±）。由于无任何不适，未予进一步检查和治疗。延至 1 个月前，无明显诱因出现颜面浮肿，之后波及四肢，晨轻暮重，休息不能缓解，伴小便泡沫增多，久置不散。遂入住西安市某医院，经肾穿刺肾活组织检验：免疫荧光检查：4 个肾小球。IgG（＋＋）、IgM（＋＋）、IgA（－）、C3（＋＋）、CIQ（±）颗粒状于毛细血管壁沉积。光镜检查：镜下可见 2 条肾皮质，12 个肾小球，4 个缺血性球性硬化，其余肾小球系膜细胞和基质轻度增生，基底膜弥漫性增厚，广泛性"钉突"形成，上皮下可见嗜复红蛋白沉积，肾小管上皮细胞空泡及颗粒变性，肾间质及小动脉无明显病变。诊断为"Ⅱ期膜性肾病"。入院后连续 3 次 24h 尿蛋白定量分别为 4968mg、5056mg、3059mg。PPD 试验：强阳性。血生化：总蛋白 53.2g/L，白蛋白 28.6g/L，总胆红素 21.3mmol/L，总胆固醇 7.08mmol/L，甘油三酯 2.15mmol/L，低密度脂蛋白胆固醇 5.21mmol/L。肾功能、空腹血糖、心电图、腹部及泌尿系 B 超等无异常。予开同片、肾炎康复片、黄葵胶囊、金水宝、坎地沙坦酯治疗 3 个月后无明显疗效，予泼尼松（强的松）口服 15mg/d，利妥昔单抗注射液静脉注射（1100mg/2 周，已用 2 次，末次是 2020 年 11 月 6 日）。2020 年 11 月 3 日 ~ 11 月 9 日于住院期间生化检查：总胆固醇 8.27mmol/L，白蛋白 15.9g/L。连续 3 次 24h 尿蛋白定量分别为 7.39g、8.28g、5.59g。经人介绍前来我院诊治，来院前已经自行停服相关西药，仅仅口服利尿药。

刻诊：倦怠乏力，神疲懒言，颜面浮肿，双下肢浮肿明显，尿量可（服托拉塞米 20mg/d），口淡，食纳少，大便溏薄，舌淡红，苔薄白腻，脉沉细。血压 100/60mmHg。

辨证：脾气虚弱，水湿内停，瘀血阻络。

治法：健脾益气，利湿消肿，化瘀通络，拟参苓白术散合五皮饮化裁。

处方：黄芪 40g，党参 20g，炒白术 15g，茯苓皮 30g，冬瓜皮 20g，车前草 20g，葶苈子 15g，石韦 20g，水蛭 5g，砂仁 8g，金樱子 20g，芡实 20g，丹参 20g，当归 20g。14 剂，每日 1 剂，水煎服。

14d 后，复诊时诉服上药 3d 后，浮肿显著消退，遂停服托拉塞米，后浮肿未反复，乏力倦怠症状改善。继续服用上方 14 剂后乏力倦怠不著，仅足踝部轻微浮肿。2020 年 12 月 9 日血生化检查：

总蛋白 49.4g/L，白蛋白 23.9g/L，总胆固醇 6.81mmol/L，甘油三酯 2.57mmol/L，24h 尿蛋白定量 3.11g。

以后每半个月复诊 1 次，其他药物随症状及检查结果的变化有增有减，但是参苓白术散主方始终如一。治疗至 2021 年 8 月，24h 尿蛋白定量下降至 0.55g，目前 24h 尿蛋白定量已经完全控制在 0.15g 以下。

按语与启示

（1）由于慢性肾脏病蛋白尿病程较长，病情缠绵难愈，涉及多个脏腑，临床上证情变化多端，每多虚虚实实，正虚邪实，需要在辨证上明辨其证，分清主次。准确把握其病因、病位和关键病机，用法组方要知常达变，不可胶柱鼓瑟，执一法而不变，要依据病情需要，有时可将两法、三法甚或数法合用，有时先攻后补，有时攻补兼施，这样方可取得较好的临床疗效。

两例病案，虽然同是膜性肾病，但是由于其关键病机之不同，自然要采取不同的治法方药。案例一，患病日久，水湿久羁化热，加之长期、大量使用糖皮质激素和免疫抑制剂，损伤肾阴及肺脾之气，邪郁络阻而致血瘀。治法宜滋阴益肾，益气健脾，佐以达邪化瘀，方能取效。案例二，病程较短，临床表现一派脾气虚弱，水湿内停，瘀血阻络之象，治法当健脾益气，化湿利水，佐以活血通络之法，才取得了较为满意的效果。这也再次印证了杜教授谆谆教诲我们的十二字真言"谨守病机，治随法出，方随法转"的高瞻远瞩，而且对我们的日常临床有极其重要的现实指导意义。

（2）对慢性肾脏病蛋白尿的研究与治疗，一是要遵从中医理论辨证论治，着眼治理机体的自身调节功能，立足改善蛋白尿的根本原因，绝不能舍本逐末单纯地围绕在肾组织出现的各种异常改变上寻找相应的中药和方剂。二是要在中医辨证论治理论的指导下，争取研究开发出符合中医特色的中成药，更好地服务广大患者。我们在这方面做了积极的探索。依据杜教授的治疗经验，先后研制出了"肾炎合剂""芪鹿肾康片""二黄消白胶囊"等特色制剂，由于疗效颇佳，深受广大患者欢迎。

［杜治锋.2021 年杜雨茂学术思想研讨会专稿］

第五节　杜雨茂教授治肾脏病注重通调气血

摘　要：从"滋阴益肾治本，利水化瘀治标；补脾温阳，注意防止气机壅滞；虚实证候错杂，祛邪以使气血和调；辛开苦降，通调三焦气机；活血化瘀，兼顾利水"等5个方面，探讨、分析了杜雨茂教授在治疗肾脏病的临证实践中，注重通调气血之法则。

杜雨茂教授生前从事中医医疗、教学及科研工作50余载，治学严谨，医德高尚，学验与著述俱丰，被誉为国内著名的伤寒学家、中医肾病学家。杜老师治疗肾脏病的诸多论述、临证经验，是他留给我们非常宝贵的财富，值得我们进一步认真学习、深入挖掘、继承、发扬光大。

多种肾脏病病程较长，病情变化多端，甚至因多种因素叠加而易复发加重或转危，有的还合并数病或出现一些并发症，病机复杂多变，往往呈虚实夹杂、寒热错杂、表里同病，病情多缠绵，治疗难度大，见效比较慢。杜雨茂老师经多年的探索与实践，运用中医中药治疗肾脏病疗效显著，举世公认，为我们树立了典范。这与其治肾脏病注重通调气血不无关系。现就杜雨茂教授"治肾脏病注重通调气血"这一话题，谈谈学习体会与大家交流。

一、通调气血法则的理论依据

气与血是人体两大类基本物质。《黄帝内经》云："人之所有者，血与气耳。"气具有生血、行血、摄血之功，血具有养气、载气之效。气为阳，血为阴，两者之间协调平衡则生命活动有序进行。反之"血气不和，百病乃变化而生"（《素问·调经论》）。因此，调整气血之间的关系，使其恢复协调平衡是中医治疗疾病的常用法则之一[1]。

《灵枢·经脉》指出："经脉者，所以能决生死，处百病，调虚实，不可不通。"经络作为运行气血的通道，是以十二经脉为主，其"内属于府藏，外络于支节"，将人体内外连贯起来，成为一个有机整体。经络的通调，气血运行的调畅，是人体健康的根本。因此，《素问·调经论》说："五脏之道，皆出于经隧，以行血气，血气不和，百病乃变化而生，是故守经隧焉。"即五脏是人体之本，经脉之所络属，都通过经脉发挥作用，通过经脉以运行气血；人若出现血气不和，就会由此导致各种疾病的发生。所以，要保持经脉通畅，不失其常[2]。

《金匮要略·脏腑经络先后病脉证》第2条指出："若五脏元真通畅，人即安和。"元真，是指元气或真气。若五脏元真通畅，抗病力强，人即健康，虽有不正常的气候，亦不会伤人致病，说明疾病是可以预防的，此即"正气存内，邪不可干"。反之，若五脏元真之气衰弱，抗病力弱，邪气才能乘虚而入，导致疾病发生、发展，甚至造成死亡，此即"邪之所凑，其气必虚"。尽管"若五脏元真通畅，人即安和"是从发病与预防疾病角度而言，但其对治疗疾病仍具有重要的指导意义。

临证应重视五脏精气的正常布散，以确保其畅通，方能达到更好的治疗效果，即便是五脏虚证，予以补益之剂时，亦应大胆投入"通导"之品。其实，古之医家对此也有认识，如金匮肾气丸、六味地黄丸等，方中配以茯苓、牡丹皮、泽泻以达补而不滞之效，其3味药物的淡渗清泻（泄）之功，即是虚证中"通"法的极好佐证。同时，也为后世医家在五脏虚证的治疗上树立了一个典范[2]。

二、杜雨茂教授"治肾脏病注重通调气血"举隅

"通调"的内涵比较广泛,切不可从狭义角度理解"通调"二字。诚如清代高士宗《医学真传·心腹痛》所说:"夫通则不痛,理也,但通之之法,各有不同。调气以和血,调血以和气,通也;上逆者使之下行,中结者使之旁达,亦通也;虚者助之使通,寒者温之使通,无非通之之法。若必以下泄为通,则妄矣!"

"若五脏元真通畅,人即安和。"这是张仲景从整体观念出发,从发病学角度强调脏腑功能正常,气血运行通畅,以预防疾病的发生。杜老师深刻理解仲景之论,紧密结合自己的临床实践体会,引申其意,将"通调"用于疾病的治疗上,在治疗肾脏病辨证论治的过程中,据证分别配伍一些益气、行气、降气、养血、凉血、活血、逐瘀、利水、通调三焦气机等药物,以促使气血运行通畅、协调,气机畅利,从而使五脏功能趋于协调,阴阳趋于相对平衡,以达减轻病痛、逆转病势进展或治愈(部分病例)疾病之目的。例如:

1. 滋阴益肾治本,利水化瘀治标

案例 袁某[3]194,男,20岁,宝鸡红星化工厂工人。1977年6月28日初诊:患者去年4月中旬因病水肿10个月,在宝鸡市某医院治疗。入院时化验:尿蛋白(++++),颗粒管型1～3/LP,透明管型0～1/LP,白细胞1～3/HP,尿比重1.016,胆固醇331mg/dl,总蛋白3.5g/dl,非蛋白氮40.8mg/dl,二氧化碳结合力68vol/%。诊断为肾病综合征。(注:该案详见第二章第三节"杜雨茂教授治疗肾性水肿八法及临证举隅"之八逐水消肿法之案例1。)

按: 该患者因患肾病综合征住院224d,病情曾一度好转,出院后病情复发,再服激素及其他免疫抑制药无效。结合其病史及当前病情,辨为肾阴亏虚,水停血瘀之证。杜老师所处方中,以生地黄、枸杞子、牡丹皮、怀牛膝、桑寄生滋阴益肾以治本。肾精充肾

阴复，气化行而水道通，水湿自除。又以茯苓、车前子、泽泻淡渗利湿，以治其标。鱼腥草、连翘、白茅根清利湿热，使湿热自小便而排。丹参、当归养血活血，化瘀通脉，血利则水行。用益母草，既可助丹参化瘀通络，又可协白茅根、连翘清热消火，再可助茯苓、泽泻利尿除湿，其对肾病水肿，功效尤长。桑寄生一味，既可补肾复本，又能化瘀通络，降低血压，对肾病综合征具有良效。上方共服84剂，诸症皆消。继以健脾滋阴，清利余邪之丸药善后调理，终达良效。随访数年，病未再发[3]200。

2. 补脾温阳，注意防止气机壅滞

对慢性肾功能衰竭患者，杜老师在补脾温阳方面，"主要用黄芪，因其甘温，益气健脾，利水消肿，且有提高血浆蛋白和降低尿蛋白的功效，用量在30g以上还有扩张血管和降血压的作用，对于慢性肾衰的各期均可随证选用。但需注意在中下焦邪盛气滞，脘腹胀满较剧时，可暂时勿用，先行泄浊行气，然后再用黄芪。其次干姜，辛温味厚，擅入中焦，温脾助阳，散寒胜湿，降逆止呕，佐黄芪使其升清时不至于把中焦的浊气和胃气妄升，健脾时不至于使寒湿流滞而壅中。此时干姜的用量应视病情而酌定，一般以6~12g为度[4]36-37"。

此处病案举例从略。

3. 虚实证候错杂，祛邪以使气血和调

慢性肾脏病多种多样，多属于中医水肿、虚劳、腰痛、眩晕、关格等病证范畴，其病变部位多涉及肺、脾、肾、三焦、膀胱等脏腑及其经脉。由于所患病种、病情、病程、病变阶段，病者年龄、性别、体质、治疗经过等诸多因素的影响，病变多以正气亏虚为主，但不少病者的病理变化，常夹有外感六淫、内伤情志，以及水湿、湿热、热毒、痰饮、瘀血等邪气，形成虚中夹实之证。因此，杜老师强调在扶正为主的前提下，还必须重视祛除邪气，以使气血和调。

"邪实是慢性肾衰之标，邪实不去，气机壅滞，水谷精微失于

输化，必致正气日衰而病趋恶化，故而达邪外出也是治疗本病重要的一环，一般可随证施治。"如大便秘结者，多因邪热宿垢等浊邪内结肠腑所致，可用降浊通腑之品；小便不利，水液不行者，多因脾失转输水液之能，肾失施化、膀胱气化不行所致，治拟化气利水为主；不汗出，皮肤瘙痒，咳咯痰涎，小便不利，面肢浮肿，脉多沉弦者，此为水湿浊邪阻于腠理，玄府不畅，肺失宣降所致，可运用宣肺发汗之法，往往奏效，宜予辛温宣散之品，如紫苏叶、防风各 10~12g，荆芥 10~15g，白蒺藜 12~18g 等以宣肺发汗散邪，且通利下焦水道，给病邪以出路，自可达邪外出；兼有瘀血者，可酌用活血化瘀之品，首选丹参 15~25g，川芎 10~15g，川牛膝 12~15g。此 3 味药合用，活血化瘀，通彻上下，无处不到，且有养血和补益肝肾之作用，而无助长和导致衄血之流弊，在瘀血未去之时，久用无妨；兼有痰邪上犯者，多因慢性肾衰脾阳亏虚，水津不化，反聚为痰上犯于肺所致，治拟健脾温里，理肺化痰[4]37-40。

4. 辛开苦降，通调三焦气机

《素问·灵兰秘典论》云："三焦者，决渎之官，水道出焉。"《圣济总录》曰："三焦者水谷之道路。……不得宣行，聚成痰饮，为病多端。"故以通调三焦气机来利水，以解决水不流通则气血运行不利，"血不利则为水"的问题。

慢性肾衰者多有恶心呕吐，脘腹胀闷，食欲减退，舌苔多厚腻。这多因病延日久，脾胃俱虚，寒湿邪热等浊邪干犯中焦，气机阻滞，纳化无能所致。若不及时调治，则水谷营养日渐匮乏，气血生化无源，正气愈衰，病情加速恶化。治当辛开苦降，辛温以散寒湿之结，且可升清阳；苦降以清内郁之热，又能降浊阴，如此邪去正复，中焦脾胃升降有序，纳化复常，有利于病情的好转。常用干姜 6~12g，陈皮、砂仁各 8~12g 以温散寒湿，醒脾开胃；黄连苦寒清热，既降浊阴，又引胃气下行。中焦有病邪阻隔，久之必影响上焦和下焦的气机交通升降。三焦为人身水火通行之路，上火下水，不得相济，整个关格证的病机关键也系于此，故在调中时必须通调三焦气机，三焦气机得复，病情趋于好转和康复有望。杜老师常用小柴胡汤，以西洋参代人参，去大枣之甘腻壅中留邪，与以上调中药物同用，相辅相成，相得益彰，用于慢性肾衰者中焦邪蕴明显，累累奏效[4]40。

案例 张某[3]195-196，女，42 岁，咸阳市国棉二厂工人。1969 年9 月 14 日初诊。患肾病综合征 6 年，加重半年。1963 年患者不明原因出现浮肿、高血压等，即行就医，被诊断为肾病综合征。6 年来病情时轻时重，近半年病情加重，尿常规检验：蛋白（ + + ~ + + + ）。全身洪肿，面肢尤甚，按之深陷不起，胸满微喘，恶风无汗，小便不利。用过多种治肾病综合征的西药和利尿药以及利水消肿中药，效不显。脉沉细，舌质淡红而胖嫩，苔薄白，手及足胫不温。

杜老师经过分析认为：此病属水肿病之阴水证，缘其肾阳亏虚，水气泛滥，弥漫表里，脾、肺、三焦之气机为之壅遏，其阳气不能宣通，宗气不得运转，水不行散，故仅用利水、逐水之剂实难奏效。治当扶护阳气，温宣并施，宜宗《金匮要略》桂枝去芍药加麻辛附子汤化裁。处方：桂枝 9g，生姜 12g，大枣 5 枚，麻黄 6g，炙甘草 6g，附子（先煎）9g，细辛 3g，桑白皮 12g，猪苓 15g，冬瓜皮 30g，车前子 9g，茯苓 12g。3 剂，水煎，每日 1 剂，分 2 次内服。

9 月 17 日复诊：服上方首剂后尿量增加，第 2 剂得微汗，尿更利，3 剂尽，水肿已消去大半，脉细但较前明显有力，舌淡红，苔白薄。原方又进 6 剂之后，水肿消退，仅足踝轻微肿胀，余症消除，精神转佳。转用金匮肾气（丸）汤调理善后。

随访 2 年，可操持家务，未再出现明显水肿。

杜老师详细分析此案指出：此患者罹患肾病综合征已达 6 年之久，对西药不敏感，半年来诸症加重，肿势剧增，观患者胸满微喘，恶风无汗，小便不利，全身浮肿，服利尿药及中药利水消肿之剂毫无寸效，其原因何在？仔细审视，其机可明。患者久患此疾，肾阳亏虚，阳不化气，水聚不除，泛溢内外全身浮肿；水湿壅滞于内，阻遏气机，三焦不通，宗气不转，发为喘满；卫阳被困，恶风怕冷；表气不宣，故无汗；水道不通，则小便不利。仅用利水消肿之药，气机不通，水无外排之道，故无效验。治遵温阳化气，宣通气机之法，以仲景桂枝去芍药加麻辛附子汤化裁，用桂枝、麻黄、生姜、桑白皮辛散开腠，肺为水之上源，宣通肺气，解表达邪，肺气宣发肃降，水邪可自表自上而出；以附子、细辛温阳化气，以启肾机，肾阳一复，气化有度，水湿之邪自小便而排；以甘草、大枣补中焦，健脾气，以运脾机，庶中焦机转，运化自如，水湿自散；佐以猪苓、茯苓、冬瓜皮、车前子，通利水道，畅达三焦。如此，上下交通，气机出入升降恢复，水道通畅，水邪何愁不消？故药进9剂，水肿消退，余症悉除。水湿已去，治当有变，遂以金匮肾气丸改为汤剂，温肾化气，调理善后[3]200-201。

另如杜老师以经方真武汤合时方连苏饮加味化裁而成的"温阳降浊汤"[5]。其组成为：茯苓15g，白术12g，附片9g，白芍12g，西洋参6g，黄连4.5g，苏叶9g，猪苓15g，泽泻15g，生姜12g。此方在温肾健脾的基础上，又具有降浊和中，宣通水道之功，适用于肾脾阳虚，水气泛滥，浊邪内盛上逆所致之关格证（包括肾小球肾炎、肾盂肾炎等疾病所引起的慢性肾功能衰竭等）。

方中附片温肾扶阳，振元气；白术、茯苓、西洋参健脾制水，巩固土堤；猪苓、泽泻淡渗利水，去邪之著；苏叶、生姜、黄连辛苦合用，升降共施，一以开阴之闭而宣肺通水道，一以降邪之浊而和中止呕吐。因阳虚日久，必损及阴；浊邪郁热，阴屡受戕；且诸利水淡渗及温燥之剂，也每损阴液，故用白芍配西洋参酸甘化阴，生津补正。诸药合用，俾正复邪祛，浊降关开，关格之证自解。经杜老师临证反复应用，不仅可使临床症状得到缓解和消除，而且在一定程度上可改善肾功能。

5. 活血化瘀，兼顾利水

水血同源，血可化水，水可化血，水赖气化，气赖血载，津液精血皆由水谷所化，故气、血、水三者生理相助，病变相关，常互为因果，是肾脏病形成和发展的主要原因之一。慢性肾脏病在发展过程中，水血互结而成瘀，由于血瘀气阻，导致水湿内聚，而见小便不利，腹部胀满，腰痛，腰膝酸软，面肢浮肿，纳差食少，身困乏力等症。

气、血、水相互为用、相互转化、相互影响，关系非常密切。张仲景治瘀立法处方时，能据证全面兼顾血与气、水之关系，使活血化瘀药分别与利水、行气、益气药协同作用以增强疗效。例如，在桂枝茯苓丸中配茯苓健脾利水，鳖甲煎丸中用葶苈子、石韦、瞿麦通利水道，当归芍药散以茯苓、泽泻、白术利水健脾，赤小豆当归散用赤小豆利水渗湿，其目的都是利因瘀而致之水，且利水又可促进瘀血的消散。

在某些治瘀方中，仲景还据证酌加枳实、厚朴等行气之品使气行则血行，或加当归、川芎等血中之气药，活血又能行气，或加人参、黄芪、甘草等补气以推动血行。

如此配伍，较单纯活血化瘀疗效为优，这已被古今医家大量的临床实践所证明。仲景首言"血不利则为水"，且在治瘀方中加用利水药，为唐容川《血证论》提出"瘀血化水，亦发水肿"和后世医家用活血化瘀法治疗水肿病开拓了思路；以黄芪桂枝五物汤益气行血治血痹，则为后世医家运用活血化瘀法，尤其是为王清任补阳还五汤的制定和应用开创了先例。

古人已认识到气、血与水液代谢密切相关。如张仲景在《金匮要略·水气病脉证并治》篇指出："血不利则为水。"《医碥·肿胀》篇云："气血水三者，病常相因，有先病气滞而后血结者，有先病血结而后气滞者，有先病水肿而后血随败者，有先病血结而后水随蓄者。"……肺为水之上源而主司诸气，若肺气不足，宣发肃降失职，则水道不通，亦可患水肿病。脏腑功能失调可生湿产瘀，湿邪阻滞亦可生瘀，而瘀血的停滞，又影响气机，阻碍三焦通路，损伤脏腑阴阳，化湿生水，互为因果，形成恶性循环，从而使病情缠绵难愈[6]67。

杜老师结合多年来对肾脏病的诊疗经验指出：多种肾脏疾病经

大量临床实践和现代医学研究证明，瘀血阻滞是其主要的致病因素之一，亦是导致病情加重和恶化的原因之一。中医学之瘀血与西医学肾脏病中所述的血液高凝状态、小血管血循不畅、微循环障碍、肾脏某些组织的增殖纤维化及硬化等相通。活血化瘀方药可促进气血运行，改善血液循环，消除血凝、血栓，改善肾脏组织纤维化和硬化，故在多种肾脏疾病治疗中经常使用，或与其他有关治法合用[6]31。

活血化瘀法[4]24：湿热毒邪蕴结，热郁则血滞，水停则血阻。日久不愈则阴阳亏损，气虚耗伤。气虚血行无力，则阴虚而黏而凝，均使瘀阻更甚。常用药物有丹皮、赤芍、丹参、泽兰、益母草等。泽兰、益母草活血化瘀之中，又长于利水除湿，水瘀互结堪投。

活血利水法[4]21：本法适用于血水互结之慢性肾炎水肿。临床上以水肿顽固难消，日久不愈为特点。常见腰痛如刺，固定不移，口唇色紫，面色发暗，皮肤或有瘀斑，舌质紫暗或有瘀点，脉涩等。宜用桃红四物汤化裁治之。处方：桃仁、红花、赤芍、荜澄茄、川芎各10g，车前子、生地各12g，泽兰12~18g，生益母草15~30g，川牛膝10~15g，猪苓、当归尾各15g。若气虚者，加党参、黄芪、白术；兼阳虚者，合用真武汤；若兼阴虚者，合用六味地黄丸；兼湿热者，加丹皮、金钱草、石韦、黄芩、连翘。

中医有"久病多瘀"之说。慢性肾炎中期，尤其是晚期，瘀血内阻，血水互结几乎十有八九，因为水湿停留，经脉不畅，影响血行而致瘀血内阻，血水互结，病情更加缠绵。在这种情况下，常在辨证方中加入益母草一味，并且用量都在30g左右，以求重剂取效。益母草辛凉微苦，归肝肾经，以活血祛瘀、调经利水为突出功能，它不但是妇科诸病的常用药物，而且在本病的治疗上有显著作用。在本病的任何证型中，只要有瘀水并存情况，均可取益母草30g加入相应的方药中进行治疗。如为肾阳不足，日久不愈者，可于二至丸（女贞子、旱莲草）中加入桑寄生15g，益母草30g，山茱萸15g，生地12g；如属湿热下注，阴虚日久者，则可于猪苓汤中加入益母草30g，山萸肉10g，连翘12g等；如属肾阴阳俱虚，水肿难消者，则在济生肾气丸中加入益母草30g，白茅根30g等。如此灵活配伍，切证应用，则可收到较为满意的疗效[4]28。

慢性肾炎以虚为主，病变主要累及脾肾。由于脏腑功能低下，水液代谢失调，气血运行受阻，故常夹有水湿、湿热、瘀血等邪气。邪气一旦产生，又进一步影响肾脾，如此互为因果，恶性循环，使慢性肾炎在肾脾虚弱的基础上进一步复杂，蛋白尿、血尿、浮肿、小便不利等进一步加重。邪气内扰，是慢性肾炎迁延难愈，病情发展变化的主要因素之一，所以必须及时地祛除病邪才能提高慢性肾炎疗效，消除蛋白尿。在治疗上，夹有瘀血，症见面色晦暗，舌质紫暗，瘀斑等可选加益母草、丹参、红花、丹皮；夹有水湿，症见小便短赤，口干不欲饮，心烦，舌苔白干或黄腻等，可选加金钱草、猪苓、石韦等以祛邪安正[4]15-16。

化瘀通络贯穿于糖尿病肾病的始终：肾络瘀阻贯穿于糖尿病肾病始终，瘀血也是促使疾病恶化的因素。糖尿病肾病是糖尿病微血管病变累及肾脏，以肾小球硬化为特征的一种肾脏疾病。糖尿病肾病的肾小球硬化，是糖尿病时全身慢性微血管病变表现在肾脏的局部现象，其特征是肾小球基膜增厚，并常伴有微循环异常，血液黏度增高，这些都是中医血瘀的微观辨证指标之一，其阳性检测可早于中医传统的血瘀辨证。因此，杜老师主张治疗糖尿病肾病时活血化瘀原则当贯穿始终。糖尿病肾病各证型都应重视这类潜在的血瘀证，以便早期及时地应用活血化瘀，疏通肾络的药物。杜老师在辨证论治的基础上，根据瘀血的轻、重程度而区别用药。瘀血轻证，多用当归、丹参、川芎、赤芍等活血和络；中度瘀血者，用桃仁、红花、地龙等活血通络；重症瘀血者，可予三棱、莪术、水蛭，破血逐瘀。大黄既能通腑泄浊，又能活血化瘀，适用于糖尿病肾病各期，尤其适用于伴有大便干结和肾功能不全者长期使用，一般取大黄7~10g。另外，结合中医理论，适当配伍行气药和补气药，取气行则血行、气旺则血行的作用，临床常加枳壳、广木香、黄芪、党参等，活血化瘀药物配合补肾药，如山茱萸、桑寄生等，可达到活血而不伤肾的效果。糖尿病肾病综合征，"血不利则为水"，水停又会导致血瘀，往往出现严重的水肿，此时可予泽兰、益母草、川牛膝等活血利水药[6]169-170。

结语：以上从"滋阴益肾治本，利水化瘀治标；补脾温阳，注意防止气机壅滞；虚实证候错杂，祛邪以使气血和调；辛开苦降，通调三焦气机；活血化瘀，兼顾利水"等5个方面，探讨、分析了杜雨茂教授在治疗肾脏病的临证实践中，注重通调气血之法则，难免有以偏概全之弊，不当之处，请批评指正！

参考文献

[1] 孙广仁.中医基础理论[M].北京:中国中医药出版社,2007:92.

[2] 赵立东.试论从"通"立法之中医辨治理论[J].中国中医药信息杂志,2013,20(7):99.

[3] 杜雨茂.杜雨茂奇难病临证指要[M].北京:人民军医出版社,2011.

[4] 杜雨茂.中国百年百名中医临床家丛书:杜雨茂[M].北京:中国中医药出版社,2003.

[5] 赵天才,董正华.中医春秋:杜雨茂医学文集[M].北京:中国医药科技出版社,2015:350-351.

[6] 杜雨茂.杜雨茂肾脏病临床经验集萃[M].北京:中国中医药出版社,2013.

[赵天才.2021年杜雨茂学术思想研讨会专稿]

第三章　辨治体系

第一节　杜雨茂教授运用六经辨证辨治肾脏病法要

摘　要：著名伤寒学家、中医肾病专家杜雨茂教授在长期的临床实践中，认识到多种肾脏疾病在早期皆与感受外邪有关，并常常因外感而诱发或使病情加重，其病变亦遵循由轻到重，由表入里，由经入腑，由三阳到三阴的六经传变规律，其发病亦有合病、并病、直中等形式。认为多种肾脏疾病在病变过程中，其证候不越六经范围，其辨治可依仲景六经之法，据此提出"肾脏常见疾病治从六经入手"的观点，首创肾脏疾患六经辨证立法用药纲领体系。

　　陕西省名老中医杜雨茂教授精通《伤寒论》，他特别欣赏清代著名伤寒学家柯韵伯"仲景约法，能合百病，兼该于六经，而不能逃六经之外，只在六经上求根本，不在诸病名目上寻枝叶""仲景之六经为百病立法，不专为伤寒一科，伤寒杂病，治无二理，咸归六经之节制"[1]，十分推崇俞根初"六经钤百病"之说。杜教授在长期的临床实践中，对多种肾脏病的辨治积累了丰富的经验。他认识到多种肾脏疾病在早期皆与感受外邪有关，并常常因外感而诱发或使病情加重，其病变亦遵循由轻到重，由表入里，由经入腑，由三阳到三阴的六经传变规律，其发病亦有合病、并病、直中等多种形式。认为各种肾脏疾病在病变过程中,其证候不越六经范围,其辨治可依张仲景六经之法,据此提出"肾脏常见疾病治从六经入手"[2]5的观点,首创肾脏疾患六经辨证立法用药纲领体系。现简介如下:

一、太阳病期

太阳主一身之表,为六经之藩篱,外邪侵犯,多从表而入,正气奋起抗邪,故首见太阳病。但太阳病有经证、腑证之分。邪犯肌表所反映的表证,即太阳经证。经证不解,邪传膀胱,则成为太阳腑证。许多肾脏疾病,常因感受外邪而诱发,故病之初起,多有太阳表证[3]。

1. 太阳病经证

如急性肾炎多在感染链球菌1~4周后起病,或素有肾病,复感外邪,内外相应,诱发旧病。一般起病急骤,初期见恶风寒发热,咽痛,头身关节疼痛,腰酸痛,舌苔薄白或薄黄,脉浮紧或浮数等。此由邪犯太阳,经气不利所致。治宜发汗解表,开鬼门以利水湿,选麻黄连翘赤小豆汤为通治方。若表证较重者,当辨其风寒、风热属性,风寒者酌用麻黄加术汤;风热者,用越婢加术汤或麻杏甘石汤化裁。若表虚不固,汗出恶风明显者,可合防己黄芪汤;汗出恶风而易外感者,则合玉屏风散。

急性尿路感染,特别是急性肾盂肾炎,早期除见尿频、尿急、尿痛、小便不利等症外,多伴有恶寒发热、头痛、腰痛等太阳经证症状。除用上述方案辨治外,还应酌加清利湿热之品,如滑石、茯苓、猪苓、泽泻等。

2. 太阳病腑证

急性肾炎在太阳经证阶段治不得法,或失治误治,经过1~2周,可继之出现小便不利,眼睑、颜面、四肢及全身浮肿,此为太阳表邪循经入腑,膀胱气化不行,水气内停所致。因此,肾脏病初期浮肿出现与否,是病邪在经在腑的主要标志。此时治宜通阳化气,利水消肿,兼以疏散外邪,方用五苓散为主。若水湿较甚,浮肿明显者，可合五皮饮；表邪仍甚者，合越婢加术汤化裁。

若病邪深入，或病久不愈，邪入下焦，与血相结，则属太阳蓄血证。症见少腹结胀硬满，小便不畅，面肢浮肿，泛恶欲吐，烦躁不宁，脉沉结，舌质暗紫。治宜活血化瘀，利水消肿，方用桃核承气汤为主化裁。

二、少阳病期

少阳在三阳经中，以所居病位来讲，已离太阳之表，而未入阳明之里。就其病机而言，乃邪犯少阳，枢机不利，胆火内郁。各种肾脏疾病若呈现上述病机，三焦决渎失职者，则属少阳病期。

急性肾炎患者，若素体正气亏虚，一发病即可直犯少阳；慢性肾炎、肾病综合征、慢性肾衰，特别是慢性肾盂肾炎，又常因感受外邪及劳累而复发。肾脏病病程日久，正气多虚，感触外邪，最易涉及少阳，以致正邪分争，枢机不利，胆火内郁。临床除肾脏病的自身表现外，伴见往来寒热，心烦喜呕，胸胁苦满，默默不欲饮食，小便不利，汗出不畅，舌质淡红，舌苔薄白或黄白相兼，脉弦细数。治宜和解少阳，扶正达邪，方用小柴胡汤或合五苓散化裁。

三、阳明病期

阳明病是三阳病的阳热极盛阶段，该期阳气亢奋，邪热最盛。多因太阳、少阳病失治误治，而邪传阳明，或素体阳旺，外邪直犯阳明。无形邪热充斥表里，肠中无燥屎阻结者为阳明经证；邪热内盛，与糟粕互结肠道致腑气不通者，称为阳明腑证。

1. 阳明经证

急性肾炎或肾盂肾炎治疗失当，邪气不解，内传阳明；亦有素体阳热内盛之人，在罹患肾病之初，不经太阳而直犯阳明者。临床见发热或胸腹部灼热，心烦口渴，或咽喉肿痛，皮肤疮疡，眼睑颜面浮肿，或下肢或全身浮肿，小便短赤不利，舌红苔黄或少苔，脉数或细数等。治宜清热育阴利水，方用白虎汤合猪苓汤化裁。

2. 阳明腑证

阳明经证治不得法，或兼有宿食积滞，化热化燥，邪入阳明之腑。临床多种慢性肾病日久，阴津损伤，或过用温燥渗利之品，伤津助热，与糟粕互结胃肠，则可形成阳明腑实证。临床除见肾脏病自身表现外，伴见腹胀满，大便秘结不通，烦热口渴，或手足热，日晡潮热，唇干，舌红苔黄燥，脉沉弦数等，可随证选用承气汤类方或已椒苈黄丸化裁治之。慢性肾衰尿毒症期，只要体质不衰，见到大便硬结、排便不爽，不必拘泥是否有潮热、谵语等典型症状，皆可予大黄类方攻下。阳明燥热结滞一除，肠道通畅，则使体内邪毒有外排之机，其肾功能亦可随之改善。

四、太阴病期

太阴包括肺、脾二脏。肺主气，司呼吸，宣发肃降，通调水道，为水之上源；脾居中焦，属土，主运化水湿。多种急性肾脏病失治误治，日久不愈，则可发展为慢性肾脏疾病。此时邪气进一步深入，由三阳转入三阴之初，肺、脾功能失调，寒湿内盛，即属太阴病期。各种肾脏疾病若发展至太阴阶段者，多已进入慢性期。

病至太阴，肺脾气虚，水湿不能布运而内聚外溢，故多有面目浮肿，或全身浮肿，或下肢浮肿较甚，或午后下肢微肿，病势较缓，但水肿反复发作。中气下陷，统摄无权，则精微下漏而见大量蛋白尿。同时伴神疲体倦，乏困无力，气短自汗，纳差恶心，食后腹胀，大便溏泄，舌淡胖边有齿痕，脉沉缓弱无力等。治宜补脾益肺，一般予理中汤，或薯蓣丸。腹胀满、恶心者，合厚朴生姜半夏甘草人参汤；兼外邪者，予桂枝人参汤化裁。

五、少阴病期

少阴病为心肾虚衰，全身性的机能不足证。心属火而为"君主之官，神明出焉"；肾属水主藏精，寄相火，司二便。少阴为水火之脏，内藏真阴真阳，为一身元气之根，性命之本。故病入少阴，有寒化、热化两种基本类型。一般而言，肾脏病至少阴，证情较太阴为重，多已进入慢性肾脏病的中后期阶段，主要反映在肾主水的功能发生的变化。

1. 少阴寒化证

各种肾脏疾病迁延日久，进一步耗伤正气，皆可传入少阴。病至此期，心肾阳气亏虚，温化无权，水液泛溢则颜面及肢体全身水肿；肾虚不能藏精至精微下泄，尿蛋白日久不消；阳虚失于温养，则畏寒怯冷；腰为肾之外府，肾虚则腰膝酸困而冷痛，同时伴见小便不利或小便清长，夜尿频多，神疲乏力，心悸眩晕，大便稀溏或下利清谷；舌淡胖大，边有齿痕，脉沉微细无力。治当温阳利水，用真武汤合金匮肾气丸化裁治之。

慢性肾脏病若肾阳不足，复感外邪，水肿加重者，证属太少两感，宜麻黄细辛附子汤合五苓散化裁。

2. 少阴热化证

肾脏病日久，耗伤肾精，肾阴不足，或素体阴亏，或过服辛燥渗利之品，特别是长期应用肾上腺皮质激素及免疫抑制剂日久，皆可损伤真阴，而成少阴热化证。该类患者虽有全身水肿但较轻，伴见腰膝酸软，烦热不眠，手足心热，颜面烘热，口干喜饮，眩晕耳鸣，小便不利，舌红少苔，脉沉细数。治当育阴清热利水，宜猪苓汤、黄连阿胶汤合二至丸化裁。猪苓汤原方用阿胶，杜教授常以生地易之，一则可减其滋腻之性，二则可增清热凉血止血之力。急、慢性肾脏病，若伴见咽喉痛者，则合桔梗汤。

六、厥阴病期

两阴交尽，是谓厥阴。厥阴为三阴之尽，在证候的传变上，已属最后阶段，又是阴尽阳生之脏，故其病情演变多趋极端，不是极寒就是极热，或呈寒热错杂之证。肾脏疾患若发展至厥阴阶段，大多为肾功能衰竭。此期除肾脏本身的严重病变外，还常累及心脏、肝脏等全身多个脏腑。其病情往往虚实互见、寒热错杂，病机复杂多变，病势凶险，预后不良。慢性肾脏病后期，多见肝肾亏虚，肝阳偏亢，肝风内动，血压持续偏高，或伴四肢抽搐。应在详辨阴阳虚实的基础上灵活施治，可适当加用柔润及镇肝息风之品。尿毒症患者，因真阳衰败，浊毒内蕴，影响脾胃，致呕吐不止，此时予大黄附子汤加味保留灌肠，同时以真武汤合黄连苏叶汤化裁，寒热并用，温阳降浊。若因厥阴阳虚、浊阴内阻，兼少阳郁热，枢机不利之肝寒胆热证，治以吴茱萸汤合小柴胡汤温肝清胆。若阴虚失摄，热毒交迫，水瘀互结，瘀阻脉络所出现的大便色黑，或吐血、咯血等，则予桃核承气汤合大黄附子汤，酌加旱莲草、槐花、三七粉等养阴清热、止血化瘀之品。

应用《伤寒论》六经辨证理论指导肾脏病的临床治疗，上述六经分期虽有一定的阶段性，但多数慢性肾脏病在临床并非单纯发病而呈六经典型证候，尤其是病至厥阴阶段，往往形成寒热虚实等兼夹繁杂证候，给临床辨治带来较大困难。针对这些复杂情况，杜雨茂教授强调"邪陷厥阴，病机复杂多变，非一方一法可贯穿始终。临证当依据具体情况，灵活辨证，恰当用药，庶可逆转病机，促其向愈"。[2]12

《伤寒论》所创立的六经辨治思路与方法，极大地促进了后世临床医学的发展，但近代能把《伤寒论》中的六经辨证系统地运用于肾脏病的研究却为数不多[4]。杜雨茂教授经过长期的临床实践，创立肾脏疾病六经辨证论治体系，必将提高中医肾脏疾病的辨治水平。

参考文献

[1] 柯琴.伤寒来苏集:伤寒论翼[M].上海:上海科学技术出版社,1959:2.

[2] 杜雨茂.中国百年百名中医临床家丛书:杜雨茂[M].北京:中国中医药出版社,2003.

[3] 张振忠.杜雨茂教授辨治肾脏疾病学术经验[J].陕西中医函授,1999 (3):1-6.

［4］梁广生,苗原,傅文录,等.肾脏病中的六经辨治体系——评《杜雨茂肾病临床经验及实验研究》一书［J］.国医论坛,2000,15（2）:52－53.

［董正华.2019年杜雨茂学术思想研讨会专稿］

第二节　应用经方为主治疗慢性肾功能衰竭

　　慢性肾功能衰竭（以下简称慢性肾衰,CRF）是各种肾脏病由于失治、误治或自然发展,导致肾功能渐进性减退,直至功能严重丧失,多个系统、脏器受累,所出现的一系列症状和代谢紊乱的临床综合征。现今临床较为常见。西医学仅有对症治疗,在病情较重时采用腹膜透析、血液透析及肾移植手术治疗。虽可使部分患者的病情暂时减轻或缓解,但由于费用昂贵,且有不良反应,移植肾来源匮乏,移植后排异反应及肾的存活时间有限,很难广泛普及。慢性肾衰相当于中医水肿、关格、癃闭、肾劳、肾风、溺毒等病证的范畴。其病源于患各有关肾脏病之后迁延日久,邪留正虚,阴阳气血亏虚以致衰败,形成虚实互见、寒热错杂,病情由轻至重,复杂多变,甚至危殆。病变主要涉及肾、脾、肺三脏,如发展深重可累及三焦、胃、肠、肝、胆、心包及心脏等脏腑的功能失调。在正虚方面有气、血、阴、阳虚损之别,在邪实方面有风、寒、湿、热、痰饮、瘀血、气滞之不同。早、中期治疗有效,晚期治疗较为棘手。笔者应用中医经方为主治疗本病,对于早、中期患者多可使症状和病情好转,肾功能改善,延缓发展,少部分患者尚可症状消失,肾功能恢复正常。其肾功能改善病情稳定,随访3年、5年乃至10年,肾功能仍未发展加重者也不乏其例。晚期尿毒症患者可减轻症状和病情,使肾功能相对稳定,改善生活质量,延长其生存期。兹扼要叙述笔者对本病分期辨证，选用经方为主进行治疗的方法和经验，以就正于诸同道贤达。

一、慢性肾衰初期

即肾功能不全代偿期（Ccr 80～50 ml/min，Scr133～177μmol/L）[1]，临床表现多有乏力、腰酸、腿重、夜尿增多、轻度水肿，尿常规检查可有蛋白、潜血。笔者一般根据患者相应的脉、舌、症分为两型论治：

1. 肾阴脾气亏虚，湿热余邪留滞

偏于此型者脉多细数或细弦，舌淡红，苔白厚或黄腻，伴有五心烦热、耳鸣、头晕。治拟滋肾健脾，清热利湿为主，方用猪苓汤（猪苓、茯苓、泽泻、阿胶、滑石，《伤寒论·阳明病》）与六味地黄丸（熟地黄、山茱萸、山药、茯苓、牡丹皮、泽泻，《小儿药证直诀》）合方化裁。如尿蛋白较多，乏力明显，可加黄芪、芡实以补气摄精；若潜血≥（＋＋），五心烦热较著者，可加白芍、槐米、白茅根、小蓟等，以增强益阴、清热、宁络止血之力。

2. 脾肾气虚，湿邪较著，气化不行，精微失于固摄

此型脉多濡缓或沉弦，舌苔白而厚腻，伴有小便不利，气短懒言，水肿较明显，尿中蛋白偏多，治拟健脾益气，通阳化气，利湿摄精，方用五苓散（猪苓、茯苓、泽泻、白术、桂枝，《伤寒论·太阳病》）加黄芪、党参、车前子、石韦等。患者在服用中药汤剂的同时，可同服虫草健肾宝胶囊（雨茂医院院内制剂，以冬虫夏草、西洋参为主），在病情逐渐好转的同时，肾功能的指标也会缓解或恢复正常。

二、慢性肾衰第二期

即肾功能不全失代偿期（Ccr50～20ml/min，Scr178～442μmol/L），此时临床症状明显，电解质和酸碱平衡紊乱，消化系统受累。临床表现为恶心，呕吐，食欲减退，便秘或腹泻，面色

萎黄，精神萎靡不振，贫血，小便不利，多数患者伴有高血压、水肿、蛋白尿及（或）镜下与肉眼血尿。肾、脾、肺之正气更虚，湿热浊邪内盛犯及三焦，气机紊乱，升降失司，清浊相干，肝失疏泄，肝阳妄动上亢，浊邪难以下泄，除上述症状体征之外，多伴口干、口苦、脘腹胀闷、目眩等，脉多弦滑，舌红，苔黄浊腻。治拟扶正达邪，疏调三焦，利湿清热，降逆泄浊，方选小柴胡汤（柴胡、黄芩、半夏、人参、炙甘草、大枣、生姜，《伤寒论·太阳病》）与五苓散合方化裁。若脾肺气虚明显，化血之源匮乏，证兼乏力、倦怠、唇甲色淡者，酌加黄芪、枸杞、当归，以补气养血，滋益肾肝。若恶心、呕吐较甚，烦躁，胸满，脘腹喜温者，可合吴茱萸汤（吴茱萸、人参、生姜、大枣，《伤寒论·阳明病》）用之，以达温里散寒，辛开苦降之功。若脘腹痞满，大便秘结或不畅利者，可合小承气汤（大黄、厚朴、枳实）而用之，可用酒军代大黄，利于多服而无少腹痛及戕伐脾胃之弊。若头眩晕、头痛明显，血压偏高者，可加钩藤、天麻、草决明、石决明，以平肝潜阳，息风以降压。若见腹胀，便溏而次多，遇寒凉下泄之品而反加重，应合干姜苓术汤（干姜、白术、茯苓、甘草，《金匮要略·五脏风寒积聚病》）而用之，以增温散中下焦寒湿，健脾止泻之功；若效未显著还可再加炒苍术、薏苡仁等。

三、慢性肾衰第三期

即肾功能衰竭期（Ccr20～10ml/min，Scr 443～707μmol/L）。此时消化系统症状同第二期而更重，贫血明显，大多数患者血压均高，夜尿多于白昼，水及电解质失调，轻或中度代谢性酸中毒，水钠潴留，低血钙症、高血磷症多见，病情较重，症状体征复杂。临床表现：食欲明显减低，恶心，呕吐，便秘或腹泻，夜尿频多，头昏，乏力，腿困，腰酸，气短，心悸，面色萎黄甚至㿠白，唇甲色淡。若水钠潴留明显则可见小便不利，面肢水肿，甚至腹水、胸腔积液、倚息、难以平卧。亦有小便清利无明显水肿或因用利尿药太过而口渴，皮肤干燥甲错，阴津过耗者。若血压过高者多有头晕、头痛，颈项强直不舒，手足发麻，脉多弦劲。若血钙偏低，可出现手指拘挛，小腿转筋，足趾痉挛；严重者常与甲状旁腺功能亢进并见，以致发生骨软化、骨再生不良，形成肾性骨病而见腰脊困痛、腿软无力、骨骼畸形甚至行动维艰；血钙过低还可导致血钾升高，而出现心脏功能受损，心悸和脉结代，四肢无力。此期的中医治疗应扶正与祛邪并重，在无较重的肾脾阳虚，水气泛滥凌心犯肺的情况时，仍以应用小柴胡汤与五苓散为主，酌加黄芪、淫羊藿以补气温肾。恶心、呕吐较甚者可加藿香、砂仁，重用姜半夏和生姜，以芳香化浊，散逆止呕，和胃醒脾。若气短、心悸、乏力、懒言、面色萎黄、唇甲色淡之气血虚损较著者，可合当归建中汤（当归、桂枝、白芍、生姜、甘草、大枣、饴糖，《金匮要略·妇人杂病》）再加黄芪而用之。若小便不利，面肢水肿，胸腔积液，腹水较著，倚息，难以平卧，且兼恶寒肢凉，心悸气短者，为肾脾阳虚，水气上犯外溢，治当温肾健脾，利水消肿为主，可选用真武汤（炮附子、茯苓、白芍、白术、生姜，《伤寒论·少阴病》）合防己黄芪汤（防己、黄芪、白术、炙甘草、生姜、大枣，《金匮要略·水气病》）加怀牛膝、车前子、葶苈子而用之。若小便清利而多，口渴喜饮，皮肤干燥甲错，舌淡红少苔，脉细者，为阴津亏损较甚，宜选用六味地黄汤合麦门冬汤（麦门冬、半夏、人参、甘草、粳米、大枣，《金匮要略·肺痿肺痈咳嗽上气病》）而用之，以滋养肺、胃、肾之阴而迅复津液；若血压过高诸症突出者，可在小柴胡汤与五苓散的基础上再合风引汤（大黄、干姜、龙骨、桂枝、甘草、牡蛎、寒水石、滑石、赤石脂、白石脂、紫石英、石膏，《金匮要略·中风历节病》），去干姜、桂枝、赤白石脂，加钩藤、葛根而用之，以增清热平肝，潜镇息风之力。若血钙偏低诸症突出者，可选用金匮肾气丸（干地黄、山药、山茱萸、泽泻、茯苓、牡丹皮、桂枝、炮附子，《金匮要略·妇人杂病》）改汤，加淫羊藿、巴戟天、煅龙骨、煅牡蛎而用之，以补肾壮骨；若兼心悸、脉结代，可再合炙甘草汤（炙甘草、生姜、人参、生地黄、桂枝、阿胶、麦门冬、麻仁、大枣、清酒，《伤寒论·太阳病》）而用之。

四、慢性肾衰第四期

亦称终末期肾衰，即尿毒症期（Ccr < 10ml/min，Scr > 707μmol/L），此期病情危重，涉及多个系统、脏器损害，症状复杂多变，易于危及生命。兹扼要分述如下。

（一）消化系统

症状较第三期更重，恶心、呕吐频繁，食欲锐减，口鼻气息有尿臭味（氨味），胸闷腹胀，大便秘结不畅，严重者可并发消化道溃疡出血，而见胃脘疼痛，呕血或便血。治拟调中养胃，降浊止呕，方选半夏泻心汤（半夏、黄芩、干姜、人参、炙甘草、黄连、大枣，《伤寒论·太阳病》）合大黄甘草汤（大黄、甘草，《金匮要略·呕吐哕下利病》）而用之。若兼见胃脘疼痛，呕血或便血量少者，可加侧柏叶、三七、白及。若出血过多，应及时输血和采取必要的急救措施。其预后不良。

（二）合并心血管损伤

1. 冠心病

由于血脂代谢失常，脂质沉积，形成动脉粥样硬化，加之病久气血损伤，心失充养，形成冠心病，属于中医胸痹、心痛病的范畴。症见胸闷、胸痛，心悸，气短，脉细弦，舌质暗紫，苔灰腻等。治拟益气养心，通阳化瘀，宣痹宽胸，方选枳实薤白桂枝汤（枳实、薤白、厚朴、桂枝、栝楼，《金匮要略·胸痹心痛短气病》）合生脉饮（人参、麦门冬、五味子，《丹溪心法》）加丹参、川芎而用之；若胸痛较重，且兼恶寒、手足不温者，再合薏苡附子散（薏苡仁、附子，《金匮要略·胸痹心痛短气病》）而予之，以增温阳散寒，化湿宣痹之力。

2. 心功能不全

尿毒症期，由于贫血、高血压、水钠潴留、脂质代谢紊乱、糖代谢异常、代谢废物、毒素潴留等多种因素影响，使心血管和心肌发生病变，导致心力衰竭。临床表现为心慌、心悸，水肿加重，胸闷气短，尿量减少，严重时难以平卧，动则微喘，脉多细数无力，或兼见结代之象，舌胖紫，苔白厚腻，此属中医少阴心肾阳气衰微，脾失转输水液之能，致水湿浊邪泛溢，脉道遏阻而生瘀血所致。治拟温阳利水，化瘀降浊，振复心、肾、脾之阳，方选真武汤合四逆加人参汤（炙甘草、生附子、干姜、人参，《伤寒论·霍乱病》）酌加丹参、川芎、天门冬、麦门冬而用之；若兼有热象，口干，脘腹胀满，大便不畅者，可在以上两方的基础上再合己椒苈黄丸（防己、椒目、葶苈子、大黄，《金匮要略·痰饮咳嗽病》）而予之。

3. 心包炎

尿毒症期由于毒素潴留不得外泄，影响及于心包膜发炎，炎性渗出物积于心包，心脏功能受抑，可有心悸、气短、胸闷、乏力，动则微出冷汗而喘，面色晦暗无华，下肢水肿，小便不利，脉多沉涩，舌淡暗胖有齿痕，苔白滑腻。听诊闻及心包摩擦音，B 超及 X 线胸片可协助确诊。此属中医肾脾阳气衰微，心气虚衰，水气内泛，上逆凌心犯肺所致，治拟温阳益气，健脾逐水，方选茯苓四逆汤（茯苓、人参、生附子、炙甘草、干姜，《伤寒论·太阳病》）合葶苈大枣泻肺汤（葶苈子、大枣，《金匮要略·肺痿肺痈咳嗽上气病》）而用之。部分患者可以减轻症状而有所好转，病情过于严重者，预后欠佳。

［杜雨茂，杜治锋.原载于《天津中医药》,2010,27(4):271 - 273.］

第三节　杜雨茂教授对肾病综合征的六经辨证分型

　　东汉医家张仲景所著的《伤寒论》，创立了六经辨证体系，内容极为丰富，既有辨"病所"与"病性"的共性辨证，又蕴含有各种个性辨证精神，是辨证理论的基础，对临床各科都具有普遍的指导意义。诚如清代医家柯琴所说："……伤寒杂病，治无二理，咸归六经节制。"[1] 从现代临床运用角度而言，若能掌握《伤寒论》所揭示的六经辨治原则及方药组成规律，就能灵活处理临床各科疾病。"观其脉证，知犯何逆，随证治之"不仅仅是仲景为坏病所立的治疗原则，也是对中医辨证论治精神的高度概括，是针对疾病发展某一阶段的本质进行治疗的原则，具有普遍的指导意义[2]。

　　伤寒大家杜雨茂教授将伤寒六经辨证方法用于多种肾脏病的治疗，提出"肾脏常见疾病治从六经入手"[3] 的观点，首创肾脏疾患六经辨证立法用药的纲领体系[4,5]。杜雨茂教授灵活运用《伤寒论》理法方药辨治肾病综合征，曾创制系列方治疗肾病综合征，疗效满意[6]。学习杜老的医案医著，处处体现了治随证变，方因证立，药随证选的"活"法，亦即仲景所谓之"观其脉证，知犯何逆，随证治之""病皆与方相应者，乃可服之"的灵活论治思想。同时我们也注意到杜雨茂教授宗仲景六经之学遣方用药数十载，继承与发展并举，临床经验丰富，为后学者之宝贵财富，发掘整理工作甚为必要。

　　肾病综合征属临床难治性疾病之一，其病程较长，反复发作，迁延难愈，症状繁杂，杜雨茂教授长期从事本病的研究，积累了丰富的经验。根据杜雨茂教授医案及论著提供的信息，现将杜雨茂教授临床运用六经辨证方法治疗肾病综合征的辨证分型及遣方用药情况简介如下：

一、太阳病证

太阳经在生理上主人身外层，有御邪卫外之功，有六经"藩篱"之称，内连小肠、膀胱，并络少阴心、肾。若太阳经受邪失治，外邪可循经入太阳之腑，膀胱气化失常、小肠泌别乖戾，而形成太阳腑证。肾病综合征太阳腑证期多兼水瘀交阻。

（一）太阳病经证

[主症] 恶风寒发热，咽痛，头身关节疼痛，腰酸痛，小便不利，或颜面水肿，或全身浮肿，或咳嗽气喘，舌苔薄白，脉浮紧或浮数。

[证候分析] 本证型多见于肾病综合征初起或肾病综合征慢性迁延又感外邪而使病情复发阶段。素体卫外功能差，又外邪侵及太阳，卫阳郁遏，营卫不和，故恶寒发热；外邪阻滞，太阳经气不利故头痛、身痛、腰酸痛；邪束太阳，表气不疏，肺失宣降，不能通调水道而下输膀胱，或邪气循经入腑，膀胱气化不行，则小便不利，全身水肿。脉浮紧或浮数皆为表证之象。

[治法] 发汗解表散邪，宣肺利水消肿。

[基础方剂] 麻黄连轺赤小豆汤化裁。

[随症化裁] 若恶寒重而无汗者，可予麻黄加术汤加减；若发热重，恶寒轻者，可合越婢加术汤加减；若久病汗出恶风明显，且水肿不退者，可予防己黄芪汤加减；若汗出恶风，而易外感者，则合玉屏风散；若外邪入里，侵及膀胱，而太阳经腑同病者，可合五苓散加减。

（二）太阳膀胱水瘀交阻证

[主症] 小便不利，全身水肿，腹部胀满，面色黧黑，或腰部及少腹疼痛，痛处固定，痛如针刺，或有血尿。舌质紫暗，或有瘀斑，舌苔薄白，脉沉而兼涩。

［证候分析］此属邪入太阳之腑，膀胱气、血分俱病，蓄水与蓄血并存之证。肾病综合征迁延日久，邪入太阳之腑，水湿郁热内阻膀胱，膀胱气化不行，故见小便不利；水湿内停而泛溢肌肤，则全身水肿。水湿、郁热互结，气机阻滞，由气及血，则血行不畅，气滞血瘀，故见面色黧黑，舌质紫暗，或有瘀斑，腰部及少腹疼痛且痛处固定，状如针刺；瘀血阻于膀胱之络，血不归经，则见血尿等。

［治法］通阳化气，活血化瘀，利水消肿。

［方剂］五苓散合桃核承气汤或桂枝茯苓丸化裁。

［基本处方］桂枝 10g，茯苓 18g，猪苓 15g，泽泻 12g，牡丹皮 10g，桃仁 10g，赤芍 15g，泽兰 10g，生益母草 25g，车前子 15g，白术 12g。

［方义分析］本方气血双调、利水与活血并施以畅达膀胱。方以桂枝主入膀胱，通阳化气，通行血脉，血脉通则瘀血得除，气化顺则水气得消。配以白术、茯苓、猪苓、泽泻，即五苓散，功在淡渗利湿，排除郁于体内之湿邪，配以丹皮、泽兰、赤芍、桃仁，活血化瘀，则膀胱瘀血可除。瘀血除，脉道利，既可使血行归经，又有利于外排水湿之邪。杜雨茂教授认为，瘀血是导致肾脏病的重要因素之一，遣方用药不离活血之品，只是根据病机侧重有所不同罢了[4]。益母草、车前子相合，活血化瘀，清热利尿，既能合丹皮、桃仁、赤芍、泽兰等化瘀血，通经脉，又能清除郁于体内之湿热，还可合五苓散通阳化气利水。

［随症化裁］若久病气虚者，加黄芪 30g，党参 12g；若伴阳虚者，加附子 9g，淫羊藿 12g；若气滞者，加木香 6g，大腹皮 15g，陈皮 3g；若阴虚者，加阿胶 10g，生地 10g；若血尿较重者，加三七（冲服）3g，炒蒲黄 12g；若血虚者，加当归 10g，枸杞子 12g；若水肿较重者，加葶苈子 30g，大腹皮 15g。

二、少阳病证

少阳主枢，介于表里之间，内属胆与三焦。"三焦者，决渎之官，水道出焉。"三焦是人体水液运行的通道。在肾病综合征演变过程中，如病邪内传，影响少阳枢机不利，阻塞三焦水道不畅，则见本证。

［主症］往来寒热，口苦心烦，胸胁胀满，恶心欲呕，小便不利，颜面或全身浮肿，腰酸痛，小便不利，舌质淡红，舌苔薄白或黄白相间，脉弦细数。

［证候分析］本证型多见于肾病综合征慢性迁延复发阶段。正邪纷争，互有胜负，则见往来寒热。邪犯少阳，枢机失利，三焦不畅，则小便不利；水湿内停泛溢周身则水肿。胆火内郁上炎则口苦；中干脾胃，则恶心欲呕，脘腹胀满等。

［治法］和解少阳，利水消肿。

［基础方剂］小柴胡汤合五苓散化裁。

［随症化裁］若胸中烦甚，可加连翘、莲子心；若胸腹肿甚，可加葶苈子、大腹皮。

三、阳明病证

阳明多气多血，阳气旺盛，内属胃与大肠。在肾病综合征病理演变过程中，感邪较重，太阳、少阳病阶段失治误治，或素有阳热内伏，使外邪入里化燥化热，或长期使用激素等药治疗，伤阴助火生燥，皆可病传阳明。

［主症］发热汗出，口渴心烦，眼睑及颜面浮肿，或下肢及全身浮肿，小便短赤不利，舌红苔薄黄，或少苔，脉数或滑数；或伴见腹胀满，大便秘结，烦热口渴，或手足热，日晡所潮热，舌红苔黄燥，脉沉弦数。

［证候分析］此证为毒热内传阳明。无形之燥热邪气炽盛于阳明内外，故发热汗出、口渴心烦。热邪内遏，气机不畅，热郁水停，则小便不利，全身水肿。若邪入阳明之腑，与糟粕搏结则形成阳明腑实证。

［治法］清热育阴利水，泻热导滞通闭。

［基础方剂］白虎汤合猪苓汤化裁。

［基本处方］知母 15g，生石膏 30g，生地 15g，茯苓 15g，猪苓 15g，泽泻 12g，滑石 15g，葛根 15g，石韦 15g，炙甘草 6g。

阳明腑实证则予己椒苈黄丸合承气汤化裁。

四、太阴病证

太阴脾肺在水液运行及代谢方面具有重要作用。肺主气，司呼吸，外合皮毛，通调水道，为水之上源；脾主运化，将水液上输于肺，通过肺的宣发肃降功能布散全身，下输膀胱。因此，脾肺失调，易使水液代谢失常而发为水肿。肾病综合征太阴病期较多出现太阴气虚、邪束太阳证。

［主症］平素易于感冒，神疲体倦，困乏无力，气短自汗，腹满纳差，大便溏泄，颜面肢体浮肿，甚则全身浮肿，按之凹陷，或下肢午后肿甚，反复发作，小便清利或不利，多因外感后突然出现恶寒发热、头痛，全身诸症加重；舌体淡胖大，边有齿痕，苔白滑，脉缓弱无力。

［证候分析］肺主气而外合皮毛，职司固外，脾土运化而为后天之本，气血生化之源。脾肺气虚，则少气乏力。脾虚失运，不化水谷，则食少纳差；脾主大腹，若脾机不畅，气滞于中，故见腹胀。肺虚则卫外失固，故易患感冒；肺为水之上源，司通调水道。脾主运化行水。肺气虚，则宣降失调，水道不畅，脾虚水湿不化，易致水湿内停，若遇外邪侵袭，风水相激，波及膀胱之府，则水道不通，气化不行，风起水涌，故初则眼睑、下肢浮肿，继而颜面浮肿，迅速波及全身。风邪袭表，营强卫弱，营卫失和，故见恶寒发热、头痛等，其舌脉均为太阴气虚水停、风寒邪外袭之候。本证型多见于肾病综合征的慢性迁延阶段。

［治法］补脾益肺疏表，利水除湿消肿。

［方剂］桂枝人参汤合防己黄芪汤加减。

［基本处方］黄芪 30g，党参 15g，白术 12g，干姜 10g，茯苓

15g，桂枝 6g，防己 10g，泽泻 12g，猪苓 12g，炙甘草 3g，陈皮 6g，防风 6g。

［方义分析］方以黄芪、党参健脾补肺，固表达邪，益气利水为主；干姜温中散寒胜湿；白术、茯苓，健脾祛湿。诸药合用健脾益肺，可治太阴气虚之本，外能强表固卫，抗邪外侵，内能化湿利水，表里同治，邪去正安。再配以防己祛风除湿，桂枝、防风，外开鬼门以祛表达邪，同时还可通过发汗，使郁于腠理之水从玄府而去，取《黄帝内经》"开鬼门"之意。再者，上二药还可开宣肺气以利宣降，肺气调达，既能宣浊邪于外，又可通调水道，散上焦之水。泽泻、茯苓、猪苓淡渗利湿，通达膀胱，引水下行，使体内之水从下而出，即《黄帝内经》"洁净府"之意。黄芪、白术配防风，含玉屏风散方义，有益气固表之功。

［随症加减］若水肿较重者，加大腹皮 15g，葶苈子 30g 以除水气；若蛋白尿较重者，可加金樱子 12g，芡实 12g，菟丝子 18g 以固肾关；若气滞腹满较重者，加厚朴 10g，木香 5g，陈皮 6g，枳实 10g 以行气导滞；恶心呕吐者，加生姜 12g，半夏 10g 以和胃降逆；若邪郁日久化热，可加鱼腥草、连翘清热解毒兼利湿。

五、少阴病证

少阴内寓水火，包括心、肾两脏。心火借经脉及三焦下助肾阳，温煦肾水使其不寒；肾水亦可上济心阴，制约心阳使其不亢。因少阴为水火之脏，故其病有寒化和热化之异。肾为水脏，是肾病综合征的核心脏腑。肾病综合征之少阴病证既可见阳虚寒化证，又可见阴虚热化证。然而，鉴于肾病综合征的特殊性，进入少阴病阶段，从病因角度看多兼水湿、瘀血或湿热；从六经病证的角度分析，易见太少两感、太阴少阴合病等证。

（一）少阴阳虚，水瘀夹杂证

［主症］全身高度浮肿，或下肢肿甚，按之凹陷如泥，心悸，

或兼胸腔积液，腹水，皮下有肿纹，背部恶寒，四肢逆冷，足胫不温，腰酸困而痛，困倦乏力，纳差便溏，气短，面色萎黄不华，舌质淡紫，舌体胖大，苔白腻或薄白，脉沉细无力。

[证候分析] 此型属少阴寒化证而兼水瘀夹杂。少阴肾阳虚亏，下焦气化不力，水饮不化，膀胱开阖失司，水湿内停外溢，其势莫制，故呈颜面肢体及全身高度浮肿，下肢肿甚，按之凹陷如泥，甚则出现胸腔积液，腹水，皮下撕裂纹，小便不利等；肾阳虚不能助脾，火不暖土，致脾虚失运，则见困倦乏力，纳差，便溏，面色萎黄不华等；少阴心阳虚，加之水气凌心，故心悸、气短。肾阳为一身阳气之根本，肾阳一虚，失于温煦，故见背部恶寒，四肢逆冷，足胫不温。脾肾俱虚，气血化源匮乏，则可见面色萎黄不华等。舌体淡胖紫暗，苔白腻均为阳虚水瘀夹杂之象。

[治法] 温肾健脾，利水活血。

[方剂] 肾病自拟方1（杜雨茂教授经验方）。

制附片（先煎）、鹿衔草、川芎、茯苓、猪苓、白术、党参、黄芪、芡实、小叶石韦、萹蓄、生益母草、丹参、红花、知母、茯苓。

[方义分析] 本方由真武汤化裁而成，是杜雨茂教授临床常用的治疗肾病综合征少阴阳虚寒化证的效方。方中附子大辛大热，温肾助阳；鹿衔草"……强筋骨，止血；主治……肾虚腰痛，尿血……"[7]，具有"抗病毒，抗炎，降血脂，抑制血小板凝聚，保护肾及利尿，提高免疫功能"[8]等药理作用。两味相合则益肾温阳，补火生土，且附子与渗利之品相伍有良好的温肾利水之作用，对肾病水肿，效果尤佳，此正是张仲景温阳利水之真武汤的意旨所在，已被古今医家"用其法不拘其方"的临证实践所证实。张景岳云："温补即所以化气，气化而痊者，愈出自然。"因本证尚存在着脾虚之机，治疗不可忽视实后天而补先天。脾气充足，既有利于肾阳恢复，又有利于水湿的利除。现代研究也证实，对肾病综合征患者，调理脾胃，增加食欲，即使每天从尿中漏泄蛋白高达20g，只要能

及时从食物中摄取，短期内病情无虞；益气健脾法对人体的免疫功能有双向调节作用。本方以芡实、党参、黄芪、白术补气健脾，祛湿消肿，升清固精。如此相配，肾阳得复，脾气充足，这样便水有所主，水有所制，使内停外溢之水归入津液代谢之正途。黄芪一味是杜雨茂教授治疗肾病综合征喜用之品，它既能补气升阳以治脾虚升清无权之蛋白尿，又利水退肿以祛湿，一药而数效。芡实益肾固精，补脾止泻，对临床肾脏疾病之蛋白尿确有较好的治疗作用。方中猪苓、茯苓，味甘性平，以利湿见长，石韦、萹蓄利水之中尚兼清热，此四药合之，利水湿而不伤阴，对于肾病水肿，最为适宜。知母有滋阴清热润燥之功，古代医家云：知母"除邪气、肢体浮肿，下水，补不足，益气""滋肾水治命门相火有余""……知母大苦寒之药以补肾与膀胱，使阴气行而阳自化，小便自通"[9]。故方中加入一味知母，既可防温燥之品伤阴，又可为利水药之辅助。关于活血化瘀之药在肾脏疾病尤其是在肾病综合征中的应用，其效果已得到公认，肾病水气泛滥，三焦气机不利，必然生瘀。方中益母草既可利水，又有活血化瘀之功；丹参专入血分，去瘀生新，以通为用，故有"一味丹参饮，功同四物汤"之说；红花性温而气兼辛散，走而不守，其活血化瘀之效，可迅速四达。诸药虽具利水及活血化瘀之功，但与诸温阳益气之品相合，不致耗伤正气。由于本病病程缠绵，正气内虚，体内固邪易动，若复感外邪则病情反复或加重，故用鱼腥草清热解毒，利水去湿，对本证邪毒之清除及肾脏之保护大有裨益。

综上所述，全方有补而不助邪，利而不伤正，温而不燥之特点，着眼于调整脾肾功能，提高机体自身的抗病能力，加之配以活血利水之品，使湿热、瘀血等病理产物得以顺利清除，以收邪去正安之效。

[随症化裁] 若胸腔积液腹水较重者，可酌加黑白丑 9～12g，醋炒葶苈子 15～30g，沉香 3g，待水肿消退后，即去葶苈子、黑白丑，以防过剂伤正；尿蛋白持续不降者，加菟丝子 15g，炒金樱子

25g；大便稀溏者，加薏苡仁 30g；肾上腺皮质激素减量在 30mg/d 以下者，可加巴戟天 10g，葫芦巴 10g；恶寒肢冷明显者，可重用附子至 15g，再加干姜 8g，桂枝 6g。

（二）少阴阴虚，水湿瘀热交阻证

[主症] 全身浮肿，颜面肿胀，或下肢甚，头晕耳鸣，咽干咽痛，两颧潮红，腰膝酸软，或手足心热，心烦失眠，小便不利，少腹结胀，舌质红而紫暗，或见紫斑，苔白或黄腻，脉弦，或弦细数或沉涩。

[证候分析] 本证多见于肾病综合征迁延期患者在长期服用激素的过程中，亦可见于未服激素者。水肿病缘于少阴阴虚，不能制火，相火妄动，热郁下焦水气内停；复因肾阴不足，肾关不利，致水湿内停外溢，导致面肢浮肿，甚或全身水肿，小便不利。水郁日久，经脉不畅，血行不利，继而酿成瘀血内留，故见舌质红而紫暗，或有瘀斑，少腹结胀，脉涩等。瘀血既成，阻塞脉道，凝滞气机，津液运行受阻，又加重水湿，以致水肿更甚。肾阴不足，肾府失于滋养，则见腰膝酸软或腰痛等。下焦虚火上扰，心神不宁，空窍失聪，故见心烦失眠，头晕耳鸣，两颧潮红。热盛伤津，肾阴不能上濡，咽喉失润，故见咽干咽痛。舌质红，脉弦细等，均为少阴阴虚有热之征。

[治法] 滋阴益肾，利水清热，佐以化瘀。

[方剂] 肾病自拟方 2（杜雨茂教授经验方）。

[基本处方] 山药、生地、山茱萸、牡丹皮、猪苓、泽泻、女贞子、旱莲草、丹参、红花、生益母草、石韦、知母、萹蓄、黄芪、滑石。

[方义分析] 本方由猪苓汤、六味地黄丸合二至丸化裁而成。方用猪苓者，因此属为阴虚之证，取其利水力强，且有护阴之妙；以生地易阿胶者，取其清热、滋肾、凉血之功。生地能入血分，又益肾养阴而生津，清热解毒凉血止血，对本证阴虚热结毒郁之证，

最为合拍。女贞子、旱莲草、山茱萸、山药等滋补肝肾之阴，与滑石相伍滋阴而不留湿；且旱莲草又可助其凉血止血；山茱萸、山药等可固涩精微，可治蛋白从尿中漏泄。如此遣方则肾阴得复、肾关得通，水湿之邪外排有望。猪苓、泽泻伍黄芪则渗利水湿，开通水道，交通上下，引中、上二焦之水下排。阴虚不能制火，虚火妄动，加之水湿郁久，易生热毒，故方中伍入石韦、萹蓄、知母之类，既可清热解毒，又能利尿除湿，湿热一去，正气自安，有利于肾阴愈复。水湿郁久，阻滞经脉，则致血瘀，瘀血既成，又遏湿耗正，故配伍丹参、红花、益母草等化瘀活血，与生地、旱莲草等相合，化瘀而不动血，凉血止血而不留瘀，再与黄芪相伍，气足则血行，有利于瘀血之清除。况黄芪一味，既能行气活血，又能利水去湿，加于大队滋阴清热及活血化瘀药中，使其虽补气而无生热之弊，气足则津生有源。诸药合用，共奏滋阴益肾化瘀利水，兼清内热之效，与本证之病因病机契合。

[随症化裁] 若肝阳上亢，头晕头痛，心烦易怒，血压偏高者，酌加草决明 12g，钩藤 12g，黄芩 10g；若湿热较重，小便黄赤量少，尿中红细胞（++）以上者，可酌加大蓟 15g，小蓟 15g，白茅根 30g，槐花 12g 以凉血止血；若精血不足，症见梦遗滑精，女子白带多质稀者，酌加金樱子 12g，芡实 15g；若血热妄行，症见齿衄、鼻衄，皮肤紫斑者，重用丹皮至 15g，加槐花 10g，大蓟 15g，小蓟 15g，侧柏叶 10g。

（三）太少两感证

[主症] 恶寒发热，全身水肿，按之凹陷，尤以腰以下为甚，腰部困痛，懒言无力，手足不温，或胸闷心悸，或小便不利，舌质淡而胖，苔薄白，脉沉细或沉滑。血压欠稳定，或高或低。

[证候分析] 本证多见于肾病综合征迁延期患者复感外邪诱发加剧，或因素体少阴心肾之阳亏于内，风寒之邪袭于外，内亏外束，三焦水道为之壅遏，水湿内停泛溢所致。恶寒发热为外邪袭表

之征；腰为肾之府，督脉贯脊络肾统督诸阳，肾阳不足，失于温煦，故腰部困痛；少阴阳虚，失于温振，则精神萎靡，手足不温；心阳不足，水气凌心则胸闷心悸；若阳虚膀胱气化不行，则小便不利。舌质淡胖，脉沉细等皆为阳亏之虚象。

[治法]温阳解表，利水消肿。

[方剂]桂枝汤合麻黄细辛附子汤、五苓散化裁。

[基本处方]桂枝10g，白芍12g，麻黄6g，细辛3g，附片6g，桑白皮12g，猪苓15g，冬瓜皮30g，车前子10g，茯苓15g，生姜10g，大枣5枚，炙甘草6g。

[方义分析]该方桂枝一味用法甚妙。桂枝、白芍解肌祛风，调和营卫；桂枝配生姜外可畅通营卫，内可温经通阳，化气行水；桂枝伍麻黄解表宣肺行水之力更强；桂枝单味亦有益心之阳，助膀胱气化之功。麻黄附子细辛汤为仲景温阳解表之良方，与桑白皮、茯苓相伍亦有温阳利水之功，与桂枝汤相合可畅达三焦。猪苓、冬瓜皮、车前子淡渗利湿。诸药合用，可温心肾，宣肺气，扶阳利水，畅达三焦。

[随症化裁]若腰背痛甚者，加葛根15g，杜仲12g；畏寒较重者，可增附片12～15g；若胃脘胀满，可加枳壳12g，苏梗9g，陈皮6g以理气宽中。

（四）少阴心肾阴亏，太阴肺脾气虚，兼水湿瘀热

[主症]全身浮肿，下肢为甚，按之如泥，小便短赤，腰酸困疼痛，下肢困乏，头晕，乏力，气短心悸，五心烦热，或午后潮热，舌淡红暗紫，苔白或黄腻，脉多沉细或细弦或细数，重按无力。化验检查多"三高一低"仍存。

[证候分析]太阴肺为水之上源，肺气司通调水道，太阴脾之气主运化行水。肺气虚，宣降失调，水道不畅，脾气虚则水湿不化，以致水湿内停，加之肾阴虚失于滋养，下焦气化乏源，易至水湿内停外溢，故全身浮肿下肢为甚，按之如泥；肾阴不足，肾府失

于滋养，则见腰膝酸软或腰痛；髓海失养则头晕；肾阴主一身之阴，肾水亏则难以济火，加之水湿郁久生热，以致心阴亦损，故见心烦、心悸；脾肺气虚，子病及母，故气短；五心烦热或午后潮热均为阴虚有热之象。

［治法］滋阴益气，化瘀清热，利水祛湿。

［方剂］四君子汤加黄芪合六味地黄丸化裁。

［基本处方］黄芪30g，党参12g，白术10g，苍术10g，茯苓18g，生地12g，山萸肉12g，山药30g，丹皮10g，泽泻10g，怀牛膝12g，黑灵芝10g，黄芩10g，鱼腥草20g，知母10g，生益母草25g，石韦15g，丹参15g，川芎12g，车前草20g，红花10g。

［方义分析］黄芪入脾肺二经，为太阴补气之上品，能实土封堤，防精微外泄；党参补中益气，生津复脉，与黄芪相伍增强补益之力；白术健脾燥湿，与茯苓相配以增健脾化湿之功；山萸肉、山药涩精利尿；怀牛膝与生地相伍可增强补肾养阴之功；知母既可抑制温药伤津化燥，又可作利水药之佐使；川芎、丹参、益母草与生地相伍化瘀而能入血；黄芩、鱼腥草、石韦清郁热而利水；黑灵芝，又名玄芝，"可治尿闭或排尿困难，下腹胀满，利尿，益肾气"。

［随症化裁］浮肿较重，小便不利，加白茅根30g，泽泻12g，生益母草30g，浮萍15g，以增强宣肺活血利水之力；若胸腔积液，腹水较甚，加葶苈子15g，沉香5g以泻肺行气利水；有肉眼或镜下血尿者，酌加槐米、三七粉、白茅根。

（五）太少二阴阴阳两虚，兼水湿瘀热阻遏，三焦水火游行不利

［主症］头晕耳鸣，心悸少寐，时有心烦及心胸憋闷之感，手足不温，腰背酸困而痛，背部发凉，面部及下肢浮肿，按之如泥，甚至有腹水、胸腔积液，纳差便溏或利而不畅，小便不利。脉多弦细或细数、重按无力，舌淡红暗，苔白或黄。血压正常或升高。化

验检查多出现"三高一低"。

[证候分析] 肾阴虚髓不充脑府,则头晕耳鸣,腰失于滋养,则腰膝酸软;心阴虚则虚热内扰,故心烦、失眠。肾阳主一身之阳。肾阳虚则手足不温,背部发凉;脾阳虚,运化无力,则纳差、便溏;心阳虚则虚寒内生,故时有心悸、心胸憋闷之感。太阴肺为水之上源,太阴脾主运化水湿,少阴肾为水脏,肺脾肾三脏皆虚,宣降失调,水道不畅,郁而化热,瘀阻三焦,则面部及下肢浮肿,甚或有腹水、胸腔积液。

[治法] 扶阳益阴,化瘀利水,清疏三焦。

[方剂] 金匮肾气丸合猪苓汤、小柴胡汤化裁。

[基本处方] 制附片12g,桂枝8g,生地12g,天冬9~12g,山药30g,山萸肉15g,女贞子15g,丹皮10g,茯苓18g,泽泻10g,猪苓12g,怀牛膝12g,党参12g,黄芪35g,柴胡8g,炒黄芩12g,生姜6g,灵芝15g,菟丝子20g,丹参15g,川芎12g,泽兰12g,石韦15g,生益母草25g。

[方义分析] 附子伍桂枝可增下焦气化之功,配怀牛膝可强补肾利水之效,使水湿之邪布散有望;桂枝伍天冬可益心肾之阴阳;生地益肾养阴,山萸肉养肝涩精,山药补脾固精,且生地入血,山药入气,山萸肉气阴双补,三药合用可阴阳互调,精微得固;黄芪配党参、白术、山药健脾益气,散湿祛水;丹参、牛膝、川芎、泽兰、丹皮等化瘀而兼利水;黄芩、石韦,利湿而祛郁火;泽泻、茯苓配灵芝渗湿而益肾;现代研究证明,猪苓配茯苓、泽泻、生地具有降低尿蛋白、尿潜血、尿素氮、肌酐等作用[10];菟丝子,"治男女虚冷,添精益髓……治腰痛膝冷,精自出,尿有余沥"[11]。诸药合用,有滋阴益阳,祛瘀利湿,畅达三焦之功。

[随症化裁] 血压高者,加钩藤15g,石决明30g,杜仲15g以益肾平肝潜阳;血尿较甚者,加白茅根30g,三七(冲)5g以清热宁络,止血化瘀;肾气亏虚而邪侵,腰痛甚者,酌加盐川断15g,狗脊20g。

六、厥阴病证

手足厥阴的经脉，内属肝和心包，络胆与三焦，且有支脉注于肺，从而构成了人身脏腑间的紧密联系。厥阴病是六经病证的末期阶段，厥阴病期为阴尽阳生之期，病情演变快，易趋极端，非寒即热，非虚即实，但更多见虚实寒热夹杂。肾病综合征反复迁延至后期，多见厥阴病证。该期多呈数经俱病，浊毒兼风是其病因病机特点，证候虚实夹杂、寒热错杂，其病情凶险。西医检查除"三高一低"之外，多伴有肾功能不全，属肾病综合征末期阶段。

（一）厥阴少阴俱病

[主症] 畏寒肢冷，头痛眩晕，恶心呕吐，下利或大便不畅，面色苍白或者晦暗，全身浮肿，按之凹陷，皮肤发痒，或四肢抽搐，小便不利，舌淡胖或舌尖红，苔黄腻，脉沉弦细。

[证候分析] 厥阴为阴尽阳生之经，主一身阴阳之交接，各种原因所导致的肝的疏泄失常及心包的相火妄动，均可使得阴阳之气不相顺接，发为厥逆。肝肾阳气衰微，无力温煦，则畏寒肢冷。肾阳虚不能制水则水肿；肝阳虚衰，不能藏血，无力养筋，则虚风内动，四肢抽搐，皮肤发痒。肝肾阳虚不能畅达气机，气化不行，郁久化热，浊毒上攻，则头痛眩晕；浊阴犯胃，则恶心呕吐，不能进食。

[治法] 温阳泻浊，柔肝息风，活血利水。

[基本方剂] 内服：真武汤合吴茱萸汤、黄连苏叶汤化裁；外用：大黄附子汤化裁保留灌肠。

（二）厥阴少阳俱病

[主症] 全身水肿，畏寒肢冷，唇淡甲白，恶心呕吐，胸闷纳差，口苦心烦，四肢抽搐，耳聋目赤，或寒热往来，或头昏而痛，小便不利，舌质淡，苔厚黄腻，脉弦细。

[证候分析] 厥阴与少阳相表里，生理上相互促进，病理上相互影响，临床上多见厥阴与少阳俱病。厥阴亏虚而不能涵血，肢体失于温煦滋养，故见唇甲色淡，四肢抽搐，畏寒肢冷，头昏痛。少阳郁而生热，枢机不利，三焦水道不通发为水肿；干犯脾胃则恶心呕吐；循经上扰，则口苦咽干耳聋目赤。正邪纷争则见寒热往来。

[治法] 温肝利胆，畅达三焦，补血益气。

[基本方剂] 内服：干姜黄芩黄连人参汤、小柴胡汤、五苓散化裁。外用：大黄附子汤化裁保留灌肠。

由于肾病综合征是综合证候群，并非单一疾病，所以其病机较为复杂。从六经辨治而论，该病变以少阴为主，太阴为次，太少并病者多见，加之水湿瘀血内阻及六淫外侵，使得临床更常见的是六经兼夹证。把肾病综合征的六经病证分别列出，并把理、法、方、药及病情的简单变化按六经随症化裁，必将有利于研究杜老从六经辨治肾病综合征之兼夹杂证。杜雨茂教授强调，对肾病综合征的上述辨证分型仅就一般规律而言，临床上有时证型更为复杂，若有在疾病发展演变过程中出现证型与证型之间相互转化者，医者应随证变化，灵活施治。其次在用药的分量方面也要根据患者的年龄大小、体质强弱、病情的轻重而酌定[12]。

参考文献

[1] 柯琴.伤寒来苏集:伤寒论翼[M].上海:上海科学技术出版社,1959:2.

[2] 董正华.伤寒论讲义[M].西安:第四军医大学出版社,2009:15.

[3] 杜雨茂.中国百年百名中医临床家丛书:杜雨茂[M].北京:中国中医药出版社,2003:5.

[4] 杜雨茂.杜雨茂肾脏病临床经验集粹[M].北京:中国中医药出版社,2013:14-26.

[5] 董正华,赵天才.杜雨茂教授运用六经辨证辨治肾脏病法要[J].陕西中医,2013,34(6):738-739.

[6] 毛炜,杜雨茂.杜氏肾病Ⅲ号方治疗肾病综合征30例疗效观察[J].陕西中医学院学报,1996,19(1):1-2.

[7]《全国中草药汇编》编写组.全国中草药汇编:上册[M].北京:人民卫生出版社,1978:719-720.

[8] 贾公孚,谢惠民.临床药物新用联用大全[M].北京:人民卫生出版社,2006:2,1232-1233.

[9] 刘衡如,刘山永,钱超尘,等.本草纲目研究[M].北京:华夏出版社,2009:506-507.

[10] 彭鑫,王洪蓓.张仲景方剂实验研究[M].北京:中国医药科技出版社,2005:434-440.

[11] 李时珍.本草纲目[M].倪泰一,李智谋,编译.南京:江苏人民出版社,2011:279.

[12] 杜雨茂.原发性难治性肾病综合征的辨证论治思路与方法[J].陕西中医学院学报,2010,33(4):1-5.

[2013 届研究生陈新海硕士论文(部分),指导老师董正华]

第四节 中医微观辨证在肾脏病研究中的应用

摘 要：微观辨证就是在谙熟中、西医相关知识的基础上进行心悟的审慎过程。西医肾病学许多病因、病机,甚至于糖皮质激素治疗肾病机理都尚未完全明了。与此类似,微观辨证下的中医肾病治疗机理则更具抽象性。微观辨证是中医传统(宏观)辨证向前发展的结果,是对宏观辨证的深化与补充,其只能在中医基础理论的指导下进行,不能够独立于宏观辨证之外而存在。临床辨证方法当分清主次,总的原则还是以整体辨证为主,微观辨证为辅。若能借助现代先进的科学技术深入研究,创立中医治疗肾病的新理念,则可使肾病治疗更客观、更有效。

关键词：微观辨证;宏观辨证;肾脏病理;取象比类

辨证论治是中医诊治疾病的主要手段之一，是中医学的精髓所在，也是中医理论体系的一大特点。所谓辨证是将四诊所收集的信息加以综合分析，概括出某种"证"；论治则是根据辨证的结果确定相应的治疗方法。

由于肾脏的功能的某些特异性，使其具有较强的代偿能力。当肾脏发生功能性异常，部分结构损坏而出现尿液检查异常（血尿、蛋白尿）时，部分患者无明显的自觉症状，有"诸内"未必行"诸外"。传统四诊所收集的资料难以准确地反映现代肾病学疾病的本质，存在着"无证"可辨的困惑。与此同时，部分患者的病理改变持续存在，并呈进行性进展，直至发展到末期肾病。现代西医诊疗技术给传统中医带来了挑战，激励着现代中医人做进一步探索，使微观辨证施治肾病的理念应运而生。

20世纪80年代，国内学者已明确提出微观辨证的概念及定义，在临床收集辨证信息的过程中，引进现代医学的先进技术，从微观层面认识机体结构、代谢及功能的特点，更完整、更准确、更本质地阐明"证"的物质基础，成为传统辨证（宏观辨证）的必要补充[1]。

一、微观辨治肾病的重要性及必然性

现代医学技术在肾病研究领域中的应用，使我们看到了许多临床表现轻而病理表现重，病理改变严重性与多样化并存的病例。这种全身症状表现与肾病局部表现不一致的情况，使得相当一部分患者出现轻微的外在表现时而肾脏病已发展至晚期，失去了最佳的治疗时机，中医治疗肾病的优势也未能得到发挥。

1. 微观辨证的中医定位

有了微观辨证我们就可以看到未形于外的病理改变，或可把它称作"潜证"，当属中医治未病的范畴。中医治未病包括"未病先防"和"既病防变"两个方面[2]。现在国内许多中医肾病学专家从肾脏病理改变的微观入手，重新认识肾病的病因、病机并付诸临床[3]。所以，将显微镜下的病理改变视为中医"望诊"的延伸并作为中医辨证的客观依据之一，利用先进技术手段为中医服务，对进一步提高中医药防治肾病的疗效具有深远的现实意义。

2. 从中医发展史看"微观辨证"

在中医发展史上，中医诊断疾病的方法也与时俱进，先后创立了"八纲""六经""三焦"等诸多辨证体系。每种辨证方法的创立过程，都是伴随着人们对疾病认识的不断深入，在传统中医理论指导下诞生的，诸如眼科的"五轮八廓"及外科的"疮疡辨证"等。清末医家张锡纯面对西医挑战而倡导衷中参西，并实践于临床，取得了现代人仍唏嘘赞叹的成就。因此，随着医学先进技术的发展，肾脏病的微观辨证方法的创立具有极大的现实性与必然性。

3. 现代临床研究成果带来的启示

近年来随着肾脏病理诊断在临床上的应用与发展，诸多肾脏病理改变与中医证候相关性的临床研究亦在开展。大量研究成果虽然呈现了某种倾向性，让人们看到了某些希望，但这种证与病的研究缺少连续性，临床上可操作性小，局限性大，尚未且很难形成系统性的理论。

微观辨证是对传统辨证的必要补充，具有很大的灵活性。笔者通过大量临床病例观察到，对某些临床症状较轻或无临床感觉症状的患者，以微观辨证方法为主，兼以舌脉辨证确立治疗原则、治疗方法，对疑难肾脏病的治疗已显现出理想的效果。

二、微观辨证的思路与方法

1. 运用中医理论认识肾脏病病理改变的属性

根据微观病理学的特征及相关的中医基础理论确立肾脏病病理改变的中医属性至关重要，是治法及用药的依据。

肾穿刺病理活检所示的系膜细胞增生、内皮细胞增生、新月体形成等病理现象具有生长的属性，属中医"阳"证；因其有形，故又属"实"证；再因其具有来势急、变化快、治疗吸收快等特点，与中医"风邪"善行数变之性相似，拟可定性为"风"证。肾脏病失治或误治后又表现为缠绵难愈之特征，与湿邪黏滞之性相似，祛湿之法也为常用。肾病经久不愈，临床表现千变万化，与中医"久病多虚""久病入络""怪病多痰"的致病特征相符，临床上治疗肾病时用祛瘀散结、导痰通络之法，再加之扶正之品可获良效。

2. 运用中医理论认识肾病病理改变的形态

肾脏是血管极其丰富的器官，粗略分为大血管和小血管，前者主要指肾小球以上的血管，是肾脏灌注的门户，后者包括肾小球毛细血管网及管周毛细血管，是保护肾小球滤过功能及肾间质细胞供氧以及营养需要的重要途径。我们可按中医思维方式称肾的微小血管为"肾络"。若肾小球微小血管发生损伤、瘀滞等，则可引进中医概念为"肾络瘀痹"[4]。根据中医理念，肾小球毛细血管狭窄（或扩张）、毛细血管袢皱缩以及肾小球毛细血管壁断裂等均可视为中医之"脉络不和"；肾小球毛细血管内微血栓形成或血栓样物质沉积，或毛细血管闭塞等可辨为"死血凝着"；胞外基质积聚、球囊粘连、疤痕形成、肾小球局灶或阶段硬化、间质纤维化、纤维性新月体、球周纤维化等则可作为肾内"癥积"的微观辨证依据。

"脉络不和""死血凝着""肾内癥积"是"肾络瘀痹"的3个层次。三者之间虽病势递进，互为因果，但治疗上应有区别，不能单独强调活血，也不能一味理气，还要参考脉诊和舌诊。如舌淡脉虚体胖者，当调理阴阳、祛痰散结，可适当理气不宜过用活血之品。尽管微观辨证提供了用药的依据（包括归经），但还要参阅整体辨证，只有这样才能提高遣方用药的效果。所以，运用中医理论认识西医的病理改变并不是简单的"拿来主义"。

3. 运用中医理论确立肾病病理改变的治法

有了微观辨证，则必须有相应的治法。其如宏观辨证一样，随证立法，证变则法变。

"基底膜增厚"病因诸多：或因免疫复合物沉积，或因系膜细胞插入，或因基底膜内疏松层增宽等。无论是何种病因引起这种病理改变，中医便可辨为"阳实"证，但又因其病因、病理的复杂性及不确定性与中医的"瘀血、痰浊"相符，治法上可侧重"活血祛瘀，化痰散结"，结合宏观辨证则更有效果。

"足细胞空泡变性或肿胀"多因脾胃升降失司，气血生化失调，足细胞濡养失度而变性为病，治宜醒脾和胃；"足突融合"多为六淫外侵，阳气内遏，气机郁结，伤于阳而结于阴，治法当畅达三焦；"系膜或基质增生"多为正邪相争日久或邪盛正退、阴伤邪长，治法为滋阴达邪；"蛋白尿"为肾气不固或因脾虚而土不封藏，精微下泄，治宜益肾健脾。

4. 中医"风证"与西医病理学的交叉

多数肾病患者有呼吸道感染，IgA肾病、系膜毛细血管性肾炎等尤为突出。从中医的角度观察上述情况，当属六淫外侵于内所致的病变。

六淫致病的特点不仅具有外感性和季节性，而且具有相兼性，即多为两种以上的邪气同时侵犯人体而为病。风为六淫之首，所谓"风为百病之长"。一是指风邪易兼他邪合而伤人，为致病之先导；二是指风邪伤人无孔不入，表里内外均可伤及。《素问·骨空论》云："风者，百病之始也。"故研究肾病若详参西医学的病因、病理，再细阅中医的"风证"理论，便可领会异曲同工之妙。

许多起病急骤、进展较快的肾病亦属中医"风证"的范畴。有资料显示，约1/4的系膜增生性肾炎患者表现为急性肾炎综合征。急性起病的尿血、尿蛋白、少尿、高血压，甚至肾功能损害。因为以上西医意义上的病因、病理与中医范畴内的"风"的相关特性相符。雷公藤等祛风药的有效运用就是最好的例证。这里有必要强调说明的是雷公藤片等中药制剂只适用于中医微观与宏观辨证下风湿侵扰肾脏的患者，否则其疗效适得其反。

5. 微观辨证改变西医治疗肾病的临床路径

西医学治疗肾病有比较成熟的理论指导与临床路径，但一旦引进中医药治疗，势必影响西医的临床路径。中医的微观辨证需要高频次的检验、检查，尤其是急性肾小球肾炎、急进性肾小球肾炎。若起病急且变化快可依"风证"用药，蝉蜕、全蝎（伴高血压者尤宜，降压药可适当减量）、地龙、汉防己（伴水肿者尤宜，利尿剂可适当减量）等品的辨证运用，可达到减轻副作用、增强疗效之目的。

肾病综合征常用的糖皮质激素为泼尼松（强的松），症状缓解后 30 ~ 60 mg/d 持续用药 6 ~ 8 周才开始减量。部分患者配合宏观与微观辨证相结合的原则用药，24h 尿蛋白定量 300 ~ 800 mg 时便可逐渐减激素用量，可降低复发率。如果简单的在西医治疗过程中加服中药则往往效果不佳，甚至恶化。

6. 利用宏观辨证成果，反思微观辨证用药

传统的中医辨证即为宏观辨证。辨证方法不可杂乱，应以一种辨证方法为主，参合其他辨证方法为辅，选八纲辨证、脏腑辨证或三焦辨证等当因人（中医师）而异。笔者师承杜雨茂教授运用六经辨治肾脏病的学术思想，治肾病时取六经辨证为主。杜老是我国从六经辨治肾病的首创者，早在 20 世纪八九十年代，他率学生对慢性肾小球肾炎、肾病综合征、慢性肾功能衰竭等多种肾脏病进行了临床观察及实验研究。杜老治少阴阳虚证之肾病所用的"补火行水方"对系膜增生性肾炎具有肯定的疗效，可调节 T - T、T - B 细胞网络的平衡，清除 CIC 在系膜区沉积，修复损伤组织；治少阴阴虚兼水热郁滞证之"滋阴益肾汤"从免疫学的角度证实，对家兔系膜增生性肾炎有肯定的疗效，增强 conA 活化的脾细胞产生 IL - 2 及腹腔巨噬细胞吞噬功能[5]。杜老治疗慢性肾功能衰竭之厥阴阳虚浊逆证的"温阳降浊汤"具有降血肌酐、尿素氮，纠正氨基酸代谢异常，对慢性肾功能衰竭有明显的治疗作用[6]。

从六经宏观辨证的实践及理论成果为微观辨证的确立与发展提供了宝贵的事实依据，将这方面资料进行逆向思维及用药经验的辨析总结，将会提高微观辨证用药的效果。

7. 中医的舌诊与脉学理论是宏观辨证与微观辨证的结合点

"无证可辨"是相对的，任何肾病患者的舌、脉变化都是明显的。所谓"杂病重脉，时病重舌"，正是先辈大量临床经验与心得的写照。肾脏病既有中医杂病的特征，也涵盖了时病的因素。

脉象的三部九候，再加之舌诊，就使得同一微观辨证下的治疗差异很大。因人、因地、因时制宜的个体化治疗是中医的显著特色，大众化的肾病中成药是不符合中医辨证论治原则的。自觉症状明显者再结合舌、脉以宏观辨证为主施治，否则以微观辨证为主施治，微观与宏观辨证不仅要结合，还要主次分明。

三、结语

一切人体生命异常的状况，无论是自觉的还是他觉的，中医都会看成疾病的表现。《素问·五脏生成》云："藏居于内，形见于外，故曰藏象""象，形象也"。有学者认为内脏表现的解剖形态及生理病理征象应属脏腑"内景之象"，即仍归属于中医"象"的概念[7]。

《素问·五脏生成》篇曰："五脏之象可以类。"我们面对肾病方方面面的资料应用中医传统的具有整体性的"象"的思维来探讨其证候，观察证治过程中的演变及规律性，进而阐述其病机，提炼取"象"的新认识。

"取象比类"是中医思维特点之一。微观辨证就是在谙熟中西医相关知识的基础上进行心悟的审慎过程。西医肾病学许多病因、病理，甚至于糖皮质激素治疗肾病机理都尚未完全明了。与此类似，微观辨证下的中医肾病治疗机理更具抽象性。探索微观辨证使"取象比类"的中医思维模式得到发展，意义深远。

微观辨证是中医传统（宏观）辨证向前发展的结果，是对宏观辨证的深化与补充，其只能在中医基础理论的指导下进行，不能够独立于宏观辨证而存在。临床辨证方法当分清主次，笔者认为，总的原则还是以整体辨证为主，微观辨证为辅。若能借助现代先进的科学技术深入研究，创立中医治疗肾病的新理念，必将造福于人类。

参考文献

[1] 陈家旭,薛飞飞."微观辨证"的产生及发展[J].中西医结合学报,2005,3(5):342-346.

[2] 梁文杰,方朝义,丁英钧,等.实验诊断学在微观辨证中的价值评析[J].中国中西医结合杂志,2012,32(4):543-546.

[3] 陈以平.提倡辨病论治 力主微观辨证[J].中国中西医结合肾病杂志,2012,13(5):377-378.

[4] 王永钧.IgA肾病的中医微观辨证[J].中国中西医结合肾病杂志,2011,12(2):95-98.

[5] 张喜奎,杜治琴,杜治宏,等.杜雨茂肾病临床经验及实验研究[M].北京:世界图书出版公司北京公司,1997:87-246.

[6] 杜雨茂.中国百年百名中医临床家丛书:杜雨茂[M].北京:中国中医药出版社,2003:236-237.

[7] 孙广仁.中医基础理论[M].北京:中国中医药出版社,2012:143-144.

[陈新海,邹晓荣,董正华,等.原载于《河南中医》,2015,35(4):675-677.]

第四章　思路与方法

第一节　杜雨茂应用经方思路简析

摘　要：杜雨茂教授对于仲景学术及仲景方剂有着深刻的研究和广泛的临床应用。他以经方为主，治疗慢性肾病和疑难病，是中医学术和中医临床中的一朵奇葩。杜老以常法常药，灵活变通，看似平淡，却疗效持久非凡。杜老以仲景理法方药为经，以历代医家学术为纬，创造了一个个传统中医药治疗肾脏病和疑难病的神话而被称为"肾科医王"，在临床中以中医为主，参考现代医学知识，能够准确地把握和应用中医辨证论治精髓，以经方为主治疗疾病，疗效显著。

关键词：《伤寒论》；经方；肾脏病；辨证论治；杜雨茂；张仲景

杜雨茂出身中医世家，从事中医教学、科研及内科临床工作50余载，历任陕西中医学院主持工作的副院长、全国中医成人教育学会名誉理事长、中国中医药学会仲景学说委员会委员等，临床善用经方治疗各种肾病及疑难杂症。

《伤寒论》是最早理法方药具备的中医典籍之一，已故陕西名老中医杜雨茂教授是当今中医学术界研究《伤寒论》的大家之一，也是著名的肾病专家。笔者通过在咸阳雨茂医院实习的机会及聆听导师的教导，对于杜老临床运用经方的思路方法有了初步认识，现阐述如下，以飨同道。

一、立足经典，参考诸家

1. 法崇仲景，据证定经

杜雨茂教授幼承家学，善于思考，精于《黄帝内经》《难经》等中医经典，尤其在《伤寒论》的教学、科研及临床应用方面，造诣颇深，享誉国内外，是陕西中医学院《伤寒论》学科的奠基者和开拓者，是全国著名的伤寒学家和中医学专家、肾病专家。杜老热爱中医药学，终生致力于中医药事业，临床教学身体力行。杜老常告诫后学要坚持"读经典、做临床"。经典著作是中医医生的基础，理论来源，要熟读熟记《黄帝内经》《难经》《伤寒论》《金匮要略》《温病条辨》《汤头歌诀》等著作，独到重要之处要耳熟能详，张口即来。杜教授对《伤寒论》原文之精义，条分缕析，清晰明了，理论联系实际，理法统摄方药，听之常有使人豁然顿悟之感。杜老认为《伤寒论》从临床实际总结而来，其中所记载的疾病在临床上大部分都能得到印证，对于有些与原文不相符的病证，杜老常具体分析其病因、病位、病机和脉症表现，据证定经，然后分经论治，常能取得满意的临床疗效。

2. 旁及各家，择善而从

杜老从事中医药教学、科研及临床工作多年，除了致力于经典著作外，还涉猎众多古今著名医家如孙思邈、方有执、柯韵伯、喻嘉言等的论著。杜老是中医学术界著名的伤寒学家，对于历代伤寒注家，通常是择善而从。如对于《伤寒论》之"三纲"学说的认识，杜老认为"三纲"学说源于晋代王叔和之言："风则伤卫，寒则伤营，营卫俱伤，骨节烦疼"；唐代孙思邈概括为"夫寻方大意，不过三种：一则桂枝，二则麻黄，三则青龙，此之三方，凡疗伤寒，不出之也[1]"；后经金代成无己、明代方有执确定名为"三纲"，至清代喻嘉言达到顶峰。杜老结合历代医家注解及自身对于《伤寒论》的学习研究，从立论依据、营卫生理病理学角度等方面探讨其合理性，得出结论认为"三纲"学说是对《伤寒论》太阳病的概括，但是"三纲"学说并不能完全概括太阳病的全部内容，其运用"同气相求"的立论依据是机械的，不够全面的，但是其对于风寒邪气分开讨论又是优于柯琴"风寒合一"的解释，是合理的[2]43-44。

二、善抓病机，注重实践

1. 抓住主证，分清主次

杜老强调临床是中医的生存之本，从事中医药事业，要多临床，多体会，才能领悟中医精要的内涵，才能对中医有深入的认识。由于导致疾病的原因和表现的多样性，临床常难以很好地把握。张仲景是中医辨证论治的集大成者，《伤寒论》是中医辨证论治的具体体现，杜老运用《伤寒论》对于疾病分析及治疗的思想，根据主证的辨别与对照作出诊断，遵照其大法，立方遣药。如原文103条："伤寒中风，有柴胡证，但见一证便是，不必悉具。"[3]同时杜老也强调，在抓主证的同时，还应注意主证与副证、主证与兼证的区别[2]145。

2. 临床应用，灵活变通

《伤寒论》集中医理法方药于一体，对后世中医辨治疾病有着巨大的影响，仲景以阴阳辨证为主线，将表里、寒热、虚实同归于三阴三阳之下，是中医八纲辨证的具体运用。杜老临床，常依据《伤寒论》中所体现的辨证思想，同病异治，异病同治，临证化裁，主张谨守病机，师其法而不泥其方，用其方而不拘其药。既认识到《伤寒论》所建立起来的六经辨证大法、治疗原则以及方药等对于中医学的发展有着承前启后的作用，同时也提倡学习借鉴后世医家对仲景学术的补充和发展[2]146。对现代医学一些生化、病理检查，杜老也纳入中医辨治体系中来，丰富和发展中医诊疗手段和辨治思路。例如对于慢性肾功能衰竭是肾小球毛细血管腔阻塞，球囊腔内纤维蛋白沉积，在尿毒症期患者多有高凝状态等；杜老认为，这些与中医"血不利则为水"的表述相通，属瘀血指征[2]243。据此在临床辨证施治的同时，常加入丹参、赤芍、川芎、莪术等活血化瘀药，收到良好的疗效。杜雨茂教授善用经方治疗慢性肾脏病，认为慢性肾炎的病因病机或因风热外袭，或因湿浊中阻，或因劳累太过，或因脏腑失和，导致肺、脾、肾脏腑功能失常，气化不及，水聚为湿，湿郁化热，热耗气阴，瘀血内阻，湿热瘀毒四邪互结，反过来又影响脏腑正常生理功能的发挥，形成虚实互见，湿瘀夹杂病机[4]；对原发性肾小球疾病的治疗主要有宣肺解表法、通阳化湿法、和解少阳法等[5]，善于从脾肾入手，从三焦治疗肾病综合征[6]。又如在运用猪苓汤育阴利水治疗阴虚水停之肾病水肿时，常用生地黄易阿胶，以防阿胶之滋腻；将猪苓易为土茯苓，因猪苓价格昂贵，用土茯苓既可化湿解毒利尿，又能减轻患者的经济负担。在猪苓汤基础上化裁组成"益气养阴健肾汤"（党参、生地黄、山茱萸、牛膝、牡丹皮、泽泻、桑寄生、石韦、益母草、甘草）[7]，治疗气阴两虚之水肿。在辨证使用经方的基础上，常合用当归补血汤、四君子汤、二至丸、益母草、石韦、鱼腥草等叫方、时药，以求达到好的治疗效果。

三、验案举隅

1. 慢性肾小球肾炎并发尿路感染案

甘某某，女，43 岁，工人，1996 年 8 月 9 日初诊。主诉：慢性肾小球肾炎、持续性蛋白尿 19 年，伴反复尿路感染 2 年余。现病史：患者 19 年前曾患肾小球肾炎，经在当地住院治疗后病情缓解，曾服激素［泼尼松（强的松）起始量每日 60mg，地塞米松每日 4.5mg］，后激素减量，但蛋白尿持续在（± ~ +）始终未能消除，反复出现颜面、肢体浮肿。近 2 年来反复发生尿路感染，小便热疼感不明显，觉得尿道不适及下坠，常因劳累而加重。现症见：身困乏力，小便不适及下坠感，左腿及足趾部畏寒，双下肢压陷性水肿。舌质淡紫，边有齿痕，苔薄黄腻，脉沉细数。辅助检查：肾功正常；尿常规：尿蛋白（＋），脓细胞少许，草酸盐少许，黏液丝少许。诊断：水肿，淋证。治宜育阴清热，利湿解毒，固摄精微。处方：猪苓 15g，茯苓 15g，泽泻 10g，生地黄 12g，山茱萸 10g，牡丹皮 10g，黄芪 30g，怀牛膝 12g，车前草 12g，金钱草 25g，石韦 12g，半枝莲 20g，鱼腥草 25g，柴胡 10g。7 剂，每日 1 剂，水煎后分两次温服。

8 月 16 日复诊：服上方尿量增多，浮肿减轻，但仍觉尿道不适，乏力，舌质暗红边有齿痕，苔薄白，脉弦细右尺弱。尿检：尿蛋白（－）。仍宗前法，增养阴化瘀。处方：生地黄 15g，土茯苓 15g，泽泻 10g，车前草 12g，山茱萸 10g，怀牛膝 15g，黄芪 30g，白术 12g，女贞子 12g，牡丹皮 10g，丹参 18g，金钱草 25g，石韦 12g，鱼腥草 28g，柴胡 10g。7 剂，每日 1 剂，水煎后分两次温服。后经益气健脾、利湿清热解毒等法调理而临床基本痊愈。

按：患者久病慢性肾炎水肿，又患淋证，治疗不彻底，水湿浊毒留滞，久之阴液耗损，而成为阴虚水热互结下焦之证。杜老根据正虚邪实病机特点，以猪苓汤为主方，用生地黄滋阴清热易阿胶；配伍半枝莲、柴胡清热解毒利湿；鱼腥草、金钱草、石韦、车前草利湿清热；牡丹皮凉血活血；黄芪、牛膝、山茱萸补益脾肾，固摄精微。复诊时患者前症好转，效不更方，但病程日久，舌暗红兼有瘀象，故加入丹参活血，土茯苓易猪苓增强利湿解毒之力。后期增损的药物有，阴虚内热者加入地骨皮、知母，感受外邪者加入金银花、连翘。观此病例，患者既往有慢性肾炎病史，脾肾本是不足，又加治疗不彻底，复感湿热留滞下焦，反复发作，阴液耗损，而成劳淋。杜老紧扣阴虚水热互结之病机，治以育阴清热利水之猪苓汤为主，灵活化裁，选药加减，取得良好的疗效。

2. 不寐惊悸并奔豚案

赵某某，女，50 岁，1998 年 2 月 20 日初诊。主诉：失眠 4 年。现病史：患者 4 年前因受凉后自感胸闷、气短，其后即出现严重失眠，曾服多种中西药效不佳，故前来就诊。现症见：长期失眠，胆怯善恐易惊，常感胸闷气短、心慌，时觉有气从少腹上冲心胸，头痛项强，腹胀不欲食，易出汗，足心热，常感筋惕肉跳，脐周肠鸣，大便时干时稀，小便正常。舌淡红，苔薄黄，脉沉细左寸浮，重按无力。诊断：不寐、惊悸、奔豚气（心胆气虚）。治宜平冲降逆，温胆安神。处方：姜半夏10g，炒枳实10g，炙甘草3g，竹茹10g，橘红10g，白芍12g，川芎10g，黄芩9g，地骨皮12g，炒酸枣仁25g，珍珠母25g，麦冬10g，天冬10g，龙骨20g。14剂，每日1剂，水煎后分两次温服。

3月6日复诊：患者诉服上方后诸症改善，失眠好转，但仍感胸闷，心慌气短，多汗，足心热，腹稍胀，气从少腹上冲减轻，小便正常，大便不成形。舌淡红，苔薄黄，脉沉细弦。处方：茯苓15g，炙甘草4g，桂枝5g，大枣3枚，白芍12g，川芎10g，丹参18g，黄芩10g，炒川楝子10g，橘红10g，姜半夏10g，炒枣仁25g，天冬、麦冬各10g，锻龙骨、煅牡蛎各25g。14剂，每日1剂，水煎后分两次温服。

3月23日三诊：诸症明显改善，每晚可睡4~5h，气不上冲；仍感胸闷气短，心慌，腹胀，大便不成形但较前好转。舌质淡红，苔薄黄，脉沉细。予前方增丹参至20g，锻龙骨30g，锻牡蛎30g，加柏子仁10g，九节菖蒲10g。14剂，水煎服，每日1剂。后随症增减，调理而愈。

按： 此例患者，最初辨证为心胆气虚之失眠并奔豚气，以温胆汤合奔豚汤加减，虽然见效但改善不明显。杜老详细分析病情，二诊与茯苓桂枝甘草大枣汤合奔豚汤化裁，兼以白芍、川楝子、橘红柔肝疏肝，酸枣仁、龙骨、牡蛎、天冬、麦冬重镇养心安神，取得好的疗效。三诊时，效不更方，更加养心、重镇安神之药，随症加减而愈。杜老是著名的伤寒学家，是临床辨治疾病的高手，善于抓住病机，灵活变通，时方经方，不拘一格，合理应用，随证化裁，故获得满意的临床疗效。

四、讨 论

仲景经方是方书之祖，历经千年而不衰，并在历代医家的丰富中不断发展壮大，为中医学事业的传承与发展做出了巨大的贡献。历代以来研究经方者数以万计，杜雨茂教授作为现代陕西及全国享有盛誉的伤寒学家和中医临床家，对于仲景学术及仲景方剂有着深刻的研究和广泛的临床应用，尤其是杜老以经方为主，治疗慢性肾病和疑难病，更是中医学术和中医临床中的一朵奇葩。杜老经常以常法常药，灵活变通，看似平淡，却疗效持久非凡。杜老正是以仲景理法方药为经，以历代医家学术为纬，创造了一个个传统中医药治疗肾脏病和疑难病的神话而被称为"肾科医王"。杜老在临床中以中医为主，参考现代医学知识，能够准确地把握和应用中医辨证论治的精髓，以经方为主治疗疾病，疗效显著，是中医后辈学习的楷模，其学术思想也是对中医和仲景学术的继承与发展。

参考文献

[1] 孙思邈.千金方[M].北京:中国医药科技出版社,2011:107.

[2] 杜雨茂.伤寒论释疑与经方实验[M].北京:中医古籍出版社,2004.

[3] 张仲景.伤寒论[M].北京:学苑出版社,2007:53.

[4] 康路,马济佩.慢性肾炎中医病因病机研究回顾[J].河南中医,2012,32(4):520-522.

[5] 徐玉莹,郭立中.中医对慢性肾脏病的认识和治疗[J].河南中医,2013,33(6):832-834.

[6] 陈新海,董正华,李世梅.杜雨茂教授从三焦论治肾病综合征初探[J].四川中医,2013,31(11):5-8.

[7] 傅文录,王国栋.33位当代名医治疗肾病综合征的经验[J].河南中医,1995,15(1):53-56.

[胡天祥,董正华.原载于《河南中医》,2015,35(7):1511-1513.]

第二节 原发性难治性肾病综合征的辨证论治思路与方法

肾病综合征是临床较常见肾小球疾病的一组临床综合征[1]。其临床主要诊断依据为：尿蛋白≥3.5g/d、血清白蛋白≤30g/L、颜面四肢甚至全身高度浮肿、高脂血症和（或）血液高凝状态。即习称的"三高一低"。由于导致此综合征的病因、发病机制和病理较为复杂，各有不同，故又可分为原发性和继发性两类[2]。引起原发性肾病综合征（PNS）的主要病理类型有：①微小病变性肾病（MCD）。②系膜增殖性肾小球肾炎（MsPGN）。③系膜毛细血管性肾小球肾炎（又称膜增殖性肾小球肾炎）（MPGN）。④膜性肾病（MN）。⑤局灶节段性肾小球硬化（FSGS）等。

继发性肾病综合征多有：①过敏性紫癜性肾炎。②系统性红斑狼疮肾炎。③糖尿病肾病。④肾淀粉样变性。⑤骨髓瘤性肾病等。肾病综合征是上述疾病在发病之初或在病变发展过程中某一阶段所发生而形成的。本文主要阐述原发性难治性肾病综合征的中医药诊治。

所谓原发性难治性肾病综合征，其特征在临床上有以下几种表现：①对激素（肾上腺皮质激素）敏感且呈依赖性，但经久不愈，反复发作。这类患者在病理上多为微小病变型肾病，亦习称为"肾病综合征Ⅰ型"。对激素很敏感，但在病情缓解后，当激素减至较小剂量或停用不久病又复发，再用激素仍有效。如此反复发作历三五年甚至十余年难以撤掉激素，临床较为多见。②初用激素和（或）免疫抑制剂、细胞毒类西药（如环磷酰胺、环孢素A、霉酚酸酯、氮芥、来氟米特等）有效，当病情再次发作加重时，再用上述药物则疗效不显。③对激素、免疫抑制剂及细胞毒类西药均产生抵抗而乏效。即在发病之初应用上述西药均无明显疗效，有的在用药之后病情反而加重。上述后二者在病理上大多属系膜弥漫增生性肾小球肾炎、膜增殖性肾病、膜性肾病及局灶节段性肾小球硬化者。鉴于以上 3 种情况，故现今临床上将其称之为"原发性难治性肾病综合征"[3]。

一、中医对原发性难治性肾病综合征的治疗原则

总的原则是以中医辨证论治为主。其中对激素及（或）免疫抑制剂西药尚有一些效果的，在应用中医药治疗的同时，可按照常规将西药逐步减量以至撤除。对于激素和免疫抑制剂、细胞毒类西药完全抵抗者，则除激素逐步减量至撤除外，其余的可予以减掉，专用中医药治疗。

二、对原发性难治性肾病综合征的辨证论治思路和方法

原发性难治性肾病综合征相当于中医水肿病的范畴。此病初起多因外感风寒、邪热及（或）劳倦内伤，导致太阴肺脾、少阴心肾及手少阳三焦的气化功能失调，水火不济，水液转输不利而发病。由于病延日久，加以反复应用肾上腺皮质激素类药及免疫抑制剂、细胞毒类药物，戕伐正气，使机体正气亏损较甚，病邪留恋不去，病变更为复杂，形成正虚邪留、虚实交错。故治疗之时应扶正达邪，虚实兼顾，辨证施治，治随证转，并坚持久服，其效方显。此病在正虚方面多以少阴阴虚多见，这是因为激素类药物具有阳热散发之性，易于伤阴助热之故。其次为太阴气虚与少阴阴虚互见，呈现气阴两虚者亦不少见，这与病久正虚及过用戕伐正气之药物致气阴耗伤有关。再次为少阴与太阴阳虚较甚，导致阳气衰微，水气不行，甚或阴阳两虚，这与病延日久，正气日耗，阴损及阳和阳损及阴有关。在邪实方面，有外邪束表，肺失宣肃，水道不利；水湿内盛，泛溢表里；邪热内蕴，日久酿毒；气滞血涩，瘀血阻滞；浊邪内盛，壅滞三焦，决渎不利，升降紊乱，甚至形成关格之证等。根

据笔者临床体会，本病主要可以分为以下几种证候进行辨证施治。

1. 少阴阴虚，水湿瘀热交阻

临床表现为颜面、肢体浮肿，头晕，耳鸣，咽干咽痛，五心烦热，腰腿酸困，腰痛，小便不利，血压正常或偏高。尿蛋白较多或兼血尿（镜下或肉眼）。脉多细数或弦数，舌红暗或紫，苔白或黄腻。治宜滋阴益肾，化瘀利水，佐以清热。方用六味地黄丸合二至丸加减化裁。处方用药主要有：生地、山萸肉、山药、女贞子、芡实、茯苓、泽泻、丹皮、旱莲草、丹参、川芎、泽兰、石韦、生益母草、鱼腥草、萹蓄、白茅根、槐米、怀牛膝、车前草等。

2. 太阴肺脾气虚，少阴肾阴亏损，兼挟水湿瘀热

临床表现为全身浮肿下肢为甚，按之如泥，头晕，乏力，腰酸困疼痛，下肢困乏，气短心悸，五心烦热，或午后潮热。化验检查"三高一低"仍存。脉多沉细或细弦，重按无力，舌淡红暗紫，苔白或黄腻。治拟补气益阴，化瘀清热，利水祛湿。方用四君子汤加黄芪合六味地黄丸化裁。处方用药主要有：黄芪、党参、白术、苍术、茯苓、生地、山萸肉、山药、丹皮、泽泻、怀牛膝、灵芝、黄芩、鱼腥草、知母、生益母草、石韦、丹参、川芎、车前草、红花等。兼有镜下或肉眼血尿者，酌加槐米、三七、白茅根。

3. 太阴少阴阳气亏虚，水湿泛溢，兼瘀血留滞

临床表现为畏寒肢凉，腰背困痛，头晕，气短，困倦乏力，全身浮肿下肢尤著，甚至有胸腔积液、腹水，纳差，便溏，面色苍白或㿠白。脉多沉微或沉弦无力，舌淡红而暗，舌体胖嫩有齿痕。化验检查"三高一低"仍存，血清总蛋白及白蛋白尤低。治拟温补太少二阴，通阳利水，佐以化瘀，固摄精微。方用真武汤加参芪合五苓散化裁。处方用药主要有：制附片、生姜（或干姜）、白术、苍术、茯苓、白芍、党参、黄芪、桂枝、猪苓、泽泻、怀牛膝、车前子、泽兰、葶苈子、丹参、川芎、石韦、生益母草、鱼腥草等。兼挟外寒袭肺及水气浸肺，肺失宣肃，症见气短微喘，无汗者，可酌加苏叶、麻黄之类，助宣肺利水之力。

4. 太少二阴阴阳两虚，兼水湿瘀热阻遏，三焦水火游行不利

临床表现为头晕，耳鸣，心悸少寐，手足不温，腰背酸困而痛，背部发凉，面部及下肢浮肿，按之如泥，甚至有腹水、胸腔积液，纳差，便溏或利而不畅，小便不利。脉多弦细数，重按无力，舌淡红暗，苔白或黄。血压不高或升高。化验检查"三高一低"仍存在。治宜扶阳益阴，化瘀利水，清疏三焦。方用金匮肾气丸、猪苓汤及小柴胡汤合方化裁。处方主要用药：制附片、桂枝、生地、山药、山萸肉、女贞子、丹皮、茯苓、泽泻、猪苓、怀牛膝、党参、黄芪、柴胡、炒黄芩、生姜、灵芝、菟丝子、丹参、川芎、泽兰、石韦、生益母草等。

上述证型就一般规律而论述，临床上有时亦有相互兼见及在发展过程中出现相互转化者，医生随证变化，灵活施治。其次在用药的分量方面要视患者的年龄大小、体质强弱、病情的轻重而酌定。例如我一般对上述主要药味的用量是：黄芪成人少则 30g，多则可到 150g（下同），党参 15～30g，制附片 8～15g，山萸肉 12～30g，石韦 15～30g，益母草 25～60g，丹参 15～30g，川芎 10～25g，红花 8～18g，柴胡 12～30g，怀牛膝 12～30g，车前草 15～30g，灵芝 15～30g 等。另外在瘀血症状和体征较重时，检验血液高凝状态也较著者，地龙、水蛭等活血破瘀之药亦当加用。中药雷公藤（包括提炼物雷公藤多苷、雷公藤甲素等）其味苦辛，性凉，有毒；功能清热解毒，消肿止痛；现代药理研究表明其具有抗炎、免疫抑制及免疫调节等作用。对本病少数患者尿蛋白特别顽固，难于完全消除者，亦可在辨证施治的基础上酌情加用本品。

三、验案举隅

案 1 原发性肾病综合征Ⅰ型

符某，女，27 岁，干部，住西安市城内，病历号：970058。1997 年 1 月 20 日初诊：发现颜面及下肢浮肿，身困乏力，腰骶困痛，自汗，盗汗，畏寒足凉。尿检：蛋白（＋＋＋～＋＋＋＋）。

历时 5 月余。病缘去年 8 月初感冒后出现颜面及肢体明显浮肿，经住西安市第一人民医院诊疗。当时检验尿蛋白（＋＋＋＋），血清白蛋白 28g/d，总胆固醇 6.8mmol/L，血压略高，诊断为原发性肾病综合征 Ⅰ 型。给予泼尼松（强的松）60mg/d，雷公藤多苷片 60mg/d 及对证西药，1 周多之后尿蛋白转阴，又继服 1 个多月之后开始减量，当强的松等减至 30mg 隔日服时，尿蛋白又出现（＋＋＋），仅浮肿减轻，余如上述，继服上述药物疗效不显，乃转求中医治疗。经查：症如上述，脉沉细略滑，舌质红暗尖赤，苔黄腻。辨证为水肿病阴水证。其太阴肺脾及少阴肾之阴阳两虚，水湿挟瘀热留滞，水道不利，精微失于固摄而下泄。治拟益气健脾，温阳益阴，清热化瘀，利水消肿，佐以固摄精微；扶正达邪，双管齐下。方用金匮肾气丸合水陆二仙丹化裁。处方：生地 15g，山萸肉 10g，山药 15g，茯苓 15g，泽泻 10g，丹皮 10g，制附片 6g，炒金樱子 25g，芡实 30g，莲子 15g，党参 15g，黄芪 35g，丹参 15g，生益母草 30g，石韦 15g，鱼腥草 25g，金银花 20g。每日 1 剂，水煎服。强的松等按现服剂量继用，并按常规定期减量以至停药。上药服 14 剂后盗汗减少，足凉转温，乏力减轻。乃继用上方，将黄芪加至 50g，石韦加至 18g，山萸肉加至 12g，另加土茯苓 15g，车前子 15g。每日 1 剂，水煎服。

至 1997 年 4 月 11 日，尿检蛋白转为阴性，腰骶困痛减轻，已不畏寒，盗汗消失，浮肿显消，仅足踝有轻微浮肿，两目干涩时痛，心烦少寐。血压正常（110/85mmHg）。脉细弦，舌边尖红苔白。此阳虚渐复，少阴心肾之阴仍亏，肝阴亦受损。治拟宗前方去制附片、车前子、金银花、土茯苓，加枸杞子 12g，冬虫夏草 2g，麦冬 10g，知母 10g，炒枣仁 18g，丹参增至 18g。每日 1 剂，水煎服。

至 1997 年 8 月 23 日，尿蛋白未再出现，血清总蛋白及白蛋白恢复正常，血清总胆固醇 5.8mmol/L，各临床症状体征消失，唯腰在劳累时偶尔疼痛，手心易出汗。脉弦略细，舌尖红苔薄黄。仍拟调补太少二阴，巩固善后。处方：生地 15g，山萸肉 10g，丹皮

10g，茯苓15g，泽泻10g，冬虫夏草2g，当归12g，太子参12g，黄芪40g，怀牛膝12g，炒杜仲12g，白术12g，天冬10g，麦冬10g，石韦15g，生益母草25g，鱼腥草20g。水煎服，每周服6剂，间歇1d。由于患者唯恐病愈后再复发，故自己坚持服药至1998年10月13日。病情完全缓解，恢复健康。停药后，随访3年，前病未再犯，照常上班。

案2　膜性肾病引发原发性肾病综合征

罗某，男，32岁，干部，住西安市城内，病历号：2082162。2008年12月23日初诊：发现双下肢及眼睑浮肿半年多，伴乏力，尿中泡沫多。查尿蛋白（＋＋＋），潜血（＋＋）。遂入西安某军医大学附属西京医院住院治疗。于2008年7月15日肾穿刺病理检验示：光镜所见10个肾小球，基底膜增厚，可见空泡变性，系膜细胞及基质轻度增生，偶见节段性插入，系膜区、上皮下可见嗜复红蛋白沉积。个别肾小管萎缩，少数细胞上皮肿胀，可见蛋白管型。间质纤维化不明显，炎细胞少见。血管未见明显异常。荧光表现：肾小球9个，IgG（＋＋＋）沿血管壁团块状沉积，IgM（＋）沿部分毛细血管壁颗粒样沉积，C3（＋＋）沿毛细血管颗粒样沉积。电镜下查见2个肾小球，部分上皮细胞粗面内质网扩张，并含空泡，足突广泛融合，并有微绒毛变性。部分毛细血管内皮细胞肿胀，管腔变窄，腔内可见少量嗜中性粒细胞，基底膜弥漫性增厚。系膜细胞及基质增生，有阶段性间位。上皮细胞下、内皮细胞下及系膜基质内有电子致密物沉积（上皮细胞下沉积较多）。肾小管上皮细胞含有蛋白滴及较多空泡，溶酶体增加，少数肾小管萎缩，基底膜增厚。间质胶原纤维轻度增生，有少量泡沫细胞散在。病理诊断：早期不典型膜性肾病，继发性肾病待排。乃进一步进行有关检验，排除了乙肝、丙肝、系统红斑性狼疮、糖尿病等引起继发性肾病的存在。再查血脂：总胆固醇9.19mmol/L，甘油三酯2.10mmol/L。血清总蛋白48g/L，白蛋白28g/L，尿蛋白定量6.48g/24h，肾功正常。最终确诊：膜性肾病引发原发性肾病综合征。给予泼尼松

（强的松）40mg/d，环孢素 A250mg/d，缬沙坦 80mg/d，黄葵胶囊 5 粒/次，3 次/d；此后又加服霉酚酯 1000mg/d 及阿托伐他汀钙片 20mg/d。经半年多的治疗除偶见浮肿略减轻外，余无明显疗效，现查尿常规：蛋白（＋＋＋）、潜血（＋＋＋），尿蛋白定量 7.02g/L（较病初升高）。乃特转求中医治疗，接诊时，见患者乏力懒言，面色㿠白少华，眼睑浮肿，整个下肢肿甚，按之如泥，腰酸困痛。脉沉细略滑，舌淡红暗紫，苔黄厚腻。辨证属水肿病重证，久用西药乏效，使病机更为复杂，太阴肺脾气虚，少阴肾阴亏损，水湿挟瘀热郁遏，气化不行，精微血液失于固摄而下泄。治宜益气健脾，滋阴益肾，清利湿热，活血化瘀，固摄精血。方用六味地黄丸合柴苓汤化裁。处方：生地 15g，山萸肉 12g，丹皮 12g，茯苓 15g，泽泻 12g，猪苓 18g，白术 12g，苍术 12g，桂枝 8g，黄芪 60g，党参 20g，柴胡 15g，炒黄芩 12g，车前草 20g，丹参 20g，川芎 15g，三七 5g，石韦 30g，生益母草 40g，鱼腥草 30g。每日 1 剂，水煎服。同时服本院复方中成药二黄消白散胶囊（主药有菟丝子、黄柏、黄芪等）4 粒/次，3 次/d；芪鹿肾康片 6 片/次，3 次/d。原服药物除降脂西药及激素 10mg/d、钙剂等继服外，其他西药均已停用。

上方为主，有时稍事随症加减，服至 2009 年 6 月 10 日，尿检：隐血转阴，蛋白仍（＋＋＋），但尿蛋白定量降至 3.85g/24h，乏力略减，下肢仍浮肿，腰部困痛，背寒，手足不温。脉沉滑细，舌苔较前略薄。治法转为益气健脾，温肾通阳，化瘀利水，清热摄精。方用金匮肾气丸合四君子汤加黄芪化裁，并加大用药剂量。处方：黄芪 150g，白术 22g，苍术 12g，茯苓 22g，党参 30g，桂枝 18g，制附片 15g，山萸肉 28g，山药 40g，泽泻 18g，生地 22g，怀牛膝 28g，车前草 30g，石韦 30g，生益母草 60g，丹参 30g，红花 18g，川芎 22g，水蛭 15g，莪术 18g，灵芝 22g，柴胡 22g。每日 1 剂，水煎，分 3 次服。中成药同上，西药已减完。上药继服至 2010 年 2 月 10 日，尿蛋白定量降至 0.48g/24h，尿量 2400ml/d，浮肿全消，精神好转，腰已不痛，手足转温，已不觉背寒。现仍继续服药，善后巩固。

案 3　局灶节段性肾小球硬化引起的原发性肾病综合征

李某某，女，40 岁，干部，住蒲城县城关镇，病历号：2002028。2000 年 11 月 28 日初诊：身困乏力伴下肢酸软及浮肿 3 月余，当地医院尿检有蛋白（＋＋＋），给予泼尼松（强的松）30mg/d 及对症治疗乏效，乃转入西京医院住院治疗。经查：除上述症状外尚感腰酸困，下肢高度水肿按之凹陷，尿蛋白（＋＋＋），尿蛋白定量 4200mg/24h，血清白蛋白 28g/L，总胆固醇 7.66mmol/L，甘油三酯 3.3mmol/L，肾功能指标正常。于 2000 年 10 月 18 日肾穿刺病理检验：光镜下见 12 个肾小球，其中一个肾小球完全纤维化透明变性，其余肾小球系膜细胞及基质轻度增生，部分小球毛细血管基底膜空泡变性，肾小管有少量颗粒管型，间质轻度水肿，局灶性轻度纤维化。有少量慢性炎细胞主要呈弥漫性浸润。小血管壁厚，有炎细胞浸润。免疫组化：IgM（＋＋）、IgA（＋）、C3（＋）沿血管壁及系膜沉积。电镜下查见 2 个肾小球，部分上皮细胞肿胀，足突融合并有微绒毛变形，上皮细胞有电子致密物沉积，呈驼峰样，毛细血管内皮细胞有拱状结构形成，系膜肾小管未见异常，间质有少量淋巴细胞浸润。诊断为局灶节段性肾小球硬化性肾炎。结合临床表现已形成原发性肾病综合征，给予泼尼松（强的松）60mg/d 及环磷酰胺，连用 1 个月多，无明显好转，尿蛋白仍（＋＋＋），乃出院到我院求治。查：症如上述，且少寐多梦，恶寒，下肢发凉。尿蛋白（＋＋＋），肝功：各项酶偏高（与西药副作用有关）。脉细滑略数重按无力，舌淡红边暗有齿痕，苔薄黄。辨证属水肿病阴水证，当前以肾脾阳虚，水湿内停外泛，血行迟滞久而生瘀，精微失于固摄而下泄。治宜温补肾脾，固摄精微，佐以利湿化瘀，方用真武汤合水陆二仙丹化裁。处方：制附片 8g，炒白术 12g，茯苓 15g，白芍 12g，泽泻 12g，黄芪 35g，山萸肉 10g，续断 12g，丹参 15g，石韦 15g，生益母草 30g，鱼腥草 30g，炒金樱子 25g，芡实 25g，土茯苓 15g。每日 1 剂，水煎，早晚分服。复方中成药二黄消白散胶囊2粒/次，3次/d。泼尼松（强的松）30mg/d仍用，每15d减5mg；环磷酰胺停用。

上药服至2001年1月16日浮肿减轻，已不恶寒，下肢仍觉凉，腰痛以穿刺部位为著，尿蛋白转阴。脉细滑数，舌淡红暗，苔黄微腻。仍宗前方，黄芪增至40g，另加当归12g，川芎12g，红花6g，怀牛膝15g，炒枣仁25g，去制附片。每日1剂，服法同前，中成药服法、用量同前。至2001年3月18日激素减完停服，中药继服。至2001年7月10日，各临床症状体征消失，仅在活动过量及劳累后双足踝微肿，尿检阴性，尿蛋白定量及血脂、肝功均正常，脉沉滑略数，舌淡红，苔白略腻。给予芪鹿肾康片6片/次，3次/d，二黄消白散胶囊1粒/次，3次/d。至2001年12月底上述中药全停用。2003年11月22日随访，经本院再次复查血常规、尿常规、血脂、电解质、肝功能、肾功能等均在正常范围；B超检查：双肾、肝、胆等均无异常发现。身体已完全康复，疗效巩固。

案4　毛细血管内增生性肾小球肾炎引发原发性肾病综合征

赵某某，女，17岁，学生，乾县城关人，病历号：2003050。2001年4月30日初诊：发现蛋白尿及肉眼血尿，伴头晕、乏力及面肢浮肿两月余，在当地医院治疗乏效，转赴西安某军医大学附属西京医院住院诊疗。经查尿常规：蛋白（＋＋＋）、隐血（＋＋＋＋），尿蛋白定量3.5g/24h，血清白蛋白29g/L，总胆固醇7.8mmol/L，甘油三酯2.5mmol/L。于4月6日肾穿刺病理检验：光镜下见5个肾小球，其中2个小球轻分叶，2个小球壁层上皮细胞增生肥大，肾小球内皮细胞轻度增生，系膜细胞及基质轻度增生，1个小球节段性硬化，上皮下有个别块状嗜复红蛋白沉积。肾小管上皮有灶状坏死、脱落，并可见大量灶状嗜中性粒细胞、单核细胞、浆细胞、淋巴细胞浸润，小管内有白细胞、红细胞、颗粒管型。间质灶状轻度纤维化，小血管未见明显异常。免疫组化：间质小血管壁IgM＋＋、IgA＋。电镜下见1.5个肾小球。上皮细胞含有少量空泡，足突部分融合，并有微绒毛变形。毛细血管减少，部分腔狭窄，内皮细胞有拱状结构形成。系膜细胞及基质增生，系膜机制内有较多电子致密物沉积。肾小管上皮细胞内有空泡，部分肾小管基底膜增厚，管腔内有管型。间质有少量淋巴细胞浸润。诊断：毛细血管内增生性肾小球肾炎（即膜增殖性肾小球肾炎）。继续给予泼尼松（强的松）50mg/d、环磷酰胺0.2g静脉滴注，累计总量4g，并对症治疗。连续又应用20余天，病情未见明显好转，乃出院转来我院治疗。查：症如上述，且胃脘不适，食欲不振，头晕，自汗，盗汗，手足心热，腰酸困痛，尿黄泡沫多，大便略干，脉细数，舌红，苔白厚腻。辨证属水肿并尿血，其肾阴及肺脾之气亏虚，湿热内扰，精微血液失于固摄而下泄。治拟滋肾健脾，益气补肺，清热利湿，固摄精血。方用六味地黄丸加黄芪化裁。处方：生地15g，山萸肉12g，丹皮12g，茯苓15g，白芍15g，黄芪35g，知母12g，虎杖12g，石韦15g，生益母草25g，鱼腥草25g，白茅根30g，生茜草15g，煅龙骨20g，煅牡蛎20g，槐花12g，炒枳壳10g。每日1剂，水煎，早晚分服。二黄消白散胶囊2粒/次，3次/d，芪鹿肾康片5片/次，3次/d。西药泼尼松（强的松）每15d减5mg，直至减完；环磷酰胺即予停服。

上药服用至2001年6月11日病情好转，腰困消失，乏力减轻，下肢轻度浮肿，食欲增进，胃无不适。尿检：蛋白（＋＋）、隐血（＋＋），未再见肉眼血尿。脉细数，舌尖红苔白薄。宗前方黄芪增至50g，另加黄柏10g，炒蒲黄12g，川芎10g，仙鹤草20g，去煅龙骨、煅牡蛎。上述两种中成药继服。服法及用量同上。此后一直宗以上治法及处方，随症出入加减，增加的药有丹参、三七、生侧柏叶、芡实、金樱子，减去的药有虎杖、茜草、炒枳壳。服至2003年8月7日尿检转阴性，其他各项检验亦均转为正常，症状、体征消失，脉细滑，舌淡红苔薄黄。乃以上述汤药方加倍剂量制成浓缩丸，8g/次，3次/d，以资巩固疗效；其他中成药均已逐步减量并停服。

2004年7月及2009年7月随访，病愈后未再复发，生活工作正常。此患者前后共计服中药治疗及巩固 3 年多，病始告愈，可见顽疾确需久治方获良好效果。

案 5 轻度系膜弥漫增殖性肾小球肾炎引发原发性肾病综合征

崔某某，男，28 岁，工人，住咸阳市城内，病历号：95723。1995 年 12 月 8 日初诊：4 个月多之前发现颜面及四肢浮肿，遂入西安医学院第一附属医院住院治疗，查尿常规：蛋白（＋＋＋＋）。尿蛋白定量 4.2g/24h，血清总蛋白 48g/L、白蛋白 24g/L，总胆固醇 7.6mmol/L。进一步做肾穿刺病理检验示：光镜下见 3 个肾小球，系膜区弥漫性轻度增生，内皮细胞肿胀，有少数中性粒细胞浸润，肾小管上皮细胞颗粒变性，间质明显水肿及少数散在的淋巴细胞浸润。免疫荧光检查：IgA、IgM、IgG、CIq、C3 全部阴性。肾图示：左肾功能轻度受损，右肾功能中度受损。诊断：轻度系膜弥漫增殖性肾小球肾炎伴间质水肿。当前临床表现等符合原发性肾病综合征。给予泼尼松（强的松）及保肾康、猪苓胶囊等治疗。住院近 1 个月，病情未有明显改善，乃出院门诊继续用上药为主治疗，历经 4 月余，病情反有发展，特到我处求治。经查：患者全身高度浮肿，按之凹陷，头皮亦肿胀，腰部困痛，头晕，乏力，胃脘胀满且时而呕哕，尿频量少，大便溏，日 3~4 次。尿检蛋白仍（＋＋＋），余项检验与上述大致相似。脉沉细涩，舌红，苔黄腻而厚。辨证属水肿病重证，缘脾虚及膀胱气化不行，水湿内盛泛溢表里，致肺气亦失宣肃，日久湿郁生热，阻遏三焦决渎不利。治拟健脾利湿，助膀胱气化，宣肺气，利三焦，佐以清热。此阶段方用五苓散、小柴胡汤合麻杏薏甘汤合方化裁。处方：桂枝 8g，猪苓 15g，炒白术 12g，茯苓 15g，泽泻 12g，麻黄 6g，薏苡仁 30g，苏叶 10g，大腹皮 15g，车前子 12g，怀牛膝 15g，党参 15g，柴胡 15g，炒黄芩 12g，石韦 15g，鱼腥草 30g，生益母草 30g。每日 1 剂，水煎服。此时泼尼松（强的松）已由 60mg/d 渐减至 30mg/d，继服，并按半个月减 5mg，减至 20mg/d 时，每半个月减 2.5mg；其余原用的药均停用。服药至 1996 年 4 月 11 日，浮肿显消，仅下肢轻度压陷性浮肿，尿利，日尿量 2000ml 左右，头晕减轻，胃已不胀，呕哕已止，但口干，仍腰困痛，大便溏稀，日 2～3 次。尿检蛋白（＋＋）。脉弦细重按无力，舌红苔黄腻。仍用上次处方去麻黄、苏叶、大腹皮，加土茯苓 18g，金樱子 15g，莲子 15g，黄芪增至 70g。每日 1 剂，水煎服，另加天蝉散胶囊（以蜈蚣、蝉蜕为主）2 粒/次，2 次/d。至 6 月 27 日，尿蛋白转阴性，潜血（＋），水肿全消，口咽干，脉弦细数，舌暗红苔薄白根部黄腻。治拟转为健脾滋肾，清利余邪，化瘀宁络，以资善后巩固。处方：黄芪 70g，党参 15g，白术 12g，土茯苓 20g，生地 15g，丹皮 12g，山萸肉 10g，芡实 30g，金樱子 15g，石韦 15g，丹参 18g，红花 6g，生侧柏叶 20g，黄芩 10g，车前草 20g，鱼腥草 30g。每日 1 剂，水煎服。天蝉散胶囊服法及用量同前。至 9 月 20 日各项检查均在正常范围，症状消失，病情未再起伏，嘱停药观察。随访 2 年，一切正常，照常上班。

参考文献

[1] 王荣,于克洲.肾脏疾病鉴别诊断学[M].北京:军事医学科学出版社,2006:493-509.

[2] 叶任高.中西医结合肾脏病学[M].北京:人民卫生出版社,2003:479-484.

[3] 张琳琦.肾脏病诊疗全书[M].北京:中国医药科技出版社,2000:228-234.

［杜雨茂.原载于《陕西中医学院学报》,2010,33(4):1-5.］

第三节　难治性肾小球肾炎的
诊治思路与经验

当前所谓的难治性肾小球肾炎，从病理学诊断分类，主要包括：肾小球硬化性肾炎（包括节段性及全球性）、膜性肾病、膜增生性肾炎、中度以上系膜增生性肾炎、IgA 肾病Ⅲ级以上。目前国内外西医界对此类疾病尚乏特效疗法，免疫抑制剂虽对少部分患者有近期疗效，但对多数患者疗效均不甚理想。据我临床运用中医药方法诊治此类患者，发现具有较好的疗效，在辨证明确并消除一些外围症状之后，慎重立法，选药组方，并守法守方长时间坚持服用，多可获得完全缓解之良效。

一、从辨证的角度分析归纳此类疾病大都具有以下特点

1. 本病多涉及太阴少阴两经，最终表现为肾脾气阴两虚

症见头昏，乏力，四肢倦怠，腰痛或酸困，面肢浮肿，手足心热，面色少华，脉弦细或沉缓。其气虚或阴虚在不同的病体上有的又有所偏重。

2. 部分患者具有肝阳偏亢

症见头晕、头痛，颜面发热潮红或血压偏高。

3. 大部分患者具有血瘀征象

血尿及（或）蛋白尿；舌质暗紫或舌面有紫块、紫纹；血尿（肉眼或镜下）或少腹结胀，腰部刺痛，痛处固定。或蛋白尿经久不消，面肢浮肿，腰酸乏力。

4. 少数重症患者有关格证表现

恶心、呕吐，小便不利或大便秘结，精神困顿。

治疗应辨证论治，治随证转，如有高度水肿、肝阳亢盛或兼见关格者，应先予随证施治，使其缓解或消退之后，再针对其主要病机立法选药组方治疗，主要在于扶正与达邪并举，一般以"益肾健脾，补气养阴，清热化湿，活血化瘀"为大法，再因病、因人、因证而略有变通，然后守法守方坚持久服，方克有济。因为此类病证其所以顽固，乃因病邪深固，病损较重，正气耗伤，邪正双方形成相持局面，治疗难取速效，必须长期施治，积累效果，使病情病机

从根本得到好转以达邪去正复，方能起沉疴而康复。故对此类疾病医患双方都要有一定的信心和耐心，切勿半途而废，功亏一篑。

二、验案举隅

案1 系膜增殖性肾小球肾炎伴肾小球全球性硬化

潘某，女，40岁，病历号：961679。1996年12月21日初诊：颜面及下肢浮肿5个月。患者5个月前因某日饮食不慎，突然发热、腹泻，给予抗生素后热退，泻止，但又出现肉眼血尿及浮肿，后入西安医科大学第一附属医院住院治疗，经查尿常规：隐血（+++），血 β_2 -MG4406μg/L。肾穿刺病理活检示：肾组织，18个肾小球中十八分之五全球性硬化，硬化肾小球体积增大，系膜轻~重度增生。肾小管灶状萎缩，免疫荧光：IgM+（病理编号KA916）。诊断为系膜增殖性肾小球肾炎伴肾小球硬化。给予免疫抑制剂、雷公藤多苷片及至灵等，治疗5个月，浮肿略减轻，余症如前。建议转院治疗，遂来咸阳求治。查患者面浮睑肿，下肢轻度压陷，腰酸肢软，气短乏力，畏寒，易外感，面色萎黄少华，尿利色黄，大便正常。脉沉细弦，舌淡红而暗，苔白厚。尿常规：隐血（+++），血常规：血红蛋白80g/L。辨证属水肿，日久肾阴脾气俱虚，余热内扰，络伤血妄溢，脾湿失运，水气外泛。治拟益肾健脾，清热宁络，佐以利湿消肿。处方：生地15g，山萸肉10g，旱莲草12g，怀牛膝15g，黄芪40g，党参15g，白术12g，茯苓15g，丹皮12g，石韦15g，鱼腥草25g，生益母草25g，大、小蓟各15g，炒蒲黄12g，茜草15g，白茅根30g。28剂，每日1剂，清水煎服。

二诊（1997年1月20日）：浮肿减轻，气短乏力明显好转，外感减轻。尿常规检验：隐血（++），余如前。拟初诊方去石韦、蒲黄，加丹参15g，嘱守方常服。

5个月后复诊：各症消除，尿检多次均（-）。为巩固疗效，患者一边上班做轻工作，一边又坚持服用二诊中药，1年之后，一切正常，面色荣润，精神振作，遂停药观察。1992年12月随访，体健如病前，尿检及其他检验均正常。

案2　局灶性硬化性肾小球肾炎合并肾盂肾炎

张某，女，41岁，干部，病历号：981258。1998年10月10日初诊：腰痛4个月，伴尿频，小腹痛。今年5月某日发现尿频，尤其夜间尿多，自用中成药六味地黄丸等乏效，遂去陕西省医院就诊，经尿培养提示大肠杆菌生长，按肾盂肾炎治疗，给予丁胺卡那等，又增发热及腰痛。乃转西安第四军医大学附属医院住院诊治，经肾穿刺病理活检提示：肾组织有24个肾小球，4个完全纤维化，其余肾小球均有程度不等的系膜细胞及基质增生，2个肾小球有纤维组织性新月体形成，肾小球分叶。肾小管部分萎缩，纤维组织增生明显，间质有灶状慢性炎性细胞及散在中性粒细胞浸润。血管壁增厚。免疫荧光检查：IgA、IgM、IgG、C3（＋）沿毛细血管壁及系膜区分布（检验号：980084）。又电镜检查：镜下查见两个肾小球。其中一个肾小球脏层上皮细胞足突融合，并有假绒毛变性。毛细血管内皮细胞有拱状结构形成，管腔内可见嗜中性粒细胞及淋巴细胞。系膜区增宽，系膜细胞增生，基质增加，于系膜基质中见有电子致密物沉积，另见间位。另一个肾小球大部分硬化。部分肾小管基底膜增厚，间质胶原纤维增生，有淋巴细胞浸润（样品号：98411）。诊断为："局灶性硬化性肾小球肾炎，合并肾盂肾炎。"给予环磷酰胺冲击疗法，前列腺素E与潘生丁等抗凝药及对症抗炎等治疗，历时两月余，疗效不显，乃出院来咸阳求治。查患者腰痛，双肾区叩压痛（＋），声低气短，下肢酸困，纳差，怕冷，小腹时抽痛，小便频，夜尿1~2次，大便偏干。脉沉弦细略数，寸尺脉弱，舌红暗，苔薄黄。尿常规：蛋白（＋）、隐血（＋＋）。免疫肾功检验：血β_2-MG4.3μg/ml、尿β_2-MG32ng/ml、尿ALB>16μg/ml、尿IgG 16μg/ml、尿X_1-MG1.4μg/ml。辨证属中医腰痛并热淋证，邪热夹湿郁于肾与膀胱，日久耗伤肾阴及脾气，虚实夹杂，缠绵难愈。治拟先益肾健脾，清热宁络，利湿通淋。处方：怀牛膝15g，续断12g，生地12g，丹皮12g，猪苓12g，山萸肉

10g，黄芪 40g，党参 15g，石韦 15g，鱼腥草 25g，白茅根 30g，槐花 15g，秦皮 15g，土茯苓 15g，半枝莲 20g。清水煎，每日 1 剂，早晚分服。上方连服两个月，精神好转，热淋之证已除，腰痛显减，已不怕冷，声低气短均改善。脉细弦，舌淡红暗，苔白。尿常规检验：蛋白（－）、隐血（＋＋）。治拟健脾益气，补肾滋阴，化瘀宁络。处方：黄芪 40g，党参 15g，白术 12g，茯苓 15g，生地 15g，山萸肉 10g，炒金樱子 25g，怀牛膝 15g，丹皮 12g，生益母草 25g，丹参 15g，槐花 15g，白茅根 30g。清水煎，每日 1 剂，早晚分服。守方服用，有时稍事出入加减，至 1999 年 12 月各临床症状消失，各项检验均正常，食眠好转，精神体力近于常人，继续服药巩固善后，2001 年 12 月及 2003 年 1 月随访，一切正常。

案 3　膜性肾病

张某，男，29 岁，工人，门诊号：2001132。2000 年 4 月 5 日初诊：发现下肢及足部浮肿一年余。开始自己未曾在意，半年后又出现眼睑浮肿，在当地医院检查，尿蛋白（＋＋＋～＋＋＋＋），余未详，按肾病综合征治疗，给予泼尼松（强的松）、雷公藤多苷及肾宝口服液等治疗乏效。于两个月前转西安某医科大学第一附属医院住院诊治，经肾穿刺肾活组织检验，光镜下见 18 个肾小球，部分球丛呈分叶状，毛细血管壁弥漫性轻度增厚，系膜呈局灶节段性轻度增生，肾小管上皮细胞水肿，少数泡沫改变，间质未见炎细胞浸润，PAS 染色见毛细血管壁有钉突（做 PASM 染色后确定），未见双轨。免疫荧光：IgG（＋＋＋）、IgM（＋）、IgA（－）、C3（－），毛细血管壁及系膜区颗粒状沉积。诊断为"膜性肾病"。给予西医对症药物及免疫抑制剂，治疗两个月后，除水肿略减外，整个病情毫无好转，乃出院来我院就诊。查患者，面色萎黄少华，乏力气短，遇劳更剧，时而心慌心悸，多梦少寐，头发脱落，手足心发热，小便尚利，日尿量 2000ml 左右，大便正常。下肢轻度压陷性肿，眼睑微浮。脉细数，舌红暗，舌苔薄白。血压 140/90mmHg，尿常规：蛋白（＋＋＋＋），24h 尿蛋白定量 2.89g/L。

中医辨证：水肿病阴水证。罹患水肿日久，水湿久羁化热，损伤肾阴及肺脾之气，邪郁络阻而致血瘀，病情复杂，故久治乏效。治拟滋阴益肾，益气健脾，佐以达邪化瘀。处方：生地 12g，山萸肉10g，丹皮 10g，茯苓 15g，泽泻 12g，天冬 10g，麦冬 10g，芡实20g，黄芪 35g，丹参 20g，莪术 10g，石韦 15g，生益母草 25g。清水煎服，每日 1 剂。芪鹿肾康片 I 号，6 片/次，3 次/d。1 个月后，浮肿消退，尿蛋白转为（＋＋＋），24h 尿蛋白定量降为 1.27g/L。宗前法加重补气及化瘀药量，余如前。至 2001 年 3 月 14 日，各种症状消除。尿检：蛋白转（－），24h 尿蛋白定量 0.11g/L，历时11 个月病始告愈。为巩固疗效，仍继续服药，善后巩固。2002 年12 月及 2003 年 3 月随访，身体健康，一切检验正常。

案4　膜增殖性肾小球肾炎并发肾功能不全

陈某，男，36 岁，病历号：990293。1999 年 3 月 1 日初诊：全身性浮肿 4 月余。患者 4 个多月前无明显诱因出现颜面及肢体浮肿，尿少不利，全身不适，乏困无力，在工作系统的医院治疗，病情逐渐加重，乃急赴西安某军医大学附属医院住院诊治。入院后经查尿常规：蛋白（＋＋＋＋）、隐血（＋＋＋＋），镜检红细胞（＋＋）、白细胞（＋）、颗粒管 0～2 个/HP。血浆总蛋白 38.5g/L，白蛋白 27.8g/L，甘油三酯 3.41mmol/L。肾图提示：①双肾功能中度受损，主要表现为排泄不良。②双侧肾小球滤过率降低。血液检验肾功能指标尚在正常范围。于 1998 年 12 月 16 日经肾穿刺病理活检：光镜下见肾组织有 6 个肾小球，其中 2 个已完全纤维化，2 个肾小球可见小细胞型新月体，毛细血管壁增厚，见弥漫性插入，系膜细胞及基质增生，囊壁周围极轻度纤维化。肾小管内有红细胞、蛋白及颗粒管型，肾小管局灶性萎缩。间质轻度水肿、纤维化，有慢性炎细胞呈散在或局灶状分布，小动脉略厚，小静脉周围有炎症，有单核细胞，中性粒细胞浸润。IgG 及 C3 强阳性，IgM弱阳性，沿毛细管壁及系膜区分开。电镜下查见两个肾小球。上皮细胞足突融合，有微绒毛变性。毛细血管内皮细胞有拱状结构形成，内皮细胞下有少量电子致密物沉积。系膜区明显增宽，系膜细胞增生，基质增加，于系膜基质中见有少量电子致密物质沉积，可见间位。部分肾小管上皮细胞内含有脂滴，基底膜增厚。间质有少量淋巴细胞及泡沫细胞。确诊为"膜增殖性肾小球肾炎"。先后给予甲泼尼龙（甲基强的松龙）及环磷酰胺冲击疗法两次，口服泼尼松（强的松）60mg/d、潘生丁、依那普利等治疗。开始病情略有好转，但十余日后又复加重，血压升高，肾功能损伤，肾功能检验：血肌酐247μmol/L、尿素氮16.8mmol/L。乃出院后到我院求治。经我院检查：患者颜面、四肢高度水肿，按之凹陷不起，且有腹水少量，头昏，神疲，语声低沉，口干、口苦、恶心、厌食，四肢时而颤抖不止，小便不畅，夜尿3~4次，大便成形，每日1~2次。脉细弦而数，尺脉弱，舌淡红暗紫，舌体胖嫩，苔厚腻微黄。尿常规检验：蛋白（＋＋＋＋）、隐血（＋＋＋）、葡萄糖（＋＋）；离心镜检：红细胞5~9个/HP、白细胞0~2个/HP。肾功能检验：血肌酐166μmol/L、尿素氮18.75mmol/L、尿酸341μmol/L、二氧化碳结合力21mmol/L。电解质正常。西医诊断：膜增殖性肾小球肾炎并发肾功能不全失代偿期。中医辨证：水肿病迁延未愈，发展为关格证。肾脾亏虚，湿热夹瘀滞内蕴，三焦气化失调。治拟益肾健脾，达邪降浊，通调水道。处方：怀牛膝15g，续断12g，党参15g，白术12g，茯苓15g，猪苓15g，泽泻15g，柴胡15g，黄芩10g，大黄10g，车前子15g，丹参15g。清水煎，每日1剂，早晚分服；虫草健肾宝胶囊3粒/次，3次/d。至1999年4月6日肾功恢复正常，水肿明显减轻，精神好转，食欲增进。尿常规检验：蛋白（＋＋）、隐血（＋＋＋）。血浆总蛋白升至57.19g/L、白蛋白36.35g/L、球蛋白20.64g/L。转为益肾健脾，固摄精微血液，兼肃余邪之法。处方：太子参10g，黄芪50g，白术12g，茯苓15g，芡实25g，炒金樱子25g，生地15g，山萸肉10g，丹皮12g，丹参18g，虎杖15g，地龙15g，槐花15g，鱼腥草25g，白茅根30g，生益母草30g。清水煎，每日1剂，分2次服；二黄消白散胶囊2粒/

次，3 次/d；虫草健肾宝胶囊服法服量同上。至 2001 年 5 月各项检验正常，尿中偶有蛋白（+），余均无异常，各种症状消除，唯下肢略困，继续服药善后巩固。2003 年 2 月随访，一切正常。

案 5 中度系膜增生性肾小球肾炎（IgA、AMG 型）

蒙某，男，9 岁，学生，病历号：981510。1998 年 11 月 17 日初诊：患者于今年 9 月 5 日在感冒之后发现颜面及下肢浮肿，住宝鸡市中医院治疗。当时查尿蛋白（++++），按一般急性肾小球肾炎治疗乏效。又出现大量胸水和腹水，严重低蛋白血症及少量心包积液，转而按肾病综合征给予泼尼松（强的松）等治疗仍无显效。乃于 10 月下旬出院赴西安某军医大学附属医院住院诊治。11 月 9 日经肾穿刺，病理检验：肾组织有 3 个肾小球，肾小球系膜细胞及基质中度增生，偶见节段性插入；肾小管可见中等量蛋白及红细胞管型；间质极轻度纤维化，管细胞浸润不明显，血管无特殊改变；IgG（+）、IgA（+）、IgM（+）、C3（++）沿系膜区分布。电镜下查见 4 个肾小球。部分上皮细胞质内含有空泡，足呈节段性融合，并有微绒毛变性。毛细血管内皮细胞有拱状结构形成，系膜区增宽，系膜细胞增生，基质增加，于系膜基质中见有少量电子致密物质沉积，可见间位。部分肾小管上皮细胞内含有较多脂滴空泡，间质可见泡沫细胞，有少量淋巴细胞及巨噬细胞浸润。肝肾功检验：总蛋白 37g/L、白蛋白 23.7g/L、总胆红素 2.6μmol/L、总胆固醇 7.27mmol/L、甘油三酯 2.23mmol/L、尿素氮 4.12mmol/L、肌酐 47μmol/L。尿常规：蛋白（++++）、隐血（+++）。确诊为"中度系膜增生性肾小球肾炎"（IgA、AMG 型）。给予大量肾上腺皮质激素、雷公藤多苷及潘生丁和对症治疗，病情未见好转。于 11 月 17 日特来我院求治：查患者面颊发红肿胀，下肢压陷性肿（+），自汗，盗汗，手足心热，腰酸，身困乏力，小便尚利，脉弦细数，舌红苔微黄而厚，血压、体温正常，尿常规检验及肝肾功检查与上述大致相同。中医辨证属水肿病阳水证，湿热内盛，日久耗伤气阴，病邪未衰，邪实正虚。治拟清热利湿，佐以滋阴益肾，益气健脾，固摄精微及血液。处方：鱼腥草 20g，金银花 10g，土茯苓 12g，生地 10g，丹皮 10g，山萸肉 8g，泽泻 9g，怀牛膝 6g，太子参 5g，黄芪 25g，炒白术 10g，芡实 15g，石韦 10g，生益母草 20g，清水煎，每日 1 剂，早晚分服；兼服本院自制之中成药二黄消白散胶囊，1 粒/次，3 次/d。

上方稍事出入加减，服至 1999 年 1 月 26 日，历时两月余，尿蛋白转为（－），隐血（＋＋＋），颜面已不肿，下肢轻度压陷肿，乏力，腰困明显好转，二便正常，唯皮肤发痒，脉细弦数，舌尖红，质淡红。拟宗前法增清热凉血，减少固涩及利湿药。处方：生地 10g，丹皮 10g，山萸肉 8g，党参 10g，黄芪 30g，炒白术 10g，土茯苓 12g，白茅根 25g，槐花 12g，大蓟、小蓟各 12g，鱼腥草 20g，黄芩 8g，石韦 12g，生益母草 20g，清水煎，每日 1 剂，早晚分服；中成药同前。宗此法此方坚持服用，有时随症出入加减，减去的药有土茯苓、黄芩，增加的药有丹参、三七等。

至 2000 年 3 月 11 日，历时一年又一月余。各症消除，各项检验正常，恢复上学。2003 年 2 月随访，病愈至今，一切正常。

[杜雨茂.原载于《陕西中医学院学报》,2004,27(4):1－3.]

第四节　糖尿病肾病的辨证论治思路与方法

糖尿病肾病（DN）是糖尿病最常见的并发症之一，它也是引起慢性肾功能衰竭的主要原因，在我国 DN 约占终末期肾病患者的 15％，严重地危害人民群众的健康。根据国内外西医界的研究发现，DN 一旦进入临床期，通过治疗也很难逆转；尤其是进入慢性肾功能损害期，其病情进展的速度亦远快于非糖尿病患者，而且其治疗效果也较差。根据笔者多年来临床诊治此类疾病的体会，如能及早采用中医药治疗，其疗效较单纯应用西药的疗效为优。例如对Ⅲ期 DN 微量白蛋白尿高于正常者，通过治疗大多可回到正常；对Ⅳ期 DN 出现较多量持续尿蛋白者，通过治疗其蛋白尿（包括 UAE 和 24h 尿蛋白定量）多数可明显下降，甚或完全转阴；对于Ⅴ期 DN，如肾功能不全尚在代偿期（Scr133 ~ 177μmol/L），若能及时恰当的治疗，其部分患者肾功能可以恢复到正常或肾功能维持现状达数年之久不再恶化发展。对于肾功能不全达到失代偿期（Scr178 ~ 442μmol/L）和肾功能衰竭期（Scr 443 ~ 707μmol/L）者，通过坚持治疗亦可改善或延缓其发展。对于慢性肾功能不全终末期（Scr > 707μmol/L）者，虽经治疗而疗效较微。予不揣谫陋，扼要叙述笔者诊治 DN 的思路与方法于下，以就正于诸同道贤达。

临床上西医根据 DN 的病程和病理生理的演变过程多采用 Mogensen 分类将本病分为 5 期：

第Ⅰ期以肾小球滤过率（GFR）增高及肾脏体积增大为特征。第Ⅱ期尿蛋白排出率（UAE）尚正常（ < 20μg/min 或 < 30mg/24h），而肾小球组织结构已发生改变，肾小球基膜（GBM）增厚、系膜基质增加。这两期患者除糖尿病的有关症状和检验结果外并无肾病方面的临床症状。西医可按糖尿病Ⅰ型或Ⅱ型施治，中医则按消渴病辨证论治。加之饮食调节和适当的体力劳动，在血糖降至正常的情况下是可望恢复的。

第Ⅲ期为早期糖尿病肾病期，亦即微量白蛋白尿期，UAE 持续在 20 ~ 200μg/min（30 ~ 300mg/24h），GRF 开始下降，患者的血压有可能升高。肾小球基膜增厚和系膜基质增加更为明显，可以出现肾小球结节和弥漫性病变和肾小血管玻璃样变，并开始出现个别荒废的肾小球。这期患者仍缺乏肾病的临床表现，但在治疗上应特别注意介入中医药的诊治，这样往往可使微量白蛋白尿降至正常，延缓甚或阻止肾小球病理损害的发展。由于这些患者多无明显的临床症状，辨证拟从脉、舌及四诊搜集的其他素材入手。由于中医早在公元 1 世纪初期就对消渴病（相当于糖尿病）有所认识和论述，如内经《素问·奇病论》云："肥者令人内热，甘者令人中满，故其气上溢，转为消渴。"又《灵枢·五变》曰："五脏皆柔弱者，善病消瘅……血脉不行，转而为热，热则消肌肤，故为消瘅。"这里不仅指出消渴的病因有肥甘膏粱太过的饮食因素所致，又可因禀赋不足，五脏皆柔弱的先天因素而引起。在病机方面着重指出内热和瘀血是关键。通过后世的继承和发展，迄今中医对消渴病的认识已明确认为它是一虚实交错的病证。在正虚方面以肺、脾（包括胃）、肾为主；在邪实方面以里热、瘀血、水湿、浊毒为要。这说明消渴病与中医慢性水肿、关格病在病位、病因病机方面有着很多相同和紧密的内在联系。这与西医糖尿病进而发展为糖尿病肾病颇有相同之处。据笔者体会本期患者多表现为肺、脾、肾气阴两虚为主兼挟里热等病邪，具体分析又可分为两型：

1. 气虚偏重，阴津不足，兼挟里热及瘀血留滞

其脉多细滑重按无力，舌质淡红而暗紫，苔白，伴见气短乏力，腰膝酸困，口渴，尿频等。治拟补气健脾，益肾育阴，佐以清热化瘀，固摄精微，方用参芪汤（《朱氏集验方》）合水陆二仙丹化裁。处方：太子参 15g，黄芪 50g，天花粉 15g，白芍 15g，五味子 12g，金樱子 20g，芡实 30g，炒白术 12g，生地 15g，山萸肉 12g，丹参 18g，川芎 12g，黄连 4g，益母草 30g，石韦 15g。每日 1 剂，清水煎，分 2 次服。

2. 阴虚偏重，气亦不足，间歇里热及瘀血阻络

脉多细数，舌质红暗略紫，苔黄，伴见五心烦热，口渴喜饮，午后乏力，腰酸困重，尿黄，大便干等。治拟滋阴益肾，补益肺脾，佐以清热生津，化瘀通络，固摄精微，方用麦味地黄丸合四君子汤化裁。处方：生地 18g，山药 15g，山萸肉 15g，茯苓 15g，丹皮 12g，麦冬 12g，五味子 12g，党参 15g，白术 15g，炙甘草 6g，黄芪 40g，芡实 30g，怀牛膝 15g，丹参 18g，川芎 12g，僵蚕 15g，虎杖 15g，知母 12g，益母草 30g，石韦 15g。每日 1 剂，清水煎，分 2 次服。上二方宜坚持服 3 个月以上，其效方显。

第Ⅳ期，亦称临床糖尿病肾病期，UAE > 200μg/min（ > 0.5g/24h），严重者每日尿蛋白量 > 2.0g 以上，多有血压升高，甚至出现低蛋白血症和水肿。此期在病理上可具有 GBM 明显增厚，系膜基质增宽，肾小管萎缩，间质纤维化，荒废的肾小球增加。此时中医可根据脉、舌结合消渴和水肿、眩晕进行辨证施治。其尿蛋白 < 1.0g/24h，水肿尚不明显时，仍可按第Ⅲ期两种证型施治，在黄芪用量上可适量增大，并增加红花 10g，桃仁 12g；同时可加用雷公藤多甙片 1mg ~ 1.5mg/（kg·d）。若尿蛋白 > 1.0g/24h，甚至 > 3.5g/24h 以上，肢体水肿明显，气阴亏虚证较著者，可在第Ⅲ期两方基础上加重党参、黄芪、生地、山萸肉用量；眩晕，头痛，脉弦，血压明显升高者，可酌加杜仲 20g，黄芩 12g；水肿明显者，酌加泽兰 18g，葶苈子 15g，雷公藤多苷片 1.5mg ~ 2.0mg/（kg·d）。在症状改善，尿蛋白转阴后可将雷公藤多苷逐渐减量以至停用，中药汤剂仍需继续服或将上方加量制成浓缩丸服用，以资善后巩固。

第Ⅴ期，即由第Ⅳ期进一步发展至慢性肾功能衰竭，GFR 进行性下降，尿蛋白持续。肾功能损伤有轻有重，这相当于中医消渴病进一步发展并发水肿和关格，可根据病情的轻重和具体证候的表现辨证施治。在肾功能代偿期，除轻度水肿和血压升高外，临床症状不多，其脉多弦细，舌淡红暗紫，苔白浊腻。治拟益肾健脾，清热降浊，活血化瘀。方用自拟疏利降浊汤，处方：黄芪 50g，太子参 15g，生地 15g，女贞子 15g，柴胡 15g，淫羊藿 15g，黄芩 12g，茯苓 15g，姜半夏 12g，泽泻 12g，虎杖 15g，丹参 20g，川芎 12g，积雪草 30g。每日 1 剂，清水煎，分 2 次服。在肾功能代偿期和肾功能衰竭期，临床上除上述情况外，可有面色萎黄无华，气短乏力，恶心厌食，甚至呕吐，头晕头痛，脘腹胀满，面肢水肿，大便不利或干燥。可予疏利降浊汤加西洋参 6g，酒军（后下）8g，砂仁（后下）10g。每日 1 剂，水煎服。若症见神疲，恶寒，手足不温，面色苍暗，脉沉无力，舌淡胖而暗紫边有齿痕，苔白或黄腻，下肢肿甚按之凹陷，乃肾脾阳衰之证，拟改用自拟温阳降浊汤加味。处方：西洋参 8g，茯苓 15g，白术 12g，制附片（先煎）10g，白芍 12g，泽泻 15g，生姜 12g，怀牛膝 15g，猪苓 15g，黄连 4.5g，苏叶 10g，丹参 20g，川芎 12g，淫羊藿 18g，积雪草 30g。每日 1 剂，清水煎，分 2 次服。本病如兼见鼻衄，或眼底出血者，可减丹参、川芎用量，另加槐米 15g，三七 5g；血压过高者可加杜仲 18g，草决明 15g，黄芩 12g。若进入肾衰终末的尿毒症期，单纯中药疗效不著，可适当配合血液透析，或做肾移植术。

验案举隅

案 1 糖尿病肾病并发慢性肾功能不全

毕某，男，61 岁，西安市某工厂退休干部，2002 年 5 月 27 日初诊：罹患糖尿病 19 年，颜面及下肢浮肿伴高血压、蛋白尿 5 年，近期又发现肾功能不全。曾经在西安医科大学第一附属医院住院治疗，入院后查血糖：空腹 14.04mmol/L、餐后 2h 15.0mmol/L；馒头餐试验加同步胰岛素试验、C 肽试验均为阳性；血脂偏高；尿蛋白定量 >2.0g/24h；尿常规：蛋白（＋～＋＋）、葡萄糖（＋～＋＋＋）；血压测定：151/104mmHg；眼底视网膜动脉硬化症（＋）；心电图示：心电轴左偏、心肌缺血；左耳神经性耳聋。诊断为：①1 型糖尿病，并发糖尿病肾病；高血压、糖尿病性神经改变。②高脂血症。给予调整胰岛素用量、降压西药和对症营养治疗，病情略有好转。出院后仍用胰岛素、卡托普利等西药，间或也曾服中药，病情无明显进步，波动起伏不定。自今年以来自感病情加重，5 月 27 日查肾功：血肌酐 156.13μmol/L、尿素氮 8.89mmol/L，特来我院诊治。查患者面苍黄无华，眼睑颜面及下肢浮肿按之凹陷，头晕，腰痛，声息低沉，神疲乏力，动则气短，口干苦不喜多饮。恶寒，手足拘胀欠温，耳聋（左侧较重），尿频量少不利，大便干燥。脉沉细缓，舌淡红暗紫。中医辨证：此属消渴重症，病延日久正虚邪恋，变证丛生，并发水肿、眩晕、耳聋。分析患者原本先天禀赋不足，后天调摄失宜，壮年即罹消渴，初未介意，病甚时治疗调养断续未济，故病情有所发展。肾为先天之本，内寓真阴真阳，肾气不足不能蒸津上布，则消渴之疾起矣；进而肾阳更虚不能温养中土及施化于下焦膀胱，水湿失于输化而内停外溢，则水肿形成；肾阴不足不能涵养肝木致肝阳上亢，则眩晕自生；耳为肾之窍，失于肾气之充养，而耳聋失聪。其变证虽多，但总以肾为主，以脾为次，两脏亏虚气化不行，气血运行迟滞，加之水湿郁久化热，而血瘀邪热内生，致虚实交错而以正虚为主，正虚方面又见肾脾阳虚偏重。治宜温阳益肾，健脾利湿，清热降浊，佐以化瘀，方用温阳降浊汤化裁。处方：①汤剂：黄芪 50g，茯苓 15g，白术 12g，制附片（先煎）10g，白芍 12g，泽泻 15g，黄芩 10g，酒军（后下）10g，半枝莲 25g，当归 12g，车前草 15g，葶苈子 12g，葛根 12g，大腹皮 15g，瞿麦 20g，虎杖 15g，桑白皮 15g。14 剂，每日 1 剂，水煎，分 2 次服。②浓缩丸剂：黄芪 50g，太子参 10g，制附片 10g，白术 12g，白芍 12g，天冬 12g，三七 4g，茯苓 15g，丹参 20g，川芎 12g，莪术 12g，桃仁 10g，黄连 4g，虎杖 12g，酒军 8g，桑白皮 15g，车前子 12g。上药称取 60 剂，经水、醇分别提取，干燥后制细粉末再制成水丸，每包 8g，每次 1 包，每日服 3 次。上药先服汤剂，然后接着服丸剂。

复诊（2002 年 9 月 14 日）：服上述汤剂后，精神好转，食欲明显增进，口不干苦，乏力减轻，浮肿略减，尿量较前略增，大便不干。乃接着服上述丸药至今，各症继续好转，已不恶寒，足踝部肿胀已消退，耳聋如前，尿频有时尿流细量小（与老年前列腺增生症有关）。脉沉缓，舌淡红暗，苔白根部厚腻滑。血压：120/80mmHg。肾功：血肌酐 105μmol/L、尿素氮 5.7mmol/L、余（-）；尿常规：蛋白（±）、葡萄糖（±）。肾功能检测指标已恢复正常，各症除耳聋之外均好转，说明辨证、治法及用药无误，故仍宗前法，继服丸药，缓调以善后巩固。丸药处方：拟 5 月 28 日浓缩丸方去茯苓，加麦冬 10g，怀牛膝 12g，半枝莲 25g，猪苓 12g。制法及服用量同上。其原来所用之胰岛素及降压药按病情调整剂量而继用。以后曾多次复诊，病情稳定，仍宗前法并随症稍事加减，仍以服丸药为主。

随访至 2008 年 2 月，其肾功能一直正常：血肌酐 102 ～ 107μmol/L 、尿素氮 7.1～7.5mmol/L；尿蛋白（＋～±）、尿葡萄糖（＋～＋＋）；餐后血糖有时偏高，血压比较稳定。

案 2　糖尿病肾病并高血压、脑血栓后遗症

冯某，男，67 岁，咸阳某公司干部，1997 年 1 月 10 日初诊：双下肢浮肿伴检验尿常规、空腹血糖等指标异常 1 年余。患者 1 年多之前发现下肢浮肿且按之凹陷，经医院检验尿常规及沉渣：白细胞（＋＋＋）、蛋白（＋＋＋）、潜血（＋＋）、红细胞 10 个/HP、白细胞 10 个/HP。空腹血糖 8.8mmol/L，尿蛋白定量 3.01g/24h。既往患高血压 20 年，去年发生脑血栓后，曾两次住院治疗，现左侧上下肢仍活动不灵活，身困乏力，腰痛，血压波动在 150～160/100～110mmHg 之间。西医仍给予降压药内服，但控制欠佳。自查出有糖尿病及糖尿病肾病以来有控制饮食（每日进主食 240g）及加服降糖西药达美康和对症治疗，除血糖、尿糖略可降低外，其他症状和化验结果及血压等均无明显好转，故转求中医治疗。查其现症：头昏，气短，胸闷胸痛，精神不振，身困乏力，腰酸困痛，眼睑微浮，下肢浮肿按之凹陷，口干欲饮，尿频时而涩痛，夜尿次多，大便干燥。脉弦略数，舌淡红而暗，苔黄白相间。血压 160/110mmHg，尿蛋白（＋＋＋）、潜血（＋＋），余如上述。中医辨证：属消渴、水肿、眩晕及中风后遗症。原本肾肝阴亏，肝阳上亢化火化风，日久未愈导致中风；进而阴损及阳，致肾气脾阳亏虚，水湿失于输运，精微血液失于固摄而水肿证起；水津不能上承，下元失固而生消渴；水湿遏阻，郁久生内热，邪阻而气血不得畅行必生瘀血，故变证纷杂。但总属肾脾气阴两虚，肝阳妄动，水湿瘀热留恋。治宜滋肾平肝，健脾益气，清热化瘀，利水消肿，固摄精微。处方：生地 15g，山萸肉 10g，山药 15g，泽泻 10g，丹皮 10g，茯苓 15g，金樱子 15g，芡实 25g，车前子 15g，白茅根 30g，石韦 15g，槐米 15g，生益母草 25g，杜仲 15g，党参 15g，黄芪 40g，虎杖 12g。14 剂，每日 1 剂，水煎，早晚分服。

复诊（1997 年 1 月 24 日）：尿涩痛消失，尿量增加，腰痛减轻，浮肿略减，余症如前，脉弦滑略细，舌黄苔退去，余同上。治法用药切合病情病机，故初用即有效，仍守法守方稍事随症加减续服。其增加的药物计有旱莲草、太子参、黄芩、大蓟、小蓟、沙苑蒺藜、怀牛膝，减去的药物计有白茅根、槐米、车前子、党参、虎杖等。上药坚持服用至 1997 年 5 月 12 日，精神好转，食欲增进，口不干，尿利，夜尿 3~4 次，下肢轻度浮肿，头昏、气短及胸闷胸痛显减，已可扶杖在室内活动，唯下肢酸困乏力。血压 140/95mmHg。脉细弦，舌暗红，苔薄白。尿常规及沉渣：蛋白（＋）、潜血（＋）、葡萄糖（－）、红细胞 10 个/HP。后因天气转热及病情明显好转，患者于 5 月下旬自行停服中药，西药降糖、降压药继服。

三诊（1997 年 10 月 25 日）：由于停服中药已 5 个月，仅服西药，病情难以控制，以致病情又复加重。口渴喜饮，肢体酸困，下肢为甚，尿利，夜尿量多于白天，大便 2~3d1 次，成形不干燥。脉弦细数，舌暗红，苔白。血压 150/90mmHg。尿检：蛋白（＋＋＋）、潜血（＋＋）、葡萄糖（－）。仍用初诊治法，适当加重药量，并加用雷公藤多苷。处方：①生地 15g，山萸肉 10g，丹皮 10g，茯苓 15g，芡实 25g，金樱子 20g，黄芪 50g，党参 15g，石韦 15g，鱼腥草 30g，生益母草 30g，丹参 20g，川芎 10g，杜仲 15g，白茅根 30g，槐米 12g，白术 12g，沙苑蒺藜 15g。每日 1 剂，水煎，早晚分服。②雷公藤多苷片每次 20mg，日服 3 次。

上药服至 1997 年 12 月 5 日除下肢仍感乏困外，余症均显减，浮肿不明显，脉沉细弦，舌红，苔薄黄。血压 160/95mmHg。尿检：蛋白（＋＋）、潜血（＋）、葡萄糖（＋＋＋）。拟上方加僵蚕 15g，菟丝子 15g。每日 1 剂，煎服法同上。雷公藤多苷片继服，服用量、次同上。

上药服至 1998 年 2 月 27 日，病情有好转。尿检：蛋白（＋）、葡萄糖（±），余（－）。脉沉细略弦，舌淡红暗，苔薄白。守法守方继服，有时随症略事加减，至 6 月 27 日，病情一直稳定并进一步好转。尿检：蛋白（± ～ ＋）、潜血（－）、葡萄糖（－ ～ ＋）。24h 尿蛋白定量 <0.5g。血糖：空腹 8.2mmol/L。

随访至 1998 年 11 月下旬，自觉无明显不适。尿检：蛋白（±），余（－）。

［杜雨茂,杜治锋.糖尿病肾病的辨证论治思路与方法［A］.赵天才,董正华.中医春秋:杜雨茂医学文集［C］.北京:中国医药科技出版社,2015:144－150.］

第五节　学贯伤金法六经，活用经方治肾病——杜雨茂教授对慢性肾衰竭的辨治思路

杜雨茂教授是我国著名的伤寒学家。临床善于运用经方化裁治疗多种肾脏疾病。以下主要介绍老师对慢性肾功能衰竭的辨治思路及常用方。

慢性肾功能衰竭是多种慢性肾脏疾病失治、误治或自然发展转归而导致的严重病证，一般称之为慢性肾脏疾病的终末期，因肾单位不同程度的损伤，致体内代谢产物潴留、水电解质及酸碱平衡紊乱、多脏器受影响、内分泌失调的一种综合征。西医学多采用腹膜透析、血液净化、肾脏移植等手段，虽可缓解病情，但由于肾源有限、费用昂贵，且有副作用及并发症，西药仅对症处理，尚无针对病因病理从根本上改善和恢复肾功能损害的药物。因此，视本病为

慢性进行性的不可逆转的病变。杜雨茂教授对慢性肾功能衰竭有比较深入的研究，长期采用经方化裁治疗本病取得了显著效果，得到同行及患者的广泛认可。通过多年的临床实践，提出"慢性肾功能衰竭并非完全不可逆转"[1]35 的观点。

在杜雨茂教授以中医药为主的治疗下，慢性肾功能衰竭早、中期（失代偿期、肾功能衰竭期、尿毒症早期）的部分患者，不仅可以延缓病情的发展恶化，而且可以使肾衰竭的理化检验指标明显改善甚至恢复正常，使病情好转或完全缓解。经杜老师治疗的慢性肾衰竭期疗效稳定 3～5 年的患者为数不少，患者的临床症状显著改善，生活质量明显提高。

杜雨茂教授认为慢性肾衰有轻重之分，其病机十分复杂，可以说虚实互见，寒热错杂，本虚标实；在脏腑病位方面主要涉及肾、脾，严重者可波及肝、肺及三焦、膀胱；在病邪方面有寒湿、湿热、痰饮、瘀血、浊毒等；其治疗当审证求因，辨证论治。基于上述认识，从总体上对于慢性肾衰提出了扶正、达邪、调中、复原四步治法。

一、扶正：首重益气温阳，次为滋阴健肾

正虚是慢性肾功能衰竭之本。杜雨茂教授认为慢性肾衰虚证临床常见的两大证候是肾脾阳虚和肝肾阴虚[1]36-37。

1. 肾脾阳虚证

治以温补肾脾为法，一般选用《伤寒论》真武汤、《金匮要略》肾气丸为主化裁。

温补肾阳多选用附子、桂枝。制附片大辛大热，温肾壮阳，补火暖土，肾脾双顾，力宏效捷，当为首选。但在用量上须仔细斟酌：脾肾阳虚较轻者，每剂可用至 8～10g；脾肾阳虚较重者，每剂可用至 12～15g；且需先煎以减毒增效。

其次是桂枝，辛温通阳，化气利水，走而不守，对于四肢逆冷、腰背恶寒、小便不利而水肿者，佐附子用之，其效更彰。

杜老师认为附桂毕竟为大辛大热之品，若患者出血较著时应当慎用。此时可以单用少量制附子，并配伍三七粉、侧柏叶以同时止血。

曾有人用单味附子和肉桂做实验，认为有升高血肌酐的作用。杜老师临床在复方中运用制附子和桂枝，并没有发现此副作用。

温补脾阳一般选用黄芪、干姜。黄芪，甘温，益气健脾，利水消肿，且有提高血浆蛋白和降低尿蛋白的功效，用量在30g以上还有扩张血管及降压的效果，最大量可达到150g。对于慢性肾衰各期均可随症选用。然需注意，在中、下焦邪盛气滞，脘腹胀满较剧时，切勿使用大量黄芪，宜先行泄浊行气，然后再予黄芪补气。

干姜，辛温味厚，擅长入中焦，温脾助阳，散寒胜湿，降逆止呕；佐黄芪使其补气升清时不至于把中焦的浊邪和胃气妄升，健脾时不至于使寒湿留滞而壅中。干姜的用量应视病情而定，一般以6~12g为度；但在津亏口干及大便燥结时，须慎用干姜，必须用时，以6~8g为宜。[1]37

2. 肝肾阴亏证

治宜滋阴养血为法，多用六味地黄汤合二至丸化裁。慢性肾衰病多迁延日久，肾脾阳虚者居多；但阳损及阴，加之久用渗利克伐之品，则导致肝肾阴虚。临床症见五心烦热、头晕耳鸣、腰膝酸困、口舌干燥、脉细数等。

首选生地黄，甘凉滋润，直入肝肾，滋阴养血又不甚腻滞，用之最宜。一般用量10~15g。除在中焦寒湿或痰浊较甚，胸脘痞满，呕恶频作，舌苔厚腻时不宜外，其他情况下只要见肝肾阴虚者皆可用之。

其次用女贞子，该药甘苦性平，专入肝肾，补阴除烦，能退虚热，强腰利膝，一般用量12~18g。

还有当归，味辛而甘，入肝、心、脾，补血中寓行瘀之功，与女贞子皆有补而不滞，滋而不腻的特点。当归与地黄配伍用于慢性肾衰虚实互见而阴血亏虚明显者十分适宜。当归与补气健脾药黄

芪相配，名当归补血汤，能够改善肾性贫血。当归一般用量为
10～15g。[1]37

二、达邪：先当降浊通二便，再重宣肺化痰瘀

邪实是慢性肾衰之标，实邪不去，三焦气机壅滞，水谷精微失
于输化，必致正气日衰而病情加重，故达邪外出亦是慢性肾衰治疗
的重要环节。达邪的主要途径有：

1. 通导大便

慢性肾衰大便秘结者多因邪热宿垢等浊邪内结肠腑所致。临床
见大便秘结，干涩难下，数日一行，或大便溏垢臭秽，利而不畅，
舌苔黄厚或粗白，可予通腑降浊之品。

通腑降浊大黄当为首选药。

大黄：苦寒。归脾胃、大肠、肝、心包经。泄下攻积，清热泻
火，凉血解毒，逐瘀通经。

临床随炮制方法不同，有生大黄、熟大黄、酒大黄、焦大黄
（大黄炭）。生大黄力峻效猛，熟大黄泻下力缓，酒大黄善清上焦血
分热毒，大黄炭凉血化瘀止血。

慢性肾衰竭患者多久病正虚，且须较长时间用药，故多选用酒
大黄。现代研究已经证实，大黄能够降低血肌酐、尿素氮，升高血
中必需氨基酸，有利于肾功改善等作用。

大黄用量一般每剂为8～15g，并视患者病情及对大黄的耐受能
力而定。因为须较长时间运用，一般先从小量开始，观察加至适当
用量为宜。

一般原则为：服药后每天大便畅利，排便不超过3次为宜。应
注意：①若用大黄15g以上患者仍便秘，可加炒枳实10～12g以行
气导滞，炒莱菔子或火麻仁30g以滋燥润肠，或番泻叶3～5g以助
大黄泻下之力。②如大黄使用过久，伤脾败胃，导致脘腹胀满、胃
寒泛酸、纳呆呕恶等，则大黄减量用之，或暂时去掉大黄、蒲公英
等苦寒之品，或者配伍干姜、炒白术等。③部分慢性肾衰患者大便

溏稀，或虽不溏稀而服用少量大黄后即腹泻不止，正气不支者，则忌用大黄。

杜老师强调并指出：对慢性肾衰患者使用大黄也需辨证论治，因人制宜，不可视为必用之药。例如脾胃虚寒者根据病情辨证施治，则不必用大黄，而仍然可以使病情缓解，肾功能得以恢复。所以，大黄并非所有慢性肾衰患者的必用之药。

其次虎杖、草决明也有通便清热、平肝降压的作用，其通便泻下作用较大黄为缓，亦可选用。

虎杖：微苦微寒，清热解毒，活血祛瘀，化痰泻下通便，利湿通淋。《名医别录》云：虎杖"主通脉，破留血癥结"。杜老师常用该药泄浊排毒，内服 10～15g/剂。

慢性肾衰大便秘结而中焦脾胃较弱又不堪长期内服苦寒泻下剂的患者，可以采用外导法（灌肠）来通腑泄浊。处方：大黄 20g，制附子 10g，蒲公英 18g，煅龙骨 30g，煅牡蛎 30g。水煎浓缩至200～300ml，待温后高位保留灌肠，1～2 次/d。[1]38

2. 通利小便

小便不利，浊阴不得外泄，则水湿毒邪潴留。临床表现为尿量减少，24h 尿量少于 1000ml，甚者小便点滴而出，颜面四肢浮肿，甚至全身水肿。此多因脾失转输水液之能，肾失主水、膀胱气化不行所致。治宜化气利水，首选五苓散加大腹皮 15～18g，车前草 15～20g；肾气虚者，加川牛膝、制附片各 10～15g；水肿较甚兼胸满、气喘者，加葶苈子 15～20g；兼有瘀血者加丹参、益母草、川牛膝、泽兰 15g。

若慢性肾衰已发展至尿毒症晚期，病已至癃闭，小便点滴难出，水肿严重者，可配合血液透析，滤其积水，缓解病势。

3. 发汗散邪

慢性肾衰患者不出汗，皮肤瘙痒，小便不利，全身浮肿。这是由于水湿浊毒阻于腠理，玄府不畅，肺失宣肃所致，运用宣肺发汗法多有效。一般予辛温宣散之品，如紫苏叶、防风、荆芥、白蒺藜

10~15g，以宣肺发汗散邪，下焦水道通利，给邪毒以出路，自可缓解病情。

此外对于病情不甚危重，正虚较轻者，可予辛温重剂，如麻黄20g，桂枝20g，荆芥、防风、羌活、独活各15g，紫苏叶18g，生姜20g。水煎滤汁加入浴盆中，让患者温浴发汗。

4. 宣肺化痰

慢性肾衰患者有时表现为咳唾痰涎，咽喉拘塞不利，或恶心呕吐等。这是由于脾阳虚弱，水津不化，反聚为痰饮犯肺所致。治宜健脾温里，宣肺化痰，一般选用二陈汤加干姜。

若痰湿郁久化热，或兼感外邪化热，痰液白稠或黄浊、黏滞难咯者，可将陈皮易为橘红，加黄芩、竹沥、贝母等，或者用小陷胸汤化裁。

5. 化瘀活血

慢性肾衰患者临床多有腰部刺痛，唇口紫暗，舌质暗紫、紫斑，脉多沉涩等表现，这是由于水湿浊毒留滞，阻遏脉络，血行不畅而生瘀血所致，可予化瘀活血法。

丹参为首选。因其味苦微寒，入心、肝经，既可活血祛瘀，又能养血安神宁心，古人云"一味丹参功同四物"。现代医学实验研究证明，丹参还具有抗血小板凝聚、降低血液黏度及调节内外凝血系统的功能。丹参常用量为15~25g，多与川芎10~15g，川牛膝12~15g三味合用，活血化瘀，通彻上下，无处不到，且有养血和补益肝肾之作用，而无导致出血之弊，在瘀血未去之时，久用亦无妨。[1]39

三、调中：辛开苦降，疏调三焦

慢性肾衰的病位以肾脏为中心，然而临床上往往出现恶心呕吐，脘腹胀闷，食欲减退，舌苔厚腻等症状。这是由于久病迁延，水湿痰瘀等浊毒邪气干犯中焦，寒热错杂，虚实并见，升降紊乱所致。如中焦不和，脾胃失调，水谷纳化无能，气血化源匮乏，正气愈衰，则使病情恶化加速。故调畅中焦在慢性肾衰的治疗过程中具有非常重要的意义。

中焦有病邪阻隔，必定影响上焦和下焦的气机交通与升降。三焦乃人身水火运行之通道，上火下水不得相济，关格的病机关键亦在于此。因此，在调中的同时必须疏调三焦。

结合慢性肾衰影响中焦的病机特点，杜老师主张调中使用辛开苦降法，仿半夏泻心汤、小柴胡汤方义化裁成"疏利降浊汤（柴胡、茯苓、猪苓各15g，黄芩、半夏、泽泻、白术、虎杖各12g，桂枝、附子、大黄各8g，丹参20g，莪术10g，西洋参6g）"。用西洋参代人参，去大枣之甘腻壅中，组成辛开苦降，寒热兼施，疏调三焦之剂。

辛温可散寒湿之结，并升清阳，常用干姜6～12g，陈皮、砂仁各8～12g，温散寒湿，醒脾开胃。苦降可清内郁之热，并泄浊阴，常用黄芩8～12g，黄连4～6g，苦寒清热及降浊阴，又引胃气下行。如此中焦和谐，三焦畅达，邪去正复，脾胃升降有序，纳化复常，则有助于疾病的好转[1]40。

四、复原：坚持亦调亦补，重视调摄适宜

慢性肾衰竭毕竟为沉疴痼疾，非一朝一夕可以好转和治愈。临床首先须告诫病人，要树立信念，坚持长期治疗，注意药物治疗与生活情志调摄相结合。药物治疗在于调理机体的正气，辅助人体祛除病邪；日常生活调摄对于本病的治疗及疗效巩固至关重要。调摄适宜，可以增进机体正气，强化药物治疗效果，缩短病程或延缓病情进展。

1. 首先要坚持治疗

经过一段时间的积极治疗后，虽然收到较满意的效果，其主要生化检查指标明显下降、接近正常或已经正常时，病人和医者都不能放松，还必须坚持治疗，以巩固疗效，预防病情反复。这时的治疗应根据患者体质及邪正盛衰消长之势，采取亦调亦补的办法。如

病邪虽衰而未尽者，可继续予达邪之轻剂，祛邪务尽。

如正气亏虚未复者，视脏腑阴阳气血之不足，选用补而不滞，滋而不腻，温而不燥，凉而不寒之药，与达邪之品相合，久服效彰。杜老师在这方面多使用下列药物：

清热多选用柴胡、黄芩、金银花、连翘等；利湿多选用四苓汤、车前草、石韦等；化瘀多选用丹参、川芎、泽兰、蒲黄等；泄浊多选用酒大黄、虎杖、芦荟、莱菔子、炒枳实等；益气多选用太子参、西洋参、黄芪等；健脾多选用四君子汤、黄芪、芡实、薏苡仁等；温阳多选用附子、干姜、桂枝、鹿衔草、淫羊藿等；补肾多选用沙苑子、菟丝子、牛膝、杜仲等。[1]41 皆可随证灵活用之。

2. 原发病的治疗

在治疗慢性肾衰的同时，要注意分析导致慢性肾衰的原发病症，并给予积极有效的治疗，以提高治疗效果，巩固疗效。

3. 调摄适宜

不良情绪是健康的大敌。慢性肾衰患者要以积极乐观的态度正确对待疾病，要注意保持情志调畅，积极配合治疗。同时还要加强生活起居的调摄，要劳逸适度，避免感冒等。[1]41

"扶正、达邪、调中、复原"，上述仅从总体上介绍杜雨茂教授对慢性肾衰竭的中医辨治思路及临床经验。杜老师曾经强调，这些"仅是提供思路，举其要领，可供临证参考，但不可因此而限定选方用药的手眼"。[1]41

五、临床典型验案举例

验案 1 温某，女，36 岁，2000 年 10 月 20 日初诊。

病史：腰痛乏力伴夜尿多 1 年余，蛋白尿及肾功能不全失代偿期 3 个月。患者 1 年多前自觉腰痛隐隐，身困乏力，夜尿 2～3 次，别无明显不适。3 个月前在西京医院健康体检时 B 超及 CT 发现双肾萎缩（左肾 3.2cm×6.7cm，右肾 2.7cm×6.0cm），左肾囊肿（1.3cm×1.4cm）。尿常规：蛋白（＋）。肾功能：Scr289μmol/L，

BUN11.9mmol/L。诊断为慢性肾小球肾炎，慢性肾功能衰竭Ⅱ期，收住院治疗，具体用药不详，出院后一直服尿毒清颗粒。2000年10月17日查肾功指标：Scr331μmol/L，BUN13.2mmol/L。

现症见：腰痛，全身困乏无力，精神不振，恶心呕吐，食欲减退，恶寒，手足不温，小便利但余沥不尽，夜尿多于白昼，大便偏干，夜寐不实，脉沉细弦，舌淡红暗，苔薄黄。血压90/60mmHg，血HGB 86g/L。其余同上。

辨证分析：患者罹患隐匿性肾小球肾炎日久未发觉，邪恋正损，已转属为肾虚腰痛，并有向关格发展之趋势。当前肾阳亏虚，气阴两伤，内挟湿热瘀滞留扰。

治法：治宜先益气养阴，疏利三焦，达邪化瘀。

处方：①黄芪35g，太子参、炒黄芩、枳实各10g，炒白术、柴胡各12g，茯苓、石韦、金银花、蒲公英各15g，酒军（后下）8g，益母草25g。每日1剂，水煎，分两次温服。②虫草健肾宝2粒/次，3次/d，口服。

11月3日复诊：服上方14剂，精神较前好转，小便较前畅利，尿时有灼热感，大便溏，日2次，呕吐1次。余如前。脉弦细略数，舌淡红暗，苔薄白。查肾功：Scr271.6μmol/L，BUN11.56mmol/L，CO_2CP 18.5mmol/L。尿常规：蛋白（±）、潜血（＋）。病情有所减轻，肾脾阳虚更显，宜转为温阳益肾，健脾和中，达邪降浊，应用温阳降浊汤化裁。处方：制附子、干姜、酒军（后下）、砂仁（后下）各8g，炒白术、白芍各12g，柴胡、石韦、茯苓各15g，炒黄芩、陈皮各10g，益母草25g，黄芪35g，西洋参5g。每日1剂，水煎服。虫草健肾宝胶囊继服（用量同上）。

2001年2月3日三诊：服上方28剂后，自觉各症状减轻，不恶心呕吐，食欲增进，故守法守方继服，汤药中去益母草，加丹参15g，川芎10g，虎杖12g。虫草健肾宝胶囊同前继服。

2001年4月11日四诊：服上方60剂后，除腰痛、稍劳后困乏少力、口干口苦外，别无明显不适，不恶寒，手足转温，已可上班做一些轻微工作。舌红右侧少苔，左侧薄黄苔。血压95/65mmHg，肾功：Scr209μmol/L，BUN10mmol/L，UA270μmol/L。尿常规：蛋白（±）、潜血（＋）。乃遵三诊方，随症稍事化裁，减酒军、干姜、陈皮，加太子参、莪术、天冬、麦冬、三七；加量的有黄芪、丹参、川芎等。每周服5剂。虫草健肾宝胶囊同前继服。共服3个月，以资巩固。

至2012年3月27日的近12年中，患者凡遇病情波动即坚持来院诊治，主要以上述中医药疗法随症化裁施治，所幸肾功一直稳定，未再发展恶化。今持唐都医院肾功能化验单：Scr273μmol/L，BUN11.7mmol/L，UA304μmol/L；尿常规：蛋白（±）、潜血（±）。[2]291

验案2 刘某，男，58岁，1998年2月2日初诊。

病史：浮肿10余年，加重近1个月，伴呃逆、恶心呕吐。患者10余年来即有面肢浮肿，时起时消，未引起重视，亦未做系统检查和治疗。20多天前突然浮肿加重，面目、四肢及全身皆肿，小便不利，大便干燥，且增加呃逆频作，恶心呕吐较甚，食欲减退，乏困懒言。经当地地区医院诊治，发现血压170/100mmHg，肾功能不正常，尿检蛋白（＋＋），遂予以西药对症治疗，效果不显，动员行血液透析，患者拒绝，遂来咸阳求治。

查患者颜面、眼睑浮肿明显，下肢肿胀按之如泥，脘腹胀满，呃逆频频，时而恶心呕吐，纳差，气短懒言，行动需人扶助，小便黄少，大便干燥，脉弦数，舌质淡红，苔白厚，面色苍黄少华，唇甲色淡。血压170/100mmHg，Scr374.9μmol/L，BUN11.5mmol/L，CO_2CP 20.1mmol/L，尿酸428.1μmol/L；尿常规：蛋白（＋＋）、潜血（＋＋）。

诊断：慢性肾小球肾炎、肾性高血压、慢性肾功能不全失代偿期。中医辨证：水肿日久，发展为关格证。肺脾肾三脏亏虚，治节无权，关门不利，湿热瘀滞内遏，三焦气化失司。

治法：先益气和中，降逆止呕，疏利二便，佐以固肾。

方药：西洋参5g，柴胡12g，黄连4g，苏叶9g，川朴12g，旋覆花10g，代赭石18g，茯苓15g，猪苓15g，砂仁8g，炒杜仲12g，冬虫夏草3g。7剂，每日1剂，清水煎服。

2月9日复诊：服上药7剂后，呃逆已止，恶心减轻，已不呕吐，食欲略增，二便虽通但仍不甚畅利，脉沉弦，舌苔较前退薄。中焦已和，关门略利，治宜标本兼顾，以扶正固本为主。

予益气温阳为主，兼疏理三焦，利湿泄浊。

方药：①黄芪40g，西洋参5g，制附子（先煎）、黄芩、陈皮各10g，柴胡12g，酒军（后下）8g，白术、泽泻各12g，石韦、怀牛膝、猪苓、茯苓各15g。每日1剂，水煎服。②虫草健肾宝3粒/次，3次/d，口服。

坚持连续服用，有时根据病情稍事出入加减，病情日渐起色。至1998年7月20日，共服药5月余，患者症状体、征全消。血压132/90mmHg，肾功 Scr89μmol/L，BUN7.2mmol/L，CO_2CP 21.5mmol/L，尿酸289.5μmol/L；尿常规：潜血（＋）。嘱饮食调养，随访2年，肾功一直正常，身体健康。

2012年3月得遇患者，今年已72岁高龄，肾衰愈后至今已14年，见其面色荣润，精神及言谈俱佳。[2]288

验案3 刘某，男，75岁，1999年5月13日初诊。住咸阳国棉七厂。

病史：患高血压病20年，发现尿常规异常及慢性肾衰竭1年多。1年多前自感乏力，颜面及下肢浮肿，腰酸。经医院检查肾功能轻度损伤，尿中有蛋白及潜血，西医给予对症处理后浮肿减轻，即未予介意。1999年4月初病情加重，赴第四军医大学附属医院、省医院诊治。查血肌酐升至727.65μmol/L，贫血明显，尿检蛋白（＋＋），潜血（＋＋＋），恶心呕吐，少食。诊断慢性肾衰竭尿毒症期。给予血液透析及对症治疗月余，除查血肌酐略降外，病无明显起色，遂动员回家找中医调治，乃返回咸阳就诊。

查患者少气懒言，面色萎黄，唇甲色淡，面肢浮肿，腰痛腿软，行动困难，手足发凉，恶寒，恶心呕吐，纳呆，小便不利，大便不干，但不畅利，舌淡，苔白润，脉弦细而弱。

辨证：病属中医水肿日久并发关格重证。证属脾肾阳虚，浊毒内蕴，三焦不利。

治法：益气养血，补肾温阳，疏利三焦，降浊升清，消补兼施。

处方：①黄芪40g，西洋参5g，枸杞子12g，制附片10g，炒白术12g，茯苓15g，炙甘草4g，怀牛膝15g，淫羊藿15g，柴胡12g，黄芩8g，砂仁10g，猪苓15 g，虎杖12g，生姜3片。每日1剂，清水煎，分3次口服。②虫草健肾宝胶囊3粒/次，3次/d，口服。

5月27日复诊：服药14剂后，精神好转，手足转温，已不呕吐，食欲略增，脉较前稍有力。宗前法，西洋参改为6g。再进14剂。

6月11日复诊：气短好转，浮肿基本消退，仅足背轻度压陷，食欲更增，可下地在室内活动，舌淡红苔薄白，脉细弦较前有力。查肾功 Scr485.5μmol/L，BUN20.8mmol/L。患者年事已高，脾肾亏虚较甚，不堪攻伐，对虎杖及大黄灌肠均较敏感，用之稍久则大便溏稀而频，气力不支。故用二诊方去虎杖、猪苓、生姜，增干姜6g，陈皮10g，焦山楂12g以调中开胃。守法服用，有时随症出入加减，辅以西药对症及饮食调理。

1999年12月临床症状基本消退，查肾功 Scr125.35μmol/L，BUN6.34mmol/L；血压140/90mmHg；尿检蛋白（±），潜血（+++）。随访半年，病情稳定。该患者自杜老师治疗时即未再行血透。[2]290

参考文献

[1] 杜雨茂.中国百年百名中医临床家丛书：杜雨茂［M］.北京：中国中医药出版社,2003.

[2] 杜雨茂.杜雨茂肾脏病临床经验集粹［M］.北京：中国中医药出版社,2013.

［董正华.2021年杜雨茂学术思想研讨会专稿］

第六节 杜雨茂教授治疗 IgA 肾病的思路与经验

摘　要：总结杜雨茂教授运用中医对 IgA 肾病的诊断、立法及其用药的思路与经验，予以扼要阐述，以兹交流。通过临床治疗有关病例的总结分析及杜教授本人口授阐述，进行文字性的整理和条理化的叙述。对 IgA 肾病 5 种类型的诊治有良好疗效，对其并发症慢性肾功能不全亦有明显疗效。

关键词：杜雨茂；IgA 肾病；研究；思路与经验

　　IgA 肾病（IgA nephropathy）是一组不伴有其他系统疾病，肾脏活组织免疫病理学检查，在肾小球系膜区有 IgA 免疫球蛋白为主的颗粒沉积，临床上以血尿为主要表现的肾小球肾炎。该病发病较为广泛，占肾小球疾病的 34% ~40%。根据其对肾脏病理损害的轻重可分为五级，病情亦轻重不一，病势缠绵。现代医学多采用免疫抑制剂及对症治疗，仅部分患者近期有效，大部分患者，尤其是Ⅳ级以上的重病患者，疗效欠佳。杜雨茂教授集多年研究心得及临床经验，运用中医药治疗本病，获得较好的疗效，无论五级中的任何一级，绝大多数都有显著疗效。兹将其诊治思路与经验扼要总结如下，以就正于诸同道。

　　总的思路：辨证论治与辨病论治相结合，宏观辨证与微观辨析相结合。IgA 肾病的临床表现轻重不一，错综复杂，归纳起来主要有 4 个方面：其一，发作性肉眼血尿及持续性镜下血尿。其二，无症状镜下血尿或伴有少量蛋白尿。其三，大量蛋白尿及（或）镜下血尿，同时有眼睑浮肿，甚至全身浮肿，头晕、头痛，腰酸困痛，血压升高，血脂偏高，若不是经肾穿刺活组织检查，很容易诊断为肾病综合征。其四，并发慢性肾功能不全，头晕，倦怠，面色苍黄少华，唇甲色淡，脘腹胀满，面肢浮肿，食欲减退，恶心呕吐，小便不利，大便不畅或干结。理化检验可有尿蛋白及（或）隐血，贫血，肾功能各项主要指标不正常。综上所述，从中医学角度去辨证分析，本病应属于尿血、肾虚腰痛、水肿、肾痨、关格等病证的范畴。辨证应抓住两个重点，第一是本病无论哪一级，病程都比较长，不易短期治愈，说明其总的病机是"正虚邪恋，邪正双方势均力敌，相持不下"。治疗应扶正祛邪并重。第二是本病以尿血（肉眼或镜下）为主，其初起的病机多为阴虚内热，邪热迫伤阴络，血液从下窍而妄溢，如经久不愈，邪留络阻，必生瘀血，甚至阴损及阳，血损及气，形成"阳气阴血俱虚，邪热与瘀血并存"。治疗必需虚实兼顾。

本病微观的病理变化的共同点是：肾小球系膜增生、纤维化、硬化、玻璃样变、球囊粘连，肾小管萎缩及间质损害。这要结合中医病机理论去对应的认识，当属邪阻血瘀，肾脏脉络中血瘀气滞，气血凝结，进而导致的组织增生、硬化、变性。治当化瘀通络，以期瘀去而生新，使病损修复而组织新生，达到从根本上缓解和治愈本病。但本病涉及 5 个病理分级，病情表现及变化又极为复杂，具体的施治可从以下几个方面着手：

一、补气养阴，化瘀宁络之法贯彻始终

本病病程缠绵，经久难愈，且以血尿为主，重症多同时出现蛋白尿。说明其总的病机是正虚邪留。正不能克邪致胜，形成正邪双方的相持局面，邪遏血瘀，血液难循故道而妄溢，气虚失于固摄，精微失于内守而下泄，故血尿及（或）蛋白尿持续难愈。再从本病微观的病理变化来辨析（具体内容如上所述），当属血瘀导致气血凝结为主。鉴于此，杜教授提出"益气养阴，化瘀宁络"应为本病之首要治法。其主要常用药物有黄芪、党参、生地、山萸肉、丹参、蒲黄、三七、丹皮等，且以此法贯彻本病治疗之始终。但应根据本病患者各属何级别及各个病期、病情的表现各异，理化检验指标的不同，而分别给予辨证与辨病相结合的方法予以立法施治，在

病情改善，症基本消失，一般检验指标好转或趋于正常之后，仍要采取本首要治法的配方坚持服用半年至 2 年，以兹使其从病理上得到根本性的改善和恢复，达到临床完全缓解和治愈之目的。杜教授从事本病治疗研究多年体会到，对于Ⅰ级、Ⅱ级、Ⅲ级多可达到临床完全缓解及治愈；对于病情较重，且多并发慢性肾功能不全的代偿期和失代偿期的Ⅳ级、Ⅴ级患者，通过长时间治疗，也多可使其肾功能恢复正常或接近正常，血尿及蛋白尿消失，恢复全部或部分工作能力。

二、因人、因病情而异，分级分阶段，辨证分析，辅用其他治法

1. 养阴清热，凉血止血

IgA 肾病Ⅰ级、Ⅱ级、Ⅲ级临床表现以血尿（肉眼或镜下）为主，相应的症状多有手足心热，腰酸疼，乏力，脉细数，舌红质暗，舌苔微黄等；有部分患者无任何明显症状，仅是尿液检验不正常，脉多细弦，舌淡红，舌质暗或紫。治宜养阴清热，凉血止血，用小蓟饮子、生地四物汤化裁组方应用。常用药物有小蓟、大蓟、焦山栀、槐米、白茅根、生侧柏叶、茜草、生地、当归、白芍、川芎等。待其邪热得清，血尿减轻或转阴，再转机而治本，以补气养阴，化瘀宁络为主；如余邪未尽，血尿虽减而仍存在，也可合本法而共用之。在善后巩固期及从病理方面彻底改善和恢复，仍以补气养阴，化瘀宁络之法为主。

2. 健脾益肾，利湿化浊，固摄精微

IgA 肾病Ⅳ级、Ⅴ级病情严重，绝大部分肾小球弥漫性系膜增生及硬化、新月体形成、玻璃样变、肾小管萎缩及间质损害明显。临床常以肾病综合征表现，即全身性水肿，严重者伴有胸、腹水，大量蛋白尿及（或）血尿，24h 尿蛋白定量超过 3.5g，血脂偏高，血浆蛋白的总蛋白及白蛋白偏低。大多数伴有小便不利，血压升高。这时应侧重于健脾益肾，利湿化浊为主，佐以固摄精微，常用

药物有黄芪、党参、白术、茯苓、山萸肉、生地、丹皮、石韦、生益母草、车前草、大腹皮、葶苈子、怀牛膝、芡实等。如兼见血压偏高，颜面潮红，头晕，头痛，脉弦有力等肝阳偏亢证出现，可佐用平肝潜阳之品，常用药物有夏枯草、天麻、钩藤、草决明、石决明等。兼见肉眼血尿或尿中隐血（＋＋）以上者，可用化瘀凉血止血之品，常用药物有丹参、槐米、大蓟、小蓟、茜草等。待水肿基本消退，血压降至正常或接近正常，各项检验指标明显好转后，再转用本病的基本治法：补气养阴，化瘀宁络为主，坚持长时间服药（一般需半年至 2 年），以期完全缓解和临床治愈。

3. 益肾降浊，疏利三焦

本病之重证及轻证失治、误治日久，多易并发慢性肾功能不全，使病情进一步加重，此时治疗应以恢复肾脏功能为主。对于慢性肾功能不全的代偿期（血肌酐在 133μmol/L 以上，186μmol/L 以下）及失代偿期（血肌酐在 186μmol/L 以上，451μmol/L 以下）运用中医药及时治疗，多可使肾功能完全恢复或纠正至接近正常。慢性肾功能不全临床表现多为面色苍黄少华，唇甲色淡，头昏乏力，恶心呕吐，脘腹胀满，食欲减退，小便不利，大便不畅或干结等；严重者伴见心悸，气短，不能平卧，眩晕耳鸣，面肢浮肿。少数轻症患者，上述症状轻微，肾功能检验指标不正常。属于关格、肾痨及溺毒等病证的范畴。杜教授认为此时病情复杂，已成邪盛正虚，寒热错杂之势，以拟扶正达邪，双管齐下，主张治疗应以益肾降浊，疏利三焦之法为主，用柴苓汤合大黄附子汤化裁，常用药物有柴胡、黄芩、西洋参、生姜、姜半夏、猪苓、泽泻、茯苓、白术、桂枝、大黄、制附片、怀牛膝、生地等。若兼脾虚中寒，脘腹怕凉，大便时溏者，去大黄、黄芩，将生姜易为干姜，加砂仁、陈皮；若内热明显，口干、口苦、鼻衄、齿衄者，去桂枝、制附片，加三七、侧柏叶；若浮肿明显，小便量少，心悸，气短，不能平卧者，酌加天冬、麦冬、葶苈子；无恶心呕吐者，去姜半夏；用上述方药仍大便秘结和不畅者，酌加虎杖、炒莱菔子；血压过高者，酌加夏枯草、钩藤、杜仲等。若慢性肾功能不全已进入肾功能衰竭期（血肌酐在 450μmol/L 以上，707μmol/L 以下）及尿毒症期（血肌酐在 707μmol/L 以上），可参阅杜教授所写的《慢性肾功能衰竭的辨证用药思路与方法》（《新中医》，2001，33（3）：3-5.）一文。通过上述治疗待肾功能恢复正常或显著好转之后，再以补气养阴，化瘀宁络之法为主，长时间内服，以期完全缓解和临床治愈。

三、验案举隅

案例 1 IgA 肾病 Ⅱ 级 A 型

王某某，女，32 岁。2000 年 8 月 19 日初诊：3 年前发现腰痛及尿如浓茶色。经尿常规化验：蛋白（＋＋＋＋）、隐血（＋＋＋）。经当地县医院治疗数月乏效。乃赴西安某医科大学附属医院住院治疗，于 1998 年 10 月 16 日经肾穿刺检查：肾穿组织 20 个肾小球，系膜层弥漫节段性轻、中度增生，毛细血管壁不厚，球丛内有少许核碎屑。少数核固缩如柴，未见纤维素样坏死。近曲小管上皮细胞颗粒变性，少许腔内有红色絮状物及管型，肾小管有小灶状萎缩。间质小灶状单个炎细胞浸润及充血水肿，免疫荧光检查：IgA（＋＋＋）、C3（±）（系膜区颗粒↓）、IgG（－）、IgM（－）。诊断为 IgA 肾病 Ⅱ 级 A 型。经泼尼松（强的松）、雷公藤多苷等免疫抑制剂及对症治疗，开始有效，继而效差，且时常反复。泼尼松（强的松）已服 2 年，雷公藤多苷已服 1 年半，症状有减轻，尿蛋白减少，其他未有变化，现仍服泼尼松（强的松）5mg，隔日 1 次，雷公藤多苷已停服。今特来我院求治。刻诊：患者腰酸困痛，久坐更甚，身困乏力，面肢浮肿，头晕，口干，盗汗，夜寐不实，手足心热，小便不利色黄赤，大便如常，脉弦细，舌淡红，苔白。尿常规检验：蛋白（＋）、隐血（＋＋＋），24h 尿蛋白定量 0.56g。肾功能各项指标尚正常。辨证属水肿并尿血，病程日久，肾脾气阴两虚，湿热余邪留滞入络，血液精微妄溢。治拟补气养阴，化瘀宁络，佐以利湿清热之中药汤剂内服，每日 1 剂，兼服芪鹿益肾片（杜教授研制的中药复方新药），并停服泼尼松（强的松）。至 2001 年 5 月 31 日，除有时腰酸困外，余症均消失，尿常规检验正常，24h 尿蛋白定量 0.15g。仍宗前法，减去清热利湿之品，增强健脾益肾之力，连续服用以兹巩固。2002 年 5 月随访，一切正常。

案例 2　IgA 肾病Ⅳ级合并慢性肾功能不全

王某某，男，25 岁。1996 年 4 月 5 日初诊：面肢浮肿，伴腰酸困，尿频，乏力 1 年半。1 年半以前某日突然发现眼睑面部浮肿，尿频量少，四肢倦怠，经当地县医院尿常规化验：蛋白（＋＋＋）、隐血（＋＋＋）。按肾小球肾炎诊治，给予西药抗炎利尿及中药治疗，浮肿减轻，余症及尿化验未好转，有时还呈现肉眼血尿。中、西药并用，历时 10 个月仍无效。乃于 1996 年 1 月赴西安某医科大学附属医院住院治疗，经肾穿刺病理活检提示：肾穿组织 9 个肾小球，8/9 有新月体形成（4 个为纤维性环状体，4 个系小型新月体），小球体积较小，系膜弥漫性增生。肾小管上皮水变性及颗粒变性，部分肾小管萎缩，管腔内有透明管型。间质慢性炎细胞及少许中性粒细胞浸润，灶状结缔组织增生。免疫荧光检查：IgA（＋＋＋）、IgM（＋）、IgG（－）、C3（＋＋），系膜层及部分毛细血管壁颗粒状沉积。诊断为 IgA 肾病（Lee 氏Ⅵ级、IgAM 型）。给予免疫抑制剂泼尼松（强的松）、环磷酰胺及对症治疗 3 个月余，病情毫无起色，患者精神体力更为下降，医生辞为不治，建议请中医治疗。出院后来咸阳求治，查患者面色萎黄，眼睑浮肿，行动无力需人扶助，自感头昏，视物模糊，恶心厌食，四肢乏力，腰酸困痛，手足心热，尿黄赤而频，大便秘结，脉沉弦，舌淡红苔薄黄。尿常规：蛋白（＋＋＋）、隐血（＋＋＋），24h 尿蛋白定量 8.34g。肾功：血尿素氮 11mmol/L，血肌酐 195.5μmol/L。辨证属水肿证，日久邪恋伤正，肾肝阴亏，脾气虚损，精微血液失固而下泄，湿热浊邪内蕴，遏阻三焦气机，关格之势已成。治拟益肾降浊，疏利三焦，佐以健脾益气，固摄精微血液之中药汤剂。服药 3 个月后，尿中隐血消失，尿蛋白仍（＋＋＋），24h 尿蛋白定量降至 4.3g，肾功复常。面部浮肿消退，腰痛减轻，视物清楚，精神好转，可自己走动，自理生活。脉细滑，舌红苔薄黄腻。宗补气养阴，化瘀宁络之法，继续服用中药汤剂，至 1997 年 6 月，精神体力复常，除偶尔腰困外，余均（－），24h 尿蛋白定量 0.38g。仍宗前法，加菟丝子、金樱子、芡实、扁豆等以增补肾健脾，固摄精微之力，至 1998 年 6 月，自觉体健如常，各项化验正常，乃停止服药，回厂上班。随访两年，身体健康。

案例 3　IgA 肾病（Lee 氏 V 级）合并慢性肾功能不全及高血压

孟某某，男，27 岁。1999 年 5 月 19 日初诊：患者 15 年前患过无痛性血尿，当时经西安某医院按肾性血尿治疗，因无明显症状，未予介意。两年前发现高血压，1 月前因感冒发烧，头晕，血压升高至 190/120mmHg，急赴西安某军医大学附属医院住院治疗。入院后肾功能化验：血肌酐 256μmol/L，尿素氮 11.6mmol/L，血尿酸 670μmol/L、尿尿酸 2075μmol/L。尿常规：蛋白（＋＋），细颗粒管型 0～1 个/HP。放射免疫学肾功：血 β_2-MG 4900μg/L，尿 β_2-MG >500μg/L。肾动态检验：双肾功能中度受损，双肾 GFR 明显降低。又经肾穿刺病理检查：6 个肾小球，5 个纤维化，透明变性，1 个肾小球代偿性肥厚，系膜细胞及基质增生。IgA（＋）、IgM（＋）、C3 沿毛细血管壁及系膜分布。诊断为 IgA 肾病（Lee 氏 V 级）（硬化性肾小球肾炎），合并慢性肾功不全失代偿期、高血压。给予西药免疫抑制剂泼尼松（强的松）等及对症治疗近 1 个月，效果不显，又增心律不齐，乃出院后特来我院求治。查患者颜面潮红，眼睑及面部轻度浮肿，口干，恶心，头晕，时觉身热，手心出汗多，心慌心悸，精神不振，小便利，大便秘结，脉弦细有力，时有代象，舌尖边红赤，舌质淡红，苔黄腻。血压 140/110mmHg。尿常规：蛋白（＋＋）、粗颗粒管型 0～2 个/HP、细颗粒管型 0～3 个/HP、白细胞 0～3 个/HP。血常规：血色素 128g/L、红细胞 4.35×10^{12}/L、白细胞 9.2×10^9/L、中性 89%、淋巴细胞 11%。肾功能：肌酐 243μmol/L、尿素氮 10.85mmol/L、二氧化碳结合力 18mmol/L、肌酐清除率 20.3ml/min。电解质：钾 3.7mmol/L、钠

136mmol/L、氯 100mmol/L、钙 2.4mmol/L。血脂：正常。血糖：正常。肝功：总胆红素 18.36μmol/L。乙肝系列：正常。心电图：提示阵发性室性早搏，呈三联律。西医诊断：IgA 肾病（Lee 氏 V 级）（硬化性肾小球肾炎），慢性肾功能不全失代偿期、高血压、心律失常。中医辨证：水肿、眩晕。因患病日久伤正，肾阴脾气虚损，肝阳更亢，内热挟湿浊内蕴，上扰心神不宁，有导致关格之趋势。治疗拟滋肾健脾，平肝泄浊之中药汤剂，并兼服虫草健肾宝胶囊，3 粒/次，3 次/d。至 1999 年 11 月 12 日肾功能恢复正常，尿蛋白减为（+）。宗补气养阴，化瘀宁络之法，坚持服中药汤剂，虫草健肾宝胶囊继续服用，至 2000 年 7 月 5 日尿蛋白转阴，心电图复查恢复正常，临床症状消失，血压 130/90mmHg，其他各项检验均正常。继续服药调理善后，巩固疗效。2002 年 5 月随访，一切正常。

［杜治锋,杜治宏.原载于《中医药学刊》,2002,20(5):572 - 574 转 577.］

第五章　学术思想研究

第一节　杜雨茂教授经方辨治肾病综合证学术思想探讨

　　名老中医是中医学术造诣最深，临床水平最高的群体。其鲜活的临床经验及学术思想，是中医药薪火相传的主轴，也是中医药创新发展的源泉。杜雨茂教授是著名的中医临床家，又是伤寒大家，在长期运用经方治疗多种肾脏病的临床实践中，对肾病综合征的辨治获得显著的临床效果，积累了丰富的经验。为了更好地传承、发扬杜老的临床经验，造福于更多的患者，本文重点分析其运用经方辨治肾病综合征的学术思想特色。

一、学术思想基础

1. 中医世家，敏而好学

　　杜雨茂教授 1932 年 9 月生于陕西省汉中市，其外祖父、父亲皆为当地名医。他幼即聪慧，长而好学，习古文，读经典，立志杏林，悬壶济世。杜雨茂教授中学毕业后随父习医侍诊，历 4 载，尽得父传。同时对《黄帝内经》《难经》《神农本草经》《伤寒论》《金匮要略》《温病学》等经典医籍悉加精读，对疑难杂症慎思求悟，且对针灸推拿精进不已。新中国成立后，杜雨茂教授曾得到多次进修学习的机会。他曾投著名针灸家况乾五门下研习针灸之术。

曾在汉中地区中医进修班学习。曾在陕西省中医进修学校师资班及成都中医学院深造。杜雨茂教授学以致用，悬壶乡里，恪守医德，名声日隆，被乡人誉为"小杜先生"。他青年时代的亲临博学，慎思恭行为后来的杜雨茂学术思想的形成奠定了坚实而深厚的基础。

2. 研习六经，专于肾病

1959年，杜雨茂教授任教于刚刚成立的陕西中医学院。他从成都中医学院全国《伤寒论》师资专修班进修返校后，即专门从事《伤寒论》教学工作，教学相长，相得益彰。随着教学与临床实践的不断深入，杜雨茂教授十分推崇"六经钤万病""仲景六经为百病立法"的观点，认为中医治疗肾脏病具有西医不可比拟的优越性，遂逐渐将研究重点确定为肾脏病。

杜雨茂教授总结数十年的临证经验，继仲景之志，采诸家之长，提出从六经辨治肾病的观点，掀开了中医治疗肾病的新篇章，并于1998年创建了中医肾病临床实践基地——咸阳雨茂医院。年逾古稀后的杜雨茂教授仍精益求精，不辍劳作于临床、慎思、总结、学习及著述之中，其学术思想日臻成熟与完善，先后撰成并出版了《中国百年百名中医临床家丛书·杜雨茂》《杜雨茂肾病临床经验及实验研究》《杜雨茂肾脏病临床经验集粹》等中医肾病专著。

二、对肾病综合征的认识

杜雨茂教授认为，中医学虽无肾病综合征病名，但根据其临床脉症特点，当属中医学"水肿"的范畴。中医学早在《黄帝内经》时代对水肿病已有所认识，并将其分为风水、石水、涌水等[1]。至东汉张仲景，秉承《黄帝内经》之旨，并多有发挥，其在《金匮要略》中特设《水气病脉证并治》专篇，对水肿病的分类、症状、脉象、治则、方药均有详细论述，可谓水肿病辨证论治之源头，为后世辨治水肿病奠定了基础[2]。杜雨茂教授秉承仲景之说，研习六经理论，结合临床经验，展示了超凡脱俗的有关肾病综合征的学术思想。

（一）对病因的认识

在病因方面，杜雨茂教授认为导致本病的病因有内、外二端。内因主要为先天不足，劳倦过度，以致肾元亏虚；或饮食失调，损伤中焦脾胃；或七情失调，内损脏腑。在外因方面，风邪外袭，内干脏腑经络；湿邪内入，侵及脾肺；或药毒伤肾，关门失约，以致内脏阴阳失和，难以遏制体内诸邪。内外相招，形成本病。

（二）对病机的认识

1. 肾脾肺虚损，阴阳失调

肾居于下焦，为先天之本，内寓真阴真阳，其气化推动水液蒸腾输布，当肾气不足时，则肾不制水而发生水肿。同时，肾所藏之精是人体功能活动的物质基础，宜固藏而不宜泄漏。各种原因所致的肾关不固，使得精微外泄，而见大量蛋白从尿中漏出；而长期反复的蛋白尿又可致肾精亏虚，正所谓"精气夺则虚"。古人早有"肾病多虚"之论，这种观点也正与肾病综合征之病机相吻合。杜雨茂教授认为，不同的病证，其肾虚的阴阳偏重及程度有差异，但肾虚为其根本所在。脾为后天之本，功主化谷，为气生化之源，又主运化而行水湿，若脾机不运则水湿泛溢，肾之封藏，必借土封，脾土弱便失封固之力，则精微易从尿中漏出，并外见浮肿。肺为水之上源而主司诸气，若肺气不足，宣发肃降失职，则水道不畅，亦可患水肿病。

肾病综合征病变的脏腑虽然是肾脏无疑，然而从中医学的整体观来看，与脾、肺、心、肝诸脏都有密切的关系。盖水液之代谢，主要由肺脾肾三脏共同完成，脾主运化，肺主通调，肾主开阖，通利三焦，使得水津四布。三脏之中，若有一脏病变，即可出现水液代谢障碍，从而发为水肿。因此，纵观肾病综合征之发病及病情演变，莫不与体内脏腑功能失调、阴阳气血不足密切相关。杜雨茂教授认为肾脾肺虚损，阴阳失调是肾病综合征发病的根据和病变的重点。

2. 水湿瘀热内阻

我们研读杜雨茂教授的医案不难发现这样一种情况，方药中不仅有大量的益肾补气、健脾利水之品，亦有理气活血、清热祛湿之药。究其源，仍与内、外二因有关。在外因方面，一是感受外湿，湿热之邪的形成，与气候条件密切相关。夏秋之交或其他季节，阴雨连绵，湿气较重，易导致感染湿热之邪。从肾病综合征之形成而言，水湿郁久而生热，湿热互结成瘀，阻遏三焦气机，此为内因。同时，与饮食习惯亦有关系，如过食肥甘厚味，损伤脾胃，亦可导致湿热之邪。临床上病因病机调查分析显示，单纯外湿者少，常常因为固邪留滞于内，引招外邪而起病者多。

三、对肾病综合征的辨治特点

杜雨茂教授精研《伤寒论》数十载，对仲景的思想精髓了然于胸，对疑难杂病的诊治屡起沉疴，是国内著名的伤寒大家。现将笔者对杜老治疗肾病综合征的中医治疗思路及特点概述如下：

（一）辨思极微，不漏兼夹

杜雨茂教授曾经说："治疗肾病综合征大的原则就是辨证论治，辨证准确是关键。"为了更好地阐明杜老的这一观点，现举病案一例加以讨论。

张某，女，42岁，工人。6年前出现颜面及四肢浮肿、高血压等，即行就医，初诊为肾病综合征。6年来时轻时重，近半年病情加重，全身浮肿，面肢尤甚按之深凹不起，胸满微喘，恶风无汗，小便不利。曾用西药利尿剂及中药温阳利水剂，效果不显，特来杜雨茂教授处求诊。刻诊：症状如前述，手足不温，舌质淡红而嫩，苔薄白，脉沉细。分析此病，乃是太阳少阴合病之证。治以温阳化气，宣肺利水。处方：桂枝10g，生姜12g，大枣5枚，炙甘草6g，附片6g，细辛3g，桑白皮12g，猪苓15g，冬瓜皮30g，车前子

10g，茯苓 12g。3 剂，水煎服，日 1 剂。服上方首剂尿量增加，2剂得微汗，尿更利，3 剂尽，水肿已消去大半，舌淡红，苔薄白，脉细，但较前明显有力。原方又进 6 剂，水肿消退，仅足踝轻微肿胀，余症消去，精神转佳。改用金匮肾气丸调理善后。随访 2 年，可操持家务，未再出现过明显水肿[3]。

多种肾病之发生发展，若出现单纯的六经典型证候，医者易辨，治亦不难，难就难在证候兼夹，出现两经或三经合病、并病的复杂证候。本案辨证要点有二：一是全身浮肿，小便不利，手足厥寒，脉沉细；二是恶风无汗，苔薄而白。前者为少阴阳虚，气化不行，水邪泛溢之象，医家易辨；而后者则是风寒束表，营卫郁闭，易被医家忽略。肾病综合征是以"三高一低"为突出表现，故除非病人病程中不慎感冒，出现明显的发热、恶寒、咳嗽、鼻塞等症状，往往不易考虑到表邪存在。常常被误认为阳虚不温所致。此亦即前医投温阳利水、利水消肿诸药不效的原因。杜雨茂教授接诊后，不依日期定传经，参考以往，直取当前，从分析病人刻下表现入手，此辨为太阳少阴合病之两感证。药进 9 剂，水肿消退，表邪散解，唯肾阳未能全复。病机转变，治当紧随，故用金匮肾气丸阴阳双调，补益肾气，终收全功。

（二）常法常药，每有奇效

作为一位著名的中医临床家，杜雨茂教授特别强调中医的辨证论治原则。经方治大病，时方治多病，尊重中医治病的常法、常药、常方。在临床实践中，杜雨茂教授在审慎辨证的前提下，用常方、常药治疗顽疾是屡见不鲜的。例如他曾用柴胡桂枝汤合生麦饮治愈一位发热 50 余日，多方求治无效的患者[4]。就肾病综合征的诊治而言，杜雨茂教授亦多用真武汤、五苓散、猪苓汤、肾气丸、防己黄芪汤等常用方药而获佳效者。

（三）注重扶正，不忘祛瘀

根据对肾病综合征本虚标实病理特点的认识，杜雨茂教授临床治疗本病过程中在扶正的同时，亦不忘祛邪，特别注重化瘀活血。他认为肾病综合征多兼有瘀血。究其瘀血之产生：一是因虚致瘀，该病的病机特点为本虚标实，本虚主要责之于肺脾肾三脏功能失调，阳气亏虚，鼓动无力，是产生瘀血的主要原因；二是因实致瘀，多与水湿浊邪留滞有关。肾病综合征患者，由于肺脾肾三脏功能失调，致水湿之邪内留，水湿重浊黏滞，必然影响气机，阻塞脉道，而致气血流通不利，从而发生瘀血。湿邪内阻日久，郁而化热，则形成湿热。湿热对瘀血形成具有双重作用：一则湿性黏腻，易阻滞气机，壅塞脉道；另则热性易动，最易迫血妄溢，从而产生离经之血，亦为瘀血。

瘀血指征分有形和无形两种。中医治肾病不能只凭有形之瘀血指征对症下药，也要辨证分析治疗无形之瘀血，以求治疗的事半功倍。瘀血一旦形成则妨碍肾之气化，以致水液代谢失常，正所谓"血不利则为水"。可见，瘀血内停是肾病综合征的又一病理特征，基于这一认识，杜老在辨治肾病综合征时活血药贯穿始终[5]。

（四）临证用药，固护脾胃

肾病综合征的病变以太阴少阴并病者居多。究其原因，一则本病在病机表现上可反映出典型的本虚标实证，以正虚为本，大多具有虚证的特征。其二，该病一般水肿较为严重，病起太阴之后，因水湿大量积聚，必然影响到下焦，波及于肾，使肾之阴阳俱亏，水气泛滥。其三，大量的蛋白尿是该病特征之一，蛋白质属中医精微的范畴，大量蛋白外泄，究其机理，虽然应主要责之肾不藏精，但与脾虚土弱，不能封固肾关亦有密切关系。

《黄帝内经》云："肾者主水，受五脏六腑之精而藏之。"肾主水液而藏精，精微外漏当责之于肾，但肾病综合征临床证候的表现上多兼脾胃俱病，太阴少阴同时受累，而较少出现单纯的少阴病证。肾病综合征的证候多因太阴脾土虚弱，不能转运水湿而加剧水肿；气虚不能封固而使精微下泄。故杜雨茂教授遣方用药治肾病综合征时常用黄芪、党参、太子参、白术、莲子、茯苓、白扁豆、陈皮等益气健脾和胃之品。有学者统计，杜老治肾病，从脾胃调治者占三分之二[6]。

（五）太少同治，勿忘太阳

杜雨茂教授曾有文章论及：肾病综合征之发生，多以太阴为始，旋即出现太阴脾肺虚弱之征象，进而波及少阴，形成太阴少阴并病；同时由于肺主气，外合皮毛与卫气密切相关，太阳主肤腠、统营卫，卫外失固，外邪易犯太阳。肺为水之上源而主司诸气，脾为后天之本，功司运化而行水湿，肾为水脏，功主气化。若肺虚不布，则水湿停聚于上，脾虚不运，则水湿留滞于中，肾虚不化，则水液停集于下，皆可使水液不循常道，外溢肌肤而发为水肿。诚如张景岳云："凡水肿等证，乃肺脾肾三脏相干之病，盖水为至阴，故其本在肾，水化于气，故其标在肺，水唯畏土，故其制在脾。今肺虚气不化津而化水，脾虚则土不克水而反克，肾虚则水无所主而妄行，水不归经，则逆而上泛，故传于脾，则肌肉浮肿，传于肺，则气息喘急。虽分而言之而三脏各有所主，然合而言之则总由阴性之害，而病本皆归于肾。"[7]

因肾病综合征以正虚为本，先、后天正气不足，不能有效地控制体内固邪，加之卫外失固，最易内外相招，病犯太阳。太阳之腑为膀胱，外不疏利，内不畅遂，极易碍膀胱气化而水肿加剧，甚至由气及血，形成太阳膀胱气血俱病。杜雨茂教授肾病处方中多有麻黄、桂枝、苏叶、黄芪等药，宣肺利水、固护太阳。

（六）或补或泻，疏调三焦

《素问·灵兰秘典论》曰："三焦者，决渎之官，水道出焉。"

明确指出三焦有运化水液的作用，是人体水液升降布散及浊液排泄的通道。水肿是肾病综合征的主症之一，杜雨茂教授运用三焦理论把握致病病机，在肾病综合征的诊断与治疗方面独树一帜，成效显著。

从文献研究方面来讲，三焦理论是六经理论的重要组成部分，但三焦学说发展至今已具有其特有的内涵，和其他中医理论体系发展一样，三焦理论的丰富与发展也是建立在中医临床实践基础上的。所谓"上焦如雾，中焦如沤，下焦如渎"形象化的描述只能说明以肺、脾、肾为中心的三焦气化的生理过程。在疾病初期，或病证单一时是可以根据脏腑及部位按上、中、下三焦分治的，但病情危重复杂则显然不宜分治，应按"三焦亦一焦也"[8]治之方可避繁就简。

杜雨茂教授遣方用药除常用活血、补泻之品外，亦多有白菊花、僵蚕、地龙、连翘、柴胡、威灵仙、附子、辛夷花、蝉蜕等祛风除湿，理气通络之品以畅三焦。杜老谈及诊治肾病综合征心得时曾云："消肿仗附子，连翘畅三焦。"[9]三焦通畅，或补或泻均能事半功倍。

四、对肾病综合征的用药思路

杜雨茂教授在治疗肾病方面，遵循六经辨证，同时，还有自己独特的用药方法及原则。笔者通过大量医案研究、跟随杜雨茂教授侍诊及面训，略有心得。管窥之见简述如下：

（一）宁失其方，勿失其法

前面已经阐述过肾病自拟方1及肾病自拟方2，此二方是杜雨茂教授结合数十年临床经验，总结出的治疗肾病综合征的效方。它们均取自于《伤寒论》的组方意义，其中肾病自拟方1宗于真武汤，肾病自拟方2宗于猪苓汤，真武汤与猪苓汤均未超过6味，可肾病自拟方1、肾病自拟方2，二方均用十几味药，何哉？杜雨茂教授通过四诊合参，抓住主证，围绕病机，立法选方，进而再遣药组方。病机变则法亦变，法变则药亦变，一张中医处方用药首在立法，方从法出，依法统方，法明而方效。

杜雨茂教授之所以治疗难治性肾病综合征多有效验，就是因为他针对病机立法，依法遣药组方的结果。

（二）不拘常规，特药特量

杜雨茂教授是我国伤寒大家，对伤寒思想的探微颇有心得。伤寒论中，同药异效的方子有多处，如小承气汤与厚朴三物汤、四逆汤与通脉四逆汤等，药物组成相同，但疗效有异，之所以如此，关键是药量的变化，进而影响到治疗的方向。杜雨茂教授为了使药物发挥最佳疗效，减少不必要的毒副作用，除了审慎地辨证诊断，立法遣药外，药量的把握尤其关键。杜雨茂教授喜用黄芪，黄芪具有补气摄精、减少尿蛋白的作用。他体会黄芪用量在30g以下有升血压作用，大于30g有降压效果。杜老临床一般用量在30g以上，最大量可达到150g，再如益母草用量也在15～60g之间。

（三）选药灵活，药量适中

前述证型及用药是就六经辨治肾病综合征的一般规律而言的，其药味及药量仅供临床参考。在证候上若有相互兼见或在发病过程中出现相互转化者，当随证变化，灵活施治。在用药的剂量方面，杜雨茂教授视患者的年龄大小、体质强弱、病情的轻重而酌定。例如黄芪成人少则30g，大则可用150g，党参15～30g，制附片6～15g，山萸肉12～30g，石韦15～30g，益母草25～60g，丹参15～30g，川芎10～25g，红花8～18g，柴胡12～30g，怀牛膝12～30g，车前草15～30g，灵芝15～30g等。另外，在瘀血症状和体征较重，检验血液高凝状态也较著者，加用地龙、水蛭等活血破瘀之药。中药雷公藤（包括雷公藤多苷、雷公藤甲素等）其味苦辛，性凉，有毒，功善清热解毒，消肿止痛，现代药理研究具有抗炎、免疫抑制及免疫调节等作用，对肾病综合征少数患者尿蛋白特别顽固，难于完全消除者，杜老也往往会在辨证施治的基础上酌情加用雷公藤制剂[10]。

（四）背反谐同，标本兼治

杜雨茂教授临证遣方用药，攻中有补，补中寓攻，收中寓散，发中有敛，升中有降，降必配升，清中有温，热中伍凉，阴从阳平，阳依阴藏，愈出自然，这就是"背反谐同"的意义。

肾病综合征为临床常见病、多发病，也是难治性疾病，迁延日久容易导致慢性肾功能衰竭，治疗十分棘手。临床上无论是使用中药的利水之品还是使用西药的利尿剂，虽能取一时之效，但屡利屡肿，甚至正气已伤而本病未轻。

杜雨茂教授认为，肾病综合征病变的病机以正虚为主，常兼夹有水湿、湿热、热毒、瘀血，属虚中夹实，本虚标实之证。肾（阴阳）虚，脾肺气虚，为本病发生之基础，即病变之本；而实邪（水湿、湿热、热毒、瘀血）内蕴为肾病综合征发生、发展、变化的条件，即病变之标。虚实之间，相互影响，互为因果。本病病位在肾脏，而常累及他脏（如脾、肺、膀胱、三焦），从而出现多脏腑的广泛病变，故在治法上当攻补兼施，标本齐治。

治本主以益气健脾，药如黄芪、党参、白术、茯苓等；温补脾肾，药如附子、肉桂、黄芪、杜仲等；或滋补肾阴，药如旱莲草、女贞子、生地、山萸肉、山药之属。治标主要以化湿利水，药如茯苓、泽泻、滑石等；辅以宣肺理气，药如麻黄、桑白皮、苏叶等；清热解毒，药如金银花、连翘、金钱草、白茅根、瞿麦、萹蓄等；活血化瘀，药如丹参、益母草、泽兰、红花、丹皮等。此外，易感冒加荆芥、防风、桂枝等。

肾开窍于耳，肝开窍于目，"肝肾同源"，肾精充足则肝血亦旺，耳聪目明。若肾阴不足，水不涵木，肝阳夹内风上扰，肾窍不利而致耳鸣目眩。若肾病综合征患者病久不愈，阴损及阳，阳虚不化，清阳不升，则多伴有头晕、头痛，或水湿内留，发为心悸、水肿，或浊毒内蕴以致呕恶、腹胀、便秘者。久病之后，病邪入络，血不畅流，进而可见瘀血内阻之象，故以本（阴阳）虚标实（肝风、浊毒、瘀血）为其主要病机。治当培本兼治标。培本多以八味肾气丸，阴阳两补。治标则以桑寄生、天麻、钩藤平肝息风，以虎杖、大黄、泽泻等泻毒畅腑，以川芎、丹参、葛根等化瘀通络。久病患者在服汤药取效后可改汤为丸以收缓功，疗效稳定确切。

综上所述，杜雨茂教授在肾病综合征治疗过程中，立法遣药组方或补或泻、或通或涩、或甘或苦、或滋阴或温阳等均不离"背反谐同"之用药原则。

（五）土封肾藏，补脾强关

肾病综合征是多种肾脏病理损害所导致的严重蛋白尿及低蛋白血症为主要表现的综合症候群。蛋白属中医"精微"的概念，肾藏精，五行属水，若肾关不固则精微外漏；脾主输布人体所需精微，五行属土。古人有"水来土掩""培土封堤以固水关"的朴素哲学观念。从中医学的概念上讲，只有脾气健运，精微四布，肾关方固。杜雨茂教授也曾告诫："封土塞关不可不知！"[11]杜老临证所用培土之品多取四君子汤或参苓白术散的组方意义灵活化裁。

五、治疗肾病综合征的中西医结合思路

杜雨茂教授是当代著名的中医临床家，但他并不排斥西医，而且常常告诫我们要衷中参西、洋为中用。这不仅体现在杜老临床常用西药以治其标方面，更有意义的则是他能在审慎辨思中、西医理论的前提下遣方用药，且疗效显著。他曾说："尽管中、西医两个医药学理论体系和特点不同，但针对的对象（疾病）相同，目的一致，双方各有所长，各有所短，互有优缺。中医药工作者对待西医药学应本着衷中参西、洋为中用，他山之石可以攻玉，学习其优点和长处来补我之缺点和短处"[12]。由于肾病综合征的部分患者对激

素较为敏感，一般在应用激素后尿蛋白迅速下降，水肿也得到缓解。杜雨茂教授对这类患者的治疗，原则上多采用西药激素与中药联合应用，在这种中、西医联合治疗使尿蛋白转阴之后，激素逐渐减量，渐至完全撤除，而中药仍应坚持服用，直至病情完全缓解而不反跳为止。对那些激素不敏感的患者，则主张坚持中药治疗，亦能获得较好效果。通过临床观察证明，中西医结合治疗其疗效优于单纯地应用中药或单纯地应用西药。下面就杜教授在该领域的学术成就做以简介：

（一）宗于临床，辨思中西

肾病综合征的典型表现是高蛋白尿、高血脂、高水肿、低蛋白血症即"三高一低"，然其核心是高蛋白尿（主要是白蛋白）。因为大量蛋白丢失可致低蛋白血症；血浆白蛋白下降，脂蛋白代谢紊乱，从而形成高凝状态；血浆中的白蛋白缺失，血浆胶体渗透压下降，血管内的水向组织间隙移动故出现严重水肿；所以，对肾病综合征的治疗消除尿蛋白是关键。杜雨茂教授按六经辨证用药，调节六经对应的脏腑之气，以达到消除尿蛋白的目的。杜老喜用黄芪、太子参、白术、薏苡仁、茯苓等补太阴（肺脾）之气，用天冬、麦冬等益心（少阴）气，用菟丝子、芡实、荜澄茄等固肾（少阴）气，用白芍、柴胡、吴茱萸、黄连、苏叶等调厥阴（心包、肝）之气。总之，杜雨茂教授喜用补气之品，辅以理气之药治肾病，治疗蛋白尿每有奇效。正是中医学"气可摄精（蛋白质）"理论的具体运用，也是他衷中参西学术思想的鲜活体现。

传统中医学的"尿血"主要指肉眼血尿，而现代肾病临床经常出现尿检隐血阳性。杜雨茂教授对尿检红细胞升高与隐血阳性的治疗各不相同。对前者多用传统的止血药，如大蓟、小蓟、炒蒲黄、茜草炭、藕节炭等；对后者［（尤其是隐血（＋）且顽固难消者）］多用活血通络药，如三七粉、生茜草、地龙、生蒲黄、益母草等。西医学认为，尿检隐血阳性与红细胞破裂后血红蛋白渗出有关。动物实验也证实：血液黏稠度增高，肾小球内血流阻力增大或肾瘀血，以致红细胞挤压破裂及肾脏内皮细胞损伤，通透性增高，则尿检出现隐血阳性[13]。杜老用活血化瘀通络法治疗肾病尿检隐血阳性正是"参西"思想与"衷中"思想有机结合的成果。

杜雨茂教授从临床观察中还发现，西药糖皮质激素类似于中医温阳之品。长期、大量应用糖皮质激素后产生一系列的阴虚内热征象。因此，对于已长期使用激素的患者来诊，他在辨证用药过程中，多投以女贞子、生地、知母等滋阴清热之品，而慎用辛燥温阳之药。

杜雨茂教授提出临床对肾病综合征的总的中西医结合治疗原则是以中医六经辨治为主。其中对激素及（或）免疫抑制剂尚有一些效果的，在应用中医六经辨治的同时，可按照常规将西药逐步减量以至撤除。对于激素和免疫抑制剂、细胞毒类西药完全抵抗者，则除激素逐步减量至撤除外，其余的可予以减掉，专从六经辨治。

（二）谨防叠加，慎避抑制

中西医结合用药的药效反应也是值得注意的问题。其一是药效相互叠加的问题。用药应有限度，既不能不及，亦不可太过，不及则病情不除，太过则容易生变。故而，应充分考虑中西药合用后对机体的影响。

一般而言，中西药联合应用后易产生叠加作用，若药重而病轻，则对人体产生毒害。杜雨茂教授在治疗肾病综合征时，若中药仍依水肿而辨，给予力量较强的利水之品，西药的利尿剂则减量服用，以避免患者在短时间内尿量大增，造成机体的电解质紊乱；再如西药已给予了足量的激素，而中药则极少给予大辛大热，强壮温阳之药，以避免机体的阴液耗伤，从而出现较为严重的毒副作用等。总之，应平衡中、西药用量，做到有理、有利、有度、有节地给予配合。

所谓中、西药的相互抑制，即中、西药联合应用后，药效降低或丧失。若要克服此弊，就要充分了解中医药的功效，不可盲目应用。杜雨茂教授在治疗肾病综合征时对激素的运用很注重分期、剂量，对中药的运用注重药味、药量，恰当地给予配合。如患者初诊时有大量的蛋白尿时，可以足量的激素辅以中药治疗，在蛋白尿逐渐减少的过程中，逐步加强中药力度，递减激素用量直至全撤。

（三）西药动证，中医辨治

关于西药应用之后中医证型改变的问题，患者在未用西药之前，与已应用西药之后其表现大不相同。从中医角度分析，其病证已发生了较大的变化，其治疗亦应灵活变通。如患者初起表现为阳虚水泛证，但当用过一段激素及利尿剂后，有一部分患者的阳虚征象消失，而出现了阴虚的见证，甚至有患者完全转化为阴虚证，对此应如何处理？杜雨茂教授认为："激素类药物具有阳热散发之性，易于伤阴助热之故。[12]"常根据患者目前的临床表现辨证论治，投以滋阴清热之品为主，再加入桑寄生、杜仲、川断等补益肾气之品。若患者是素体阳虚证，服用激素阴虚证候加重，补益肾气之品更不可缺，以避免因外源性肾上腺皮质激素的摄入而致肾上腺萎缩。

（四）中医护航，不惧"反跳"

根据西医的观点，运用激素对肾病综合征的治疗，尿蛋白降至 0.3g/d 以下，改为隔日给药至 8 周或 12 周后，激素开始减量，从最大量减至维持量。因长期运用大量的激素治疗后，反馈性地抑制了垂体－肾上腺皮质，使患者不同程度地出现肾上腺皮质萎缩、功能低下。因此在激素的减量过程中，机体可能出现一系列的不适反应，部分患者可出现"反跳"现象。杜雨茂教授充分发挥中药的替代激素作用，以增强肾上腺皮质功能，阻止因减撤激素引起的反跳，缩短维持量时间，使激素减撤安全顺利。

由杜雨茂教授大量的医案可见，在激素开始减量时运用补气健脾药（黄芪 30g，党参 12～18g，白术 9～15g，茯苓 15～30g，炙甘草 5g），并加入温补肾阳药（如菟丝子 15～20g，补骨脂 12g，淫羊藿 12～18g，肉苁蓉 12g，巴戟天 15g 等）；至激素维持阶段，以调补少阴，填精温阳为主，拟方以金匮肾气丸加补骨脂、肉苁蓉等。绝大多数患者，经如此治疗后可顺利渡过激素减量关，即使在停用激素后也较少有反跳现象。

"衷中"为主"参西"为辅，是杜雨茂教授治疗肾病综合征的一大特色。杜老医案给笔者的启示是：为适应现代医学及人民健康的需要，中医人要努力学习现代医学理论，尊重并研究现代医学的新成果，再以中医学的思维方式，结合中医辨证论治的理论遣方用药，进而发展中医，提高中医药疗效。诚然，中西医结合的道路仍很艰难，至今还没有一套成熟的理论诞生。就肾病综合征而言，目前也未找到能完全取代激素的中药。中医人任重而道远。正如杜老所言："要做中西理论与实践的结合，那还要通过长时间的钻研和实践才能逐步实现。"[13]

六、小结

杜雨茂教授出生于中医世家，从医、从教近 60 载，治学严谨，学验俱丰，是国际国内著名的伤寒学者及中医临床家，长期致力于肾脏疾病的中医诊疗研究，擅长运用经方辨治多种慢性肾脏疾患，形成理、法、方、药一线贯穿的肾脏病六经辨证论治体系，使仲景的六经辨证理论在肾脏病的辨治中具体化，其成就斐然。本文分别从杜雨茂教授学术思想基础、对肾病综合征的认识、对肾病综合征的辨治特点、对肾病综合征的用药思路、对肾病综合征的中西医结合思路等诸方面进行深入分析，探讨杜雨茂教授运用经方为主辨治肾病综合征的学术思想特色。

参考文献

[1] 邹纯朴.《黄帝内经》对水肿病的认识[J].陕西中医,2008,29(12):1690 - 1961.

［2］姜德友,王兵,李杨.水气病源流考［J］.中华中医药学刊,2009,27(12):2479－2482.

［3］符逢春.肾病综合征治验录［M］.太原:山西科学技术出版社,2010:281－283.

［4］杜雨茂.杜雨茂奇难病临证指要［M］.北京:人民军医出版社,2011:24－26.

［5］李志安,田艳华.杜雨茂教授治疗肾病经验介绍［J］.新中医,1999,31(9):12－13.

［6］王宗柱.杜雨茂教授重脾胃学术思想初探［J］.陕西中医学院学报,2010,33(4):23－25.

［7］张景岳.景岳全书［M］.北京:人民卫生出版社,1988:111.

［8］李梴.医学入门［M］.北京:人民卫生出版社,1989:236.

［9］杜雨茂.中国百年百名中医临床家丛书:杜雨茂［M］.北京:中国中医药出版社,2003:26.

［10］杜雨茂.原发性难治性肾病综合征的辨证论治思路与方法［J］.陕西中医学院学报,2010,33(4):1－5.

［11］张喜奎,杜治琴,杜治宏,等.杜雨茂肾病临床经验及实验研究［M］.世界图书出版公司西安公司,1997:49.

［12］杜雨茂.中国医药学是国粹前途光明［J］.陕西中医学院学报,2012,35(6):1－3.

［13］赵书哲,韩武斌,彭贤林.高原部队军人血尿146例分析［J］.南方国防医药,2004,1(3):302－303.

［2013 届研究生陈新海硕士论文(节选),指导老师董正华］

第二节　通过对三泻心汤组方分析管窥杜雨茂教授"背反谐同"用药思路

摘　要:本文通过介绍杜雨茂教授对半夏、生姜、甘草三泻心汤组方的独特认识，结合其他医家认识的对比研究，以探讨杜雨茂教授"背反谐同"的用药思路。

关键词：泻心汤；杜雨茂；背反谐同；组方

陕西省名老中医杜雨茂教授是全国著名的伤寒学家，陕西省伤寒论重点学科首任学科学术带头人，被海外誉为"伤寒西派领袖"[1]。杜雨茂教授研究及应用仲景诸方，深受其中三泻心汤、乌梅丸、肾气丸等诸多相反相成、相辅相成配伍的启示，结合自己的实践经验，杜老认识到，人体脏腑的气机变化，无时无刻不在进行着升降出入。生理情况下，各脏腑经络属性不同，各有特点。或以升为主，或以降为要，即使同一脏腑，亦存在着相互对立的两个方面。升中有降，降中有升，收中有敛，散中寓收。这种相反相成的关系共处于一个统一体中。而疾病过程中，正是打破了这种平稳状态，病变的性质就很难划一，在受邪后极少出现纯寒纯热或尽阴无阳的病机，往往是寒热错杂，虚实并见，表里互病，阴阳俱损，气血同伤，升降齐乖。治病疗疾偏执一端，则效必不佳。治当顺乎人之生理及病理实况。故在治疗时就应攻中有补，补中寓攻，收中寓散，发中有敛，升中有降，降必配升，清中有温，热中伍凉，阴从阳平，阳依阴藏，始合自然。故提出"背反谐同"的治疗原则[2]。并用之指导临床疑难病证的辨治，获得满意的效果。笔者作为杜老再传弟子，有幸随师学习，常获亲炙。谆谆教诲，犹聆于耳，字字批嘱，仍在眼前。杜师已故去再月，其学术思想却仍日日惠及众患。兹笔者不揣谫陋，妄从杜师教授三泻心汤组方之法，以管窥杜老伤寒思维之门径。现对杜老"背反谐同"学术思想的认识体悟浅析于下，以求正于同道。

一、三泻心汤配伍意义

1. 方组论述

半夏泻心汤是治疗寒热错杂痞证的基础方。其所治原系小柴胡汤证误行泻下，损伤中阳，少阳邪热乘虚内陷，以致寒热错杂之心下痞证。半夏降逆止呕，芩、连清热泄痞，干姜、甘草温中，人参、大枣益气。组方意义，即苦以泄热，辛以开结，甘以补虚。半夏、生姜、甘草泻心三方的药物基本相同，只不过甘草泻心略增甘草用量，生姜泻心加入一味生姜而已。由此可见，半夏泻心又应是三泻心汤的基础方[3]。三方的组方原理同出一源。

2. 历代医家之观点

经查阅诸家著述，大多医家认为该方为小柴胡汤之变方，以"寒热错杂，阻于中焦"来解释，称之体现了和法。如柯琴《伤寒附翼》有云："泻心汤方，即小柴胡去柴胡加黄连、干姜汤也。"[4]又如陈修园《长沙方歌括》中写道："君以半夏者，……亦即小柴胡汤去柴胡加黄连，以生姜易干姜是也。"[5]再如现代医家刘渡舟明确指出："半夏泻心汤是七味药组成的，实际上就是小柴胡汤减去柴胡，加上黄连，生姜变成干姜，换了一味药，改了一味药。"[6]前有柯韵伯、陈修园倡导，后有刘渡舟认同，故顺理成章将此三方列入《方剂学》教材的"和解剂"一章中。

然而"寒热错杂"之释义太过抽象，在此方证中，何谓寒热，何谓错杂，何谓阻于中焦？又是如何牵扯到"和解剂"的？此些问题均无法深层去推敲。

3. 杜师之观点

小柴胡汤，以柴胡为君药，味苦性平，气质轻清，功善疏解少阳，透达经中邪热，畅利枢机。正因为有此君药之存在，方可体现其和解少阳的组方意义，顺而归于和解剂。然假若以柯、陈等之观点，三泻心汤乃小柴胡汤去柴胡之组方，则失去了和解剂的意义，更不能算是和法。因此，以和法解释此方为小柴胡汤之变方，就失去了理论依据。

杜老曾在审阅笔者论文时，特别批注了半夏泻心汤的组方原理："半夏、生姜、甘草三泻心汤是仲景取大黄黄连泻心汤和理中汤巧妙化裁而来。如用芩、连，去大黄，是因有太阴之虚；用理中汤去白术，是使热邪自有去路，勿使过剂损正和闭门留寇。"由此可知，杜老认为三泻心汤的组方，乃是理中汤与大黄黄连泻心汤合方化裁得出的新方。用理中汤其用意在于温中散寒，调补脾气。反观此三方证之下利是与胃肠中留有邪热有密切关系。治疗时为防止邪恋不去之患，不宜健脾止利，关门揖盗，故减去白术。配伍大黄黄连泻心汤，是因为希望能够借黄芩、黄连清热坚阴之功，清热消痞，而又忌大黄苦寒泻下之效，加重此三证中之下利，怕用大黄会重创脾阳，加重病情，故减去大黄。之后又增加辛温质燥体滑之半夏，用以和胃降逆止呕，散结消痞，再加健脾胃之大枣，共成良方。以期达到散结消痞，补气健脾，调中治利，温中散寒，清热坚阴之功。该三泻心汤方，消补兼施，清温并举，药物各司其职，相反相辅，故而此三泻心汤证之病机为脾寒胃热，属于太阴阳明合病，并不属于少阳证，更非和解剂。

二、杜师"背反谐同"用药思路

1. 从三泻心汤到"背反谐同"

通过对三泻心汤之组方意义的思辨，从中可以窥测出杜雨茂教授"背反谐同"用药思路的一些线索。杜老分析经方之配伍意义时，首先从其所治证的最根本的阴阳、表里、寒热、虚实等八纲辨证的方面去着眼。

阴阳失调是疾病的最根本的病机，临床上主要用阴阳二气对立制约和互根互用关系的失调来阐释寒热虚实及动静失常等病变机制。阴阳失调的病机虽然是复杂的，但其中最基本的病机是阴阳的偏盛和偏衰。阴阳偏盛不仅可以导致相对偏弱的一方被压制，也可以造成阴阳之间的格拒或者转化；阴阳偏衰不仅可以使阴阳之间互相损减，也可以导致亡阴或者亡阳。

病位的表里是一个相对的概念，所指的病变部位并不是固定不变的。邪气旺盛，正气损耗，正气抗御邪气无力，不能阻断病情的发展，则病可由表内传入里。反之，若正气来复而旺盛，邪气见衰，则在内之病可由里出表。在一个疾病发展过程中，不论总的趋势是趋于痊愈，还是走向重危，往往正胜邪退和邪胜正虚总是不断交替出现的，这不免会对实时对证治疗的准确性造成一定的影响。故在诊治疾病过程中见微知著、因势利导，这其中也多含有"背反谐同"的寓意。

疾病的症状表现中寒热是最为直观的确定疾病阴阳属性的指标。是机体阴阳失调所导致的两种性质相反的病机。"阳盛则热，阴盛则寒""阳虚则寒，阴虚则热"。因此，寒热的转化，实际是由阴阳的消长和转化所致，也必然要涉及虚实的转化，出现寒热虚实错综复杂的病机转化。

虚实消长决定于邪正的盛衰。当平衡被打破时，虚实就会相互转化。在虚实的转化过程中，更多的情况是虚实皆有的虚实错杂证。在疾病的发展过程中，若非正复邪退、疾病好转和向愈，则往往会最终导致正气日衰、邪气益盛，产生恶性循环，最终病情迁延发展乃至发生危重证候，继而死亡。

因为疾病的阴阳、表里、寒热、虚实无时无刻不在变化之中，所以在辨证治疗的时候若非纯寒、纯热、纯虚、纯实、纯表、纯里之证，使用针对单纯病性的方药即可对证治疗之外，则最妥善的治疗大法就是要采取相应的"背反谐同"的治疗原则才能够一举扫除病患，防止治病留邪，避免疾病迁延难愈。

2. 从"背反谐同"到三泻心汤

杜老提出的"背反谐同"学术思想，认为人体脏腑的气机运动无时无刻不在升降出入。各个脏腑的生理属性和功能特点互不相同，多种相反相成的协调关系共同维持着人的生命机能。而疾病状态正是这种协调关系失衡的结果。这种病理状况在脾胃病的治疗处方时尤为明显。临证时每仿半夏泻心汤类法，以辛开苦降，补消并用，升降同施，寒热齐投，使组方背反谐同而疗效精良。

脾胃乃一身气机之枢纽，二者一纳一化，一升一降，构成"后天之本"蓬勃生机，而敷布精微于全身。脾升则健，胃降则和，若脾胃功能失常，则升降之机紊乱，清阳之气不能输布，水谷精微无以化纳，浊邪上逆，中气下陷，气血逆乱，清窍失养，诸症由生。上可见眩晕，撑胀，胸痞，呕吐，呃逆，面目浮肿。下可见泄泻，便秘，腹满，气坠，身重，脱肛。故杜老提出："治此当顺应脾胃生理特点，以性味相异之药有机配伍，各司其属，斡旋升降，举清泄浊，调理脾胃。"[7]其极为崇尚仲景半夏泻心汤法，认为此法辛开苦降，升清降浊，恰合升降乖逆之病机。法取姜、夏之辛热，能开能宣，开宣则脾气得以升散而行运化之能；芩、连苦寒，能降能泄，降泄则胃气通畅而可司受纳之职；参、枣甘温，培补中气，中气旺则能脾升而胃降。临床每遇胃脘痛、痞满、腹胀、呃逆、肠鸣下利等证属寒热错杂，脾胃失和，气机逆乱者均宗此法之旨化裁，疗效卓然。

3. 病案举隅

王某某，男，46 岁，工人，患泄泻 3 月未愈，经屡用抗生素及中药多剂治疗乏效而求治于杜老。症见大便呈稀糊状，色黄，无脓血及后重感，每泻前即腹痛、肠鸣，泻后稍舒，伴嗳气、腹胀、食欲减退，口苦而黏腻，舌尖红苔满口，脉细两寸弱。此为脾虚有寒，中气下陷，胃蕴郁热，斡旋气机。处方：姜半夏 10g，党参 15g，黄连 4g，黄芩 6g，干姜 9g，大枣 5 枚，苍术、白术各 7g，茯苓 10g，扁豆 12g，煨诃子 12g，焦楂 15g，厚朴 10g。6 剂。

复诊：嗳气停止，腹胀甚微，泄泻减轻，脉如前。上方加广木香 5g。6 剂而愈。

三、结语

杜老不盲从前人的学术观点，能够独立发现问题，思考问题，并最终因此创立出"背反谐同"的新学术观点，与其深厚的仲景学术功底是分不开的。"背反谐同"原则的实质，是针对各司其职却稳定有序的生理本性及胶着缠绵且复杂多变的病情实况，本着整体观念和辨证论治精神，采取的遣方用药虽相反相成却和谐统一、配伍组方既异曲背反又谐同划一的治疗疾病时所遵循的基本原则。杜师临床善以该思想指导下的配伍组方，充分顾及了脏腑功能的特性，对病机进行多点调控，取效往往效如桴鼓。此值得我们每一位后学者深思并学习。

参考文献

[1] 杜雨茂.伤寒论释疑与经方实验[M].北京:中医古籍出版社,2004:233.

[2] 杜雨茂.中国百年百名中医临床家丛书:杜雨茂[M].北京:中国中医药出版社,2003:65-66.

[3] 南京中医药大学.伤寒论译释[M].4 版.上海:上海科学技术出版社,2010:33.

[4] 柯琴.伤寒来苏集[M].北京:学苑出版社,2009:307.

[5] 陈修园.长沙方歌括[M].上海:上海中医药大学出版社,2006:58.

[6] 刘渡舟.刘渡舟伤寒论讲稿[M].北京:人民卫生出版社,2008:177.

[7] 王宗柱.杜雨茂教授"重脾胃"学术思想初探[J].陕西中医学院学报,2010,3(4):24.

[2014 届研究生步凡,指导老师董正华.《2013 中华中医药学会仲景
学术分会年会论文集》:343.]

第三节　杜雨茂教授"背反谐同"学术思想研究

杜雨茂教授是中医肾脏病领域的医学大家，也是《伤寒论》学的著名学者。其在诊断和治疗肾脏病的时候提出著名的"肾病当从六经论治"的理论，在治疗奇难病时提出"圆机活法方不拘一""先天性疾病并非皆不可治""五夺并非皆不可泻"等论断，用之临床每每取得良效。究其原因，是因为杜老在诊治奇难顽疾的长期

临床实践中总结提出了"背反谐同"的组方理论与原则，并用以指导临床，配伍组方。其为临床治疗学另辟蹊径，受到中外医学界同道的关注和认可。

"背反谐同"学术思想是杜雨茂教授学术思想的精华所在，是其毕生临床用药经验的浓缩。杜雨茂教授在诊断和治疗疾病时有自己独到的思维见解和独特的组方用药原则，这一点亟待发掘整理并继承发扬。

一、"背反谐同"学术思想阐释

（一）"背反谐同"的含义

背反谐同，《说文解字》曰"背，脊也""反，覆也"。背反，亦作"反北"；背叛，违背，相反之意。谐同，杜老曾作"偕同"，后经过反复斟酌，认为和谐的"谐"更加符合本意，谐同即谐调一致，和合共同之意，指互相配合。背反谐同，字面意义为性质相反的事物配合使用，却能够谐调一致，相互配合，达到和合共同的效用。而实质上，杜老不用"相反相成"的既有定义释名，而另行创立该词之意，是因为杜老平日诊治大多为病机复杂多端、病程持久、正气不足、病邪缠绵的慢性或奇难疾病患者。"背反谐同"思想在组方配伍上，即是在面对此类病患时，针对各司其职却稳定有序的生理本质及胶着缠绵且复杂多变的病变机理，本着整体观念和辨证论治精神，在"未病先防，既病防变"思想的指导下，采取的一种遣方用药虽相异相反却和谐统一，配伍组方既殊途背反又划一同归的治疗疾病时所遵循的"异曲同工"辩证唯物主义和谐观的基本原则。在治疗方法上，一方面，该指导思想是针对同一疾病个体中表现出的不同性质的病证进行遣方用药的原则，另一方面，该指导思想又是针对同一疾病个体中表现出的某一病证进行正治与反治配合应用的治疗原则。杜老组方选药的配伍除了攻补兼施、寒热并用、刚柔相济、表里双解等组合以外，尚有并非对立药性的药物组合配伍以求达到治疗之时多方兼顾的效果。这些配伍形式就不是"相反相成"所能概括的。"背反谐同"不是单纯的"相反相成",亦不是简单的"相反相成"与"相辅相成"的罗列组合,而是一种既包括了组方用药的配伍原则,又包含着"未病先防,既病防变"治未病思想的治疗原则,以期达到"阴阳和合,以平为期"中医动态平衡观的一种辩证的思维方法。

杜雨茂教授认识到,人体脏腑的气机变化,有如天地自然一般无时无刻不在进行着升降出入。正如《素问·六微旨大论》[1]373所说:"是以升降出入,无器不有。"人体无时无刻不在进行着升降出入的气机运动,五脏六腑及上下诸窍各有其不同的特点,况且病人体质各异,在感受外邪时也极少会出现纯寒纯热或纯阴纯阳的病机,除却纯粹单一的寒热虚实等证型外,往往是虚实兼夹,寒热错杂,气机运行失司,表里内外齐发,故在治疗时就应攻补兼施,收散协同,升降相伍,寒热相佐,阴阳调和,始得自然[2]。

"背反谐同"学术思想,是建立在中医动态平衡观基础上的一种理论表达,就如科学仪器粗调后的微调,是针对疾病机理冗杂的特点而采取的一种更精确的针对性的处方治疗思维。阴阳的矛盾变化产生了动态,五行的相互制衡和相互生长构成了平衡,阴阳五行在中医哲学中的运用,即中医的动态平衡观。追求平衡和寻求变化是中医古代思想家对医学最宝贵的贡献。中医学思维的根本出发点在于强调"内在的转化,转化的目的是生",即生命的本质。这也就是"背反谐同"思想的理论本质。

"背反谐同"学术思想的理论根基,当首源于《黄帝内经》中提出的某些有关反向思维进行疾病治疗的方法。如《素问·至真要大论》[1]513中指出:"诸气在泉,风淫于内,治以辛凉,佐以苦甘……热淫于内,治以咸寒,佐以甘苦。"《类经·天地淫胜病治》注[3]:"风为木气,金能胜之,故治以辛凉,过于辛,恐反伤其气,故佐以苦甘,苦胜辛,甘益气也……热为火气,水能胜之,故宜治以咸寒,佐以甘苦,甘胜咸,所以防咸之过也,苦能泄,所以去热之实也。"又如《素问·六元正纪大论》[1]423中提出"用寒远寒，用凉远凉，用温远温，用热远热"的理论等，在里面都包含有逆向思维的特点。为后世实践与发展"背反谐同"的用药配伍提供了思维线索。

中医学认为自然界一切都是由气组成的，人是由阴阳二气中的精微之气交感化生的，故人体阴阳之气的升降出入运动是否顺应天地自然，是否协调平衡，就直接关乎人体生命进程是否健康发展。

中医学从精气学说的永恒运动理论出发，认为自然界一切事物与现象，全都包含着相互对立的两个方面，并认为两者必须保持动态平衡关系，才是正常状态。人体的阴阳之气在自然界的大环境下，保持一致的在相对平衡的范围内进行不断的运动变化。这是正常的人体气机活动。假如人体气机升降出入出现了问题，疾病也就随之而来。

在中医学的认识中，疾病的本质是人体阴阳不平衡，或气机运行不能协调有序而造成的。所以《素问·生气通天论》[1]17说："阴平阳秘，精神乃治；阴阳离决，精气乃绝。"无论什么病，中医学都认为应该用相应的阴阳不平衡来解释。中医认识到疾病并不是单纯的某一脏腑出现问题造成的，而是多种脏腑经络运行时出现的协调障碍所产生的疾病。有的表现症状比较单纯，仅表现为一个脏腑出现问题，但更多情况下，每一个协调障碍的相关脏腑都会表现出相应的症状出来。这是一种反常态的多重矛盾同时共现的疾病特征的表达，反映在阴阳特质中即是阴阳之中还可再分阴阳。在这种情况下，我们不能只静态化的去针对主证所指向的单纯某一脏腑去靶向定位，而是应该动态地运用"背反谐同"思想为每一处失衡点调整阴阳，恢复平衡协调，是治疗的基本原则。正如《素问·至真要大论》[1]510所说："谨察阴阳所在而调之，以平为期。"这就是说根据阴阳偏盛偏衰的病变，采用调整阴阳，补偏救弊的方法，以恢复阴阳的相对平衡为治疗目的。这也就是杜老运用"背反谐同"学术思想治疗疾病想要达到的治愈状态。

（二）"背反谐同"学术思想溯源

任何一种学术观点都不是主观臆造的。它们都是在历史的长河中经过时间的筛选和不断实践，通过它自身的辩证否定，变革及自我扬弃下的继承和发展中不断衍化而最终形成的。"背反谐同"学术思想的确立，从外在客观方面经历了古代哲学矛盾观的萌芽阶段，及后世哲学矛盾论和医学界"相反相成""相辅相成""未病先防，既病防变"等理论的交叉延展，并吸收了西方医学思维方法中的特点；从内在主观方面经历了杜雨茂教授年少时的文化修养及长期临床实践对医药观念的不断认识，才最终形成的。

1. 外在客观方面

外在的环境在一定程度上决定着新事物的产生、发展与演变。杜雨茂教授"背反谐同"理论产生的源流，主要体现在以下 4 个方面。

（1）传统哲学体现"辩证矛盾"。中医学的最主要的特点有两个，一个是"整体观念"，另一个是"辨证论治"。这恰恰和中国传统哲学相呼应。在中国古代哲学中，不仅有丰富的系统整体观——"天人合一"思想，而且还有丰富的辩证矛盾的观念——用"有两""有耦""有对"来指代矛盾是事物普遍存在的现象；用"相形相生""相依相济""一分为二""合二而一""相反相成"等来阐明矛盾双方的辩证关系及其在事物运动发展中的作用；用"执两用中""和而不同"的态度和方法来对待和处理矛盾[4]。从辩证法思想角度看，中国传统哲学与马克思主义哲学有许多共同之处，这为马克思主义哲学的中国化奠定了深厚的思想文化基础，同时也为杜雨茂教授在具有辩证唯物主义思维特点的辨证论治理论指导下创立并发展"背反谐同"学术思想打下了基础。

（2）古典思想蕴涵"对立统一"。"相反相成"是指相互对立的事物有相互依赖、相互影响、相互制约并且相互促成的特点。其首次提出是在《汉书·艺文志》[5]中："仁之与义，敬之与和，相反而皆相成也。"《老子》《孙子兵法》等中国传统文化典籍也多处阐述了矛盾对立双方在一定的条件下相互依存、相互渗透、相互转化的原理和思想。毛泽东主席在其著作《矛盾论》中也多次引用其中的"相反相成"等观点来说明矛盾对立统一原理。"相辅相成"出自明代张岱《历书眼序》[6]一书:"诹日者与推命者必相辅而行,而后两者之说始得无蔽。"解释为:辅,辅助,帮助。指两件事物互相配合,互相补充,缺一不可。"相反相成"和"相辅相成"都有相互促成的意思。但相反相成重在"相反"上,即两个事物是矛盾对立的;"相辅相成"重在"相辅"上,即两个事物是相互补充、相互配合的。

杜雨茂教授在"相反相成"与"相辅相成"理论的基础上,经过临床实践,提出了"背反谐同"学术思想。其之所以能够提出"背反谐同"的学术思想,很大程度上与其本质上是一位临床医学家是分不开的。具有相反药性的中药在同一疾病的治疗过程中配合使用是否合理,自古就充满着争议。因为相反的药性很大程度上会使某些药物的某些功效减弱,甚至会产生毒副作用。所以,难以单纯从理论上去推导证明。医学是一门实践科学,必须要在临床实践中去证明其理论的可行性和科学性。临床医学家只有在不断摸索探讨反思的实践过程中,才能够逐渐地积累并确定某些药物在治疗某些疾病时使用一定的配伍比例能够产生某些特殊的功效,继而得以在治疗一些疑难杂病时取得显著的疗效并开辟新的治疗思路。

(3)中医养生重视"防微杜渐"。中医学历来重视疾病的预防。"治未病"的概念最早出现于《黄帝内经》,在《素问·四气调神大论》中提出:"是故圣人不治已病治未病,不治已乱治未乱,此之谓也。夫病已成而后药之,乱已成而后治之,譬犹渴而穿井,斗而铸锥,不亦晚乎?"形象生动地指出了"治未病"的涵义。

"治未病"针对"未病""欲病""已病"3种状态,具有以下4个作用。一是未病养生,防病于先;二是欲病施治,防微杜渐;三是已病早治,防止传变;四是瘥后调摄,防其复发。

杜老在《中国百年百名中医临床家丛书·杜雨茂》一书中提到"背反谐同"学术思想时，专门针对"治未病"强调："治病疗疾偏执一端，则效必不佳，甚或旧病未除，新病又起。"由此可以体现"背反谐同"学术思想中蕴涵着"未病先防，既病防变"的中医预防养生学思想。

（4）时代背景造就"衷中参西"。随着时代的发展，中西方文化的交流，中医学者或多或少地受到现代西方医学的影响。清朝末年，中医界已有唐宗海著的《中西汇通医经精义》、张锡纯著的《医学衷中参西录》等中西医互参的萌芽产生。作为一位家传师授的老中医，杜雨茂教授曾到原西安医学院附属医院对西医学进行了系统的进修学习；在日常工作中，订阅学习《国外医学·中医中药》分册，其内容大多翻译自日本学者研究运用中医药的资料。可见，杜老作为名老中医，其思想并不保守，衷中参西，与时俱进，善于吸收新的知识。这也为其后来萌生并逐步完善"背反谐同"学术思想奠定了基础。

2．内在主观方面

杜老"背反谐同"组方用药的根源，可归结到文化修养、体悟经典和迎难而进等3个方面。

（1）秉承家学注重修养，谦和仁爱圆机活法。杜雨茂教授出身中医世家，成长在一个富有传统文化氛围的家族中，"以和为贵"的传统观念从小就在其脑海里留下了深刻的烙印。处事总能广闻众言，协调诸方，公正守规，兼顾全面；诊病之时，人地时病，条析缕辨，机因症治，全面合参；及至从教，又能关心提携，严谨治学。由此观之，杜老在辨证施治处方用药的时候，能够把思路放在"汇通阴阳，以法和之"的"背反谐同"之上，就是顺理成章的了。

（2）继承发扬仲景学术，注重平衡机体阴阳。杜雨茂教授是全国著名的伤寒学家，陕西中医学院伤寒论重点学科首任学科学术带头人。他对仲景学术理论具有深厚的造诣和独到的见解。先生精研伤寒之学，辨析仲景方证，体会到其理其方之所以能历千百年而效验不衰，是由于其正确地揭示了人体生理病理状态下实际存在的复杂矛盾关系。《伤寒论》第58条告诉我们，一切疾病不论表现出的症状怎样，其产生的病理基础始终都是阴阳失调，而只要能够调理阴阳，达到"阴阳自和""阴平阳秘"的状态，机体就会康复。然而《伤寒论》第16条告诉我们，疾病并非全部都按照我们事先预想的那样去发展，我们身边遇到的很多都是病情错综复杂、难以归经的疾病，都需要具体情况具体分析，辨证论治，区别对待。这种"祛邪"与"扶正"并举，"发汗"以治其"汗出"之效，即蕴含着"背反谐同"的原理[7]。生理上，人体脏腑经络各有特点，属性不同，但处在一个相互协调的环境下。在疾病状态下，由于致病因素的作用，机体相成共处的协调关系遭到破坏，从而导致脏腑经络气血阴阳的失调，形成了矛盾更为复杂的病机病理。

（3）擅长诊治疑难杂病，临床体悟灼见真知。杜雨茂教授善于诊治病程长、病情复杂的疑难疾病。所谓疑难疾病，则几乎皆是病机复杂多变，而并非纯寒、纯热、纯虚、纯实之类的单一病机的疾病。杜老在临床不断诊治疑难疾病的过程中，通过长期的摸索积累等实践活动，逐渐产生出了专门针对这些复杂多变的疑难病，采用升中有降，降必配升，收中寓散，发中有敛，攻中有补，补中寓攻，阴从阳平，阳依阴藏，清中有温，热中伍凉等法则进行治疗的"背反谐同"治疗原则。无处不阴阳，无处不升降，背反谐同法的应用，为病机气血阴阳错杂之证提供了很好的治病思路[8]。又如杜老针对高脂血症以心、肾、肝、脾亏损为主的本虚，与内在痰湿、血瘀、气滞及邪热的标实，提出必须兼顾补肾清肝、活血通络、化瘀消积、化浊降脂的独具"背反谐同"特色的治疗原则。

（三）"背反谐同"学术思想的形成

杜雨茂教授在《伤寒论》学术上的造诣颇深。他研究及应用仲景诸方，深受半夏、生姜、甘草三泻心汤，乌梅丸，肾气丸等诸多相反相成、相辅相成配伍的启示，并结合自己的长期实践经验认识到，人体脏腑的气机变化，有如天地自然一般无时无刻不在进行着升降出入的随机的气机运动。五脏六腑及上下诸窍各有其不同的特点，生理情况下，各脏腑经络属性不同，各有特点，虽各不相同但却能和谐融洽地共处一体。疾病过程正是打破了这种平稳状态，病变的性质就很难划一，除却纯粹单一的寒热虚实等证型外，往往是虚实兼夹，寒热错杂，气机升降逆乱，表里内外齐发，故在治疗时就应攻补兼施，收散协同，升降相伍，寒热相佐，阴阳调和，始得自然[3]。

杜老曾在审阅笔者论文时，对半夏泻心汤的组方原理进行了特别批注："半夏、生姜、甘草三个泻心汤是仲景选取大黄黄连泻心汤和理中汤两个方子巧妙化裁而来。方中用黄芩、黄连而去大黄，是因为太阴有虚；用理中汤去白术，是为了使热邪自有去路。勿使过剂损正和闭门留寇。"由此可知，杜老认为三泻心汤的组方，乃是理中汤与大黄黄连泻心汤合方化裁得出的新方。用理中汤之意在于温中散寒，调补脾气。反观此三方证之下利是与胃肠中留有邪热有密切关系。治疗时为防止邪恋不去之患，不宜健脾止利，关门揖盗，故减去白术。配伍大黄黄连泻心汤，是因为希望能够借黄芩、黄连清热坚阴之功，清热消痞，而又忌大黄苦寒泻下之效，加重此三证中之下利，恐用大黄会重创脾阳，加重病情，故减去大黄。之后又增加辛温质燥体滑之半夏，用以和胃降逆止呕，散结消痞，再加健补脾胃之大枣，共成良方。以期达到散结消痞，补气健脾，调中治利，温中散寒，清热坚阴之功。三泻心汤方，消补兼施，清温并举，药物各司其职，相反相辅，故而此三泻心汤证之病机为脾寒胃热，属于阳明太阴合病，并不属于少阳证，更非和解剂。通过对寒热错杂三泻心汤之组方意义的思辨，从中可以探索出杜雨茂教授"背反谐同"用药思路的一些线索。

在对仲景学术及方药半个多世纪以来独到的体悟之下，杜老对人体生理病理有了深刻的认识。人体的脏腑结构形态各异，活动规

律也各不相同，运动的代谢机能及生理征象也各有不同的特点。不
论是脏腑之间进行生理活动的相互配合如脾主升清，胃主降浊；还
是相同的脏腑内部进行着迥然有异的生理机能，如肝主藏血，又主
疏泄。均都能体现出在一个统一体中的阴阳之间同时蕴涵着对立制
约与协调平衡的关系。《道德经》第四十二章中曰："万物，负阴
而抱阳，冲气以为和[9]。"将阴阳的"和"视之为万物化生必经的
环节；儒家《中庸》第一章中，以"中庸"立论，谓"和也者，
天下至达道[10]"。随着阴阳学说在诸子百家时期的盛行，先哲们试
着用"阴阳合和"或是"阴阳和"等观点来阐释自然万物正常的
状态。如《淮南子·天文训》中说："阴阳合和，而万物生[11]。"
《白虎通德论·封禅》也说："阴阳和，万物序[12]。"由此可见，
自然万物是否能生生不息且井然有序，其根本在于事物的内部阴阳
是否合和。《黄帝内经》中的"阴平阳秘"说，正是古代哲学"阴
阳合和"的观念向医学领域进行渗透的结果。《素问·调经论》中
提到："阴阳匀平，以充其形。"假如人体能够一直保持阴阳均衡，
则人即可"九候若一，命曰平人[1]323"，寿命无穷，永享天年。

　　然而疾病产生发展的过程，恰好打破了这种平衡的状态。除却
北宋张载《正蒙·太和》中提到的"有象斯有对，对必反其为；
有反斯有仇，仇必和而解[13]"，认为由阴阳和合所产生的万事万
物，都有矛盾以外，《灵枢·口问》的"阴阳相逆"[14]172，《灵枢·
胀论》的"阴阳相逐"[14]203等也都表示了阴阳对立、互制的含义。
《素问·生气通天论》曰："阴阳离决，精气乃绝[1]17。"人之为病，
不可能理想化的只涉及某一个脏腑或某一条经络，更不可能单纯地
将病变性质理解为纯粹的阴或纯粹的阳。病理机制往往复杂多端，
既阴且阳。日常所见的证型大多表里同病，寒热错杂，虚实并见，
升降失司，气血两伤，发敛失宜等。

　　然而不论疾病如何变化多端，表现的症状如何复杂冗繁，均会
如《素问·宝命全形论》中所说："人生有形，不离阴阳[1]148。"
其根本原因无非阴阳失调。《素问·调经论》中已说明："夫邪之

生也，或生于阴，或生于阳[1]323。"《素问·阴阳应象大论》也提到："阴胜则阳病，阳胜则阴病[1]28。"《素问·通评虚实论》中也有论述："邪气盛则实，精气夺则虚[1]162。"当重新恢复被打破的阴阳平衡关系，则病乃愈。所以面对寒热错杂，虚实并见，表里同病，升降失司，发敛失宜，气血两伤等证型时，相应的治疗也需要防止片面诊治，而是应当采取攻补兼施，解表清里，寒热并用，气血双补，宣收同治，升降相因等治疗方法进行施治。正如《景岳全书·本草正》所说："无阴，则阳无以生；无阳，则阴无以化[15]。"只要我们能够正确认识人体生理和病理具有复杂和多变等性质，按照《素问·至真要大论》中的要求"谨察阴阳所在而调之，以平为期[1]510"，才能针对重病顽疾时进行全面系统的全方位的治疗。并最终达到痊愈。

（四）"背反谐同"理论依据的探索

1. 人身自有小天地，藏象各异病难明

人体脏腑的内在联系性，最终决定了"背反谐同"规律具有普适性。人体脏腑的气机变化，无时无刻不是有如天地自然一般进行着升降出入。人体是一个有机的整体，而这个有机的整体是建立在以五脏为中心的大框架内，使六腑与之相配合，并通过经络系统，及气血营卫的运行和联系所体现的。脏腑之间的关系在生理上体现着相互依存、相互制约、相互协调、相互为用的复杂的关系。五脏系统各自均有不同的生理机能及病理变化，而五脏之间同时还存在着不可分割的生理联系和病理影响。人体五脏之间的关系，不能简单地划归为五行的生克、制化和乘侮的范围，在整体观念指导下，我们更应注重五脏的精气和阴阳及其生理机能之间所具有的相互滋生、相互制约、相互协调、相互为用等关系。藏象学说认为，人之为病，是一个多系统多脏腑生理功能等共同失调所产生的结果，不能单纯片面地理解为某一脏腑经络单方面产生的病变。人体是一个精密的整体，每一脏腑的实际生理运行机理各不相同，所以杜老在

治疗疾病的时候，尽量采用"背反谐同"的诊治思路，是经过了科学严谨并且周密全面的思考的。

2. 多管齐下阻病机，复杂多端亦可愈

疾病病因病机的不守恒性，直接决定了"背反谐同"治则使用的必然性。人体疾病产生之后，并不是静止不变的。随着时间的推移，它也会因人体体质、致病因素、传变规律、地域环境等各种因素而处于不断地运动变化之中。任何一种疾病都有一个动态的发生、发展继而结束的完整的过程。由于患者体质强弱的差异，致病因素的不同，医护措施的正确与否，以及外在环境和地域时间的不一，甚至疾病自身处于发展演变的不同阶段，这些因素都有可能使疾病在其现时机理上表现出复杂多变的状态。

人体阴阳的失调是产生疾病最根本的病机。临床上主要根据阴阳二气互根互用和对立制约关系的失调来阐释动静失常及寒热虚实等病变机制。阴阳失调中最基本的病机无非是阴阳偏盛和阴阳偏衰。阴阳偏盛不仅可以造成阴阳之间产生格拒或者转化，也可以导致相对偏弱的一方被另一方所压制；阴阳偏衰不仅可以造成阴阳之间互相减弱互损，甚至还可以导致亡阴或者亡阳。

疾病的病变部位并不是固定不变的，所指的表里只是一个相对的概念。假若邪气旺盛，则正气会损耗，正气无力抗御邪气，不能抗拒病情的发展，则病变可由体表内传入里。反之，假若正气来复而渐趋旺盛，邪气则逐渐衰败，病位较深的病邪则可由里出表。在一个疾病的发展过程中，不论该病总的趋势是趋于好转，还是走向重危，往往不会理想化的始终只向一个方向发展，其中邪退和正虚总是不断交替出现的。这种情况不免会对治疗的准确性造成一定的影响。因此，在诊治疾病过程中，因势利导、见微知著，这其中始终包含着"背反谐同"学术思想的寓意。

虚实消长是由邪正的盛衰所决定的。当机体正常的生理平衡被打破时，虚实就会开始相互转化。其转化过程中，虚实皆有的虚实错杂证会相对较多。随着疾病的发展，假若没有正复邪退及疾病的

向愈，则往往会发展为正气日渐衰微，邪气益盛，最终产生恶性循环，继而病情迁延发展，甚至发生危重证候，导致死亡。

在疾病的表征中，对寒热的自我感觉是确定疾病阴阳属性的最为直观的指标。寒与热是机体阴阳失调所产生的两种性质相反的症状。寒热的互化，实际是由阴阳消长及其转化所导致的。毋庸置疑，虚实的转化也必然影响着寒热的转化，故而产生寒热虚实交织错杂的病机转化。

由于疾病的阴阳、表里、虚实、寒热时时刻刻都在变化，所以在对疾病进行辨证治疗的时候，若非纯寒、纯热，亦非纯虚、纯实，也非纯表、纯里之证，则一般不要使用针对单纯病性的方药进行对症治疗。最妥善的治疗方法就是采取"背反谐同"的治疗原则一举扫除病患，治病不留邪，避免造成疾病的迁延难愈。

3. 追本溯源悟真理，升降出入方药齐

杜雨茂教授临床治病半个多世纪，其深受仲景名方如附子泻心汤、麻黄升麻汤、半夏泻心汤类方、大黄附子汤、乌梅丸等诸多相反相成方剂的启示，结合自己多年临证体悟，认识到治病疗疾时，采用攻补兼施，收散相同，升降相因，寒热相济，阴阳相应，才能够全面治疗。对杜老"背反谐同"学术思想在其运用组方配伍时的方法列举如下：

辛开苦降，扶正祛邪。如半夏泻心汤证，病机是太阴虚寒于下，阳明热盛于上，寒热错杂于中焦，导致气机升降紊乱。在选方用药上第一次提出"用辛以散之，用苦以降之，用甘以养之"的治疗方法，阴阳平调，寒温并用，辛开苦降，攻补兼施，从而达到恢复中焦升降之功，消除痞满的目的[16]。综合全方观之，寒热互用则可以和其阴阳，苦辛并进则用以调其升降，补泻兼施则能够顾其虚实，诸药合用，则可使寒去热清，升降复常。杜老体会到半夏泻心汤、生姜泻心汤、甘草泻心汤三方是仲景由大黄黄连泻心汤合理中汤巧妙化裁得来的。其弃大黄而用芩连清热，是因有太阴之虚；其用理中汤而去白术，是因白术具有健脾燥湿止泻之功；泻心汤使热邪有去路，若配伍白术则会将热邪堵于体内而无法祛除。如上配伍的用意，乃是为了勿使过剂损正、闭门留寇。

温中降逆，补虚理气。如吴茱萸汤证，是以肝胃虚寒，胃失和降，浊阴上逆为主要病机。方用吴茱萸、生姜、人参、大枣四药配伍，温中与降逆并施，寓补益于温降之中，共奏温中补虚，降逆止呕之功。罗东逸对此评价道："或壮微阳使外达，或招飞阳使内返。"[17]

寒热并行，各司其用。如乌梅丸，全方寒温并用，辛开苦降，补泻兼施，安蛔涩肠，配伍蜀椒、细辛、干姜、附子、桂枝性味辛热，辛以疏肝用，畅气机而伏蛔，热则温脏而暖下寒；配伍黄柏大苦大寒，苦以降泻虚火以便滋阴，寒则清热以泻炎上之火。它不仅是治疗上热下寒蛔厥证的主方，也是治疗寒热错杂久泻久痢证的要方。

补泻兼施，平补平泻。如肾气丸，君药干地黄本为滋补肾精之药，方中配伍却用山药补脾肾，山萸肉补肝肾，厥阴肝太阴脾少阴肾三阴并补；泽泻泻肾湿，茯苓泻脾湿，牡丹皮制下焦虚火，三药并泻，补泻兼施；肾精可以化生肾阴也可以化生肾阳，而方中加入桂枝和附子，滋补的肾精即化生为肾阳，少火生气，这是因为此处是反佐之意。就是制约并防止用药纠偏过度从而又造成人为偏性。如补益过度、发散过度。加入反佐药，就是对它的太过产生制约，以防止矫枉过正。如《绛雪园古方选注》中写道："地黄味苦入肾，固封蛰之本；泽泻味咸入膀胱，开气化之源。"[18]

由是观之，以上各方中皆蕴含着"背反谐同"的学术思想。除病情冗杂的病证在组方配伍中应考虑使用"背反谐同"的思想以外，在治疗单纯病证的时候，也要处处防止矫枉过正之弊。由于杜老在临床上早已熟稔于心，常能轻拈一首常见经方，经过其略施增减化裁，即可力挽沉疴。

（五）"背反谐同"用药配伍理论析义

1. 补泻同用，扶正祛邪

杜老说："中医认为疾病的产生不外乎正虚和邪实两个方面，且邪正双方是互为消长的，此盛则彼虚，彼盛则此虚。治疗的措施和目的就是根据这两方面的盛衰情势，或驱邪，或扶正，或虚实兼顾，攻补兼施，以达邪去正复而病愈……扶正是针对单纯虚证的，但在邪盛正虚的情况下，有时也可以通过扶正而达到驱邪的目的……驱邪主要是针对邪实之证的……有的因邪实存在导致正虚，也需通过祛邪而达到扶正的目的，即'祛邪即所以扶正'[19]158。"故《黄帝内经》云："正气存内，邪不可干""邪之所凑，其气必虚"[1]479。既然正邪是疾病基本矛盾的两个方面，那么在复杂的病理状态下，这两个方面都必然地影响着机体阴阳的失衡，所以治疗上只有扶正祛邪，正邪兼顾，补不碍邪，泻不伤正，相辅相成，才能有效促进疾病向痊愈方向的转化。

在杜老的诸多医案中都体现着补泻同用，扶正祛邪，升降相因，燥湿相合的用药形式。在其《奇难病临证指南》中，补泻同行，或以攻邪为主，或以补虚为主，足过半矣，可知杜老攻补兼施，扶正祛邪，用药灵活多变，气度万千[20]。

2. 寒热并行，各司其用

杜老认为在病理状态下，"由于脏腑本性不同，特点各异，因此病变的性质就难划一，往往并非单纯为阳或单纯为阴，或完全属热，或完全属寒；多是寒热错杂，虚实并见……治病疗疾偏执一端则效必不佳，甚或旧病未除，新病又起[19]66"。故杜老临证用药常常寒热并举，温凉协同，使相得益彰而效若桴鼓。

3. 辛开苦降，调理脾胃

杜老认为脾胃在全身气机中起到了枢纽的作用，脾主化、胃主纳，脾主升、胃主降，二者协同敷布精微于全身。杜老提出："治此当顺应脾胃生理特点，以性味相异之药有机配伍，各司其属，斡旋升降，举清泄浊，调理脾胃[19]66。"临证每仿半夏泻心汤类方进行组方，以取辛开苦降，补泻并用之意。此方辛开苦降，辛甘化阳，酸甘化阴，寒热并用，补泻兼施，相反相成，也是杜老治疗慢性复杂肠胃疾病的多用良方。

4. 升降开合，疏理气机

杜老认为人体脏腑的气机变化，无时无刻不在升降出入，即所谓"升降出入，无器不有"。正是由于这种无时无刻不有的升降出入，才维持着人体的生命活动。若"出入废则神机化灭，升降息则气立孤危"[1]373。而五脏六腑的气机升降出入，既各有特点，又相互配合，既互相对立，又相互制约，既不可无，亦不可过，实为并行不悖，相反相成，以此来完成人体的各种生理功能。杜老临证调理气机，常根据脏腑的生理功能和病理特点，又兼顾各脏腑之间的相互关系，做出"背反谐同"的整体调理。其调理脾胃诸证，多遵仲景半夏泻心汤意，认为该方辛开苦降，升清降浊，恰合脾胃升降乖逆之病机。全方寒热并用，升降相因，攻补兼施，每遇寒热错杂，清浊逆乱，气机失和之脾胃证候，皆宗此方此法加减化裁而见力捷效宏。

二、"背反谐同" 理论的评价与展望

杜雨茂教授行医 50 余载，正式提出"背反谐同"理论亦已 20 余年。时至今日，杜老当年提出的一个组方配伍原则，已经枝繁叶茂，被众多学子在全国各地的临床所沿用；亦随着以此为指导而治疗痊愈的医案集锦漂洋过海，被韩、日等海外中医学者所学习研究。可以说杜老的学术经验已经为诸多中医学者开阔了治疗思路，并最终惠及了被病痛所折磨的广大患者。

对于该学术思想的评定，笔者将从哲学的角度对其进行分析，并将对该学术思想的发展及贡献做以总结。

（一）"背反谐同"学术思想的思维方式与方法

恩格斯在《自然辩证法》中说："不管自然科学家采取什么样的态度，他们还是得受哲学的支配。"（人民出版社 1984 年于光远译版第 68 页）不论是西方还是东方科学技术史都告诉我们，任何一门学科的发展进步，都不能脱离哲学，都必然会采用一定的认识及方法去改进并发展这门学科，而方法的性质对于因此所产生的理论的实质及特点往往都具有相当大的制约作用[21]。中医学所采用的思维方式，是以中国传统文化为根基，并以中国古代哲学思想做为指导而产生的一种独具中国特色学术思想的学科。"背反谐同"学术思想是中医学理论中的一个重要组成部分。

1. "背反谐同"学术思想的认识论研究

认识论，是探讨人类认识的本质与结构，认识的前提和基础，认识发生发展的整个过程和规律，认识的真理标准，认识与客观实在的关系等等问题的哲学学说。中医学在中国古代是一门早熟的医学科学。在公元前 400 多年的战国时期形成的医学著作《黄帝内经》中就有了解剖尸体而认识人体的观察活动。《灵枢·经水》中即有"其死可解剖而视之"[14]408 的记载。如胃容量为"三斗五升"，食道与肠道的比值为 1：35，"心主血脉""肺主气，司呼吸"等见解，都是在解剖的直接观察方法下对人体进行认识的。然而，中医学的解剖直接观察方法在公元前达到世界领先水平之后，只靠局部的分解观察所得到的直观认识，已经远远不能对逐渐积累起来的大量医学实践进行解释说明。也不能解释更为复杂的情绪变化和异常思维活动与人体生理的关系，所以当时的医者们就找到了从整体来观察认识人体的方法。

整体观察人体，不是仅仅将对局部分解的人体器官的观察改换成了对一个完整的人体进行观察研究；而是从对没有生命体征的尸体的局部的观察，飞跃到对活着的有生理病理活动的完整的人体的整体观察；甚至是将一个完整的具有生命体征的活着的人体放置在一个天地自然、人群社会的大环境中去进行观察研究。这种整体观察的认识方式，直接影响并造就了我们独特的中医学思维方法。

"背反谐同"学术思想对待人体疾病的组方用药时，恰好是站在一个认识高度去审视的，它不只局限于"寒者热之，热者寒之"的思路，而是认识到，病人在感受病邪后极少出现纯粹单一病性的病机，往往是各种病机混杂兼有，故在治疗时就应配伍用药采用相反相成并相辅相成的治疗思路。这就是"背反谐同"的治病用药观，也就是它对人体疾病治疗思路的认识。

2. "背反谐同"学术思想的方法论研究

（1）法据证立，契合病机。杜老"背反谐同"用药的前提，是对证候复杂矛盾关系的明确认识，即明确地辨别证候，分析病机，然后依证立法，处方用药。由于证候矛盾关系的错杂，多形成病机关系的相互对立与失调，必须以性味相反而又有机配伍的方药加以治疗。但在一个复杂的证候中，往往有几个相互对立的病机关系并存，其治法自然就要针对几个不同病机来相反相成的配伍用药。如治疗寒热错杂的下利，由于病机上既有寒热错杂，又有升降紊乱，还有中气亏虚，邪气不除等多种病机存在，故治法上就既有清热祛寒而寒热并用，又有升清降浊，补泻同行的药物配伍，表现为多个相反相成配伍形式的有机结合，来契合协调临床病机的需要。

（2）察证推理，知常达变。杜老如此配伍用药，既有辨证察机的治疗需要，又有病机病情的治疗需要。前者为见寒证而用温热药，见热证而配寒凉药，见虚证而用补益药，见邪实而配攻逐药等，显而易见，不难理解。后者为依据病情的发生、发展而推测可能有某种病机的存在，故配伍相应的药物，以使达到协同增效的效果。如疏肝解郁的同时往往配伍健脾益气的补虚药物，则是据仲景"见肝之病，知肝传脾，当先实脾"[22]之旨而推测有脾虚的存在，并不是肯定看到了脾虚的表现。治疗肺气虚弱的咳喘时配伍补肾固本的药物，"亦是依据肺主呼气，肾主纳气的理论，推测可能有肾不纳气"病机的存在来配伍用药。

（3）同类性味，灵活选药。杜老处方用药善用经方，但不固守经方药味，常是依据具体病机病证，在同类药物中灵活选用。如辛开苦降法之半夏泻心汤类方，在杜老的临证处方中并不是苦降必用黄芩、黄连，依病情有时选用虎杖、栀子或连翘之类，也不是辛开必用干姜、半夏，依病情亦常用炮姜、白蔻仁、荜澄茄等。寒热并用之用寒凉药，既有性味俱重的三黄、栀子之属，亦有甘寒凉润的二冬、玄参之类，全取决于病情病机的需要而灵活配伍选药。

（二）"背反谐同" 学术思想对中医学术发展的贡献

杜雨茂教授创立的"背反谐同"学术理论，其对中医学术发展做出的贡献，概括有以下几个方面。

1. 丰富了中医理论体系

中医学理论体系自战国至秦汉时期四大经典的问世而基本确立。代表着整体观念的《黄帝内经》与辩证论治理论的《伤寒杂病论》构成了中医学体系的主体框架。自魏晋南北朝时期起，历代中医学者不断创新医学理论，使中医学在两千多年有据可考的历史中不断完善丰满，与时俱进。

杜雨茂教授"背反谐同"学术思想的提出，为中医哲学的整体观和辩证观增添了一笔色彩。"背反谐同"学术思想的实质就是和谐，即对立事物之间在一定的条件下具体、动态、相对、辩证的统一，是不同事物之间相同相成、相辅相成、相反相成、互助合作、互利互惠、互促互补、共同发展的关系。杜雨茂教授每于临床处方，无处不包含着"背反谐同"的学术思想，屡试不爽。其融寒热、升降、收散、燥润、动静、阴阳为一炉，药虽背反，但异曲同工，达谐同之境，复康健之体，诚为良矣。然诸法之用，非一病齐施，应据患者之症状因机，灵活选择。至于背反双方，亦非势均力敌，衡量划一，当依具体脉证，恰当抑扶，始可相辅相成，和谐统一。

"背反谐同"学术思想的提出，丰富了中医理论体系的治疗思想，使中医临床面对现今社会因机复杂、冗繁多变的复杂疾病时，有了新的治疗思路和更大的治疗把握。

2. 创立了诸多效方验方

杜雨茂教授行医 50 余载，积累了丰富的临证经验，其治疗疾病，总本着"背反谐同"的原则，对患者进行具体的分析，并确定证候类型，之后再针对其病因病机立法施治，治随证转，用药灵活，不论相反或相辅相成往往皆可取得良效。杜老也在不断实践中，根据其"背反谐同"的用药思路，创立了许多效验方，为更多的患者解决病痛提供了更多更好的治疗方法。

如辛苦合用，升降共施的"温阳降浊汤"；如发中有收，通中有敛，相互为用，各展其长的"加味散偏汤"；如扶正与达邪同用的"丹金强肝散""益肾通淋汤"；如滋阴温阳，气血双调，散收并用，三焦共治的"固本止遗汤"；又如祛寒而不助火，散邪而不伤阳，止血而不留瘀，补肾而不腻滞的"补肾固精汤"；标本齐治，补消兼施，寒温并调，疏散相合的"乙肝转阴汤"等等。

这些验方的创立，不仅提高了这些疾病的治疗效果，同时也验证了"背反谐同"学术思想的科学性与实用性。

3. 确立了杜氏的学术地位

杜雨茂教授被医学界誉为"肾科医王"，又被美国柯尔比中心授予"国际著名替代医学肾病专家"，并被载入英国剑桥大学主编的《世界名人录》。可见杜氏肾病学是卓越的，是有特色的，是成效显著的。其所著《奇难病临证指南》一书得以在日、韩等国家及中国台湾地区翻译出版发行或报纸连载，可见杜氏在奇难病领域同样功勋卓著。杜老在治疗肾病及奇难病时的特色是什么呢？运用"背反谐同"学术思想指导临床实践就是其显著特色之一。众所周知，肾病一般病程长，病机复杂，合并症杂，继发病多。肾病的治疗，在西医中除了激素和抗生素的联合使用之外，并无其他特效疗法。而且往往即使临床治愈，后遗症也颇多。奇难病亦是如此，在治疗上更是难以拿捏，如履薄冰。杜老在治疗肾病和奇难病时，往往妙手回春，得心应手，归根究底就是认识到，人之为病不可能理想化地只涉及某一脏腑经络，更不可能单纯地认为病理性质纯粹为阴或阳，往往更多的是病机冗繁，既阴且阳。然而疾病产生的根本原因无非就是阴阳失调。当被打破的阴阳平衡重新被建立起来，则病乃愈。所以面对阴阳交杂的各类证型时，相应的治疗也需防止单纯片面，而应当采取阴阳兼顾的治疗方法，即"背反谐同"的治疗原则。只有正确认识到人体生理和病理的复杂性和多变性的实际情况，才能在面对顽疾重症之时全方位地进行治疗。杜老对肾病及奇难病在治疗上的体悟，也确立了其在肾病学界和奇难病治疗领域不可撼动的地位。

三、总结

针对病机复杂多端的慢性肾脏疾病和奇难杂病患者，杜雨茂教授提出"背反谐同"的学术思想指导其辨证选药组方施治。"背反谐同"学术思想的实质是针对各司其职却稳定有序的生理功能、胶着缠绵且复杂多变的病变机理，遵循整体观念和辨证论治精神，在"未病先防，既病防变"思想的指导下，采取的一种遣方用药虽相异相反却和谐统一，配伍组方既殊途背反又划一同归的辩证唯物主义和谐观的基本原则。"背反谐同"不是单纯的"相反相成"，也不是简单的"相反相成"与"相辅相成"的罗列组合，而是一种既包括了组方用药的配伍原则，又包含着"未病先防，既病防变"治未病思想治疗原则的一种辩证的思维方法。

杜雨茂教授认识到，人体无时无刻不在进行着升降出入的随机的气机运动，五脏六腑及上下诸窍各有其不同的功能特点，况且患者的禀赋体质各异，受邪后也极少呈现纯寒、纯热，纯阴、纯阳的病机，除却单一的寒热虚实证型外，往往呈虚实兼夹、寒热错杂，气机运行紊乱，表里内外齐发，故在治疗时就应攻补兼施，收散协同，升降相因，寒热相佐，阴阳调和，始得自然，这就是"背反谐同"最基本的学术观点。

杜雨茂教授"背反谐同"学术思想的提出,为中医哲学整体观和辩证观增添了一笔色彩,扩展了中医理论体系的框架,使中医临床面对现今社会因机复杂冗繁多变的各种疾病时,有了新的治疗思路和更大的治疗把握。杜雨茂教授临床善用"背反谐同"原则指导处方配伍,不仅与其良好的文化修养有关,也与其精深于仲景学术的医药观念有关。其以相反相成的处方配伍用于临床,理论上充分顺应脏腑功能特性,多靶点调理病机矛盾,实践上药简效宏,相辅相成,影响广泛,对中医学术的发展做出了巨大的贡献。

本课题首次对杜雨茂教授"背反谐同"学术思想进行系统研究,在理论领域填补了学术空白,吾辈需认真体悟学习杜老的学术思想与理论特色,并尽早付诸于临床,将杜老之学惠及更多患者。

参考文献

[1] 张登本,孙理军. 全注全译黄帝内经:上册 素问[M]. 北京:新世界出版社,2008.

[2] 邱德文,沙凤桐,邹克扬,等. 中国名老中医药专家学术经验集:第2卷 奇难病专家杜雨茂[M]. 贵阳:贵州科技出版社,1995:218-254.

[3] 张介宾,孙国中,方向红. 类经:黄帝内经分类解析(中)[M]. 北京:学苑出版社,2005:1342.

[4] 陈学锋. 中国传统哲学中的矛盾观及其现代意义[J]. 南昌航空工业学院学报(哲学社会科学版),1999,1(1):50.

[5] 张舜徽. 汉书艺文志通释[M]. 武汉:湖北教育出版社,1990:202.

[6] 张岱. 娜嬛文集[M]. 北京:故宫出版社,2012:46.

[7] 杨文潮,步凡. 桂枝汤的加减应用浅析[J]. 陕西中医学院学报,2013,36(5):76-78.

[8] 王冬,步凡. 背反谐同法治疗前列腺增生症刍议[J]. 陕西中医学院学报,2013,36(3):14-16.

[9] 老子. 道德经[M]. 合肥:安徽人民出版社,1990:119.

[10] 王国轩. 大学·中庸[M]. 北京:中华书局,2007:46.

［11］张双棣.淮南子校释［M］.北京:北京大学出版社,1997:341.

［12］班固.白虎通德论［M］.上海:上海古籍出版社,1990:43.

［13］张载,王夫之,汤勤福.张子正蒙［M］.上海:上海古籍出版社,2000:97.

［14］张登本,孙理军.全注全译黄帝内经:下册 灵枢经［M］.北京:新世界出版社,2010.

［15］张景岳.景岳全书［M］.太原:山西科学技术出版社,2006:620.

［16］梁彬强,严晓华,张振忠,等.《伤寒论》中"背反偕同"理论运用浅析［J］.辽宁中医药大学学报,2007,9(6):62.

［17］罗美,韩红伟.古今名医方论［M］.北京:人民军医出版社,2007:98.

［18］王子接.绛雪园古方选注［M］.北京:中国中医药出版社,2007:124.

［19］杜雨茂.中国百年百名中医临床家丛书:杜雨茂［M］.北京:中国中医药出版社,2003.

［20］王宗柱.杜雨茂教授"重脾胃"学术思想初探［J］.陕西中医学院学报,2010,3(4):24.

［21］刘长林.内经的哲学思想和中医学的方法［M］.北京:科学出版社,1982.

［22］张仲景.金匮要略［M］.北京:人民卫生出版社,2005:3.

[2014届研究生步凡硕士论文(节选),指导老师董正华]

第四节 杜雨茂教授"背反谐同"学术思想初探

摘 要:通过深入研习杜雨茂教授的著作及病案,在求证于杜老本人的基础上,对杜老提出的"由于人体气机升降出入无器不有,以致疾病产生往往寒热错杂,气机升降出入失司,表里互见、虚实兼有,故在治疗时就应攻中有补,补中寓攻,收中寓散,发中有敛,升中有降,降必配升,清中有温,热中伍凉,阴从阳平,阳依阴藏,始合自然;涩滑燥湿方剂亦常伍以反佐之品,防其过剂造成另一不平衡之证"的"背反谐同"原则进行了思想溯源、理论剖析与医案探讨。明确了其"针对各司其职却稳定有序的生理本性及胶着缠绵且复杂多变的病情实况,本着整体观念和辨证论治精神,采取遣方用

药虽相反相成却和谐统一、配伍组方既异曲背反又谐同划一"的"背反谐
同"学术思想的理论实质。

关键词：杜雨茂；背反谐同；学术思想；理论；治则

　　陕西省名老中医杜雨茂教授是国内著名的《伤寒论》学家及中
医临床学家，在中医肾脏病和奇难病辨治领域享有盛誉。杜雨茂教
授研究及应用仲景诸方，深受其中半夏泻心汤、大黄附子汤、附子
泻心汤、乌梅丸、肾气丸等诸多相反相成配伍的启示，结合自己的
实践经验，提出"背反谐同"的治疗原则，并指导临床疑难病证的
辨治，获得满意的效果。笔者作为杜老再传弟子，有幸随师学习，
兹不揣浅陋，试对杜老"背反谐同"学术思想的认识体悟浅析于
下，以求正于同门。

一、"背反谐同"的思想溯源

　　《道德经》有言："人法地，地法天，天法道，道法自然。"天
地气机无时无刻不在运动变化，相错相荡，氤氲交感，升降聚散，
一气周流。天地阴阳合和，则万物化生。《灵枢·岁露论》曰：
"人与天地相参也，与日月相应也。"由此可见，人体脏腑的气机变
化，时时刻刻同样有如天地自然一般也在进行着升降出入。正如
《素问·六微旨大论》所说："是以升降出入，无器不有。"

　　杜雨茂教授出身中医世家，家学渊深，有数十年精研古今医家
著作的宏博积淀。在其对仲景学术及经方半个多世纪的独到体悟
下，杜老深刻认识到：人体脏腑形态结构各异，生命活动规律不
同，运动代谢机能不一，生理征象也各有特点。不论是不同脏腑之
间的相互配合，比如脾主升清，胃主降浊，还是同一脏腑内不同的
生理机能，比如肝主藏血，又主疏泄，均都体现出一个统一体中阴
阳之间的对立制约与协调平衡关系。"阴阳匀平，以充其形。九候
若一，命曰平人。"（《素问·调经论》）假如人体能够一直保持阴
阳均衡，则人都可寿命无穷，永享天年。然而疾病的过程，正是打

破了这种平衡的状态。"阴平阳秘,精神乃治。阴阳离决,精气乃绝。"(《素问·生气通天论》) 各脏腑生理特点不同,病理机制也各异。更何况人之为病,不可能单纯的只涉及某一脏(腑)或某一经(络),更不可能理想化的认为病变性质纯粹为阴或纯粹为阳。往往大多病变复杂多端,既阴且阳。常见证型大多虚实并见,寒热错杂,表里同病,气血两伤,升降失司,发敛失宜等。然而不论疾病如何变化多端,表现的症状如何复杂冗繁,"人生有形,不离阴阳"。(《素问·宝命全形论》) 其根本原因无非阴阳失调。"夫邪之生也,或生于阴,或生于阳。"(《素问·调经论》)"阴胜则阳病,阳胜则阴病。"(《素问·阴阳应象大论》)"邪气盛则实,精气夺则虚。"(《素问·通评虚实论》) 当阴阳被打破的平衡关系重新恢复,其病则愈。所以面对虚实并见,寒热错杂,表里同病,气血两伤,升降失司,发敛失宜等证型时,相应治疗也需防止片面施治,应当采取攻补兼施,寒热并用,解表清里,气血双补,升降相因,宣收同治等治疗方法。正如《素问·生气通天论》中云:"无阴则阳无以生,无阳则阴无以化。"只有正确认识到人体生理和病理的复杂性和多变性的实际情况,"谨察阴阳所在而调之,以平为期"(《素问·至真要大论》),才能在针对重病顽疾之时全面系统的全方位的进行治疗,最终达到痊愈。

杜雨茂教授认识到,人体脏腑的气机变化,有如天地自然一般无时无刻不在进行着升降出入。正如《素问·六微旨大论》所说:"是以升降出入,无器不有。"人体时刻都在进行着升降出入的气机运动,五脏六腑及诸窍各有其特点,病人体质有异,在受邪后极少出现纯寒纯热或尽阴无阳的病机,往往是寒热错杂,气机升降出入失司,表里互见、虚实兼有,故在治疗时就应攻中有补,补中寓攻,收中寓散,发中有敛,升中有降,降必配升,清中有温,热中伍凉,阴从阳平,阳依阴藏,始合自然,这就是"背反谐同"的治疗原则[1]。

"背反谐同"原则的实质,是针对各司其职却稳定有序的生理本性及胶着缠绵且复杂多变的病情实况，本着整体观念和辨证论治精神，采取的遣方用药虽相反相成却和谐统一、配伍组方既异曲背反又谐同划一的治疗疾病时所遵循的基本原则。

二、对"背反谐同"的理论探析

1. 人身自有小天地，藏象各异病难明

人体是以五脏为中心，六腑相配合，通过经络系统及气血营卫运行的联系，使脏腑之间密切联系为一个有机的整体。脏腑之间在生理上存在着相互协同、相互依存、相互制约、相互为用的关系。五脏系统有各自的生理机能和特定的病理变化，但五脏之间又存在着密不可分的生理联系和病理影响。五脏之间的关系，不能只局限于五行的生克制化和乘侮范围，更应注重五脏精气阴阳及其生理机能之间的相互制约、相互为用、相互滋生、相互协调。比如脾虚失运，可能导致化源不足，统血无力，失血血虚而心失所养；也可能导致水液不化，聚湿成痰，痰阻肺窍，肺失宣降；亦有可能导致生湿化热，郁蒸肝胆，胆热液泄，发生黄疸；还有可能导致脾气虚弱，水湿内生，经久不愈，肾水泛滥。又如肝气郁结，可以导致肝气上逆，肝火上炎，耗伤肺阴，肺失肃降；也可以导致情绪抑郁，精神恍惚，心肝气郁，心神不安；亦可以导致疏泄失常，精神抑郁，胸闷太息，纳呆腹胀，脾失健运；还可以导致肝失疏泄，封藏失司，藏泄失调，肾精化气失常。也就是说，在中医的藏象学说中，人之为病，是一个多脏腑多系统生理功能共同失调的结果，不能片面地理解为某一脏器的单方面病变。而每一个脏腑的生理情况又各不相同，所以在治疗疾病的时候，采用"背反谐同"的治疗原则，是科学严谨且周密全面的。

2. 多管齐下阻病机，复杂多端亦可愈

疾病产生之后，并不是一成不变的。它也在随着致病因素、地域环境、人体体质、传变规律等因素处于不断地运动变化中。任何疾病都有其发生、发展到结束的过程。由于致病因素的不同，外在

环境和地域时间的不一，患者体质强弱的差异，以及医护措施的正确与否，甚至疾病自身发展演变的不同阶段，都有可能使疾病表现得复杂多变。

阴阳失调是疾病的最根本的病机，临床上主要用阴阳二气对立制约和互根互用关系的失调来阐释寒热虚实及动静失常等病变机制。阴阳失调的病机虽然是复杂的，但其中最基本的病机是阴阳的偏盛和偏衰。阴阳偏盛不仅可以导致相对偏弱的一方被压制，也可以造成阴阳之间的格拒或者转化；阴阳偏衰不仅可以使阴阳之间互相损减，也可以导致亡阴或者亡阳。

病位的表里是一个相对的概念，所指的病变部位并不是固定不变的。邪气旺盛，正气损耗，正气抗御邪气无力，不能阻断病情的发展，则病可由表内传入里。反之，若正气来复而旺盛，邪气见衰，则在内之病可由里出表。在一个疾病发展过程中，不论总的趋势是趋于痊愈，还是走向重危，往往正胜邪退和邪胜正虚总是不断交替出现的，这不免会对实时对证治疗的准确性造成一定的影响。故在诊治疾病过程中见微知著、因势利导，这其中也多含有"背反谐同"的寓意。

疾病的症状表现中寒热是最为直观的确定疾病阴阳属性的指标，是机体阴阳失调所导致的两种性质相反的病机。"阳盛则热，阴盛则寒""阳虚则寒，阴虚则热"。因此，寒热的转化，实际是由阴阳的消长和转化所致，也必然要涉及虚实的转化，出现寒热虚实错综复杂的病机转化。

虚实消长决定于邪正的盛衰。当平衡被打破时，虚实就会相互转化。在虚实的转化过程中，更多的情况是虚实皆有的虚实错杂证。在疾病的发展过程中，若非正复邪退、疾病好转和向愈，则往往会最终导致正气日衰、邪气益盛，产生恶性循环，最终病情迁延发展乃至发生危重证候，继而死亡。

因为疾病的阴阳、表里、寒热、虚实无时无刻不在变化之中，所以在辨证治疗的时候若非纯寒、纯热、纯虚、纯实、纯表、纯里之证，使用针对单纯病性的方药即可对证治疗之外，则最妥善的治疗大法就是要采取相应的"背反谐同"的治疗原则才能够一举扫除病患，防止治病留邪，避免疾病迁延难愈。

3. 追本溯源悟真理，升降出入方药齐

杜雨茂教授是全国著名的伤寒学家，陕西省伤寒论重点学科首任学科学术带头人，被海外誉为"伤寒西派领袖"[2]。杜老在半个多世纪的临床体悟中，深受仲景名方如半夏泻心汤、麻黄升麻汤、附子泻心汤、乌梅丸、大黄附子汤等诸多相反配伍方剂的启示，结合自己家学亲验，认识到治病疗疾，应当"攻中有补，补中寓攻，收中寓散，发中有敛，升中有降，降必配升，清中有温，热中伍凉，阴从阳平，阳依阴藏，始合自然"[3]。

如半夏泻心汤证，病机是阳明热盛于上，太阴虚寒于下，寒热错杂于中焦，气机不畅。选方用药上第一次提出"辛以散之，苦以降之，甘以养之"的治法，辛开苦降，寒温并用，攻补兼施，阴阳平调，从而恢复中焦升降之功，消除痞满的目的[4]。综合全方，寒热互用以和其阴阳，苦辛并进以调其升降，补泻兼施以顾其虚实，则寒去热清，升降复常。且杜老认为半夏、生姜、甘草三泻心汤是仲景取大黄黄连泻心汤和理中汤巧妙化裁而来。如用芩、连清热，而去大黄是因有太阴之虚；用理中汤去白术，是因为白术是健脾燥湿止泻的，是使热邪有去路，若用白术则将热邪堵于体内无法排出。如此配伍的用意就是勿使过剂损正和闭门留寇。又如吴茱萸汤证，是以肝胃虚寒，胃失和降，浊阴上逆为主要病机，方中吴茱萸、生姜、人参、大枣四药配伍，温中与降逆并施，寓补益于温降之中，共奏温中补虚，降逆止呕之功。另如乌梅丸，全方寒温并用，辛开苦降，补泻兼施，安蛔涩肠，它不仅是治疗上热下寒蛔厥证的主方，也是治疗寒热错杂久泻久痢证的要方。又如六味地黄汤，本为滋补肝肾之阴的方剂，方中配伍却要三补三泻，补泻兼施，这是因为此处是反佐之意。就是制约并防止用药纠偏过度从而又造成人为偏性。如补益过度、发散过度。加入反佐药，就是对它

的太过产生制约，以防止矫枉过正。以上各方中无处不蕴含了"背反谐同"的学术思想。除了病情复杂多变的病证应考虑组方配伍使用"背反谐同"外，最重要的是要处处考虑到治疗单纯病证，也要防止矫枉过正之弊。杜老在临床上常能轻拈一首经方略施增减，即可力挽沉疴，是以略举数方以为佐证。

三、"背反谐同" 原则运用举隅

笔者有幸，得以在雨茂医院亲炙于杜雨茂教授左右学习与临床，并得偿夙愿以经常聆听杜老的当面教诲。在翻阅杜老大著、医案及病例时，不时会因杜老遣方用药中背反配伍、谐同统一、八方灵动的用药思路而拍案叫绝。现摘录一则杜老医案如下：

少腹寒积证（寓攻于补，攻补兼施，照顾正气，收效满意）。

李某某，男，24 岁，西安某大学学生。1968 年 9 月 20 日初诊：小腹部有块胀痛 2 月余，伴恶寒，食减。曾在西安某医院住院治疗，经一般常规化验，钡灌肠透视拍片等检查，未能确诊，给予对症治疗 1 月余乏效，且病情有逐渐加重趋势。准备休学回原籍治疗，途经我院，经他人介绍来诊。查患者面色苍黄晦暗，体瘦神疲，少腹部结块如拳，触之光滑略硬，不喜按，常隐痛，有时疼痛加剧出冷汗，恶寒，手足不温，食欲不振，大便时秘时溏，小便色黄不畅，舌淡苔白厚根部浊腻，脉沉迟而弦。辨证属少腹寒积。分析此病缘寒邪内侵蓄于下焦，初起治不得法，日久不愈，寒邪更甚与气血凝聚成有形之积块，阳气不得流畅，使下焦真阳愈耗，寒凝益甚，故病情有增无已。现病邪深痼，非温阳散寒，破结导滞之剂不能为功，方宗《金匮要略》大黄附子汤加味。处方：酒大黄 9g，附片 9g，细辛 3g，台乌 9g，荜澄茄 9g，川朴 12g，炙甘草 6g。3 剂，每日 1 剂，开水煎服。

复诊（9 月 22 日）：少腹胀痛显减，已不出冷汗，食欲略增，大便畅利、微溏，余如前。宗上方增附片 3g。3 剂，每日 1 剂，开水煎服。

三诊（9 月 26 日）：少腹结块略小，且较前柔软，仍有压痛，恶寒减轻，手足略温，脉沉缓，舌苔退薄，舌质淡红。患者要求带处方回家服药调理。乃用二诊方减去大黄 3g，去川朴，加藏厚朴 6g，沉香 3g，白术 12g。上方连服 30 余剂，各症消除，食欲复常，精神渐振，面部已有荣润之色，由原籍回校复学[5]。

杜雨茂教授在治疗疾病时，除却纯寒、纯热、纯虚、纯实、纯里、纯外等无需使用"背反谐同"理论指导临床用药的证型外，其在治疗最擅长的肾脏病、肝胆病、脾胃病及奇难杂病时几乎无处不包涵着"背反谐同"的学术思想。该学术思想之理论核心乃为"圆融太极阴阳，效法天地法象，用药异曲同工，疗疾同治八方"。杜老遣方用药有如排兵布阵，毫无疏漏；治疗疾病有如攻城掠地，效如桴鼓。吾辈需当认真体悟学习杜老的学术思想与理论特色，并尽早付诸临床，将杜老之学惠及更多患者。

参考文献

[1] 邱德文,沙凤桐,邹克扬,等.中国名老中医药专家学术经验集:第 2 卷 奇难病专家杜雨茂[M].贵阳:贵州科技出版社,1995:218 - 254.

[2] 杜雨茂.伤寒论释疑与经方实验[M].北京:中医古籍出版社,2004:233.

[3] 杜雨茂.中国百年百名中医临床家丛书:杜雨茂[M].北京:中国中医药出版社,2003:65 - 73.

[4] 梁彬强,严晓华,张振忠,等.《伤寒论》中"背反谐同"理论运用浅析[J].辽宁中医药大学学报,2007,9(6):62 - 63.

[5] 杜雨茂.奇难病临证指南[M].西安:陕西科学技术出版社,1993:259 - 260.

[步凡,董正华.原载于《中华中医药杂志》(原中国医药学报),2013,28(10):2950 - 2952.]

第五节　背反谐同法治疗
前列腺增生症刍议

摘　要：本文通过对前列腺增生症的中医辨治思维的分析，和列举数例经方辨治前列腺增生症验案的配伍思路以例证，在此基础上笔者提出在针对前列腺增生症的治疗时应采用"背反谐同"的组方治疗方法，会取得更好的效果。

一、概述

前列腺增生症（benign prostatic hyperplasia，BPH）是一种因前列腺腺体明显增大而影响男性健康的常见疾病，发病率随年龄的增加而递增。前列腺增生（BPH）常见并多发于中老年男性，有报告指出，老年男性80岁以后发病率接近90%，到90岁时，若进行前列腺组织学检查，几乎100%发现前列腺增生[1]。现代医学治疗主要采取手术及非手术治疗。手术治疗约有20%症状不能改善和存在并发症。近年来又提出经尿道前列腺汽化电切术（TUVP）联合经尿道前列腺电切术（TURP）治疗前列腺增生症的方法[2]。非手术治疗也存在诸多不足，如药物、前列腺热疗、气囊尿道扩张及前列腺螺旋支架等。最近亦有利用磁极针配合电针仪进行针灸治疗前列腺增生症的方法[3]。前列腺增生症从无症状的病理期到出现症状的临床期时间和进程均很难断定，这给前列腺增生症的预防带来一定的难度。中医药是我国固有的传统医学，开展中医药治疗BPH的研究是非常必要且有意义的。本文将从运用中医"背反谐同"治疗原则对BPH的治疗方面作一探讨。

二、病因病机

在中医理论中，前列腺增生症的病因病机多种多样，一般来说，上焦病源多在肺，中焦病源多在脾，下焦病源多在肾。膀胱主藏尿，全赖气化以正常排泄。肺、脾、肾病均可引起膀胱气化失常而发生本病。经过历代医家总结归纳，现如今前列腺增生症的分型大多从肺失治节，水道失调；湿热下注，膀胱滞涩；中气下陷，膀胱失约；肾阴不足，水液不利；肾阳不足，气化无权；下焦蓄血，瘀阻膀胱等 6 个方面论治。可见，前列腺增生症的病机纷繁错杂，分辨困难。

三、中医辨治

由于人体时刻在进行着升降出入的气机运动，五脏六腑及诸窍各有其特点，病人体质有异，在受邪后极少出现纯寒纯热或尽阴无阳的病机，往往是寒热错杂，气机升降出入失司，表里互见、虚实兼有，故在治疗前列腺增生症时就应攻中有补，补中寓攻，收中寓散，发中有敛，升中有降，降必配升，清中有温，热中伍凉，阴从阳平，阳依阴藏等相反相成，圆机活法的治疗思路，即"背反谐同"的治疗原则[4]。

前列腺增生病属中医"癃闭"的范畴，中医认为，人体正常的排尿是通过肺、肾、脾、三焦、膀胱等的正常功能及其相互协调来完成的。老年人由于年事渐高，机体生理功能逐渐衰退，导致肾气渐衰，肾阳气不足，固摄无权，膀胱气化乏力，开阖失司，或者中气不足，经脉循行不畅，水瘀互阻化热，更由于耗伤精气，而形成恶性循环，再加其他疾病的牵连影响，导致临床病机本质以虚为本，以实为标。现略举数例可治癃闭（前列腺增生症）的经方以详析之。

1. 刚柔相济，温利并行

前列腺增生症的主症应为小便不利。此为病根，小便不利，实由坎中之无阳。坎中火用不宣，故肾家水体失职，是下焦虚寒，不能制水故也，法当壮元阳以消阴翳，逐留垢以清水源（《伤寒来苏集》）[5]。故用真武汤以治疗。夫人一身制水者，脾也；主水者，肾也；肾为胃关，聚水而从其类者。倘肾中无阳，则脾之枢机虽运，而肾之关门不开，水虽欲行，孰为之主，故水无主制，泛溢妄行（《医宗金鉴》）[6]。组方配伍之分析，不论是以方中重用炮附子为君大辛大热，补命门之火，温煦少阴之阳，恢复肾脏气化，使水有所主，茯苓、白术为臣，渗湿利水，健脾运湿，使内停之水由小便去，取其培土制水之意。还是按照茯苓味甘平，白术味甘温，脾恶湿，腹有水气，则脾不治。脾欲缓，急食甘以缓之，渗水缓脾，必以甘为主，故以茯苓为君，白术为臣，附子味辛热，《黄帝内经》曰：寒淫所胜，平以辛热。温经散湿，是以附子为使（《伤寒明理论》）。两种析义皆有其共通之处，即温肾阳以利水，健脾运以化湿。芍药酸苦微寒，既利小便而去水气，又敛阴和营，兼制术附刚燥之性。方中生姜温胃散水，附子补气，生姜散气，两不相损，气则顺矣。全方温利并行，刚柔相济，温阳而不伤阴，敛阴而不助湿。升中气以升清降浊，补肾阳以上腾气化，上气升则下窍自通，乃下病上取之法。处处体现了背反谐同的治疗原则。

2. 扶正祛瘀，温阳泄热

前列腺增生症好发于年老之人，除了下焦虚寒不利水之病机外，亦可有下焦湿热久治不愈，伴痰瘀结聚而使气水运行不畅导致的水结，可表现为小便不畅，急促，频繁。膀胱在少腹之间，《黄帝内经》曰：膀胱者，胞之室也。胞为血海，居膀胱之外，热结膀胱，熏蒸胞中之血……若血自下，则热亦随血而下者自愈。……但见少腹急结者，无形之热邪结而为有形之蓄血，乃可攻之，宜桃核承气汤（《伤寒论浅注》）[7]。桃核承气汤是由调胃承气汤加桃仁、桂枝组成。桃为肺果，承宣血中之气，为营血之师帅，则留者行，行者留，此先行其所留而后留其所行也。盖气如橐籥，血如波澜，决之东则东，决之西则西，气有一息不行，则血有一息不运，是以欲治其血，先承其气，芒硝涤结除热，大黄逐血推陈，甘草安堵中外，桂枝旋走太阳，乃得重营经遂，斯注流而下者，仍使之溯流而上。后先先后，是动所生，靡不周备矣（《仲景伤寒论疏钞金锛》)。诸药合用，使瘀血得化，新血得生，并温运阳气，防止伤正，共奏泻腑热、利水湿、破血温阳之功。瘀去正不伤，泄热又温阳。背反谐同法在此处得到了很好的应用。

同理，以桂枝茯苓丸治疗前列腺增生症亦有良效。其组方配伍：桂枝通行血脉之阳气；芍药养血活血和营气，辛温通血脉而消瘀血；桃仁、丹皮破血祛瘀，消癥散结；芍药合桃仁以化瘀血；用茯苓祛痰利水，益脾气，安心神，与桂枝为伍，使水去痰行，与其他药共奏祛瘀消癥之效；桂枝、芍药一阴一阳，茯苓、丹皮一气一血，调其寒温，扶其正气。用此方治疗前列腺增生患者，取"异病同治"之意。无处不阴阳，无处不升降。背反谐同法的应用，为病机气血阴阳错杂之证提供了很好的治病思路。

3. 上下同治，标本皆求

还有一种前列腺增生的患者，因感受风寒，导致肺气壅遏，通调水道之功失职，以至于上病及下，又素有前列腺增生，故而导致癃闭。分析此病病机，肺主治节，为水之上源，通调水道下输膀胱。急则治其标，则用麻黄汤去桂枝之辛热，加石膏之甘寒，佐麻黄而发汗，助杏仁以降气，合方而为麻杏甘石汤，宣降肺气，通调水道，治上达下，以取"提壶揭盖"之效，使精窍得畅，则小便自利。继以金匮肾气丸补益肾气，活血化痰，软坚散结，恢复下焦水道通畅，其意在之于本。两方合用，麻杏甘石汤宣肺利水，金匮肾气丸益肾散结，上下同治，背反谐同[8]。

四、小结

前列腺增生症多发于中老年人。由此即可表明该症多因机体功能衰退所产生。在中医看来，久病多无单纯病机。而对证治疗多无定方定法，不可仅以一方一法论治该症。正如潘立群[9]所说，膀胱有水不通是前列腺增生症病机的基础，肾虚血结水阻是病机的基本内涵，而"小便不利"这一症候概念的广泛使用则造成了本病病机的混乱。只有以临床事实为依据，充分把握整体辨证与局部辨证的内在联系，审证求因，才能最终明确诸如前列腺增生症这类现代中医和中西医结合临床新增加病种的病机的确切含义。否则即走上西医学用药治疗的靶向思维的道路。杜雨茂[10]教授认为，各脏腑经络属性不同，各有特点，在生理情况下各种相反相成的关系共同处于一个统一体中。疾病的过程，就是打破了这种平稳的状态。既病之后，尤其是这种久病顽疾，邪痼正耗，又往往会导致多脏腑及经络之阴阳气血失调。由于各脏腑本性不同，特点各异，所以病变的性质很难划一，就往往并非单纯的为阴或者为阳，为寒或者为热，大多会虚实夹杂，复杂多端。而中医处方用药治疗该病，就该上下同治，内外合参，阴阳俱引，表里悉求。这就是"背反谐同"的治疗原则。在治疗前列腺增生症的时候，若能熟练掌握应用此种辨治思维与组方思路，可以在治疗此病时取得良好的显著效果。

参考文献

[1] Bostwick D G. Pathology of benign prostatic hyperplasia[M]. Text – book of benign prostatic hyperplasia, Edited by RogerKirby, ESASMedia, Ltd, 1996:91 – 104.

[2] 武昌学,郭琴.经尿道汽化电切联合电切术治疗前列腺增生症 79 例分析[J].现代中医药,2004,5:86 – 87.

[3] 王祥福,殷克敬,苏同生.磁极针对前列腺增生防治作用的实验研究[J].陕西中医学院学报,2002,25(3):44 – 47.

[4] 邱德文,沙凤桐,邹克扬,等.中国名老中医药专家学术经验集:第 2 卷 奇难病专家杜雨茂[M].贵阳:贵州科技出版社,1995:218 – 254.

[5] 柯琴.伤寒来苏集[M].北京:学苑出版社,2009:174.

[6] 吴谦.御纂医宗金鉴[M].北京:人民卫生出版社,1998:105.

[7] 唐宗海.伤寒论浅注补正[M].天津:天津科学技术出版社,2010:145.

[8] 魏文浩,李国臣.经方辨治前列腺增生 4 则[J].河南中医,2012,32(4):414 – 415.

[9] 潘立群.试论前列腺增生症病机的确切含义[J].江苏中医药,2002,23(6):1 – 2.

[10] 杜雨茂.中国百年百名中医临床家丛书:杜雨茂[M].北京:中国中医药出版社,2003:65-66.

[王冬,步凡.指导:武昌学.原载于《陕西中医学院学报》,2013,36(3):14-16.]

第六节　杜雨茂教授辨治慢性肾功能衰竭探讨

摘　要：慢性肾衰是各种慢性肾脏疾病发展到后期出现的临床综合征,临床诊治难度很大。杜雨茂教授认为三焦枢机不利是该病发生的基本病机,临证应辨证治疗：肾脾亏虚,湿热余邪留滞,三焦枢机不利,多以六味地黄汤合小柴胡汤化裁；湿浊内郁,壅滞三焦,以小柴胡汤合五苓散化裁；脾肾阳虚,水湿泛溢,浊毒内壅,以真武汤含小柴胡汤化裁；脾肾阳虚,瘀浊壅滞三焦,以连苏饮合真武汤、小柴胡汤化裁。

慢性肾功能衰竭（CRF）是由各种慢性肾脏疾病进行性发展,引起肾单位和肾功能不可逆的丧失,导致以代谢产物和毒素潴留,水、电解质和酸碱平衡紊乱以及某些内分泌功能异常为特征的临床综合征,该病呈持续性发展,呈不可逆转性。杜雨茂教授从三焦辨治慢性肾衰,取得了很好的临床疗效,兹将杜老治疗慢性肾衰临床经验介绍如下。

一、病因病机

慢性肾衰多由水肿、淋证、癃闭等疾病迁延日久不愈,久病伤肾脾,肾脾阳虚,水湿、痰瘀邪热等内蕴,导致三焦枢机不利而发诸证。又可因外邪侵袭、七情内伤、饮食失宜、劳累过度等进一步加重。病变错综复杂，可以说是虚实互见、寒热错杂。杜老认为该病在内脏方面主要涉及肾、脾，严重时可波及肝、胃、肺以及三焦、膀胱。在病邪方面有寒湿、邪热、痰浊、瘀血等[1]。多脏腑受损，正气亏虚，不能驱邪外出，导致正虚邪郁三焦，进一步导致三焦气化失常，壅滞不通。陈修园《医学三字经》言："三焦者，上、中、下三焦之气也，焦者，热也……上焦不治，则水泛高原；中焦不治，则水留中脘；下焦不治，则水乱二便。三焦气治，则脉络通而水道利，故曰'决渎之官'。"说明了水湿内停与三焦气治的关系，而寒湿、邪热、痰浊、瘀血等实邪郁留体内亦与三焦气化相互影响。慢性肾衰病情由初期逐渐发展至尿毒症终末期，实质是正邪相争、正邪消长的过程，而三焦功能失常逐步加重。因涉及脏腑、病邪的不同，临床辨证分型亦有不同。杜老临床常将慢性肾衰辨证分为以下 3 型。

二、辨证治疗

1. 肾脾亏虚，湿热余邪留滞，三焦枢机不利

各种肾脏病迁延日久，损及肾阴，或素体阴亏，或过服辛燥渗利之品，皆可损伤真阴，或应用肾上腺皮质激素及免疫抑制剂日久，皆可损及肾阴。久病脾虚失司，水湿内郁，郁久可化热而出现湿热。治疗以六味地黄汤合小柴胡汤化裁。

典型病例：王某，男，30 岁，病历号：980082。患者 1 年半前因颜面浮肿就诊于当地县医院，查尿常规：蛋白（＋＋＋）、潜血（＋＋＋）。诊断为慢性肾炎，予中西医治疗，效欠佳。3 月前于西安交通大学附属医院住院治疗，行肾穿刺活检，诊断为 IgA 肾病（Ⅳ级 IgAM 型）。予泼尼松（强的松）及环磷酰胺治疗，病情好转不明显。1996 年 4 月初诊查患者头昏乏力，腰酸困痛，双下肢水肿，手足心热，尿黄而赤，大便干燥，脉沉细弦，舌淡红苔薄黄。实验室检查：肾功：肌酐 195.5μmol/L，尿素氮 11mmol/L。尿常规：蛋白（＋＋＋）、潜血（＋＋＋）。24h 尿蛋白定量 8.34g。西

医诊断：IgA 肾病Ⅳ级合并慢性肾衰（失代偿期）。中医辨病属水肿（肾脾气阴亏虚，湿热内蕴，三焦枢机不利）。治拟益肾降浊，健脾益气，利湿热以疏泄三焦。处方：生地黄 12g，山茱萸 15g，山药 20g，泽泻 12g，云苓 15g，白术 12g，猪苓 20g，车前草 15g，黄芪 40g，柴胡 12g，炒黄芩 12g，怀牛膝 12g，白茅根 30g，生益母草 30g，石韦 15g，虎杖 15g。1 剂/d，水煎服，早晚分服。1 周后二诊时，患者二便通利，精神状态好转。复查肾功：肌酐135.5μmol/L，尿素氮 7.9 mmol/L，较前降低。

按语： 此病例患者水肿日久，邪恋伤正，肾脾气阴虚损，水湿郁久化热。因此治疗当标本并治。方中生地黄、山茱萸、山药、怀牛膝滋补肾阴，茯苓、白术、泽泻、猪苓健脾益气，淡渗利湿，车前草、石韦、虎杖清热解毒利湿，泻下通便。大剂量黄芪有补脾利水，降蛋白尿之效。杜老师认为蛋白尿、隐血皆为精微物质，与脾肾亏虚，失于固摄封藏和湿热内扰有关[2]15。尿中蛋白是水谷之精微，大量蛋白从尿中排泄，正气日益耗损，脾肾更见虚亏，形成了恶性循环。因此临床中慢性肾衰伴随有大量蛋白尿时，杜老师常用方中配伍应用大剂量黄芪，一般情况下，黄芪剂量在 45g 以上。慢性肾衰病程较长，"久病多瘀"，瘀血与水湿胶结，病情更加缠绵。在这种情况下，杜老师应用生益母草 30g 以活血利水。湿热郁久影响气机升降，气化受阻，一味柴胡疏肝解郁之外，又能调畅三焦气机，兼能和解退热。

2. 湿浊内郁，壅滞三焦

慢性肾衰持续发展，肾脾亏虚渐著，失于运化，水谷不能化为精微物质，反聚为痰湿，郁久化热，水湿浊热泛滥壅滞，三焦气机不利，升降机能紊乱而致本证。治宜疏利三焦，化湿降浊，交通上下，救扶肾气。处方以小柴胡汤合五苓散化裁。

典型病例： 谭某，男，23 岁。病历号：981163。患者因 2 周前视物不清而就诊于西安交大二附院，查肾功：肌酐 328μmol/L。予"倍他乐克、脑血清、知柏地黄丸、复方地巴唑、氢氯噻嗪"等口服，并服用中药治疗。1 周前，患者无明显诱因出现恶心呕吐，口干苦，头昏头痛。2005 年 7 月 15 日初诊，查头昏头痛，眩晕，口干多饮，恶心呕吐，乏力，双下肢轻肿，尿不利，大便尚调，舌淡红苔薄黄，脉沉弦滑。实验室检查：肾功：肌酐 476μmol/L，尿素氮 26.1mmol/L，二氧化碳结合力 17.5mmol/L。尿常规：蛋白（＋＋）、潜血（－）。血常规示：RBC 3.29 ×10^{12}/L，Hb100g/L。血压 150/110mmHg。西医诊断：慢性肾炎合并慢性肾衰（肾衰竭期）、高血压病Ⅰ级。中医辨病属关格（湿热浊邪内盛，犯及三焦，气机紊乱，升降失司，清浊相干，肝失疏泄，肝阳妄动上亢，浊邪难以下泄），治宜益肾降浊，疏利三焦。处方：柴胡 12g，炒黄芩 10g，党参 12g，生姜 6g，姜半夏 10g，猪苓 20g，泽泻 15g，土茯苓 15g，白术 12g，大黄 8g，虎杖 15g。3 周后复诊时，患者无明显不适。实验室检查：肌酐 337μmol/L，尿素氮 12.8 mmol/L，二氧化碳结合力 18.1mmol/L。

按语：该患者正值青年，气血旺盛，处于慢性肾衰竭期，病机特点湿热浊邪内盛，犯及三焦，气机紊乱，升降失司，清浊相干，肝失疏泄，肝阳妄动上亢，浊邪难以下泄。邪盛为矛盾的主要方面，而正气未衰。治疗当疏利三焦，化湿降浊为主，兼以益肾。方中小柴胡汤疏调三焦气机，五苓散利水渗湿，温阳化气，大黄泄浊通便。柴胡清解透达少阳三焦之邪，并能疏泄气机之郁滞，黄芩清热解毒燥湿，与柴胡相伍能清泄三焦湿热。姜半夏燥湿化痰，降逆止呕。生姜散寒和中止呕，为"呕家之圣药"，与半夏相伍，更增和胃降逆之力。党参味甘性平，功能补中，益气，生津，扶正祛邪。茯苓性味甘淡平，有渗湿利水，益胃和脾，宁心安神之功效。白术健脾益气，燥湿利水，二药共同起到健脾益气，利水渗湿之效。猪苓淡渗，利水作用平和，泽泻入下焦通利水道，大黄性味苦寒，直入胃肠，泄热降浊，通腹泻下。下焦湿热兼有便秘者，配伍虎杖，入血分，性平和，可助大黄清热利湿通便。诸药并用，可疏利三焦，健脾益肾，利水燥湿，降逆止呕。

3. 脾肾阳虚，水湿泛滥，浊毒内壅

病久肾脾阳虚，气化无权，聚水为病，水湿浊邪内蕴，壅滞三焦，遂成本证，治宜温阳利水，清热泄浊，救扶肾气，恢复肾功。处方以真武汤合小柴胡汤化裁。

典型病例：刘某，男，75 岁，干部，病例号：990763，住咸阳市国棉七厂。1999 年 5 月 13 日初诊：患高血压 20 年，发现尿常规检验异常及慢性肾功能衰竭一年多。一年多以前自感乏力，颜面及下肢浮肿，腰酸，经医院检查，肾功能轻度损伤，尿中见蛋白及潜血，给予西医对症治疗浮肿消退，即未予介意。至 1999 年 4 月初病情加重，赴西安第四军医大学附属医院及省医院诊治，血肌酐已升至 727.65μmol/L，贫血明显，尿常规检查：蛋白（＋＋）、潜血（＋＋＋），恶心呕吐，少食。诊断：慢性肾功能衰竭尿毒症期。给予血液透析及对症治疗月余，除血肌酐略降外，病无明显起色，动员其回家找中医调治，乃返回咸阳来就诊。查其少气懒言，面色萎黄，唇甲色淡，面肢浮肿，腰痛腿软，行动困难，手足发凉，恶寒，恶心呕吐，纳呆，小便不利，大便不干但不畅利，脉弦细而弱，舌淡，苔白润。属中医水肿日久并发关格重症，治拟益气养血，补肾温阳，疏利三焦，降浊升清，消补兼施[2]57。处方：西洋参 5g，黄芪 40g，枸杞 12g，制附片 10g，炒白术 12g，茯苓 15g，炙甘草 4g，怀牛膝 15g，淫羊藿 15g，柴胡 12g，炒黄芩 8g，生姜 3 片，砂仁 10g，猪苓 15g，虎杖 12g。14 剂，1 剂/d，清水煎，分 3 次服。

按语：本案病程迁移已久而成关格重症。此时脏腑亏损已极，肾脾阳气亏虚。血液透析缓解了一些急症，患者目前气、血、阴、阳俱虚，以肾脾阳虚、血虚为甚，兼有水湿郁滞三焦。方中以真武汤温阳利水，仙灵脾助真武汤增强温补肾阳，怀牛膝既可加强附子温阳作用，又可引水下行。西洋参、黄芪大补元气，柴胡、黄芩疏泄三焦。砂仁辛温，化湿行气开胃，生姜散寒和中止呕，助砂仁温化中焦寒湿。猪苓淡渗利水而不伤阴，虎杖则有泻下排毒之效。本证病情错综复杂，虚实夹杂，因此杜老师强调，药物选择须滋而不

腻，补而不滞，凉而不寒，温而不烈，一药多效，以平为期。

4. 脾肾阳虚，瘀浊壅滞三焦

慢性肾衰后期，正虚、邪盛二者均较著。脾气亏虚至极，中气下陷，水湿内盛；肾阳亏虚，不能化气利水；阳虚湿阻，日久气滞血瘀。体内瘀浊壅滞，三焦气机不利，升降失常，而形成关格，治宜补肾健脾，化瘀利湿，降浊和中，疏利三焦。以连苏饮合真武汤、小柴胡汤化裁。

典型病例： 高某，女，33 岁。病历号：981154。患者于 2 年前因贫血四处求医无效，2 个月前，患者出现恶心呕吐，腹胀，就诊于当地医院，查肾功：肌酐 484μmol/L，尿素氮 18.9 mmol/L。血常规示：重度贫血。尿常规：蛋白（＋＋）、潜血（＋＋）。查患者乏力，心慌，气短，胸胁胀痛，腰痛，恶心呕吐，腹胀，腿抽筋，夜尿多，大便干燥，舌淡红有瘀斑，苔薄白，脉沉细数。实验室检查：肾功：肌酐 776μmol/L，尿素氮 28.7 mmol/L，二氧化碳结合力 16.7mmol/L。尿常规：蛋白（＋＋）、潜血（－）。血常规示：RBC 2.0×10^{12}/L，Hb65g/L。电解质 Ca^{2+} 0.25 mmol/L，K^+ 2.84 mmol/L。病属关格，证属肾脾气血阴阳俱不足，三焦枢机不利。治拟调中养胃，降浊止呕。处方：太子参 12g，姜半夏 10g，黄连 4g，苏叶 10g，连翘 12g，陈皮 10g，砂仁 6g，白蔻仁 6g，黄芪 40g，云苓 15g，白术 12g，制附子 6g，女贞子 12g，丹参 15g，川芎 12g，柴胡 12g，炒黄芩 10g。1 剂/d，水煎服，早晚分服。2 周后二诊时，患者无明显不适，舌淡苔薄黄，脉弦细。肾功：肌酐 517μmol/L，尿素氮 20.2 mmol/L。患者病情趋向平稳，拟上方加三七 4g，肾茶 15g，蝉花 15g，煎服法同上。患者服用上方 1 月后，复查肾功：肌酐 432μmol/L，尿素氮 18.2mmol/ L，二氧化碳结合力 17.8 mmol/L。尿常规：蛋白（±）、潜血（－）。血常规示：RBC 2.0×10^{12}/L，Hb 60g/L。电解质 Ca^{2+} 0.49 mmol/L。

按语： 慢性肾衰终末期，患者阴阳虚损至极，体内瘀血、水湿、痰浊胶结，影响至三焦的疏泄功能失常。治疗当遵循"标急先治标，本急先治本"的原则，患者脾胃症状明显，水谷不入，治疗宜补肾健脾，化瘀利湿，降浊和中，疏利三焦。方中黄连清热燥湿，苦寒以降上冲之浊邪，苏叶味甘辛而气芳香，有行气宽中，和胃止呕之能，二药一升一降，以理脾胃升降之机。关于连翘，杜老师认为该药清热解毒与一般苦寒清热解毒药不同，味苦不寒，服之不甚伤脾胃；二是功善散扬，通达表里上下，上、中、下三焦病变均可辨证配伍[3]。兼有瘀血者，杜老师临床常用丹参、川芎、川牛膝3味药[1]。川牛膝散瘀血，消痈肿，又能引血下行，瘀血在下部用之；丹参性味苦微寒，《本草正》言"心、脾、肝、肾血分之药"，有活血通经，祛瘀止痛，清心除烦之效；川芎活血行气，祛风止痛，其性善散，为血中之气药，瘀血在上部用之。三药相伍，活血化瘀，痛彻上下，无处不到。

慢性肾衰临床表现症状复杂多样，病程较长，病机虚实夹杂，正邪消长变化，尤其是尿毒症期，此期病情危重，涉及多个系统、脏器损害，症状复杂多变，易于危及生命[4]。整个病程的治疗非一法一方所能始终，因此临证应根据病情变化酌情化裁。

参考文献

[1] 杜雨茂,杜治宏.慢性肾功能衰竭的辨证用药思路与方法[J].新中医,2001,33(5):3-5.
[2] 杜雨茂.中国百年百名中医临床家丛书:杜雨茂[M].北京:中国中医药出版社,2003.
[3] 张喜奎.杜雨茂运用连翘之经验[J].中国医药学报,1990,5(1):49-51.
[4] 杜雨茂,杜治锋.应用经方为主治疗慢性肾功能衰竭[J].天津中医药,2010,27(4):271-272.

[梁西红,周永学.原载于《陕西中医学院学报》,2013,36(5):27-29.]

第七节　杜雨茂教授以经方为主治疗慢性肾衰竭的临床经验与学术思想研究

第一部分　临床经验研究

　　杜雨茂教授通过 30 年的临床及实验研究，首次提出了"慢性肾功能衰竭并非是完全不可逆转的"[1]。在杜雨茂教授的治疗下，慢性肾功能衰竭早、中期治愈的患者屡见不鲜；肾衰竭期和尿毒症期被西医判为存活期 1～3 年的患者症状减轻，生活质量提高，延长了生存期，其中存活 6～10 年的患者并不在少数。杜雨茂教授治疗慢性肾功能衰竭四期，效仿经方。

一、慢性肾功能衰竭代偿期

　　本期患者一般无明显临床症状，除肾功能等生化检查外一般不能发现，主要表现为以虚证为主，但邪实尚不盛。杜雨茂教授认为以下两证型临床较为多见：

（一）肾阴脾气亏虚，湿热余邪留滞

　　患者有腰酸乏力，夜尿增多或小便不利，双下肢困乏及轻中度浮肿，尿常规检查可有蛋白、潜血，肾功能检查尿素氮升高，Scr 在 133～177μmol/L 之间，常伴头晕、耳鸣，五心烦热、口渴等阴虚症状。脉多细数或细弦，舌淡红，苔白厚或黄腻。治宜滋肾健脾，清热利湿为主。方用猪苓汤合六味地黄汤化裁（杜雨茂教授命名为滋阴益肾汤：生地、山萸肉、旱莲草、粉丹皮、泽泻、茯苓、猪苓、怀牛膝、桑寄生、白茅根、生益母草、黄芪、石韦）。《伤寒论》223 条曰："若脉浮，发热，渴欲饮水，小便不利者，猪苓汤

主之。"猪苓汤主治阴虚水热互结证,具有养阴润燥,清热利水之效,正切本证病机。临证中杜雨茂教授常将猪苓汤中滋腻之阿胶易为养阴之生地;六味地黄丸由丸剂改为汤剂,便于吸收。六味地黄汤主治肾阴亏虚之经典名方,若尿蛋白较多,乏力明显,可加黄芪、金樱子、芡实以补气固涩摄精;若潜血≥(++),五心烦热较著者,可加白芍、槐米、白茅根、大蓟、小蓟等,以增强益阴、清热、宁络止血之力。

(二)脾肾气虚,湿邪壅滞

患者常有畏风怕冷,四肢不温,气短,纳差,腹胀、腹泻等,常伴小便点滴不利,气短懒言,浮肿较明显,尿中蛋白偏多。脉多濡缓或沉弦,舌苔白而厚腻。气虚湿滞,气化不行,精微失于固摄,故治以健脾益气,通阳化气,利湿摄精。方用五苓散加黄芪、党参、车前子、石韦等。五苓散渗湿利水,温阳化气,主治太阳病膀胱蓄水,小便不利之水肿,正扣病机。加黄芪、党参等益气健脾之类,增加通阳利水、补益脾气之功,加车前子、石韦等渗湿利水之品,以利水湿外泄。

以上患者在服用中药汤剂的同时,加服虫草健肾宝胶囊(杜雨茂教授研制,以冬虫夏草、西洋参为主),在原发病逐渐好转的同时,肾功能亦可缓解或恢复正常。

二、慢性肾功能衰竭失代偿期

患者血肌酐值在 187~450μmol/L 之间,尿素氮显著升高。本期临床较为多见,患者症状明显,主要表现为消化道症状,而消化道症状是慢性肾功能衰竭表现最早、最常见的症状。肾功能受到损害,尿中毒素从肾脏排出减少时,血中的毒素增加,毒素排泄代偿,从消化道排出增多,消化道黏膜受到毒素刺激而消化道症状凸显。临床症状多有恶心、呕吐,食欲减退,便秘或腹泻,面色萎黄,精神萎靡,贫血,小便不利,多数患者伴有高血压、水肿、蛋白尿及镜下或肉眼血尿。除上述症状、体征之外，多伴口干、口苦，脘腹胀闷，目眩等。为湿热浊邪内盛，犯及三焦，气机紊乱，升降失司，清浊相干，肝失疏泄，肝阳妄动上亢，浊毒难以下泄之故。治宜扶正达邪，疏调三焦，利湿清热，降逆泄浊。方选小柴胡汤合五苓散化裁的疏利降浊汤（肾衰Ⅱ号方）：柴胡、黄芩、姜半夏、生姜、泽泻、茯苓、白术、桂枝、党参、桑寄生、虎杖、益母草。杜雨茂教授用小柴胡汤治疗少阳诸证。少阳为三阳之枢纽，为三焦通调之要塞。《伤寒论》101条指出："……有柴胡证，但见一证便是，不必悉具。"在本证中见到了少阳证，故以小柴胡汤疏调三焦，三焦畅则水液、元气得以通行，浊毒亦可随之而出，诸症自消。五苓散温阳化气、利水渗湿，以促浊毒从二便外泄。若脾肺气虚，化血之源匮乏，兼见乏力、倦怠，唇甲色淡者，可酌加黄芪、当归、枸杞，以益气养血，滋养肾肝；若恶心、呕吐较甚，胸满、烦躁，脘腹喜温者，与吴茱萸汤合用之，以达温里散寒、辛开苦降之功；若脘腹痞满，大便秘结或不畅利者，可合小承气汤而用之，脾胃虚寒者可用酒制大黄代生大黄，利于多服且无戕伐脾胃之弊；若见舌质暗紫，有瘀血者可选加丹参、川芎、莪术、红花、三七粉；若眩晕、头痛明显，血压偏高者，可加钩藤、天麻、草决明、石决明，以平肝潜阳，息风以降压；若见腹胀，便溏且次数多，遇寒凉下泄之品反而加重者，应合甘姜苓术汤而用之，以增温散中下焦之寒湿，健脾止泻之功；若效未显著，还可再加炒苍术、砂仁、薏苡仁等。

三、慢性肾功能衰竭期

此期患者胃肠道症状更加明显，口中可有氨气味，食纳更差，甚至有胃、十二指肠黏膜浅表性炎症、溃疡。临床上常看到慢性肾衰患者长期就诊于消化内科，而胃镜检查也确有病变，殊不知，这是慢性肾衰的并发症。

临床表现：食欲明显减低，恶心、呕吐，便秘或腹泻，夜尿频多，头昏，乏力，腿困，腰酸，气短，心悸，面色萎黄甚至㿠白，唇甲色淡。若水钠潴留明显则可见小便不利，面肢浮肿，甚至腹水、胸腔积液，倚息难以平卧；亦有小便清利无明显水肿或因用利尿药太过而口渴，皮肤干燥甲错，阴津过耗者；若血压过高者多有头晕、头痛，颈项强直不舒，手足发麻，脉多弦劲；若血钙偏低，可出现手指拘挛，小腿转筋，足趾痉挛；严重者常与甲状旁腺功能亢进并见，以致发生骨软化、骨再生不良，形成肾性骨病而见腰脊困痛，腿软无力，骨骼畸形，甚至行动维艰；血钙过低还可导致血钾升高，而出现心脏功能受损，心悸，脉结代，四肢无力等。

此期的中医治疗应扶正与祛邪并重。在没有较重的肾脾阳虚，水气泛滥凌心犯肺的情况时，仍以疏利降浊汤为主，酌加黄芪、淫羊藿以补气温肾。恶心、呕吐较甚者可加藿香、砂仁，重用姜半夏和生姜，以芳香化浊，散逆止呕，和胃醒脾；若气短，心悸，乏力，懒言，面色萎黄，唇甲色淡，气血虚损较著者，可合当归建中汤，再加黄芪而用之；若小便不利，面肢浮肿，胸腔积液、腹水较著，倚息难以平卧，且兼恶寒肢凉，心悸气短者，为肾脾阳虚，水气上犯外溢，治当温肾健脾，利水消肿为主，可选用真武汤合防己黄芪汤加怀牛膝、车前子、葶苈子用之；若小便清利而多，口渴喜饮，皮肤干燥甲错，舌淡红少苔，脉细者，为阴津亏损较甚，宜选用六味地黄汤合麦门冬汤用之，以滋养肺、胃、肾之阴而迅复津液；较重者尚可短暂静脉补以葡萄糖生理盐水；若血压过高诸症突出者，可在疏利降浊汤的基础上再合风引汤去干姜、桂枝、赤石脂，加钩藤、葛根而用之，以增清热平肝，潜镇息风之力；若血钙偏低诸症突出者，可选用金匮肾气丸改汤，加淫羊藿、巴戟天、煅龙骨、煅牡蛎而用之，以补肾壮骨；若兼心悸、脉结代，可再合炙甘草汤而用之；若血钙过低，有肾性骨病征象者，可同时加服西药钙三醇、维生素 D_3 之类。

四、尿毒症期

此期病情危重，涉及多个系统脏器损害，症状复杂多变，易于危及生命。杜雨茂教授建议在应用中药治疗的同时，酌情采取腹膜透析或血液透析，对病情的控制较为有利。兹扼要分述如下：

（一）消化系统症状较第三期更重

恶心、呕吐频繁，食欲锐减，口鼻气息有尿臭味（即氨味），胸闷腹胀，大便秘结不畅，严重者可并发消化道溃疡出血，而见胃脘疼痛，呕血或便血。治拟调中养胃，降浊止呕。方选半夏泻心汤合大黄甘草汤用之。若兼见胃脘疼痛，呕血或便血量少者，可加侧柏叶、三七、白及；出血过多者，应及时输血，用西医三腔管等止血法予以急救，其预后多不良。

（二）合并心血管损伤

1. 冠心病

肾脏病患者血脂代谢失常，脂质沉积，易导致动脉粥样硬化，加之久病气血损伤，心脉失养，形成冠心病，属于中医胸痹、心痛病范畴。临床常症见胸闷、胸痛，心悸、气短，脉细弦，舌质暗紫，苔厚腻等。治宜益气养心，通阳化瘀，宽胸宣痹。方选枳实薤白桂枝汤合生脉饮，酌加丹参、川芎、赤芍等。胸痛较重且兼恶寒、手足不温者，再合《金匮要略》薏苡附子散（改汤），以增温阳散寒，化湿宣痹之力。

2. 心功能不全

尿毒症期，由于高血压、肾性贫血、脂质代谢紊乱、糖代谢异常、高血钾、水钠潴留、代谢废物的毒素潴留等多种因素的影响，使心血管和心肌发生病变，导致心力衰竭。临床表现为心慌、心悸，水肿加重，胸闷气短，尿量减少，严重时难以平卧，动则微喘，脉多细数无力，或兼见结、代之象，舌体胖色紫，苔白厚腻。

此属中医少阴心肾阳气衰微，脾失转输水液之能，致水湿浊邪泛溢，脉道阻滞而生瘀血之故。治以温阳利水，化瘀降浊，以振奋心、肾、脾之阳。方选真武汤合人参四逆汤为主，酌加丹参、川芎、天冬、麦冬而用之。若兼有热象，见口干、脘腹胀满、大便不畅利者，可在以上两方的基础上再合己椒苈黄丸（改汤）而用之。本病危重而险，预后较差。

3. 心包炎

尿毒症期由于各种毒素潴留不能外泄，导致心包膜发炎，炎性渗出物积于心包，心功能受抑，临床可有心悸、气短、胸闷、乏力，动则微出冷汗而喘，面色晦暗无华，下肢水肿，小便不利，脉沉涩，舌淡暗体胖有齿痕，苔白滑腻。听诊可闻及心包摩擦音，B超、X线胸片可协助确诊。此证属中医肾脾阳气衰微，心气虚衰，水气上泛，上逆凌心犯肺所致。治拟温阳益气，健脾逐水。方选茯苓四逆汤合葶苈大枣泻肺汤而用之，部分患者可以减轻而有所好转；病情过于严重者，疗效欠佳。

五、肾衰Ⅲ号方研究

中医灌肠疗法是中医学传统的导法与现代医学的灌肠法相结合，衍生了中医结肠透析、中医直肠点滴及中药栓剂或原药塞肛等治疗方法，因为操作简单、适用范围广泛、疗效可靠得到大部分中西医生的认可的给药方法。中医理论认为肠道"受五藏浊气，名曰传化之府，此不能久留，输泻者也""魄门亦为五脏使"。因此，早在汉代张仲景《伤寒论》中就有"大猪胆一枚，泻汁，和少许法醋，以灌谷道内，如一食顷，当大便出宿食恶物，甚效"的论述，是中医导法的最早记载。

肾衰Ⅲ号方是杜雨茂教授以《金匮要略》大黄附子汤为主化裁创立的，组成为：大黄12g，附片（先煎）9g，桂枝6g，赤芍15g，丹参18g，生龙骨20g，煅牡蛎20g，炒枳壳12g。浓煎至200ml，待温后保留灌肠，日1次，尤宜用于肾衰的中、后期。

邓伟等[2]认为温阳益肾、通腑泄浊、活血化瘀是肾衰Ⅲ号的立方依据。方中大黄通腑泄热，降尿素氮疗效确切，且能清热解毒，活血通便利水，现代药理研究证明大黄具有降低血肌酐和尿素氮的作用，且可以提高机体免疫，增加机体必需氨基酸含量，还具有抗炎、抗病毒及保肝利胆作用[3]；附子、桂枝温阳益肾，扶助正气，二者与大黄相合有寒有热，温阳泻浊，一补一攻，扶正达邪，且俱为刚猛之品，走窜不宁，夺关斩将，救病危难，寒温并用，攻补兼施，泻浊不损阳，壮阳不生火，正合本证之复杂病机，现代药理研究证明附子具有强心、增加肾血流量的作用[4]，同时还具有抗炎[5]和增强机体免疫的作用[6]；丹参活血祛瘀，且有养血之功，周家俊等[7]通过实验研究发现丹参的有效成分可以改善慢性肾衰大鼠的肾功能和肾病理变化，对尿毒症毒素——甲基胍具有显著的抑制作用；丹参、赤芍联合使用可以增强其抗氧化的功能[8]；丹参、赤芍合桂枝，祛瘀通络之力更强，脉络通气机畅，正气可复；生龙骨、煅牡蛎镇静安神，平肝潜阳，使上逆之气通降，息风动之忧；炒枳壳能使气机调达，三焦通达，配合大黄，使泻浊之力增强。全方寒温并用共奏通腑泻浊，温阳益肾，活血化瘀，平肝潜阳之功，且以灌肠给药，取效较速，故适用于浊毒壅盛之疾。

六、运用西医理化检查辨治的经验

杜雨茂教授认为西医的常规、生化检查有助于明确临床诊断，并可作为判断治疗效果的客观指标，但应注意防止西医思维对中医的负面影响，坚持以中医的辨证为主来立法用药。

（一）检测胱抑素 C、微球蛋白，以早期发现肾功能受损，预防肾衰

胱抑素 C（CysC）是 1983 年发现并于 1997 年广泛用于临床诊断的一种免疫学检查指标。人体所有细胞都产生胱抑素 C 且仅经肾小球滤过而清除，是一种反映肾小球滤过率变化的内源性标志物，

在近曲小管重吸收，但重吸收后被完全代谢分解，不返回血液。因此，其血中浓度由肾小球滤过决定，而不依赖任何外来因素干扰，其灵敏性高于血肌酐和尿素氮，能早期发现肾功能受损。在血肌酐和尿素氮正常情况下有时已经发生肾功能损害，胱抑素 C 此时已经发生变化，且不受其他因素影响，而血肌酐和尿素氮易受年龄、饮食等因素影响。CysC 是较血清 BUN、Cr 有更高的敏感性和特异性，对于评价肾小球滤过率有非常重要的价值。

α_1 微球蛋白（α_1 – MG）和 β_2 微球蛋白（β_2 – MG）都可以反映肾功能状态，在临床早期诊断慢性肾功能衰竭方面具有一定的意义。α_1 微球蛋白是由人体的肝脏和淋巴细胞合成，在血液中游离，可自由通过肾小球，并被肾小管重吸收和代谢，而结合型的 α_1 微球蛋白则不能通过肾小球，其在尿液中的浓度为零。目前人们普遍认为血清及尿液中的 α_1 微球蛋白测定可作为反映肾小球和肾小管功能的一个指标。β_2 微球蛋白是由淋巴细胞、血小板、多形核白细胞产生的一种小分子球蛋白，可以从肾小球自由滤过，99.9% 在近端肾小管吸收，并在肾小管上皮细胞中分解破坏，故 β_2 微球蛋白排泄极少。血清 β_2 微球蛋白的升高可反映肾小球滤过功能受损或滤过负荷是否增加的情况；尿液中排出 β_2 微球蛋白增高，则提示肾小管损害或滤过负荷增加。

杜雨茂教授主张对慢性肾病患者或其他慢性病患者注意检查胱抑素 C 及 α_1 微球蛋白和 β_2 微球蛋白，以便早期发现肾功能损伤并预防慢性肾衰的发生。

（二）温阳通下法可降低 Scr 和 BUN 指标

Scr 和 BUN 是目前诊断肾衰竭的主要生化指标，是肾脏损伤的主要参考依据；各种肾脏疾病后期发展为肾功能不全甚至尿毒症，Scr 和 BUN 升高，原则上中医治疗应辨证施治。杜雨茂教授认为使用口服药恢复肾功能治本的同时，亦应降低 Scr 和 BUN 在血液中的含量，这样才是标本兼治。西医的血液透析疗法就是针对 Scr 和

BUN 而采取的治疗措施，中医利用灌肠疗法亦可起到类似血液透析的作用。杜雨茂教授创立的肾衰Ⅲ号方：大黄 12g，附片（先煎）9g，桂枝 6g，赤芍 15g，丹参 18g，生龙骨 20g，煅牡蛎 20g，炒枳壳 12g，浓煎 200ml，高位保留灌肠。本方经杜雨茂教授及其门人临床和实验研究证明具有温阳通下之效，可以降低 Scr、BUN 及尿溶菌酶，升高血红蛋白和 CO_2CP，改善酸碱代谢紊乱，减轻毒素对肾脏的损害，对慢性肾功能衰竭有肯定疗效。

（三）补脾涩精法可治蛋白尿

蛋白尿是多种急慢性肾脏疾病临床最常见的尿检查结果。杜雨茂教授认为此乃脾肾不足，或湿热瘀血内阻，而致精关不固，封藏失职，精微失于固摄所致。治当补脾益肾涩精为主，兼用祛邪之品。常用自拟降蛋白汤[9]228治之，组成为：党参 12g，黄芪 30g，苍术 10g，薏苡仁 20g，金樱子 15g，芡实 15g，山萸肉 9g，生益母草 20g，女贞子 12g，蜈蚣 2g（研末装入鸡蛋中蒸熟食用）。

对于伴有大量蛋白尿的肾衰患者，应在不违背治疗大法的基础上辨证论治，亦可选取上方诸药配合治疗。如杜雨茂教授经常使用金樱子和芡实治疗蛋白尿，并将二药起名为"二宝丹"。阴虚者，加山萸肉、女贞子；湿热者，加薏苡仁、苍术、益母草。他学习清代沈金鳌的《杂病源流犀烛》"肾之蛰藏，必借土封"之论，体会到对一些顽固性蛋白尿患者，在补肾之中加入补脾之药（四君子汤加黄芪），则疗效显著。经过长期的临床观察，杜雨茂教授发现蜈蚣具有降蛋白尿作用，且对各证型的蛋白尿均有良好的作用。

第二部分　学术思想研究

任何一种思想的形成和发展都与思想者所生活的社会背景、时代特征和思想者本人的努力分不开的。杜雨茂教授作为一个伤寒学家、医学大家，其学术思想的成形和发展的研究对中医学发展和对后学者有着重要的意义。

一、学术思想基础

（一）世代业医，幼承庭训

杜雨茂，1934 年 9 月出生于陕西省汉中市城固县一个中医世家，其外祖父郭公、父亲杜芪丞皆为当时陕南名医。杜雨茂幼即聪敏，长而好学，博文强记，受教私塾，习古汉语及儒学。杜雨茂自幼受家庭熏陶，酷爱中医，立志于杏林，悬壶济世。

1. 以医为志，勤耕不辍

杜雨茂勤奋好学，中学毕业后随其父习医侍诊，亦不敢以父子相待，乃以师徒之事侍之，凡弟子之事，一一以礼尽劳，从不推卸。白天随父应诊、取药、制剂，夜晚青灯黄卷，刻苦攻读，常三更眠五更起，勤奋不辍。其父督促甚严，夜晚攻读不明之处，白日闲暇之余，一一解惑，谆谆教诲，历四载，杜雨茂尽得父传，《黄帝内经》《难经》《神农本草经》《伤寒论》《金匮要略》《温病学》等经典医籍及各大家之著作悉加精读，内、外、妇、儿及针灸各科临床了然于胸，各科疑难杂症自有所悟，丸散膏丹之法已尽掌握。杜雨茂不仅尽承其父之医术，医德亦深入其心，虽为名医，耻于追逐名利，贫富贵贱一视同仁之医风如影随行，对其影响极深，曾多次效仿其父于医院及诊所挂出"赤贫免费"，之后常嘱后学"习医贵在重德"。

2. 弱冠即医，名满乡里

杜雨茂 18 岁即独立应诊，独当一面，深切体会患者之痛，医者责任之重。1952 年，杜雨茂学业初成，深感农村缺医少药，群众患病之痛，即随父返梓服务乡邻，于城固县沙河营镇悬壶活人。开业后谨从家训，兢兢业业，昼日应诊，悉心尽力，夜晚制药、读书探索，从不懈怠。及诊未久，恰逢乡里疫病流行，杜雨茂尽心医治，愈者颇多，加之治疗疑难杂症连起数疴，名声日隆，享誉一方，来求诊者络绎不绝，被乡人誉为"小杜先生"，与其父并称"二杜"。

3. 承师学习，精进医术

1954年沙河营镇中医联合诊所成立，杜雨茂积极响应政府号召，与父亲一同参加中医联合诊所，任中医师，为当地群众祛除病痛。同年7月杜雨茂闻况乾五老师在城固县举办针灸学习班，喜出望外。况乾五乃著名针灸学家承澹盦先生之高足，是杜雨茂父亲的挚友，遂投其门下，精研针灸之术。杜雨茂勤奋刻苦，加之基础扎实，深得况师器重，执手相教，严加要求，操作手法、诊疗心得况师倾囊相授，杜雨茂针灸之术更是炉火纯青。1956年杜雨茂以学无止境之恒心再次被送至汉中地区举办的中医进修班学习，历时5个月以第一名之佳绩荣归乡梓，以更为扎实的理论基础继续省疾处药。

（二）山河疮痍，以医救民

杜雨茂童年之时，正值中国人民抗日战争紧要之时，日本军国主义到处烧杀抢掠，中国人民正遭受水深火热之痛。汉中虽是大后方，但杜雨茂亦体会到国家之痛，人民之苦。杜雨茂青少年时代正是抗战胜利，国内战争之时，山河疮痍，人民伤痛无医，国民党政府主张废除中医，在缺医少药的山乡，中医仍然蓬勃发展，得到人民的信赖。杜雨茂看见病人痛苦凄楚的神情和治愈后的欢颜称谢，更坚定了从医的志向。

新中国成立后，党和政府大力扶持中医，杜雨茂得到多次机会得以进修学习提高，使他的医术有更大的发展和施展空间，为更多人祛除病痛，为社会主义建设服务。1958年全国上下积极响应毛主席"中国医药学是一个伟大的宝库，应当努力发掘，加以提高"的号召，中医发展迎来了新的春天，学习中医的热潮席卷全国，杜雨茂亦在此时更加坚定了中医信念，而毕生致力于中医药教学及临床工作。

（三）投身学校，医教相彰

1958 年杜雨茂以较全面的中医基础知识被选送到陕西中医学院的前身——陕西省中医进修学校师资班学习。1959 年陕西中医学院成立，师资缺乏，他以优异的成绩获得留校任教资格，从事针灸教学工作。1959 年 7 月再次被学校选送至成都中医学院参加全国《伤寒论》师资班学习，对《伤寒论》的研究更加深入，不仅原文能从头至尾背出，而且对古今名家的注解知之甚详，心得颇多，广博的知识为日后成为伤寒大家奠定了基础。返校后，即从事伤寒论课程的教学工作。

杜雨茂从担任伤寒教研室主任直至陕西中医学院主持工作的副院长，无论教学、行政工作多忙，都坚持临床，从未间断。他常说："中医学是一门实践医学，脱离临床就失去了其本质，理论再多亦无意义。"他从医近 60 载，从教 40 余载，医教研相得益彰，硕果累累。杜雨茂教授曾云："教学相长，每次备课都有不少收获，它不仅可以督促自己学习新知识、新内容，掌握最新研究动态，而且更重要的是将新知识传播给学生[9]183。"

（四）痴于医学，精勤不倦

杜雨茂教授一生痴迷医学，阅读圈点医籍无数，临床工作从未间断，耄耋之年仍旧阅读典籍，笔耕不辍。杜雨茂教授桌案之上，叠叠累累全是医书，随意翻开都有其批注纸条。杜雨茂教授之子咸阳雨茂医院院长杜治锋博士说："父亲一生只有四大爱好：一是看书，二是书法，三是下棋，四是锻炼身体。现在每天除睡觉外三分之二时间都在看书和著述。"

处处留心皆学问，杜雨茂教授善于向书本学习、向实践学习。杜雨茂教授记载[10]183：1959 年在临潼耳诊班学习时，当时正值自然灾害时期，伙食科为了节约粮食，将葛根淀粉与面粉混在一块蒸馒头。在食用馒头后出现大便稀溏，引起杜雨茂教授注意，便问其他人情况，结果大部分人都一样。于是杜雨茂教授推断葛根虽有升清止利之功，但量大反有滑肠通便之效。在日后临床实践中，杜雨茂教授仔细观察，反复探求得知用葛根发表透疹（宜生葛根），升阳止利（煨葛根为妙），用量宜小，以不超过12g为宜，若用葛根生津养阴治疗消渴兼便秘者，用量可大，一般用20～30g。杜雨茂教授依次还发现草决明、丹参、泽泻等作用亦如此，其对医药痴迷可见一斑。

二、学术思想的形成与发展

（一）医教研相彰，学术成形

杜雨茂从18岁开始即独立开展临床工作，至进入陕西中医学院时已临床数载，又几经进修学习，兼容并蓄，临证已具自己特色。

杜雨茂教授进入陕西中医学院在伤寒教研室工作，从事伤寒论课程及中医内科学的教学工作。他在教书闲暇时间常阅读中医典籍，熟悉各家所长，为临床打下了坚实基础。在理论研究稍有感悟时即撰写论文，在总结理论研究和临床经验后撰写著作，在教学过程中积极主持及参加科研项目。杜雨茂教授从一名普通教师到伤寒教研室主任，再到学院主持工作的副院长期间从未间断临床工作，无论教学和管理工作多繁忙，每周都要定时去附属医院查房、门诊，40余载皆如此。

杜雨茂教授在临床学以致用，继承发扬中医各家之长，临床以经方为主治疗各种疑难杂症，疗效满意，得到了众多患者的信任，遂名满咸阳。早期临床，杜雨茂教授以治疗脾胃肝胆病为主，研制了化石丹等药物，后期以治疗肾病为主，取得了骄人的成绩。

（二）肾病为主，继承发扬

在杜雨茂教授的长期临床生涯中，其早期的临床研究比较广泛，先后从事针灸、肝胆病、脾胃、心血管、肾病等多个系统；1978 年遴选为硕士研究生导师后，则以"伤寒论理法方药的研究"为方向。随着临床的不断深入，杜雨茂教授认为中医治疗肾脏病具有西医不可比拟的优势，遂渐将研究重点确定为肾脏病。研究生招生方向确定为"应用伤寒论理法方药治疗难治性肾脏疾病的研究"。

中医对肾脏生理病理的认识早在《黄帝内经》中就有阐述。杜雨茂教授习医即遍览群书，中医各家所长了然于胸，与临床数十载经验相结合，总结诸家之长，继承发扬中医特色，开创了中医治疗肾病的新篇章。提出中医肾病从六经辨治，肾病治疗应以肺、脾、肾、膀胱、三焦为主，病理以寒湿、浊毒、瘀血、痰浊为主，病机错综复杂，寒热虚实互见。治疗上杜雨茂教授研制了肾炎Ⅰ、Ⅱ号方，肾衰Ⅰ~Ⅳ号系列方，以及二黄消白散、大黄片、虫草健肾宝胶囊、芪鹿肾康片等治疗肾病的一系列中成药。

（三）治疗肾衰，开创新篇

1994 年杜雨茂教授从教育管理工作岗位退休后专心致力于临床研究，其学术思想日渐完善和提高，形成了中医治疗肾病的完整体系。1997 年 4 月由其学生张喜奎、杜治锋等协助整理著成的《杜雨茂肾病临床经验及实验研究》一书由世界图书出版社出版发行，1998 年杜雨茂教授创建了中医肾病临床实践基地——中国咸阳雨茂医院。

杜雨茂教授治疗慢性肾功能衰竭取得了较为满意的疗效，也得到了众多医家的推崇，亦得到了国外医学界的认可，被美国柯尔比中心授予"国际著名替代医学肾病专家"。杜雨茂教授认为慢性肾功能衰竭的病因是内外合邪共同作用的结果，是慢性肾脏疾病迁延不愈、失治误治发展的转归。外因包括风寒湿等六淫之邪，内因主要是正气亏虚。病机复杂，寒热互兼，虚实兼夹，纯虚纯实证极少见；病位主要在于脾、胃、肾、三焦，常可累及肝、肺、心、膀胱等脏腑；临床病理实邪有寒湿、浊毒、痰瘀等。治疗上杜雨茂教授以经方化裁创立了肾衰Ⅰ、Ⅱ、Ⅲ、Ⅳ号方，及保护肾功能的虫草健肾宝、治疗肾衰便秘的大黄片、降血钾的平钾宝等中成药；针对慢性肾衰的并发症，杜雨茂教授运用经和时方辨证施治，效果满意。

杜雨茂教授并不反对西医西药的治疗，主张西为中用，中西结合，控制疾病为目的，降低毒副作用，尤其对尿毒症期在中药治疗的同时，适当应用腹膜透析或血液透析等西医疗法以提高疗效。杜雨茂教授对西医学亦有较深的研究，认为西医的生化检查对中医的诊断和疗效评价具有积极的作用，西医的器械检验、病理检查能更明确疾病的位置及病变情况，推断疾病的预后。

三、对慢性肾功能衰竭的认识

杜雨茂教授为我国著名的伤寒学家、中医肾病家，有"肾科医王"之称，对慢性肾功能衰竭有深刻的认识，运用经方治疗本病取得了显著效果，得到了业界的广泛认同。

（一）对病因的认识

杜雨茂教授认为慢性肾衰的病因分为内因和外因，其发病是内外因合邪综合作用的结果。外因包括风、寒、湿、热等六淫外邪，主要是反复感受风热、湿热之邪。风为阳邪，易袭阳位，风为百病之长，易兼夹它邪，风携寒、湿等邪袭人阳位，导致颜面水肿；寒伤阳气，肾阳为人体之根本，阳气不足，机体失却蒸腾气化，水液潴留发为水肿；湿为阴邪，易袭阴位，阻滞气机，湿邪袭人阴位，水肿从下肢而始，遍及诸身；湿邪阻滞气机，升降失司，脾失运化水液，水湿停留发为水肿。肾主水，水肿日久，必损及于肾，导致肾衰竭的发生或发展加重。

内因主要为正气衰败，阴阳平衡失调，多由于罹患肾病，经久不愈或失治、误治，迁延日久，致脾肾亏损，一般诱因为外邪和过劳；"五脏之伤，穷极必肾"，其他慢性病、饮食失常、七情内伤、房劳过度等损伤机体正气，抵抗力下降而致发病。肾为胃之关，主司二便开阖，肾气从阳则开，从阴则阖。素患水肿者，复感外邪，肾阳衰微，气化无力，肾开阖不利，导致肾不能藏精泄浊；脾主运化水湿，脾阳根于肾阳，肾阳虚命门火衰则火不暖土而脾阳不振，失却运化水谷精微之职，水谷聚而反成浊邪，浊邪内聚，壅滞三焦，气机升降不利，出现浮肿、尿少，甚至癃闭。肾虚胃关失司，浊邪不下，留滞体内，形成新的病理因素浊毒、痰瘀等，并进一步成为致病或加重病情的因素。

总的来说慢性肾衰竭的病因为肾病失治、误治迁延日久，及其他慢性病经久不愈损及肾脏发展而来，外邪致病主要为风寒湿热，诱因为饮食失常、情志过极、过劳以及先天禀赋不足等。

（二）对病机的认识

杜雨茂教授认为慢性肾衰的主要病机为正虚邪恋，阴阳气血俱虚甚至衰败，虚实互见、寒热错杂，病位在脾、肾，常涉及肝、肺二脏，发展深重可累及三焦、胃、肠、心包及心等脏腑。在正虚方面有气、血、阴、阳虚损之别，在邪实方面有风、寒、湿、热、痰饮、瘀血、气滞之不同。

肾藏精，主水液。肾乃阴阳之脏，水火之宅，主一身之精，人身先天之根本。急、慢性肾脏疾病失治、误治，迁延不愈，致肾脏阴阳失衡，气化蒸腾失司，水液不能正常排泄，水肿随之发生；藏精失职，导致人之精微（蛋白）外泄，随尿液排出；若发展至深重阶段，肾功能衰竭，肾阳衰败，可出现多尿、尿频等，可减轻甚至消除水肿；肾无精可泄，可致痰水、瘀血、浊毒内聚，上犯脾胃、肺、心等脏腑，病至危殆。

脾主运化水谷，化生精微，为后天之本。慢性肾病患者感受外邪或用药不当致脾胃受损或衰败，不能化生精微，上输于肺四布周身，肾失后天精微之养，可加重病情发展，肾衰竭症状提前出现，肾衰患者脾胃受损可加速并发症的出现，促进病至危重甚至死亡。

脾胃衰败，脾失运化，水液内聚，化为痰水、浊毒，加重肾病进展；脾失统摄，精微不固，随尿液下泄丢失，肾藏精减少甚至无精可藏，终致脾肾两衰，病至危重。

肺为水之上源，宣发肃降，通调水道。外邪犯肺，肺失宣发肃降，水之上源不通，通调失司，水液潴留，水肿泛起。肾功能衰竭，可发生子病及母，肺肾同病，延至诸多脏腑，变证蜂起。

三焦为孤府，通行元气、运行水液。肾功能衰竭三焦被有形实邪壅滞不通，则元气无通行之道，诸脏腑无元气滋养温煦，五脏六腑、奇经八脉、九窍等衰竭，生命已至险绝之境；三焦不通，水液无从排泄，肺脾输布运化之水液瘀滞上中下三焦，则水肿重矣，肾病患者腹水、胸腔积液临床屡见不鲜。

湿邪壅滞三焦则元气、水液代谢失其通道，正气不能下行，水湿浊邪留滞，则机体受损，肾脏负担加重；浊毒壅滞，不能从小便而出，积聚体内，胃肠代偿排泄，肾为胃之关，亦可损及于肾；病久及血，瘀血内停，血不利则为水，血水互化，水瘀交阻[11]，瘀血可影响肾病的全过程，故活血化瘀应贯穿治疗的全过程[12]。瘀血阻滞，肾脏失却营养供给，肾脏水液代谢加重，则肾功能日趋衰矣。

肾衰后期，并发症多涉及心、肝、肠、胆等脏腑，杜雨茂教授认为肾衰的并发症应从《伤寒论》六经及《金匮要略》脏腑辨证方面进行探讨，从《伤寒论》及《金匮要略》中寻找治疗思路。

杜雨茂教授认为慢性肾功能衰竭正气衰败是其本，湿邪、浊毒、瘀血阻滞是其标，寒热错杂、虚实并见是其总病机，病位主要在肾与脾，常涉及肝、肺及三焦、膀胱、心、脑等脏腑。

四、慢性肾功能衰竭的辨治思路

杜雨茂教授精研《伤寒论》数十载，对《伤寒论》理法方药精髓了然于胸，运用《伤寒论》诊治疑难杂症屡起沉疴，是公认的伤寒大家。杜雨茂教授[10]5认为伤寒六经钤万病，仲景六经为百病立法，非为伤寒一病立法，故肾病的辨证应从六经入手。

慢性肾功能衰竭是肾病发展的最后阶段，病情较为复杂，涉及脏腑经络较多，给辨证带来了较大的难度，如何抽丝剥茧，找到主证，循经辨证是关键。

（一）分期为线，辨清时机

以现代医学对慢性肾功能衰竭的四分期为基本框架，即慢性肾功能不全代偿期：肾小球滤过率（GFR）＜70 ml/min，133μmol/L＜血清肌酐（Scr）＜178μmol/L；失代偿期，亦称氮质血症期：GFR 30～59 ml/min，Scr 179～450μmol/L；肾功能衰竭期：GFR 15～29 ml/min，Scr 451～707μmol/L；终末期肾衰，即尿毒症期：GFR＜15 ml/min，Scr＞707μmol/L。将慢性肾功能衰竭病首先按此四期分期。杜雨茂教授认为慢性肾功能衰竭的代偿期和失代偿期是其治疗的最佳时机，一旦发现应积极治疗，治愈和控制发展的概率较大，当病情发展至肾衰早期和尿毒症期时治疗就相当棘手，病情的控制和发展难度较大。

（二）六经为纲，衷中参西

虽然现在对于慢性肾衰竭的早期发现和诊断主要依靠现代医学，其分期以现代医学为标准，但我们在运用中医进行辨证治疗时应抛开现代医学，转换思维，以中医的思维及中医的基础与临床为方向进行辨证施治，防止西医对中医临床思维的负迁移[13]。

杜雨茂教授通过50余载的临床经验总结认为[14]：①代偿期多有乏力、腰酸、腿困、夜尿增多、轻度浮肿，尿常规检查可有蛋白、潜血。此时以治疗引起肾功能损伤的根底病——肾小球或肾小管间质病变为主。临床证候以太阴、少阴两经为主，病机有二：一为肾阴脾气亏虚，湿热余邪留滞；二为脾肾气虚，湿邪壅滞，气化不行，精微失固。②失代偿期临床症状多有恶心、呕吐、食欲减退，便秘或腹泻，面色萎黄，精神萎靡，贫血，小便不利，多数患者伴有高血压、水肿、蛋白尿及（或）镜下或肉眼血尿。除上述症状、体征之外，多伴口干、口苦，脘腹胀闷，目眩等。证候以少阴、太阴、阳明经为主，涉及厥阴、少阳经。病机为湿热浊邪内盛，犯及三焦，气机紊乱，升降失司，清浊相干，肝失疏泄，肝阳妄动上亢，浊邪难以下泄。③肾功能衰竭期食欲明显下降，恶心、呕吐，便秘或腹泻，夜尿频多，头昏，乏力，腿困，腰酸，气短，心悸，面色萎黄甚至㿠白，唇甲色淡。其水钠潴留明显者可见小便不利，面肢浮肿，甚至腹水、胸腔积液，倚息难以平卧；亦可见小便清利无明显水肿或因利尿太过，阴津亏耗，口渴，肌肤干燥甲错者；血压过高者多伴有头晕、头痛，颈项强直不舒，手足发麻，脉多弦劲；若血钙偏低，可出现手指拘挛，小腿转筋，足趾痉挛；严重者常与甲状旁腺功能亢进并见，以致发生骨软化、骨再生不良，形成肾性骨病而见腰脊困痛，腿软无力，骨骼畸形，甚至行动维艰；血钙过低还可导致血钾升高，而出现心脏功能受损，心悸，脉结、代，四肢无力等。此期以少阴、厥阴、太阴三阴经为主，可涉及三阳经，病情较为严重，病机较为复杂，以肾肝脾亏虚为主，可涉及其他诸多脏腑，应根据临床脉舌证的表现及间杂证候辨证寻求主、兼病机。④尿毒症期病情危重，治疗较为棘手，应中西医结合治疗。此期以消化系统症状为著，严重者可涉及心、脑等重要脏腑，表现为垂危急殆之证。患者症状较多，错综繁杂，可涉及六经，合病、并病常而有之。此期应分清标本缓急，若标证急，应先治标，再缓治其本或治标兼顾本。

五、用药思路

杜雨茂教授治疗肾脏病方面在遵循六经辨证的基础上还有自己独特的用药方法和原则，在临床上取得了较为满意的疗效，为广大患者解除了疾苦。笔者通过临床随杜雨茂教授侍诊及面训，对其经验略有知晓，管窥于下。

（一） 经方为主，师古不泥

"法不过仲景，理不过内经。"杜雨茂教授精研伤寒数十载，熟读岐黄诸家，在临床上师古不泥古，推崇"六经钤万病""仲景六经为百病立法，非为伤寒一病立法"，主张从六经入手以经方为主治疗肾病。杜雨茂教授认为《伤寒论》为中医临床之圭臬，其中112方历千余年而不衰，久经实践，方证相对则效专力宏。

杜雨茂教授在临床上运用经方化裁治疗各种疑难杂症，得到了众多患者的信任。他认为随着时代的发展，经方也有其不足之处，在临床上应师其法，不拘泥于其方，坚持宁失其方，勿失其法。由此亦可见治法在临证中的重要性。

杜雨茂教授坚持《伤寒论》中的治法，取其治法思想，以其方药为主化裁。如杜雨茂教授依据肾衰的各种证候辨证分型，运用经方化裁研制出了治疗肾衰的四方[15]：①真阳衰败型以真武汤为主化裁创立了温阳降浊汤（肾衰Ⅰ号方）；②三焦气机壅滞型以小柴胡汤合五苓散化裁出疏利降浊汤（肾衰Ⅱ号方）；③阳虚浊壅型以大黄附子汤化裁（肾衰Ⅲ号方）灌肠；④下焦瘀滞型以桃核承气汤化裁（肾衰Ⅳ号方）。足以说明杜雨茂教授对经方的运用，重要的是领会仲景本义，掌握其理法原则，据证灵活变通，不执死方以治活病，体现了"读仲景书，用仲景法，然未尝守其方，以为得仲景心"之精神。

（二） 顾护中州，以图久效

杜雨茂教授躬耕于《伤寒论》数十载，深得仲景保护胃气的思想精髓，继承并发扬了仲景"保护胃气，固守中阳的学术思想"，并形成自己独特的诊疗风格，在其所著的《伤寒论释疑与经方实验》中阐释了44个疑难问题，其中有29个是从脾胃病机入手或联系脾胃病机阐明的[16]，可见杜雨茂教授重视顾护脾胃的思想已经形成。

杜雨茂教授强调慢性肾衰病人必须注意顾护脾胃。笔者在随杜雨茂教授待诊时经常听到其问病人饮食及大便情况以了解病人中焦脾胃情况，以便用药顾及脾胃。对于大便秘结者，杜雨茂教授经常用生大黄 8~10g 急下之；对于大便不畅者用酒大黄缓通其便；对于大便软者用虎杖通便泄浊。杜雨茂教授认为生大黄攻下作用峻猛，酒大黄作用缓而不伤脾胃，虎杖泄浊通便作用最缓，且不甚伤脾胃；杜雨茂教授经过长期的临床研究发现虎杖与大黄同样具有通便泄浊作用，但虎杖无伤脾胃之弊。现代研究证明，虎杖同大黄一样含有蒽醌类成分。笔者研究发现杜雨茂教授治疗肾衰的处方中黄芪、白术、党参、干（生）姜、茯苓出现频次极高，在疏利降浊汤、温阳降浊汤基础上常加上四君子汤、六君子汤等调理顾护脾胃之方。脾胃为后天之本，气血精微化生之源，"有胃气则生，无胃气则死"，杜雨茂教授认为"肾之蛰藏，必借土封"，立法用药从调治脾胃着手而良效多多。

（三）背反谐同，平稳为上

杜雨茂教授研究及应用伤寒诸方，深受其中半夏泻心汤、大黄附子汤、附子泻心汤、乌梅丸、金匮肾气丸等等诸多相反配伍方剂的启示，结合自己经验提出"背反谐同"的用药原则。人体时刻在进行着升降出入的气机运动，五脏六腑及诸窍各有其特点，病人体质有异，在受邪后极少出现尽寒尽热或尽阴无阳的病机，往往是寒热错杂，气机升降出入失司，表里互见，虚实兼有，故在治疗时就应攻中有补，补中寓攻，收中寓散，发中有敛，升中有降，降必配升，清中有温，热中伍凉，阴从阳平，阳依阴藏，始合自然，这就是"背反谐同"。

杜雨茂教授在治疗慢性肾衰时用药皆遵从此原则。如在治疗肾衰之真阳衰败型的温阳降浊汤中温清并用，温阳补气用附片、西洋参，清热降浊用生姜、黄连、苏叶，辛开苦降，若阳虚甚者加黄芪、杜仲、肉桂等；以桃核承气汤为主化裁的肾衰Ⅳ号方中清热益气化瘀同用，已达治本之目的，清热用大黄、益母草之性凉类兼有活血之效，益气温阳用附子、黄芪、桂枝，温清攻并用，有升有降，有清有温。

杜雨茂教授要求处方平稳，以利慢性病久服无弊。"背反谐同"正可使处方性平稳妥，在临床疗效方面也是久经验证。"背反谐同"原则在杜雨茂教授的方子中随处可见，已经成为杜雨茂教授的处方原则。

（四）用药之秘，关键在量

如何使药物发挥出最佳疗效，同时降低其毒副作用，除正确诊断和精当配伍遣药外，中医用药之秘在于"量"。杜雨茂教授在处方药物用量上主张从小剂量开始，根据病人服药后的反应再逐步加减。

作为医者，除诊断正确外，还要熟知各种药物的四气五味及功效、有毒无毒，才能在临证处方时以最佳组合及药量达到除疾之目的。对药物的熟知、运用不仅在于书上，更重要的在于临床实践。杜雨茂教授临床50余载，在药物用量方面积累了丰富的经验。如附片的用法，他在临床上一般用量为8～15g，并且从小剂量开始，根据病情增加，治疗肾衰时常用10～12g，治疗寒湿痹证时用量在12～15g，且都必须先煎以去毒，内服极少用到30g以上；杜雨茂教授喜用黄芪，在长期的临床实践中发现，黄芪具有降蛋白尿的作用，且黄芪用量在30g以下有升血压作用，大于30g有降压作用，杜雨茂教授一般都用30g以上，最大量可达到120g。

临证处方药物的用量至关重要，决定治疗的成败，杜雨茂教授处方量小方平，但其疗效神奇，屡起沉疴，尤其是慢性肾衰病人病程较长，需要长期用药，必须保证久服无弊，药量对于病程较长的病人来说更为重要。

参考文献

[1] 杜雨茂,杜治宏. 慢性肾功能衰竭的辨证用药思路与方法[J]. 新中医, 2001,33(5):3－5.

[2] 邓伟,汪青,刘玉宁. 浅析肾衰Ⅲ号方治疗慢性肾衰的立法依据[J]. 中医

研究,1998,11(2):43－44.
[3] 庄江能. 大黄的主要成分及其临床药理研究进展[J]. 西南军医,2009,11(5):931－933.
[4] 徐暾海,赵洪峰,徐雅. 四川江油生附子强心成分的研究[J]. 中草药,2004,35(9):964－966.
[5] 李立纪,张风雷,吴荣祖. 新法加工附子与附片抗炎镇痛作用比较研究[J]. 云南中医中药杂志,2004,25(4):34－35.
[6] 阮期平,周立,赵莉. 附子中性多糖和酸性蛋白多糖的分离、纯化与鉴定[J]. 中国生化药物杂志,2000,21(1):20－22.
[7] 周家俊,郑平东,朱燕俐. 丹参成分 Magnesium Lithospermate B 治疗大鼠急性肾衰的实验研究[J]. 中医药研究,2000,16(6):38－39.
[8] 赵书刚,陈昕,雷开健. 王氏连朴饮加丹参、赤芍对高脂血症兔血脂水平及炎症因子影响的实验研究[J]. 中国中医药科技,2009, 16(3): 178－179.
[9] 杜雨茂. 伤寒论释疑与经方实验[M]. 北京:中医古籍出版社,2004.
[10] 杜雨茂. 中国百年百名中医临床家丛书:杜雨茂[M]. 北京:中国中医药出版社,2003.
[11] 董正华,陈新政,赵润栓. 从“血不利则为水”谈慢性肾功能衰竭的证与治[J]. 陕西中医学院学报,2003,26(2):6－8.
[12] 李志安,田雁华. 杜雨茂教授治疗肾病经验介绍[J]. 新中医,1999,31(9):12－13.
[13] 郑家贵. 西医对中医临床思维的负迁移[J]. 上海中医药杂志,1984(11):43－45.
[14] 杜雨茂,杜治锋. 应用经方为主治疗慢性肾功能衰竭[J]. 天津中医药,2010,27(4):271－273.
[15] 单书健,陈子华,石志超. 古今名医临证金鉴:水肿关格卷(下)[M]. 北京:中国中医药出版社,2000:326－327.
[16] 王宗柱. 杜雨茂教授“重脾胃”学术思想初探[J]. 陕西中医学院学报,2010,33(4):23－25.

[2012 届研究生韩志毅硕士论文(节选),指导老师董正华]

第八节 杜雨茂教授治疗慢性肾病学术思想探微

杜雨茂教授是陕西省名老中医，幼承家训，毕生从事中医药研究与临床工作，学识渊博，临床经验丰富，深得一致好评。先生崇仲景，潜心致力于肾脏病的研究，形成了自己的特色。笔者不揣愚钝，聆听先生教诲，每感精妙实用。下面试从4个方面总结杜教授治疗慢性肾病学术经验，以资后学。

一、读经典，做临床

杜雨茂教授自幼传承家学，熟读《黄帝内经》《难经》《伤寒论》《金匮要略》等中医药经典，且聪慧过人，善于思考，勤于实践，尤其在《伤寒论》的教学研究方面，更是精深，医术精湛，誉满学界，成为当今著名的中医学专家。杜教授挚爱中医药，终生致力于中医药的发展推广与实践。作为陕中附院肾病科学术带头人，身体力行，查房指导年轻医生临床实践，提高业务水平。杜教授告诫后学一定要坚持"读经典、做临床"的原则。经典著作是中医医生的基础，要熟读《黄帝内经》《难经》《伤寒论》《金匮要略》《温病条辨》《汤头歌诀》等著作，重要之处要能背诵。另外，杜教授强调临床是中医的生存之本，无论从事中医药哪方面的研究，都要从事临床工作，而且要多临床、多体会，才能领悟中医精要的内涵，才能对中医有深入的认识。杜教授就是这方面的楷模，临证多用经方，能引经据典，阐发医理，使理论能紧密联系实际，使古老的中医学在其应用下活灵活现，彰显魅力。杜教授对《伤寒论》原文之精义，条分缕析，堪比仲景在世，清彻明了，理论联系实际，理法统摄方药，听之常有使人豁然顿悟之感。如慢性肾脏病的阴虚水热互结证，杜教授每用猪苓汤治疗获佳效，皆来源于对《伤寒论》阳明篇 223 条"若脉浮发热，渴欲饮水，小便不利者，猪苓汤主之"及221、222 条参悟病机相同而应用获效[1]。杜教授强调中医医生要"悟"，好多没有现成经验或理论，需要用心读经典，做临床。

二、重脾肾，保根基

杜教授治疗慢性肾脏病疗效卓著，其治疗方法独到，核心思想是保护"脾肾"之气，再行辨证论治，因脾为后天之本，肾为先天之本，肾脏病变肾已有损伤，更要注重脾胃，保护后天以养先天。如杜教授指出："在整个《伤寒论》中突出了保护胃气，固守中阳的学术思想。"认为在《伤寒论》的 113 方中，作为脾胃病治疗的专方虽然不多，但在各个方剂的用药中，却明显表现出普遍调治脾胃的立法用意；尤其生姜、大枣、甘草三味药，在《伤寒论》和《金匮要略》中都有高频次的应用，更可看出仲景慎固中州之深思熟虑[2]。杜教授继承的这一学术思想，有人[3]统计了所能收集到的杜教授公开发表的病案270 例，其中从脾胃论治或联系脾胃病机而论治的病案就有175 例，约占到64.8%。仅以《奇难病临证指南》一书为例，全书载各种奇难怪病的治疗验案148 例，其中在辨证论治时从脾胃入手或联系脾胃病机而论治者，就有95 例，约占到64.2%。杜教授指出肾病尤其要注意保护肾脏，以免进一步损伤。大多肾脏病病机都以本虚标实为主，本虚为肾虚、脾虚，标实有水湿、热结、血瘀等不同，治疗要处处保护脾肾之气，切不可攻伐伤之。杜教授处方每有白术、茯苓、地黄等顾护脾肾之药。保住脾肾之根基，才能为治疗赢得基础和时间。

三、细辨证，提疗效

辨证论治是中医临床的灵魂，杜老历来重视辨证的重要性，身体力行，临床辨证精妙，用药精准，疗效显著。杜老告诫后学现代社会中医医生更应该精通辨证论治之法，只有通过辨证才能正确处方用药，才能有好的疗效。特别是不能做一病一方、不问证型，如此就失去了中医的根基。杜老强调辨证是一个思辨的过程，要善于抓住细节，精细辨证，准确用药，才能提高疗效。如慢性肾脏病的阴虚水热互结证，杜老十分重视细究阴虚、水停、内热三者之间的关系，注意把握其主次、轻重，分清标本、缓急。如水热互结之势既重且急者，虽有阴伤之候，亦当以利湿清热为主，而辅以滋阴法。对于阴伤较重，湿热不甚显明者，治以滋阴养液为主，而佐以利湿清热法。对于湿热明显的患者，又当分清热重于湿，抑或湿重于热以及湿热并重之不同，然后区别对待，或以清热为重，或以利湿为要，或清热与利湿并举[1]。如此细致的辨证用药，临床效果必显。临床应尽量避免粗制滥造，不求细节，一方到底的现象，不能抹杀了中医的灵活性个体化特点。

四、博采众家，创新发展

杜老认为临床疾病纷繁多变，一个医生精力有限，不可能都有所涉猎，或有实践经验。这就要求医生在夯实中医基本功的基础上，要博采众家之长，吸取前人的间接经验或治疗思路为我所用，特别是现代报纸杂志网络所报道的经验尤其要重视，就可以在疑难病上有所发展。另外，现代中医医生要对现代医学有所涉猎，如治疗肾脏病就必须掌握血尿、蛋白尿的现代定义及意义，必要时可中西医结合应用提高临床疗效。杜老强调做医生一定要用心，用心做事，用心去领悟，才能百尺竿头更进一步。现代社会信息发达通畅，但信息不等于理解、不等于领悟、不等于能运用自如，切忌信息或知识的堆砌，所以博采众家，要活学活用。

社会是不断发展进步的，人类生活环境生活方式有了较大变化，疾病谱也在不断改变，因此中医学也要顺应这一趋势，不断发展创新，才能适应社会的需要。杜老强调中医的生命力在临床疗效，要有好的疗效就要不断创新，不能一成不变。如杜老在肾病辨证时就结合理化指标，将西医定量指标中医定性化，形成治疗体系，开拓了中医辨证视野，提高了疗效。如血尿（包括肉眼血尿及镜下血尿）为各种肾病的常见指标，个别患者单以血尿为主诉，其他毫无症状可言。杜老认为，血尿的发生，多与血虚有热、瘀血阻络有关，因此在治疗上以养血活血，清热止血为主[4]。另外，要善于总结发展，使一些古方能适应治疗现代人所患疾病，杜老就在真武汤、六味地黄汤、猪苓汤、小柴胡汤等方药的基础上发展出肾病Ⅰ号方、Ⅱ号方、Ⅲ号方、Ⅳ号方，创立肾病灌肠方，拓宽了给药途径，适应了现代疾病，彰显了疗效。

　　杜雨茂教授学贯古今，尤精岐黄仲景之术，对肾脏病的认识尤为精深，学术思想独树一帜，临床疗效卓著。笔者无法尽言杜老学术精要，意在抛砖引玉，以资后学。

参考文献

[1] 刘玉宁,郭立中.杜雨茂教授治疗慢性肾脏病阴虚水停内热证探析[J].中国中西医结合肾脏病杂志,2010,11(9):759-760.

[2] 杜雨茂.伤寒论释疑与经方实验[M].北京:中医古籍出版社,2004:11.

[3] 王宗柱.杜雨茂教授"重脾胃"学术思想初探[J].陕西中医学院学报,2010,33(4):23-25.

[4] 李志安,田雁华.杜雨茂教授治疗肾病经验介绍[J].新中医,1999,31(9):12-13.

[高碧峰,雷根平,李小会,任艳芸.原载于《光明中医》,2014,29(3):458-459.]

第六章　临床经验介绍

第一节　学贯伤金法六经，活用经方治肾病——杜雨茂教授运用六经辨证辨治肾病综合征学术经验

已故陕西省名老中医杜雨茂教授出生于中医世家，不仅具有极其深厚的家学渊源，而且接受了现代中、西医学系统培养，在中医药高等院校工作数十载，主要从事伤寒论课程的教学及仲景学术研究。他治学严谨，学验俱丰，是国内著名的《伤寒论》学者及中医临床学家，长期致力于肾脏疾病的中医诊疗，擅长运用经方辨治多种急慢性肾脏疾患，形成理、法、方、药一线贯联的肾脏病六经辨证论治体系，使仲景的六经辨证理论在肾脏病的辨治实践中更加具体化、灵活化，成就斐然。本文介绍杜雨茂教授运用六经辨证辨治肾病综合征的临床思路和经验，探讨其相关的学术思想，以供后学者参考。

一、对肾病综合征的认识

（一）对病名的认识

肾病综合征是西医学的概念，中医学并没有肾病综合征的名称，但可以根据其临床表现及发病规律来认识该病。肾病综合征是

指由多种病因和不同病理类型的肾小球疾病所致的临床症候群，是临床常见的难治性肾脏疾病。以大量蛋白尿（≥3.5g/d）、低蛋白血症（血浆白蛋白＜30g/L）、高度水肿和高脂血症（即所谓的三高一低）为特征。蛋白尿、低蛋白血症、高脂血症依赖于化验检测，而临床最直接见到的客观症状和体征是不同程度的水肿。清代医家徐大椿《医学源流论》云："凡人之所苦谓之病，所以致此病者谓之因。"杜雨茂教授指出中医学虽无肾病综合征之病名，但根据其临床表现特点，当属中医学"水肿"的范畴。中医学早在《黄帝内经》时代对水肿病即有一定认识，并将其分为风水、石水、涌水等。至东汉张仲景，秉承《黄帝内经》之旨，并多有发挥。在《伤寒论》六经病证中记载了许多涉及水肿的方证，在《金匮要略》中特设《水气病脉证并治》专篇，对水肿病的病因病机、分类、症状、脉象、治则、方药、预后等均有较全面的论述，可谓水肿病辨证论治之源头，为后世辨治水肿病奠定了基础。

（二）对病因的认识

结合对肾病综合征患者发病因素的观察，杜雨茂教授认为该病水肿是人体全身气化功能障碍，水液代谢紊乱的结果。导致本病的病因有内外二端。内因主要为先天不足，劳倦过度，以致肾元亏虚；或饮食失调，损伤中焦脾胃；或七情失和，内损脏腑等。外因主要是六淫邪气外袭，如感受风寒、风热之邪，内干经络脏腑；湿邪内入，侵及脾肺；或药毒伤肾等。内外相招，以致脏腑功能失调，气化功能障碍，水液代谢紊乱而形成本病。

（三）对病机的认识

杜雨茂教授认为，肾病综合征在病机上有其独特之处，该病总属虚实夹杂，正虚邪实证。正虚主要责之于肾脾肺亏虚，标实则有水湿、湿热、瘀血等[1]。

1. 肾脾肺虚损，阴阳失调

肾病综合征病变的脏腑虽然是肾脏无疑，然而从中医学的整体观来看，水肿之发生与肺、脾、肾、心、肝诸脏都有密切的关系。《素问·经脉别论》篇云："饮入于胃，游溢精气，上输于脾，脾气散精，上归于肺，通调水道，下输膀胱，水精四布，五经并行。"盖水液之代谢，主要由肺脾肾三脏及三焦共同完成，肺主通调为水之上源，脾居中焦主运化转输，肾位下焦藏精主水而司二便，而"三焦者，决渎之官，水道出焉"。诸脏腑协调配合，功能正常则使得水精四布、五经并行。诸脏之中，若有一脏病变，即可出现水液代谢障碍，从而发为水肿。因此杜雨茂教授认为肾脾肺虚损，阴阳失调是肾病综合征发病的主要病机。他十分欣赏明代医家张景岳《景岳全书·水肿论治》："凡水肿等证，乃脾肺肾三脏相干之病。盖水为至阴，故其本在肾；水化于气，故其标在肺；水唯畏土，故其制在脾。今肺虚则气不化精而化水，脾虚则土不制水而反克，肾虚则水无所主而妄行，水不归经则逆而上泛，故传入于脾而肌肉浮肿，传入于肺则气息喘急。虽分而言之，而三脏各有所主，然合而言之，则总由阴胜之害，而病本皆归于肾。"

肾居于下焦属水脏，内寓真阴真阳，为先天之本；肾中阳气蒸腾气化水液，升清降浊，固摄精微。当肾气不足时，则失其蒸腾气化制水之功，水湿留滞而为水肿；肾气亏虚，不能固摄，使得精微外泄，则见大量蛋白尿；而长期反复的蛋白尿，以至于精微丢失则阴精亏耗（低蛋白血症），正所谓"精气夺则虚"。脾居中焦属土，受纳腐熟水谷，化生气血，而为后天之本，又主运化而行水湿。邪气伤脾，或久病脾虚，运化转输失司，水湿内停泛溢则发水肿；肾之蛰藏，必借土封，脾土虚弱则失封固之力，亦致精微外漏而见蛋白尿。肺居上焦，主气司呼吸，为水之上源。若邪气犯肺，或久病伤肺，肺气不足，宣发肃降失职，则三焦水道不畅，亦发为水肿。

2. 水湿浊瘀内阻

风寒、风热之邪外袭，内干经络脏腑（肺）；湿邪或湿热内侵困脾，或药毒伤肾等，使脏腑功能失调，水液代谢紊乱，而水湿、湿热留滞，瘀浊内阻。其水湿或湿热邪气，可为感受外湿或湿热，如久居潮湿之地，或梅雨季节，阴雨连绵，湿气较重，易感受湿热之邪，或过食肥甘厚味，助湿生热。脏腑功能失调可以生湿产瘀，水湿浊邪困滞，或湿热内盛亦可生瘀，瘀血停滞又影响气机，阻碍三焦通道，损伤脏腑阴阳，化湿生水，互为因果，形成恶性循环，从而使病情缠绵难愈。

二、对肾病综合证的辨证论治

杜雨茂教授指出，原发性肾病综合征在我国的发病率较高，临床很常见，属难治性疾病，他对原发性肾病综合征总的是按水肿病辨证论治的原则去诊治。其中绝大多数患者都曾经应用过西药激素、免疫抑制剂、细胞毒类药物，对此凡疗效欠佳和完全抵抗者，可将激素按常规逐步减量，至最终停用，对其余西药可以撤除，专用中药辨证施治，并长期坚持久服，以达到完全缓解和康复。

(一) 邪犯太阳，风水相搏 (表证期)

临床表现：起始眼睑及颜面浮肿，继则四肢、全身皆肿，肢体关节酸重，尿少不利。偏于风寒者伴见恶寒发热、咳嗽鼻塞，舌淡红，苔薄白，脉浮紧；偏于风热者伴见发热、咽喉红肿疼痛，或身体其他部位有反复感染灶，舌质红，苔黄，脉浮数。

治法：疏风解表，宣肺利水。

方药：偏于风寒者予麻杏五皮饮化裁。

处方：麻黄10g，杏仁10g，苏叶10g，桂枝10g，荆芥10g，茯苓皮15g，大腹皮15g，生姜皮12g，陈皮10g，桑白皮15g，车前子15g。每日1剂，水煎服。

偏于风热者予越婢加术汤合麻黄连翘赤小豆化裁。处方：麻黄10g，石膏25g，白术12g，连翘15g，桔梗10g，桑白皮15g，板蓝根15g，赤小豆15g，生姜12g。每日1剂，水煎服。

随症加减：浮肿严重，小便不利者，加白茅根30g，泽泻12g，益母草 30g，浮萍 15g，增强宣肺活血利水作用；咽喉红肿疼痛严重者，加山豆根 10g，射干 12g，以清热利咽喉；若表邪已解，仍然有大量蛋白尿者，去麻、杏、桂、膏，加石韦 15g，益母草 30g，黄芪 30g，以补气利水化瘀降蛋白尿，成年患者亦可加服雷公藤多苷片。

（二）三焦决渎不利，膀胱气化不行，湿热瘀浊内阻

临床表现：全身高度水肿，甚则出现胸水、腹水，按之凹陷，小便色黄、浑浊不利，伴头晕沉重、肢体沉重倦怠、胸脘胀闷、口苦恶心纳呆、大便溏黏、腰酸困重，舌淡红偏暗，舌下瘀滞，苔白厚腻或黄腻，脉弦细数或细弦。

治法：宣畅三焦，利水活血，除湿清热。

方药：柴苓汤化裁。

处方：柴胡 15g，黄芩 12g，党参 15g，炒白术 12g，桂枝 8g，茯苓 15g，猪苓 15g，泽泻 12g，苏叶 10g，石韦 15g，车前子 12g，牛膝 15g，鱼腥草 30g，益母草 30g，生姜 13g。每日 1 剂，水煎服。

随症加减：水肿严重，胸腔积液、腹水，尿少者，可暂加黑白二丑 9g，葶苈子 9g，防己 12g，椒目 3g；湿热内盛困脾者，加苍术 15g，厚朴 13g，陈皮 13g（平胃散），土茯苓 15g；瘀血重者，加丹参 20g，泽兰 18g，水蛭 3g；大便不畅者，加虎杖 15g，或大黄 8g；尿蛋白多者，重用石韦，加萆薢 15g，蝉蜕 10g，以增清利湿热祛风固精之力。

（三）太阴肺脾气虚，少阴肾阴亏损，水湿瘀热内停

临床表现：全身浮肿，以下肢浮肿为甚，按之如泥，尿少不利。伴见头晕乏力、腰酸困疼痛，下肢困乏，气短，五心烦热，舌淡红暗紫，苔白或黄腻，脉沉细或细弦，重按无力。

治法：补气益阴，化瘀清热，利水除湿。

方药：四君子加黄芪合六味地黄丸化裁。

处方：黄芪 30g，党参 15g，白术 10g，苍术 10g，茯苓 10g，生地 15g，山药 15g，山茱萸 12g，丹皮 10g，泽泻 15g，牛膝 15g，黄芩 12g，知母 13g，鱼腥草 15g，益母草 30g，车前子 15g，石韦 13g，红花 10g，川芎 13g。每日 1 剂，水煎服。

随症加减：血尿者，加白茅根 30g，槐米 15g，三七粉 3g；蛋白尿严重者，重用黄芪，加芡实 20g，金樱子 20g，潼蒺藜 20g，以增补气涩精之力。

（四）太阴少阴气阴两虚，水湿内停外泛

临床表现：全身水肿，以下肢浮肿为甚，按之如泥，小便量少不利。伴头晕耳鸣，腰膝酸软，倦怠乏力，食少纳呆，食后腹胀，五心烦热，或午后潮热，颜面烘热，舌淡红，边尖红，苔白，脉沉细。大量蛋白尿。

治法：健脾补肾，益气养阴，活血利水。

方药：参芪地黄汤合猪苓汤化裁。

处方：黄芪 40g，党参 15g，生地 15g，山茱萸 12g，白术 12g，茯苓 15g，猪苓 15g，泽泻 12g，芡实 30g，牛膝 15g，益母草 30g，石韦 15g，丹参 18g，红花 10g。每日 1 剂，水煎服。

随症加减：血压高者，加钩藤 15g，石决明 30g，杜仲 15g，以益肾平肝潜阳；血尿严重者，加白茅根 30g，三七 5g，以凉血化瘀止血；胃脘胀满持续不减者，加枳壳 12g，以宽中理气；蛋白尿持续不减者，重用黄芪、芡实，加金樱子 25g，以增补气健脾，固摄精微之力；颜面烘热，五心烦热甚者，加地骨皮 15g，女贞子 15g，旱莲草 15g，以养阴清虚热。

（五）少阴阴虚，湿热瘀浊交阻

临床表现：颜面、肢体浮肿，以下肢为甚，甚则全身皆肿，小便短涩不利，伴头晕耳鸣、咽干咽痛，口苦口黏，恶热汗出，心烦少寐，面色潮红，腰膝酸困疼痛，大便干结，舌质红暗或紫，舌下

瘀滞，薄黄腻，脉细数或细弦数（本型多见于长期运用激素治疗者）。

治法：滋阴益肾，化瘀利水，佐以清热。

方药：知柏地黄汤合猪苓汤化裁。

处方：知母 12g，黄柏 12g，生地 15g，山药 15g，山茱萸 12g，丹皮 12g，茯苓 18g，泽泻 12g，猪苓 15g，女贞子 15g，丹参 18g，红花 10g，石韦 15g，益母草 30g，萹蓄 30g。每日 1 剂，水煎服。

随症加减：颜面痤疮较重，或疮疖感染者，加板蓝根 15g，鱼腥草 30g，金银花 20g，以清热解毒；大量蛋白尿 ≥（＋＋＋）、3g/24h 者，加金樱子 25g，芡实 30g，增加石韦、益母草用量，以固摄精微，利水化瘀；口苦口黏较甚者，加藿香 10g，佩兰 12g，薏苡仁 30g，以芳香化湿；小便热涩短少者，加白茅根 30g，玉米须 20g，白花蛇舌草 30g，以清利下焦；大便秘结不畅者，加大黄（后下）8g，蒲公英 20g，以泻热通便。

（六）太阴少阴阳虚，水湿瘀浊内停

临床表现：全身高度浮肿，以下肢为甚，按之凹陷不易恢复，小便不利，或兼胸腔积液、腹水，伴畏寒怯冷，或背部畏寒，四肢逆冷，手足不温，倦怠乏力，面色苍白，腰酸困疼痛，下肢困乏，纳差便溏，舌淡体胖，舌下瘀滞，苔薄白或白腻，脉沉细无力或细弦。

治法：温肾健脾，活血利水。

方药：济生肾气汤化裁（亦可用真武汤合五苓散加参芪、水陆二仙丹）。

处方：附子 10g，肉桂 6g，牛膝 15g，山药 20g，茯苓 18g，丹皮 10g，泽泻 15g，黄芪 50g，党参 18g，白术 12g，车前子 20g，石韦 15g，鹿衔草 20g，红花 10g。每日 1 剂，水煎服。

随症加减：胸腔积液、腹水严重者，加葶苈子 15g，沉香 5g，以泻肺行气利水；畏寒、四肢逆冷严重者，重用附子，加干姜 10g，淫羊藿 15g，以增温补肾阳之力；大量蛋白尿不去者，加金樱子 25g，菟丝子 20g，芡实 30g，以增补肾脾，固摄精微，降蛋白尿之力；用上方后水肿仍然不减，无汗恶风，脉沉有力者，可改用《金匮要略》桂枝去芍药加麻黄细辛附子汤化裁以温阳散寒：附子 10g，麻黄 10g，细辛 3g，桂枝 10g，牛膝 15g，车前子 20g，泽兰 15g，生姜 15g，甘草 6g，大枣 4 枚，既辛散宣肺，又温肾通阳，行化水湿。

杜老师强调上述临床证型就一般疾病演变规律而论，但临证时亦有相互兼见及在发展过程中而出现相互转化者，有如六经病证之合病、并病或表里同病，医者应随证变化而灵活施治；其次在用药的量方面要视患者的年龄大小、体质强弱、病情的轻重而酌定，切勿胶柱鼓瑟。

三、对肾病综合征的辨治特点

（一）不断实践，加深认识，修正辨治方案

杜雨茂教授既是一位精通中医经典的理论家，又是一位长期从事肾病医疗的临床实践家。肾病综合征是诸多肾病所表现出的一组症候群，属临床常见的难治性疾病。杜老师所接诊者大多经过多所医院中西医的常规治疗效果欠佳，或长期系统运用激素类、细胞毒类药物，患者临床已非肾病综合征原发症状。回顾杜老师对肾病综合征的辨治历程，可见杜老师随着临床实践积累，对该病的认识也在不断深化。20 世纪 90 年代中期，他把肾病综合征区分为：①脾肾阳虚，水湿瘀积，治疗用真武汤为主化裁组成肾病Ⅰ号方（附子、党参、白术、黄芪、茯苓、桑寄生、牛膝、山茱萸、鹿衔草、石韦、丹参、益母草、白花蛇舌草），适用于该病初期，未用激素或激素副作用未出现前，呈阳虚水泛者。②肝肾阴虚，血瘀水停，治疗用六味地黄汤为主化裁组成Ⅱ号方（生地、山茱萸、猪苓、泽泻、丹皮、丹参、红花、萹蓄、鱼腥草、石韦、益母草、黄芪），

适用于久病伤阴，水湿瘀毒化热，或久用激素、细胞毒类药物之后，呈肝肾阴虚，血瘀水停者。③脾肾阴虚，水湿留滞，治疗用猪苓汤为主化裁组成Ⅲ号方（猪苓、泽泻、生地、白术、党参、丹参、红花、当归、萹蓄、石韦、芡实、黄芪、牛膝），适用于阴虚兼水湿留滞者。④三焦不畅，水湿停滞，治疗用小柴胡汤为主化裁组成肾病Ⅳ号方（柴胡、茯苓、党参、姜半夏、土茯苓、石韦、鱼腥草、半枝莲、金钱草、益母草、生姜、炙甘草、大枣）。杜氏在长期临床实践中所创立的肾病Ⅰ、Ⅱ、Ⅲ、Ⅳ号方对 NS 病人有一定的疗效。实验研究也证明肾病Ⅰ、Ⅱ、Ⅲ、Ⅳ号方都能有效降低大鼠阿霉素 NS 模型 24h 尿蛋白含量，提高血浆蛋白含量，减轻浮肿，降低血清胆固醇及甘油三酯含量。

随着实践的深入及经验积累，杜老师对该病的认识又有修正。2010 年 4 月，在首届杜雨茂学术思想暨临床经验研讨会上，杜老师作了"原发性难治性肾病综合征的辨证论治思路与方法"的专题报告。将原发性难治性肾病综合征区分为：①少阴阴虚，水湿瘀热交阻，治用六味地黄丸合二至丸化裁（生地、山萸肉、山药、女贞子、芡实、茯苓、泽泻、丹皮、旱莲草、丹参、川芎、泽兰、石韦、生益母草、鱼腥草、萹蓄、白茅根、槐米、怀牛膝、车前草等），以滋阴益肾，化瘀利水，佐以清热。②太阴肺脾气虚，少阴肾阴亏损，兼挟水湿瘀热，治用四君子汤加黄芪合六味地黄丸化裁（黄芪、党参、白术、苍术、茯苓、生地、山萸肉、山药、丹皮、泽泻、怀牛膝、灵芝、黄芩、鱼腥草、知母、生益母草、石韦、丹参、川芎、车前草、红花等），以补气益阴，化瘀清热，利水祛湿。③太阴少阴阳气亏虚，水湿泛溢，兼瘀血留滞，治用真武汤加参芪合五苓散化裁（制附片、生姜或干姜、白术、苍术、茯苓、白芍、党参、黄芪、桂枝、猪苓、泽泻、怀牛膝、车前子、泽兰、葶苈子、丹参、川芎、石韦、生益母草、鱼腥草等），以温补太少二阴，通阳利水，佐以化瘀，固摄精微。④太阴少阴阴阳两虚，湿热瘀阻滞，三焦水火失调，治用金匮肾气丸、猪苓汤及小柴胡汤化裁（制附片、桂枝、生地、山药、山萸肉、女贞子、丹皮、茯苓、泽泻、猪苓、怀牛膝、党参、黄芪、柴胡、炒黄芩、生姜、灵芝、菟丝子、丹参、川芎、泽兰、石韦、生益母草等），以扶阳益阴，化瘀利水，清疏三焦[2]。

2013 年《杜雨茂肾脏病临床经验集粹》在原发性肾病综合征的辨证论治项下，简明扼要地分为 4 个证型，分别为：邪犯太阳，风水相搏；脾肾气阴两虚，水湿内蓄外泛；肝肾阴虚，湿热瘀血交阻；脾肾阳虚水泛。由此可见杜雨茂教授不断探索，精益求精的治学态度。对同一个患者的治疗，则根据疾病的动态变化，因人、因地、因时制宜而分析辨治。

（二）杜雨茂教授的治法用药特点分析

1. 扶正固本，截流固精

肾病综合征的主要病位在肾脏，大量蛋白尿导致低蛋白血症，而低蛋白血症又导致严重水肿是肾病综合征的显著临床特征，所以，能否有效地减少尿蛋白就是治疗该病的关键。根据上述肾病综合征病机的分析，杜雨茂教授认为此病总属虚实夹杂，正虚邪实证，而正虚主要责之于肾脾肺亏虚。肾元亏虚，失于封藏固摄之职，则精微漏泄；而肾之蛰藏，必借土封，脾气亏虚，失于统摄，亦使精微下泄而产生蛋白尿。因此他在临床辨治此病时多以扶正固本为主，运用调补肾元、益气固精、止涩固精法以调治蛋白尿。如调补肾元法又根据肾阴虚、阳虚之不同，选用生地、山茱萸、旱莲草、女贞子、附子、桂枝、菟丝子、淫羊藿等药。益气固精选用四君子汤或参苓白术散等。其中黄芪是其最常用药物之一，其性味甘微温，归脾、肺两经。具有补气摄精、减少尿蛋白的作用。他体会黄芪用量在30g 以下有升压作用，大于30g 有降压效果，最大量可用到150g。止涩固精法多选用金樱子、芡实、莲须、潼蒺藜、鹿衔草等[3]14-29。

2. 活血利水，畅达三焦

杜雨茂教授认为肾病综合征多兼有瘀血。究其瘀血之产生：一是因水湿内盛而致瘀。肾病综合征患者，由于肺脾肾三脏功能失调，致水湿浊邪留滞，必然影响气机，阻塞脉道，而致气血流通不畅，从而产生瘀血，即水停致瘀。水湿内阻日久，郁而化热，则形成湿热。湿热对瘀血形成具有双重作用：一则湿性黏腻，易阻滞气机，壅塞脉道；二是热性易动，最易迫血妄溢，从而产生离经之血，亦为瘀血。瘀血一旦形成，又会影响水液代谢，使水肿更加严重，此即"血不利则为水"。可见，瘀血内停是肾病综合征的又一病理特征，基于这一认识，杜老在辨治肾病综合征时活血化瘀药贯穿始终，常选用丹参、川芎、当归、红花、泽兰、石韦、益母草、川牛膝。尤其擅长运用活血利水药，如益母草、泽兰、川牛膝。

益母草辛凉微苦，归肝、肾、膀胱经，活血祛瘀，利尿调经为主要功效。其不但是妇科调经的常用药，而且在肾病综合征水肿治疗上也有显著的效果。在该病的任何证型中，只要有瘀水并存者，均可取益母草 30g 加入相应的处方治疗[3]28。

"三焦者，决渎之官，水道出焉。"（《素问·灵兰秘典论》）三焦是人体水液升降布散及浊液排泄的通道。三焦水道的通利与否，气化正常与否不仅影响到水液运行的迟速，而且也影响到有关脏腑对水液的输布与排泄功能。水肿是肾病综合征的主要症状之一，杜雨茂教授对肾病综合征的诊断、治疗善于调畅三焦，成效显著。

例如本病初期风水相搏阶段，杜教授选用麻杏五皮饮、越婢加术汤、麻黄连翘赤小豆汤宣肺利水，畅达上焦。用药如麻黄、紫苏叶、杏仁、防风、荆芥、白蒺藜、桔梗、桑白皮等，以宣肺发汗散邪，通利水道，给病邪以出路，达邪外出。水湿浊瘀内阻，三焦决渎不利者，予柴苓汤化裁以宣畅三焦，利水活血，除湿清热。

杜教授认为肾病综合征下焦病变以肝肾亏虚为本，精微不固，水湿泛滥，肝阳升动，湿热瘀浊蕴结为标。临床用药多由附子、肉桂、鹿衔草、旱莲草、女贞子、桑寄生、山萸肉、天冬、麦冬等滋阴助阳，补肝益肾之品。

杜教授认为连翘是畅利三焦的要药,曾云:"消肿仗附子,连翘畅三焦。"连翘性味辛苦微寒,入心、肺、三焦等经,不但具有清热解毒,消肿散结之功,而且以辛散之性见长,善入三焦,调气活血,疏利水道,上可清肺肃降,下可利肾退肿,无论阳水阴水,皆可于辨证方药中配伍连翘。例如对湿热壅滞,三焦气机不畅之水肿者,可于柴胡四苓散加入连翘 15~30g;对膀胱气化不利之水肿者,可于五苓散合五皮饮化裁方中加入连翘 15g;对心肾阳衰,水湿内停之水肿者,可以真武汤为主加入连翘 9~15g,意在清心利肾,利水消肿,同时还可以减除附子大热之性[3]27-28。

3. 背反谐同,标本兼治

杜雨茂教授临证遣方用药,攻中有补,补中寓攻,收中寓散,发中有敛,升中有降,降必配升,清中有温,热中伍凉,阴从阳平,阳依阴藏,始合自然,这就是"背反谐同"的意义。

肾病综合征为临床常见病、多发病,也是难治性疾病。杜雨茂教授认为,该病的病机以正虚为主,常兼夹有水湿、湿热、热毒、瘀血,属虚中夹实,本虚标实之证。肾(阴阳)虚,脾肺气虚,为本病发生之基础,即病变之本;而实邪(水湿、湿热、热毒、瘀血)内蕴为肾病综合征发生、发展、变化的条件,即病变之标。虚实之间,相互影响,互为因果。本病病位在肾脏,而常累及他脏(如脾、肺、膀胱、三焦),从而出现多脏腑的广泛病变,故在治法上当攻补兼施,标本同治。

治本主以益气健脾,药如黄芪、党参、白术、茯苓等;温补脾肾,药如附子、肉桂、黄芪、杜仲等;或滋补肾阴,药如旱莲草、女贞子、生地、山萸肉、山药之属。治标主要以化湿利水,药如茯苓、猪苓、泽泻、滑石等;辅以宣肺理气,药如麻黄、桑白皮、苏叶等;清热解毒,药如金银花、连翘、金钱草、白茅根、瞿麦、萹蓄等;活血化瘀,药如丹参、益母草、泽兰、红花、丹皮等。此外,对易感冒者加荆芥、防风、桂枝等疏风解表。

"肝肾同源",肾开窍于耳,肝开窍于目,肾精充足则肝血亦旺，耳聪目明。若肾阴不足，水不涵木，肝阳挟内风上扰，肾窍不利而致耳鸣目眩。若肾病综合征患者病久不愈，阴损及阳，阳虚不化，清阳不升，则多伴有头晕、头痛，或水湿内留，发为心悸、水肿，或浊毒内蕴以致呕恶、腹胀、便秘者。久病之后，病邪入络，血不畅流，进而可见瘀血内阻之象，故以本（阴阳）虚标实（肝风、浊毒、瘀血）为其主要病机。治当培本兼治标。培本多以八味肾气丸阴阳两补。治标则以桑寄生、天麻、钩藤平肝息风，以虎杖、大黄、泽泻等泻毒畅腑，以川芎、丹参、葛根等化瘀通络。久病患者在服汤药取效后可改汤为丸以收缓功，疗效稳定确切。

综上所述，杜雨茂教授在肾病综合征治疗过程中，立法遣药组方或补或泻、或通或涩、或甘或苦、或滋阴或温阳等均不离"背反谐同"之用药原则。

四、临床验案选录

案1　三焦壅滞阳水实证案

李某，男，35岁，农民，1975年6月18日初诊。患者浮肿尿不利1月余。素体尚健，1个多月前由河南来本市探亲，因操劳而突然发病，开始眼睑肿胀，全身乏困，继之周身皆肿，经本市某医院以肾炎接收住院治疗，先后给予西药抗感染、激素、利尿药及中药温阳利水等治疗乏效，水肿日趋加重，全身高度肿胀，且有胸腔积液、腹水，尿量日仅100～300ml。化验检查：尿中蛋白（＋＋），红细胞少许，白细胞（＋），颗粒管型（＋）；血中非蛋白氮50mg/dl（正常值20～40mg/dl），胆固醇5.0mmol/L（正常值3.0～4.3mmol/L）。血压不高。乃诊断为"肾病综合征"。邀余会诊。

中医诊察：查患者全身洪肿，胸高腹膨，平睡时气短较著，恶心纳呆，小便不利，下肢肿甚而光亮，按之如泥，脉沉弦，舌淡红而胖大有齿龈，苔白。

辨证：证属水肿病阳水实证。缘其三焦决渎不利，膀胱气化不行，水湿内盛而外溢所致。

治法：当速逐水消肿，佐以化气利湿。

处方：黑丑9g，葶苈子9g，防己12g，椒目3g，猪苓12g，茯苓皮15g，苍术9g，泽泻18g，桂枝4.5g，大腹皮15g，桑白皮9g，生姜皮12g，生益母草30g，白茅根30g。10剂，每日1剂，分2次内服。

复诊（6月29日）：上方服至第6剂时小便开始通利，日尿量达2000~4000ml，大便稀；继服后4剂，水肿显消，不恶心，饮食增进，可以下地走动，但觉腿软无力，头昏。检验尿蛋白微量，余在正常范围，胆固醇暂未查，脉弦缓，苔白薄。守上方减去黑丑3g，加党参12g。10剂，水煎服，服法同上。

服上方后，水肿全消。转为健脾益肾，调治月余而愈，随即返回原籍。

按语：本案肾病综合征患者，经住院西医常规治疗及中药温阳利水，水肿日趋加重，进而出现胸腔积液、腹水，呼吸困难，尿量锐减。细审其水肿而皮急光亮，虽气短较著，但二目有神，声音不弱，中气尚可，无寒热怕冷，阳气未虚，属实证无疑。故投温阳利水之剂，药不对病机，是以不效。现水势渐长，若不及时逐水，恐有水泛之危。故以猪苓、茯苓皮、苍术、泽泻、桂枝、大腹皮、生姜皮疏达三焦，通利水道；尤以桂枝一味，既可入膀胱之腑通阳化气开水道，又可行太阳之表，开郁散结，合生姜皮辛散启肺，开鬼门，使水邪自外而散，实为一举两得。因势急机危，故加入黑丑、葶苈子、防己、椒目等峻药以迅速逐水荡实。益母草、白茅根活血化瘀、利水清热，既可防诸药辛温助火，又可除郁久所生之热，同时血活络通，水道自利。药进十剂，二便畅利，水肿消减。峻药不可过服，故减黑丑，加党参顾护正气[4]。

案2 太阴气虚，少阴阴亏，水湿挟瘀热案

李某，男，36岁，干部，住西安市城内，病历号：208273。2009年1月24日初诊：发现双下肢及眼睑浮肿半年多，伴乏力，尿中泡沫多。查尿蛋白（＋＋＋）、潜血（＋＋）。遂入西安某军

医大学附属医院住院治疗。病理诊断：早期不典型膜性肾病，继发性肾病待排。乃进一步进行有关检验，排除了乙肝、丙肝、系统红斑性狼疮、糖尿病等引起继发性肾病的存在。再查血脂：总胆固醇9.19mmol/L，甘油三酯2.10 mmol/L。血清总蛋白48g/L，白蛋白28g/L，尿蛋白定量6.48g/24h，肾功正常。最终确诊：膜性肾病引发原发性肾病综合征。给予泼尼松（强的松）40mg/d，环孢素A250 mg，缬沙坦80mg，黄葵胶囊5粒/次，3次/d；此后又加服骁悉500mg/次，阿托伐他汀钙片等。经半年多的治疗除偶见浮肿略减轻外，余无明显疗效。查尿常规：蛋白（＋＋＋）、潜血（＋＋＋），尿蛋白定量7.02g/24h，乃专赴咸阳雨茂肾病医院求中医治疗。诊见患者乏力懒言，心悸气短，面色微泛紫红，眼睑浮肿，双下肢肿甚，按之凹陷如泥，腹胀纳差，腰酸困痛，脉沉细略数，舌淡红暗紫，苔黄厚腻。辨证属水肿病重证，太阴肺脾气虚，少阴心肾阴亏，水湿挟瘀热郁遏，气化不行，精微阴血失于固摄而下泄。治宜益气健脾，滋阴益肾，清利湿热，活血化瘀，固摄精血。方用六味地黄丸、柴苓汤合四君子汤化裁。

处方：生地15g，山萸肉12g，丹皮12g，茯苓15g，猪苓18g，白术12g，苍术12g，桂枝8g，黄芪60g，党参20g，柴胡15g，炒黄芩12g，车前草20g，丹参20g，川芎15g，三七5g，石韦30g，天冬10g，鱼腥草30g，炒枳壳12g，麦芽30g。1剂/d，水煎服。

同时服复方中成药二黄消白散胶囊（主药有菟丝子、黄柏、黄芪等）4粒/次，3次/d，芪鹿肾康片6片/次，3次/d。原服药物除降脂及泼尼松（强的松）10mg/d、钙剂继服外，其他西药均停用。以上方为主，稍事随症化裁，服至2009年7月11日，尿检：隐血转阴，蛋白仍（＋＋＋），但尿蛋白定量降至3.85g/24h，乏力略减，下肢仍浮肿，腰部困痛，背寒，手足不温。脉沉滑细，舌苔较前略薄。治法转为温肾通阳，益气健脾，化瘀利水，清热摄精。方用金匮肾气丸合四君子汤加黄芪化裁，并加大用药剂量。

处方：黄芪150g，白术22g，苍术12g，茯苓22g，党参30g，桂枝 18g，制附片 15g，山萸肉 28g，山药 40g，泽泻 18g，生地 22g，怀牛膝 28g，车前草 30g，石韦 30g，生益母草 30g，丹参 30g，红花 18g，川芎 22g，水蛭 15g，莪术 18g，灵芝 22g，柴胡 22g。1 剂/d，水煎，分 3 次服。中成药同上，停用西药。上药继服至 2010 年 2 月 10 日，尿蛋白定量降至 0.48g/24h，尿量 2400ml/d，浮肿全消，精神好转，腰已不痛，手足转温，已不觉背寒。现仍继续服药，善后巩固[5]。

案 3 肾脾阳虚，水湿夹瘀，精微漏泄案

章某，女，41 岁，干部，住户县城关镇，病历号：2002039。2000 年 12 月 29 日初诊：身困乏力伴下肢酸软及浮肿 3 月余，当地医院尿检有蛋白（＋＋＋），给予泼尼松（强的松）30mg/d 及对症治疗乏效，乃转入西京医院住院治疗。经查：除上述症状外尚感腰酸困，下肢高度水肿按之凹陷，尿蛋白（＋＋＋），尿蛋白定量 4.2g/24h，血清白蛋白 28g/L，总胆固醇 7.66mmol/L，甘油三酯 3.3mmol/L，肾功能正常。于 2000 年 11 月 19 日肾穿刺病理检验，诊断为局灶节段性肾小球硬化性肾炎。结合临床表现已形成原发性肾病综合征，给予泼尼松（强的松）60mg/d 及环磷酰胺，连用 1 个月多，无明显好转，尿蛋白仍（＋＋＋），乃出院到杜雨茂教授处求治。刻下：症如上述，且少寐多梦，恶寒，下肢发凉。尿蛋白（＋＋＋），肝功：各项酶偏高（可能与西药副作用有关）。脉细滑略数，重按无力，舌淡红边暗有齿痕，苔薄黄。辨证属水肿病阴水证，当前以肾脾阳虚，水湿内停外泛，血行迟滞久而生瘀，精微失于固摄而下泄。治宜温补肾脾，固摄精微，佐以利湿化瘀，方用真武汤合水陆二仙丹化裁。

处方：制附片 8g，炒白术 12g，茯苓 15g，白芍 12g，泽泻 12g，黄芪 35g，山萸肉 10g，续断 12g，丹参 15g，石韦 15g，生益母草 30g，鱼腥草 30g，炒金樱子 25g，芡实 25g，土茯苓 15g。1 剂/d，水煎，早晚分服。复方中成药二黄消白散胶囊 2 粒/次，3 次/d。泼尼松（强的松）30mg/d 仍用，每 15d 减 5mg，停用环磷酰胺。

上药服至 2001 年 1 月 16 日浮肿减轻，已不恶寒，下肢仍觉凉，腰痛以穿刺部位为著，尿蛋白转阴。脉细滑数，舌淡红暗，苔黄微腻。仍宗前方去制附片，黄芪增至 40g，另加当归 12g，川芎 12g，红花 6g，怀牛膝 15g，炒枣仁 25g。1 剂/d，服法同前，中成药服法服量同前。至 2001 年 4 月 19 日激素减完停服，中药继服。至 2001 年 8 月 11 日，各临床症状体征消失，仅在活动过量及劳累后双足踝微肿，尿检阴性，尿蛋白定量及血脂、肝功均正常，脉沉滑略数，舌淡红，苔白略腻。给予芪鹿肾康片 6 片/次，3 次/d，二黄消白散胶囊 1 粒/次，3 次/d。

至 2002 年 1 月底上述中药全停用。

2003 年 12 月 23 日随访，经再次复查血常规、尿常规、血脂、电解质、肝功能、肾功能等均在正常范围。B 超检查：双肾、肝、胆等均无异常发现。身体已完全康复，疗效巩固[4]。

参考文献

[1] 杜雨茂.杜雨茂肾脏病临床经验集粹[M].北京:中国中医药出版社,2013:64-79.

[2] 董正华,赵天才.杜雨茂学术思想与临证经验集锦[M].西安:陕西科学技术出版社,2015:202-203.

[3] 杜雨茂.中国百年百名中医临床家丛书:杜雨茂[M].北京:中国中医药出版社,2003.

[4] 杜雨茂.杜雨茂奇难病临证指要[M].北京:人民军医出版社,2011:193-197.

[5] 陈新海.杜雨茂教授以经方为主治疗肾病综合征的临床经验及学术思想研究[D].咸阳:陕西中医学院,2013.

[董正华.2020 年杜雨茂学术思想研讨会专稿]

第二节 杜雨茂教授以柴苓汤为主治疗慢性肾衰竭经验

摘 要：已故陕西省名老中医杜雨茂教授是国内著名的伤寒学家，也是知名的肾病专家，主张活用经方，师其法而不泥其方，采用六经辨治肾病，疗效颇著，如以柴苓汤为基本方，随症加减，治疗慢性肾衰竭之三焦壅滞，气化不行证型，获得满意的疗效。

关键词：杜雨茂；柴苓汤；慢性肾衰

杜雨茂教授是著名的伤寒学家、中医临床家，深究仲景学术，临床与教学相结合，尤其擅于运用经方治疗慢性肾脏病，并于1998年创办咸阳雨茂医院专科治疗肾脏病，使教学、临床、科研相结合，在国内享有很高的声誉。杜老临床辨病与辨证相结合，对于肾衰把握得当，辨证准确，疗效显著。现谨就杜老以柴苓汤为主治疗慢性肾衰竭的经验探析如下。

一、杜老对于慢性肾衰竭的认识

慢性肾衰是各种慢性肾脏疾病，因肾单位受损而出现缓慢进行性的肾功能减退以至衰竭。临床主要表现为肾功能减退，代谢产物潴留，水、电解质和酸碱平衡失调引起的各系统损害。其中医病机复杂，病理因素众多，涉及脏腑广，临床变化杂，属于临床难治性疾病之一。杜雨茂教授在多年的临床与实验中体会到慢性肾衰竭并非是不可逆的，对于部分肾功能失代偿期和肾功能衰竭期，以及尿毒症早期的患者，通过中医药为主进行治疗，不仅可以阻止病情发展，而且可以使肾功能临床检验指标明显改善或恢复正常，疗效稳定时间可以达到3~5年[1]。

杜老指出中医学无慢性肾衰竭之名，据其临床表现，属中医学水肿、关格、癃闭、肾风、溺毒等病证范畴[2]282，认为该病源于各种慢性肾脏疾病迁延日久之后，邪留正虚，阴阳气血亏虚以致衰败所致。他体会到肾衰竭病因有内外之分。内因以脾脏虚弱，肾元亏虚为主，发展严重可波及肝、肺及三焦、膀胱；外因多责之于六淫外邪及饮食、劳倦、七情、痰浊、瘀血等。外因常诱发疾病复发或使病情加重、恶化。病机错综复杂，虚实并见，寒热错杂[1]35。总之，慢性肾衰竭为本虚标实之证。本虚多为气、血、阴、阳亏虚，而脾肾两脏虚损贯穿疾病始终；标实多是风、寒、湿、热、痰饮、瘀血、气滞等[2]283。治疗当审证求因，辨证施治，通利三焦。杜老在长期的临床实践中，以经方为主，师古不泥古，顾护中州，以图久效，背反谐同，平稳为上[3]。对于不同病理阶段的慢性肾衰竭，杜老的辨治思路与方法是，肾阳虚型以真武汤为主化裁，三焦气机壅滞型以小柴胡汤合五苓散化裁，阳虚浊壅型以大黄附子汤化裁灌肠，下焦瘀滞型以桃核承气汤化裁[2]286。其中以柴苓汤化裁方应用最为广泛，方以五苓散化气通利下焦，小柴胡汤外疏内利调理人体枢机，全方药性平和，疏畅三焦，达邪外出，以达到降低肾功能实验室指标，保护肾功的功效，在辨证基础上随证化裁，疗效颇著。

二、柴苓汤治慢性肾衰的依据

1. 疾病依据

现代医学研究表明，慢性肾衰是肾单位功能的缓慢进行性衰竭。中医虽无此病名，但探究其基本生理病理变化可知，慢性肾衰时人体水液代谢失调，水、电解质平衡功能紊乱，这与中医认为的人体肺、脾、肾、三焦、膀胱功能失常而导致的水液停聚，瘀血、浊毒等邪气内生相吻合。其病多属于中医学水肿、癃闭、关格等病证的范畴。多因水肿、淋证等病致虚，复加六淫外感，或劳倦太过等损伤正气，反复发作，迁延而成。该病早期多为脾肾阳虚，不能蒸腾气化水液，水邪内聚，不循常道而行，或泛滥肌肤，发为水肿，或水湿潴留，则小便不利，久则水湿盘聚成毒。早期主要为脾肾阳虚,以肾阳虚为主[4]。《证治汇补·癃闭》曾曰:"既关且格,必小便不通,此因浊邪壅塞三焦,正气不得升降,所以关应下而小便闭,格应上而生呕吐,此之谓也。"

2. 方剂依据

柴苓汤是五苓散与小柴胡汤的合方,这是杜雨茂教授临床治疗慢性肾衰之三焦壅滞,气化不行证型的基本方。两方皆出自仲景《伤寒论》。五苓散主治太阳蓄水证,症见发热、口渴、饮入则吐、小便不利。方中桂枝通阳化气,泽泻、猪苓利水,茯苓、白术健脾渗湿,全方重在助下焦气化以通畅水液,运行三焦,是临床治疗水肿之基本方。小柴胡汤主治少阳枢机不利,胆火内郁,三焦水道不畅。方中柴胡外透邪气,黄芩内泄火热,人参、生姜、炙甘草、大枣补中,半夏降逆,为少阳病之主方,是临床治疗少阳枢机不利的基本方。杜老在临床治疗慢性肾衰时常将此二方合用化裁组成"疏利降浊汤"[2]285,临床可随症加减变化,对于早、中期慢性肾衰患者,疗效显著。

3. 随症化裁

根据慢性肾衰竭的临床特点,杜老常常以气阴两补之西洋参或太子参替换温燥之人参;多去掉原方之大枣,恐其甘腻壅中易留邪;兼湿热者,往往以土茯苓代茯苓。若伴见脾肾阳气虚时,常配伍附子、干姜、黄芪等益气温阳,俾阳气旺则气化行,三焦通畅;兼肝肾阴虚时,加生地、天冬、女贞子、旱莲草等滋补肝肾;血虚时,加黄芪、当归以补气生血,改善由于慢性肾衰引起的贫血状态[2]285;浊邪内结肠腑而大便秘结或便下不畅者,加用大黄通腑降浊,正气偏虚者一般用酒大黄或虎杖;兼瘀血者,加丹参、莪术等;若水停而血瘀者,加益母草、泽兰等利水活血;若伴见湿浊阻滞脾胃而纳差、恶心呕吐,脘腹胀满显著时,加陈皮、砂仁、黄连、藿香等辛开苦降、理气宽中;若伴皮肤瘙痒,不出汗时加苏叶、防风、白蒺藜、车前草祛风利湿止痒;若伴足胫痉挛、疼痛时,加木瓜、川牛膝、白芍等滋补肝肾、柔筋缓急;若伴头晕耳鸣时，加天麻、怀牛膝、制首乌等养血益肾、潜阳息风[2]。在治疗得法，疾病趋于缓解的基础上，杜老主张须坚持服药巩固疗效，同时加强养慎调摄，避免复发。若病情稍有波动，则当及时调治，免生变故。

三、临床验案举例

患者周某某，女，69岁，退休，住咸阳市供电局，病历号：99801620。1998年2月14日初诊。主诉：浮肿1年，加重伴呕吐1月余。现病史：患者1年前开始左足踝浮肿，未予重视，后因小便泡沫多，尿路刺激症状明显，至咸阳市第二人民医院就诊，查尿常规等，诊断为尿路感染，未彻底治疗。1个月前因不慎感冒后，使颜面肢体浮肿加重，伴恶心、呕吐，在陕中附院就诊，经查肾功明显异常，而收住院治疗，具体用药不详。治疗后浮肿及恶心、呕吐减轻，复查肾功：$CO_2CP19mmol/L$，$BUN15.59mmol/L$，$Cr459\mu mol/L$；血常规：$RBC2.63\times10^{12}/L$，$Hb74g/L$。出院诊断：①慢性肾功能不全（肾衰竭期）；②急性呼吸道感染；③中度贫血。现症见：颜面及双下肢轻度浮肿，腰部酸困，纳呆食少，恶心呕吐，脘腹胀满，乏困无力，时有心慌、气短，小便利，尿量多色黄，大便日1次，排便不爽。舌淡紫，苔白，脉弦细数。辅助检查（1998年2月8日）肾功：$CO_2CP19mmol/L$，$BUN16.3mmol/L$，$Cr542\mu mol/L$；血糖：$4.5mmol/L$。西医诊断：慢性肾炎，慢性肾衰竭（肾衰竭期）。中医诊断：水肿并关格（脾肾亏虚，三焦壅滞，气化不行）。治法：健脾益肾，疏利三焦，降浊利水。处方：柴胡10g，炒黄芩8g，太子参10g，姜半夏10g，猪苓12g，泽泻12g，土茯苓15g，炒白术12g，酒大黄（后下）8g，黄芪30g，生地12g，天冬10g，苏叶9g，石韦15g，丹参20g，生姜2片。14剂。日1剂，水煎服。另服虫草健肾宝（雨茂医院制剂）3粒/次，2次/d。

2月27日复诊：患者诉服上方恶心、呕吐减轻，现觉身痒，手抖，腰部酸困，踝部轻度肿，小便利，大便不成形日行2次，舌紫暗，苔薄黄，脉沉细弦。处方：黄芪 35g，西洋参 5g，柴胡 10g，炒黄芩 8g，制附片（先煎）8g，猪苓 12g，泽泻 12g，炒白术 12g，土茯苓 12g，怀牛膝 12g，石韦 15g，酒大黄（后下）6g，砂仁（后下）6g，白蒺藜 10g，丹参 20g，生姜 2 片。14 剂。日 1 剂，水煎服。虫草健肾宝 3 粒/次，2 次/d。

　　按：此患者早期对水肿未予重视，以至后期发展为关格之证。杜老辨其证属脾肾亏虚，三焦不利，予柴苓汤加大黄疏畅三焦，通利二便，以使邪气从二便出，给邪气出路；并合小半夏汤、苏叶、砂仁化浊降逆和胃，胃气降则中焦不滞，下焦通畅。二诊患者脉象沉细弦，有阳虚表现，予原方加少量附子温补阳气，取少火生气之意，白蒺藜祛风止痒，其余大体同前，效不更方。杜老常言，对于慢性疾病，尤其是慢性肾脏疾病，一旦方药病证相投，要坚持守方，必要时可以做成丸药缓图。由柴苓汤化裁组成的"疏利降浊汤"［柴胡 15g，炒黄芩 12g，姜半夏 12g，西洋参 6g，猪苓 15g，茯苓 15g，泽泻 12g，白术 12g，制附片（先煎）8g，酒大黄（后下）6g，丹参 20g，虎杖 12g，莪术 10g，生姜 2 片］，是杜雨茂教授临床治疗肾脏病特别是慢性肾衰属于三焦壅滞，气化不行之证的基础方，常随症化裁，灵活变通。此处仅举验案一例，以佐证之。

参考文献

［1］杜雨茂.中国百年百名中医临床家丛书:杜雨茂［M］.北京:中国中医药出版社,2003.

［2］杜雨茂.杜雨茂肾脏病临床经验集粹［M］.北京:中国中医药出版社,2013.

［3］董正华,韩志毅.杜雨茂教授治疗慢性肾衰的用药经验［J］.中华中医药杂志,2013,28（6）:1758－1760.

［4］李金田.慢性肾功能衰竭的发病机理及中医药治疗［J］.河北医学,2002,8（2）:183－184.

　　　　　［胡天祥,董正华.原载于《四川中医》,2015,33（2）:10－11.］

第三节　杜雨茂教授治疗慢性
肾功能衰竭的经验总结

摘　要：总结杜雨茂教授对慢性肾功能衰竭的病因、病机、立法及遣方用药的思路与经验，并通过临床病例佐证以扼要阐述，为临床中医药辨证治疗慢性肾功能衰竭提供宝贵的借鉴和参考。

关键词：杜雨茂；慢性肾功能衰竭；经验

慢性肾功能衰竭（CRF）是多种病因引起肾脏损害并进行性恶化至终末期所出现的一系列综合症状。本病发病率较高，且病情严重，预后险恶，严重威胁着人类的健康和生命。现代医学认为本病之病理变化及肾功能损害是"慢性进行性的不可逆的过程"，治疗上多采用腹膜透析、血液透析及肾脏移植，往往费用昂贵，患者的生活质量及生存时间都大打折扣。杜雨茂教授行医 50 余载，对慢性肾衰的中医治疗颇有心得。杜老认为慢性肾衰并非是完全不可逆转的，部分患者，尤其是肾功能失代偿期、衰竭期及尿毒症早期的一些患者，通过中医药为主辨证治疗，病情可好转或完全缓解。余有幸在杜老门下学习，现将其辨治 CRF 的经验整理如下，以飨同道。

一、病机错杂，本虚标实

CRF 隶属中医之"关格""虚劳""水肿"等范畴。杜老认为该病病机错杂，本虚标实。脾肾失调、正气衰败乃发病之本，痰、湿、热、瘀蕴结，毒邪弥漫三焦为致病之标，"久病入络""久病必瘀"，瘀血既是 CRF 病程中逐渐形成的病理产物，又是贯穿始末的致病因素。本病的病位在脾、肾，严重时可波及心、肝、肺、脑及三焦，故病情复杂难辨，病程缠绵，顽固难愈。慢性肾衰多迁延日久，临证以肾脾阳虚者居多；久病阳损及阴，加之久用攻伐、渗利之品，亦可导致肝肾阴虚。

二、以"固本培元，祛邪活血"为法

临证时杜老强调"治病必求其本，圆机活法，师古而不泥古"，力求辨证准确，遣药精当，平稳为上。指出以下三点注意事项：

1. 健脾益肾，滋阴养血，培元固本

对于脾肾阳虚者，首选附子 8 ~ 15g，以久煎为宜（一般先煎半小时以减毒增效）。其次为桂枝，辛温通阳，化气利水，走而不守，配伍附子，对于小便不利之水肿效佳。在补脾温阳方面，首选黄芪 30 ~ 60g，具有益气健脾、利水消肿之功效；而对于中焦寒湿偏盛，浊邪上犯导致胃失和降者，可适当伍用小剂量干姜（6 ~ 8g），但在津液亏虚及便干时应慎用。针对脾肾阳虚，水气泛滥，浊邪内盛上逆所致之关格证，杜老方用"温阳降浊汤"，此系真武汤基础上结合时方连苏饮化裁而来[1]。方中有茯苓 15g，白术 12g，附子 9g，白芍 12g，西洋参 6g，黄连 5g，苏叶 9g，猪苓 15g，泽泻 15g，生姜 12g。全方温肾健脾，降浊和中，宣通水道。

对于久病迁延，阳损及阴导致肝肾阴虚者，则从滋阴养血入手，药物首选生地黄 10 ~ 15g，补益肝肾，滋阴养血润燥；其次可选女贞子 10 ~ 15g 补益肝肾，且退虚热强腰膝；亦可选用当归 10g 活血补血。当归配黄芪则为当归补血汤，可改善 CRF 患者的肾性贫血。针对肾阴亏虚，水热互结、瘀血内阻之水肿、虚劳（各种原因导致的慢性肾功能衰竭尿毒症之较轻者），杜老方选"滋阴益肾汤"，此乃猪苓汤合六味地黄汤加减而成。方由生地 15g，山萸肉 10g，旱莲草 12g，粉丹皮 9g，泽泻 10g，茯苓 12g，猪苓 15g，怀牛膝 12g，桑寄生 15g，白茅根 30g，益母草 30g，黄芪 30g，石韦 12g 组成。全方滋阴益肾，利湿清热，益气化瘀。

2. 祛邪首当通腑降浊，达邪外出

"六腑以通为用"，降浊通腑之品，首选大黄 8 ~ 12g。其苦寒

味厚，直入胃肠，泄热降浊，通腑泻下。可从小剂量开始，逐渐加重到适当剂量，切忌攻伐太过，正虚较著者可用酒军替代。若对大黄无法耐受者，可选择虎杖、草决明等，作用相对缓和，亦可达到清热通便、活血解毒之功效。对于肠道津亏，失却濡润者，在上述药物的基础上可加用火麻仁 10～20g 润肠通便，则疗效更佳。对于中焦脾胃虚弱且大便秘结，不耐长期苦寒之剂者，以中药灌肠同样可起到通腑泄浊之功效。方以大黄附子汤加减：大黄 12g，附片（先煎）9g，桂枝 6g，赤芍 15g，丹参 18g，煅龙骨、煅牡蛎各 30g，炒枳壳 20g[2]。浓煎待温后保留灌肠，1 剂/d。灌肠法可和上述任一内治法配合应用，以收标本兼治之功。一般在服用含大黄的药剂后，以每日大便畅利，排便在 3 次以下为佳，以防过泄伤阴。

3. 活血化瘀贯穿始终

由于 CRF 病程较长，是难治性迁延性疾病，瘀血既是病理产物，又是致病因素，贯穿疾病的始终，因此治疗中必须重视活血化瘀。研究表明，运用活血化瘀药能够活血散瘀，改善血液黏滞状态及肾血流动力学，提高患者机体免疫力及生活质量，促进纤维组织的吸收，减轻肾小球内压力，降低血 BUN、Scr，保护残存肾功能，延缓肾衰竭的进展。杜老临证首选药物有丹参 15～25g，川芎 10～15g，益母草 15～30g，赤芍 10～15g，田七 3～5g 等，久用无妨，且无助长和导致出血之弊，有利于肾功能的改善。

三、时刻不忘顾护脾胃

胃为水谷之海，脾为湿土之脏，故湿热多以脾胃为病变中心。正如章虚谷所言："湿土之气同类相召，故湿热之邪始虽外受，终归脾胃。"慢性肾衰患者多因病延日久，脾胃虚弱，寒湿邪热等浊邪内蕴，邪犯中焦，气机阻滞，运化失司所致，常伴有恶心呕吐，脘腹胀闷，食欲减退等症状，舌苔多厚腻。"有胃气则生，无胃气则死"，若不及时调治，一则水谷营养日渐匮乏，气血化生乏源，正气愈衰，二则药物无法吸收直达病所而起效，均导致病情恶化。

杜老临证时多采用辛开苦降之法，辛温散寒，开郁散结，清泄内热，辨证得当则邪去正安，中焦升降复常，运化有度，利于整个病情的转归[3]。杜老方选"四君子汤"加柴胡、芍药各 10 ~ 15g。方中柴胡、芍药一散一收，中焦气机调畅。若寒湿偏盛者，可适当伍用干姜 6 ~ 12g，陈皮 10g，砂仁 5 ~ 10g 以温散寒湿，醒脾开胃；兼有中焦湿热者，可少佐黄连 5g 苦寒坚阴，清泄里热。

四、重视长期治疗与调摄

慢性肾衰病机繁杂，变化多端，治疗旷日持久，绝非一朝一夕能达到理想效果。杜老时刻重视和强调患者的长期治疗与生活调摄。生活上，杜老认为要适当摄入优质蛋白质，如鸡蛋等，食物中应注意供给含维生素 B 族和维生素 C 丰富的食物。对于高血压、水肿、少尿病者要限制食盐；高钾血症者，应限制摄入含钾多的蔬菜、水果等（如香蕉、橘子等）；水肿明显，尿少，心力衰竭者，宜严格限制水的摄入量，同时做好病人的心理调节，保持良好的心理状态。在临床实践中，对于辨证精当、疗效确切的患者，如一些主要理化检验指标已接近正常，或已达到正常的患者，杜老仍要求患者继续坚持巩固治疗，且根据患者的病情体质，始终宗"固本培元、祛邪活血"大法，多选用补而不滞，滋而不腻，温而不燥，凉而不凝之品，配伍祛邪之剂，调补兼施，缓缓图之，务求正气复、邪气净，提高患者生活质量并保身延命。

五、案例举隅

郭某某，男，58 岁，工人，病案号：209 - 8550。2009 年 5 月13 日初诊：口干、多饮 5 年余，疲倦乏力 1 月余，伴眼睑浮肿。自诉发现糖尿病 5 年余，平素血糖偏高，仍在正常范围波动，在当地医院定期检查及治疗，近期体检发现肾功能异常升高，于当地求诊，肾功能改善不明显，遂慕名来咸阳寻杜老求治。诊时症见：神清，精神欠佳，晨起眼睑浮肿，周身乏力，形体消瘦，无明显口干渴，无腰酸腰痛，纳控，大便尚调，尿利，下肢无明显浮肿。舌质暗红，苔薄黄，脉滑数无力。查尿常规：蛋白（＋＋）、潜血（＋）；肾功能：血肌酐 138μmol/L。诊断为糖尿病肾病，慢性肾功能不全。中医辨证属消渴并发水肿及关格早期，证属"脾肾亏虚，浊毒内滞，日久夹瘀"。治宜健脾益肾、化瘀降浊、固摄精微。处方：黄芪 45g，党参 18g，生地 15g，山萸肉 15g，虎杖 15g，积雪草25g，鱼腥草 15g，石韦 10g，益母草 15g，金樱子 30g，芡实 20g，芦巴子 15g，淫羊藿 15g，丹参 18g，川芎 12g，怀牛膝 15g，炒黄芩12g。1 剂/d，水煎服。

2009 年 6 月 10 日复诊：患者精神好转，大便偏稀，日行 1 次，偶感周身烘热汗出，纳控，眠可，尿利，排尿缓，夜尿 1 次。舌质淡红稍暗，苔薄白，脉沉细滑，左手脉较有力。今查尿常规：蛋白（＋）、潜血（±）。肾功能在正常范围内。处方：拟上方增加益母草 10g，石韦 10g，另加炒白术 12g，三七 5g，槐米 15g，去芦巴子。嘱重视生活及饮食调养。随访二年，肾功能一直正常，身体健康。

参考文献

[1] 杜雨茂,杜治锋.应用经方为主治疗慢性肾功能衰竭[J].天津中医药, 2010,4(27):271-273.

[2] 李小会,雷根平,潘冬辉.名老中医杜雨茂教授运用经方辨治慢性肾脏病经验采撷[J].中国中西医结合肾病杂志,2012,2(13):101-102.

[3] 王宗柱.杜雨茂教授"重脾胃"学术思想初探[J].陕西中医学院学报, 2010,4(33):23-25.

[张敏(广东省中西医结合医院).原载于《陕西中医学院学报》,2013, 36(5):24-26.]

第四节 杜雨茂教授自拟肾宁汤加减治疗过敏性紫癜性肾炎41例

摘 要：过敏性紫癜性肾炎是儿科的常见病、多发病，且缠绵难愈，治疗上相对困难。杜雨茂教授积数十年临床经验，依据六经病发病及传变规律自创肾宁汤治疗该病，临床疗效确切。

关键词：过敏性紫癜性肾炎；自拟肾宁汤；杜雨茂；名医经验

过敏性紫癜性肾炎（HSPN）是肾病科的常见病，是一种以损害皮肤、关节、胃肠道和肾脏为主的系统血管炎[1]。HSPN 病因尚未明确，可能和感染及变态反应有关，30%~50% 患者起病前有上呼吸道感染表现。本病好发于儿童，据国内儿科报道 HSPN 占儿科住院泌尿系统疾病的 8%，仅次于急性肾炎[2]。

陕西省首届名老中医杜雨茂教授，是全国著名的伤寒学家，第一批全国老中医药专家学术经验继承工作指导老师，国务院批准的"有突出贡献的专家"。杜教授临床 50 余年，创建了咸阳雨茂医院，侧重于肾病的研究与治疗。在长期临床实践过程中，杜教授自创了"肾宁汤"，用于治疗过敏性紫癜性肾炎疗效显著。笔者通过查阅杜师门诊病例资料，现将其治疗该病的经验总结如下。

一、临床资料

1. 一般资料

查阅杜雨茂教授 1997~2003 年过敏性紫癜性肾炎门诊病历 216 份，其中 48 例以肾宁汤或肾宁汤加减治疗，其治疗过程中随诊 >2 次且病历较为完整的 41 例，其中男 23 例，女 18 例；年龄 4~26 岁，平均 10.1 岁。

2. 诊断标准

所有病例均符合过敏性紫癜性肾炎的诊断标准[3]：①有确切的皮肤紫癜病史，伴或不伴有消化道或关节症状；②尿检异常，蛋白尿和（或）血尿，伴或不伴有水肿、高血压和肾功能不全；③排除IgA 肾病、血小板减少性紫癜及系统性红斑狼疮等全身性疾病。

二、治疗方法

予自拟肾宁汤：生地 12g，白芍 12g，丹皮 10g，白茅根 30g，槐米 10g，山萸肉 9g，茯苓 15g，泽泻 10g，金银花 20g，连翘 10g，旱莲草 15g，石韦 12g，大蓟、小蓟各 12g。加减：血尿明显，潜血≥（＋＋＋），及肉眼血尿者，加仙鹤草 20g，槐花 15g，茜草 15g以止血化瘀；尿蛋白≥（＋＋＋），24h 尿蛋白 >3.0g 者，加芡实 25g，金樱子 30g，加重石韦用量以固摄精微；大便秘结或不畅者加蒲公英 30g，大黄 9g 泄热解毒通腑；高度水肿者，加益母草 30g，车前草 20g 以增加活血利水之力；呕血或便血加地榆、仙鹤草各 20g，三七粉（冲服）5g 以敛阴止血。水煎 30min，取汁 120ml，每剂两煎共取汁 240ml，分早晚 2 次服用。4 岁以内患儿可少量频服。4 周为 1 个疗程。以上药物剂量为成人剂量，小儿可根据年龄、体重酌减。过敏性紫癜性肾炎常因感冒受风后复发，故在紫癜、血尿、蛋白尿消退后加用补气养血扶助正气之品以防止复发，常用当归补血汤以补气养血、玉屏风散补气御邪及桂枝汤调和营卫。

三、疗效观察

1. 疗效标准

参照国家卫生部 1993 年发布的《中药新药临床研究指导原则》拟订。痊愈：皮肤紫癜等症状与体征持续消失，尿常规检查连续 3 次正常；显效：皮肤紫癜等症状与体征基本消失，尿常规检查红细胞 <5 个/HP，尿蛋白 <（＋）；有效：皮肤紫癜等症状与体征及尿常规检查均较前明显好转和减少；无效：皮肤紫癜等症状与体征及

尿常规检查均无明显改善或加重者。

2. 治疗结果

41 例患者中痊愈 22 例，显效 16 例，有效 3 例，总有效率为 100%。服药后见效时间最短 7d，最长 2 个月。

四、典型病例

曲某，女，13 岁，学生，患者于 2001 年 6 月 26 日无诱因出现双下肢紫癜，于本市某医院查尿常规有蛋白及潜血（具体数值不详），血常规正常，遂诊断为过敏性紫癜性肾炎。给予肾上腺糖皮质激素及抗生素治疗，紫癜时常反复，浮肿缓解，但尿蛋白及潜血一直未消，特来治疗。刻诊：双下肢皮肤斑点较密集，色红暗，疲乏身重，口干、口苦不欲饮，面部潮红，心烦少寐，眼睑及下肢轻度水肿，大便不爽，脉细数，舌尖红，苔薄白。尿常规示尿蛋白（＋）、潜血（＋＋）。诊断：过敏性紫癜性肾炎，证属热毒入侵营血，伤及肾阴。治法：清热凉血利水，佐以滋肾。方药：①肾宁汤加蒲公英 20g，大黄 8g，仙鹤草 20g。14 剂。日 1 剂，水煎分 2 次服。②芪鹿肾康片，每次 5 片，每日 3 次口服。

复诊（7 月 13 日）：疲乏减轻，口干缓解，未出现紫癜，脉弦细较有力，舌尖红，苔薄白。尿常规：尿蛋白（±）、潜血（＋）。上方去大黄、蒲公英，加黄芪 30g，山药 12g 健脾益肾。

三诊（8 月 21 日）：上方连续服用 30 剂，浮肿消失，偶有面部潮红，舌边尖红，苔薄白，脉弦数。尿常规：潜血（±）；镜检：红细胞 0～10 个/HP、白细胞 0～2 个/HP。治以肾宁汤去金银花、连翘，加黄芪 30g 健脾益肾。

四诊（9 月 3 日）：诸症缓解，精神佳，舌淡，苔薄白，脉弦细缓。尿检无异常，以前次方加冬虫夏草 15g，粉碎炼蜜为丸，每丸 10g，每次 2 丸，日 2 次口服。随访 2 年未见复发。

五、讨论

杜雨茂教授通过多年的临床实践，认为过敏性紫癜性肾炎的病因多是由于外感热毒之邪侵袭太阳，太阳受邪，肌肤郁闭，热毒之邪直入太阳经之腑膀胱[4]，形成了表里俱病，热毒灼伤脉络，迫血外溢于肌肤则见紫斑，灼伤肾络则见尿血、尿蛋白。若内传阳明伤及胃肠则见呕血、便血、腹痛。病邪内伏太阴、少阴，若正气虚弱亦可出现蛋白尿、血尿。因少儿为稚阴稚阳之体，正气柔弱故更易发病。

"肾宁汤"是杜雨茂教授从多年临床经验中总结出来的方剂，广泛用于过敏性紫癜性肾炎、急慢性肾小球肾炎、肾病综合征之热毒迫血、少阴阴伤证候。此方为杜老自创方"五味宁红汤"（生地12g，白芍12g，丹皮10g，白茅根30g，槐米10g）与六味地黄汤的合方。五味宁红汤由犀角地黄汤化裁，槐米清肠止血，亦有白虎汤粳米之意；白茅根引诸药入肾，清热凉血止血；六味地黄汤益肾养阴，调补肝肾；佐以银花、连翘清热凉血解毒、透邪外出；并用旱莲草、石韦、大蓟、小蓟4味以加强凉血止血效果。

参考文献

[1] 沈庆法.中医肾脏病学[M].上海：上海中医药大学出版社，2007：371.

[2] 黄泰康.中医肾病学[M].北京：中国医药科技出版社，2002：536.

[3] 解放军肾脏病研究所学术委员会.过敏性紫癜性肾炎诊断及治疗规范[J].
肾脏病与透析肾移植杂志，2001，13（4）：358.

[4] 杜雨茂.杜雨茂肾脏病临床经验集粹[M].北京：中国中医药出版社，
2013：127.

［吴永钧，张海芳.原载于《国医论坛》，2015，30（2）：35 - 36.］

第五节　名老中医杜雨茂教授运用经方辨治慢性肾脏病经验采撷

随着人口老龄化及高血压、糖尿病、代谢性疾病等患病人数的逐年增加，慢性肾脏病（chronic kidney disease, CKD）的发病率亦同步上升，在我国约为10%，可见其是严重威胁人类健康的疾病之一。CKD临床表现多样，属于中医学"水肿""虚劳""腰痛""关格"等病范畴。业师杜雨茂教授，出身中医世家，从医从教50余载，学验俱丰，是国际国内著名的《伤寒论》学者及中医临床学家。杜教授长期临床致力于肾脏病的中医诊疗研究，其较早将《伤寒论》的六经辨治体系系统灵活地运用于CKD的辨治中，提出"肾病之变，可分属六经，累及五脏六腑，绝非肾之一端"之说[1]，形成理、法、方、药一线贯穿的肾脏病六经辨证方法，并擅用经方治疗CKD。本文就其临证运用经方治疗CKD的经验简介如下。

一、对CKD病因病机的认识

杜教授认为CKD病机错综复杂，但总属虚实夹杂之证。正虚主要责之于肾、脾，标实与水湿、痰浊、湿热、瘀血、浊毒等有关。杜教授指出，CKD的发生，多与肺、脾、肾、肝、三焦功能失调有关。其成因不外乎外因和内因两个方面，而"内外合邪"是其最主要的发病特点。外因方面，多因外感风寒、风热或湿热之邪，郁遏肌表，阻遏肺气，肺失宣降，水道不通，湿聚为水。临床常见患者因上呼吸道或肺部感染、皮肤疮疡等诱发肾病或使病情加重。内伤多因禀赋薄弱，饮食不节，饥饱失常，损伤脾气，脾虚水湿不运；或过食肥甘辛辣，酿生湿热或疮毒；或过劳伤肾，肾元亏虚，气不化津，水湿内停而发为肾脏病。同时水湿内蕴可聚而生痰、酿生湿热、阻滞气机形成瘀血、湿浊蕴久成毒等，这些痰湿、湿热、瘀血、浊毒等病理因素进一步耗伤脏气，加速肾病进展。

至于慢性肾衰竭，杜教授认为其病位主要在肾与脾，涉及心、肝、肺、三焦等脏腑，病变多因脾失健运，肾失蒸化，三焦不畅，水湿浊毒不得外排而成。其中脾肾衰微是病之本；浊邪壅盛，三焦不行是病之标；寒热错杂，虚实互见是其病机核心。就六经而言，慢性肾衰竭多处于六经病证后期，属少阴、厥阴病证，病情危重，预后较差。

二、杜雨茂教授运用经方辨治 CKD 的临证思路及经验

（一）原发性肾小球疾病

1. 宣肺解表法

适用于各种肾病因外感初发或急性加重者。症见尿少，面浮肢肿，伴有恶寒发热，头痛，全身疼痛等。因病者体质及感邪不同，其脉证各异，治法亦异。临证施治须兼顾病情及病患体质，具体有以下几种治法：

（1）外感风寒者，症见恶寒重发热轻，咳嗽咯痰稀薄，脉浮紧。治宜辛温解表，宣肺利水，方以麻黄连翘赤小豆汤合五苓散化裁。

（2）外感风热者，症见发热重恶寒轻，咳嗽，咽喉肿痛，脉浮数等。治宜疏风清热，宣肺行水，方以越婢加术汤化裁。

（3）若素体气虚，复感表寒，症见汗出，恶风等卫外不固，水气外溢者，治宜益气固表，利水消肿，方以防己黄芪汤化裁。

（4）若素体阳虚，复感风寒，此时单发汗则更伤里阳，纯温阳则表邪不解，故应表里同治，温阳解表，以麻黄附子细辛汤合五苓散化裁，既宣肺解表，使水湿自表去，又温阳化气，使水湿从小便而出，终使水湿从表里分消，水肿自退。

2. 通阳化湿法

若太阳表邪不解，循经入腑，影响膀胱化气行水功能，致膀胱气化不利，水湿内停而见水肿尿少者，治应通阳化气利水，阳气宣通，水湿乃去，方以五苓散合五皮饮化裁。

3. 和解少阳，疏利三焦法

适用于 CKD 病变波及少阳，少阳枢机不利，三焦决渎失常而水道不畅，水湿内停外泛，症见尿少，全身悉肿，口苦咽干，头晕目眩，心烦，舌苔白或薄黄，脉弦细。治应和解少阳，扶正祛邪，使少阳枢机运转，三焦水道通畅，方以小柴胡汤化裁。若水肿明显，可配伍五苓散加车前子、益母草、葶苈子等。

4. 涤饮泻热，前后分消法

在水肿、小便不利的同时，若伴有脘腹胀满，口干不欲饮，大便秘结或不畅，苔厚腻，脉弦数或沉弦有力等，证属水热结聚于肠，气机不利，水道不通。治当涤饮泻热，前后分消，方以己椒苈黄丸化裁，使水饮从大、小便而去，前后分消，而行攻坚逐饮，化气行水之职。

5. 温阳利水法

因少阴肾阳衰微，气化无力而致水湿内停外泛者，治当温阳利水，方以真武汤化裁。该方用制附子温阳化气，使水有所主；白术健脾燥湿，使水有所制；生姜宣发肺气，使水有所散；茯苓健脾淡渗利水，佐白术之用；白芍活血利水。全方利水以祛邪，温阳以固本。

6. 育阴利水法

杜教授认为，阴虚水停证在 CKD 中占有一定比例，临证切忌见水肿即温阳，须知亦有阴虚水停者。此证既可见于素体阴虚，复因受外邪或饮食劳逸失宜而致水液运化、输布失常，致阴虚水停；又可见于医源性因素所致者，如激素、免疫抑制剂的不合理应用，激素为"纯阳之品"，易助火劫阴，久用可伤阴耗气，而细胞毒性药物及雷公藤制剂耗气伤正，以上均可导致气阴两虚，水湿内蕴。

此外，肾病治疗过程中过服温阳药，水湿化热，或水肿期大量应用利水剂，耗伤阴液，滋生内热，亦成阴虚水热互结证。针对此种病机特点，治疗上单纯利水，易伤肾阴，单纯滋阴清火，又易滋生水湿，故以滋阴清热与利水渗湿并施。但据阴虚与水火之侧重不同，治疗亦异。杜教授经验是，对阴虚不甚，而以小便不利，水肿明显，或尿少、色黄或混浊，或尿灼热而痛者，以猪苓汤合五苓散化裁；若阴虚与水湿均盛者，以六味地黄汤或二至丸合猪苓汤化裁。

7. 阴阳双补法

肾为水火之脏，内寓元阴元阳。杜教授认为，CKD 病位在肾，在其漫长的病变进程中，无论阴损及阳，或阳损及阴，终至阴阳俱虚，治宜阴阳双补，以金匮肾气丸化裁。该方以六味地黄丸滋阴，桂枝、附子温补肾阳。全方合用，肾阴肾阳俱充，肾气旺盛，水气自散。若水肿较甚者，可用车前子、益母草等利水药或合用五苓散。

(二) 慢性肾衰竭

慢性肾衰竭见于各种 CKD 的晚期，病程冗长，呈缓慢进展之势，病情严重，证候多端，往往因阴阳错杂，虚实混淆，寒热互见，气血阴阳俱亏，而使治疗相当棘手。杜教授认为该病以脾肾衰败为本，痰浊、水湿、浊毒、瘀血阻滞为标，治宜扶正与祛邪并用，中药汤剂口服与灌肠并举。临床上主要辨为 3 型，相应的治法有 3 种：

1. 温肾健脾，利湿降浊法

本法适用于既有肾阳衰微阴寒内盛之寒，又有湿浊郁久化热，湿热中阻，中焦升降逆乱之热证。症见畏寒怯冷，面色㿠白，四肢不温，唇甲色淡，倦怠乏力，腰部酸痛，纳呆呕恶，口苦烦热，腹胀浮肿，尿少尿闭，舌质淡胖边有齿痕，脉沉细弱。治当寒热并用，温阳降浊。方用温阳降浊汤（真武汤合黄连苏叶汤化裁）。方中真武汤温肾利水，西洋参代人参以气阴双补，黄芪补气健脾。黄连、苏叶清除湿热，调理脾胃，复其升降。全方用之使阳复寒去，热清浊降，浊毒外排，中焦升降逆乱之气机得以恢复，而诸症缓解，肾功改善。

2. 疏利三焦，益肾降浊法

若慢性肾衰竭寒热征象不明显时，对其治疗主要平调阴阳，用此法最为适宜。症见面色少华，头晕乏力，尿少，面浮肢肿，纳呆，恶心呕吐，脘腹胀满，大便不畅或干结，重者可伴有咳嗽气喘，或心悸气短，或眩晕耳鸣。舌淡暗或有瘀斑，苔白，脉弦细或弦涩无力。治宜疏利三焦，益肾降浊，方由柴苓汤合大黄附子汤化裁而成。方中小柴胡汤疏利三焦，扶正祛邪；五苓散利水泄浊；大黄、附子温阳通下，解毒降浊；益母草、丹参、红花活血祛瘀利水。诸药合用湿浊瘀血得除，三焦通利，病自缓解。

3. 祛瘀泻浊法

适用于肾阳虚衰，阴寒内盛，且水瘀热互结于下焦者。症见畏寒怯冷，四肢不温，恶心呕吐，大便硬或色黑，小便不利，腰、少腹疼痛，面色萎黄或晦暗，舌质暗红或紫红，或有瘀点瘀斑，脉沉细或沉涩无力。治宜寒温并用，活血化瘀，温阳利水，佐以滋阴清热，方用桃核承气汤化裁（药用桃仁、大黄、桂枝、炙甘草、黄芪、附片、泽泻、益母草、女贞子等）。方中桃核承气汤活血祛下焦之瘀，荡积泻浊；泽泻、益母草，加强活血利湿之效；附子、黄芪温补脾肾之阳；附子大黄相合有温通攻下之妙；女贞子补阴。全方阴阳并调，强肾固本。

4. 外治灌肠法

对于慢性肾衰竭病情较重，血肌酐、尿素氮水平明显升高者，杜教授常常配合使用中药保留灌肠治疗，促使毒素从肠道排泄，以改善肾功能，并尽快缓解临床症状。灌肠方以大黄附子汤加减，方药如下：大黄 12g，附片（先煎）9g，桂枝 6g，赤芍 15g，丹参 18g，锻龙骨 30g，锻牡蛎 30g，炒枳壳 20g。每日 1 剂，浓煎，保留灌肠。灌肠法可和上述任一内治法配合应用，以收标本兼治之功。

总之，杜教授认为，各种 CKD 由于原发病不同病期、病患体质、临床表现及肾脏病理类型等因素不同，因此治法各异。杜教授在辨治 CKD 的过程中，既突出辨证论治，又能根据病机灵活选用经方，既可单独用某方，亦可多个经方的随证叠加化裁，如猪苓汤合真武汤、肾气丸等，使之更契合病机，而收桴鼓之效。

参考文献

[1] 张振忠.杜雨茂教授辨治肾脏疾病学术经验（续）[J].陕西中医函授,1994
(3):1-6.

[李小会,雷根平,潘冬辉.原载于《中国中西医结合肾病杂志》,2012,
13(2):101-102.]

第六节 杜雨茂教授治疗慢性肾病经验辑要

杜雨茂教授是国际国内著名的《伤寒论》学者及中医临床学家，临床擅长诊治内科疑难杂症，尤其对肾脏病的辨治方法独特，疗效卓著。现就杜教授治疗慢性肾病方面的经验简述如下，供同道共享。

一、病因病机

巧用六经辨治慢性肾病

杜教授作为著名的伤寒大家，谙熟仲景之学，仲景用六经辨伤寒，后世医家扩大六经辨证范围。柯琴曰："仲景之六经，为百病立法，不专为伤寒一科，伤寒杂病，治无二理，咸归六经节制。"

　　杜教授在长期的临床实践中，"学古不泥古，发展不离宗"，将六经辨证的思想融入了慢性肾病的辨证和用药中，形成了慢性肾病六经辨证[1]的立法用药特色。

　　六经辨证的特点与传变与肾脏疾病十分类似[2]，肾病的起病与加重常与外感相关。急性肾炎在外感后起病，初期多表现为发热、恶寒、咽痛、脉浮数等；或素有肾炎，复感外邪，内外相应，旧病复发。杜教授认为此为邪犯太阳，经气不利，治当发汗解表，开魄门以利内湿，以经方麻黄连轺赤小豆汤为通治之方。风寒甚者，用麻黄加术汤；风热甚者，用越婢加术汤或麻杏石甘汤使病从表解。如病情进展，出现颜面、眼睑及四肢浮肿，小便不利，此为太阳表邪循经入腑，膀胱气化不利，"若脉浮，小便不利，微热消渴者"，治宜宣化膀胱，利水消肿，用五苓散。若水湿较甚，可用五苓散合五皮饮；当急性肾炎表邪不解，内传阳明，临证见发热，口渴，面浮肢肿，舌红脉数等，治当育阴清热利水，方用白虎汤合猪苓汤化裁。或慢性肾病，正虚感邪，伤及少阳，正邪纷争，枢机不利，除主症外，兼心烦喜呕，不欲饮食，小便不利等，治疗以和解少阳，扶正祛邪，用小柴胡汤或柴苓汤化裁。慢性肾病，日久不愈，转入三阴，病至太阴，肺脾气虚，水湿不运，中气下陷，统摄无权，则精微下泄而见大量蛋白尿。若伴乏力，纳差，舌淡胖有齿痕，脉弱等症，治当补脾益肺，用桂枝人参汤化裁。肾病日久，肾虚温化无权，水液泛溢，则颜面肢体浮肿，肾失封藏则蛋白尿多见，阳虚不温，则畏寒怕冷，治当温阳利水，拟金匮肾气丸或真武汤。病至后期，肾功不全，累及多脏，虚实互见，寒热夹杂，邪入厥阴，预后不良。尿毒症期则真阳衰败，浊毒内留，影响脾胃，呕吐不止，当以大黄附子汤加味保留灌肠，亦可内服真武汤温阳泄浊；若阴虚失摄，热毒交迫，水瘀互结，瘀阻脉络，见大便色黑，或吐血，则当以桃核承气汤合大黄附子汤加减化裁，并酌加槐花、三七、旱莲草等。总之，邪陷厥阴，病机复杂多变，非一方一法可贯穿始终[3]。应用六经理论指导肾脏病的临床实践，除了六经分经辨证外，还会形成合病、并病等。在发病传变规律方面，杜教授认为慢性肾病由轻到重、病邪由浅入深、正气由盛到衰的规律性，也符合太阳—阳明—少阳—太阴—少阴—厥阴的传变规律，而肾病之本身亦有急性肾炎、慢性肾炎、肾衰竭等传变，其与六经传变的辨证思想颇为吻合，应据证立法，选方遣药，以应病机，疗效自当卓著。

二、辨证论治

1. 擅用经方，分期辨治慢性肾衰竭

杜教授认为，慢性肾衰竭罹患于肾病之后，迁延日久，气血亏虚，脏腑衰败，虚实互见，病情进展，日渐危殆。杜教授高屋建瓴，谨守病机，擅用经方，将慢性肾衰竭进行分期辨治[4]，屡有奇效。代偿期则偏重脾肾气阴两虚，湿邪留着，可酌用猪苓汤合五苓散加减以温脾化湿。失代偿期则正虚湿浊内盛，邪犯三焦，气机逆乱见恶心、呕吐，乏困无力等，治宜扶正达邪，疏调三焦，降逆泄浊，方选小柴胡汤与五苓散加减；若肺脾气虚明显，则加黄芪、枸杞、当归等；恶心呕吐较甚者，则合吴茱萸汤以达温里散寒、辛开苦降。衰竭期则脾肾阳虚，水凌心肺，气血虚损，浊毒内阻，见食欲减退，恶心呕吐，心悸气短，四肢无力等，治当以扶正祛邪，可选用真武汤加怀牛膝、车前子、葶苈子等。尿毒症期则脏腑虚衰，病情复杂多变，易于危及生命，在替代治疗的基础上适当施以中医治疗，则可明显改善患者生活质量。若恶心、呕吐，或呕血则用半夏泻心汤合用大黄甘草汤以调中养胃，降浊止呕。如胸闷气短则用枳实薤白桂枝汤合用生脉饮；若胸痛，手足不温者则用薏苡附子败酱散加减以温阳散寒，化湿宣痹。若心悸胸闷，喘促，脉细无力，则用真武汤合四逆加人参汤加减。杜教授巧用经方，分期辨证，疗效卓著，纵使此沉疴危殆之疾，亦有不少起死回生之效。

2. 调补脏腑，标本兼治肾病蛋白尿

在慢性肾病治疗过程中，蛋白尿的多少是评价患者预后和疗效的重要指标，蛋白尿短期不易消失，且易反复出现，故能否有效控

制蛋白尿至关重要。杜教授在辨治慢性肾病中，仔细酌定蛋白尿辨治，总结 4 法[5-6]如下：

（1）肾元亏虚，调补阴阳。杜教授认为肾虚是慢性肾病发生和发展变化的基础，肾失封藏，精微不固，见蛋白尿、血尿等，故恰当补肾是治疗慢性肾病及蛋白尿的关键。偏于阴虚用二至丸加生地、山萸肉、桑寄生等。偏于阳虚选加附片、杜仲、桂枝、菟丝子、淫羊藿等则疗效显著。

（2）截流止涩，固摄精微。慢性肾病肾虚失于固摄，出现蛋白尿、血尿，故固摄精微亦是调治肾病蛋白尿的重要环节，在补肾的基础上选加金樱子、芡实、莲须、潼蒺藜、鹿衔草等，以加强固摄，控制蛋白尿。

（3）温补肾元，勿忘固土。杜教授曾言，早年治疗蛋白尿，多从肾治疗，但对部分病例有时屡治无效，明明病变主在肾，虽兼见脾虚，重在补肾为何无效，百思不得其解。后读《杂病源流犀烛》顿悟其理：云"试观江湖海河，未有不载于土上，行于土中者，故其水得土之冲气……亦可知肾之蛰藏，必借土封之力"。自此，见肾虚而兼纳差、腹胀、便溏者，常于补肾之中加入补脾之品，脾肾同补，疗效大进，确系杜老睿智经验之谈。此观点与当下国内知名肾病专家的观点亦不谋而合[7]。

（4）逐湿热瘀，祛邪安正。慢性肾病者脏腑虚衰，气血运行受阻，水湿、湿热、瘀血等邪并生，且互为因果，虚实相兼，邪气内扰。故需祛除病邪，才能消减蛋白尿。若夹有瘀血，可选加丹参、红花、丹皮等；夹水湿，可选薏苡仁、茯苓等；夹湿热者选加金钱草、猪苓、石韦等。

上述 4 法所述证候，可单独出现，可相兼出现，还可相互转化，四法可分可合，在证候病机转变时，治法亦相应改变，既突出辨证论治，又需灵活选用经方，既可单用某方，亦可多个经方随证化裁，如猪苓汤合真武汤、肾气丸等[8]，使之更契合病机，而收桴鼓之效。经过治疗，蛋白消失，还应重视善后巩固，继续按法服药

2~3个月，以防复发。

三、典型病案

张某，男，29岁，工人，门诊号：2001132。2000年4月5日初诊，下肢及足部浮肿1年余，开始未曾在意，半年后又出现眼睑浮肿，在当地医院检查，尿蛋白（＋＋＋～＋＋＋＋），余未详。按肾病综合征治疗，予以泼尼松（强的松）、雷公藤多苷等治疗乏效，于2个月前转西安某医院行肾穿刺活检术后诊断为"膜性肾病"。（注：详见第四章第三节"难治性肾小球肾炎的诊治思路与经验"之案3膜性肾病）

杜教授临证50余载，医术早已进入化境。其对慢性肾病的辨治，可谓出神入化，其应用经方化裁之巧妙，亦是让人叹为观止，我辈后学之士，自当极用心揣摩，悉心领悟，方不负杜教授授业解惑之期望。

参考文献

[1] 杜雨茂.中国百年百名中医临床家丛书:杜雨茂[M].北京:中国中医药出版社,2003:5-13.

[2] 张喜奎,张振忠.浅论肾脏疾病与六经辨证[J].中国医药学报,2004,19(7):399-402.

[3] 董正华,韩志毅,杜雨茂.杜雨茂教授治疗慢性肾功能衰竭的用药经验[J].中华中医药杂志,2013,28(6):1758-1760.

[4] 杜雨茂,杜治锋.应用经方为主治疗慢性肾功能衰竭[J].天津中医药,2010,27(4):271-273.

[5] 杜雨茂.原发性难治性肾病综合征的辨证论治思路与方法[J].陕西中医学院学报,2010,33(4):1-5.

[6] 杜雨茂.难治性肾小球肾炎的诊治思路与经验[J].陕西中医学院学报,2004,27(4):1-3.

[7] 陈以平.探索中医辨证与肾脏病理分型之关系[J].中国中西医结合肾病杂志,2011,12(11):946-948.

[8] 李小会,雷根平,潘冬辉. 名老中医杜雨茂教授运用经方辨治慢性肾脏病经验采撷[J]. 中国中西医结合肾病杂志,2012,13(2):101-102.

[任艳芸,杨景锋,董盛,等. 原载于《中国中西医结合肾病杂志》,2013,14(9):757-758.]

第七节 杜雨茂教授从三焦论治肾病综合证初探

摘　要：杜雨茂教授继承并发展了仲景思想,从三焦论治肾病综合征,审慎辨治,用药独到,疗效显著,值得后学者探究。

关键词：杜雨茂；三焦论治；肾病综合征

杜雨茂教授十分赞赏柯韵伯的"仲景之六经，为百病立法，不专为伤寒一科""仲景约法，能合百病，兼该于六经，而不能逃六经之外"[1]。他在长期临床实践中，通过对肾脏疾病进行了深入的研究，创立肾脏病六经辨证论治体系[2]5。然而，六经与三焦相通，杜老在运用六经辨证辨治多种肾脏病的过程中，往往根据不同疾病的特点，亦从三焦论治肾病。本文试从三焦论治肾病综合征的理论渊源，结合杜老临床病案，对杜雨茂教授从三焦论治肾病综合征的学术思想和临床经验作初步探讨。

一、从三焦论治肾病综合证的理论渊源

研读杜雨茂教授的论著及其肾病综合征的医案，不难发现这样一个特点：在运用六经辨证辨治肾脏疾病过程中，往往从三焦分析病机，将三焦辨证与六经辨证有机地结合起来。三焦是中医学的特有概念，其名称首见于《黄帝内经》。三焦是中医藏象理论的重要

组成部分，有脏腑三焦和部位三焦之分。脏腑三焦认为三焦是六腑之一，具有疏通水道，运行水液的作用。如《素问·灵兰秘典论》说："三焦者，决渎之官，水道出焉。"《灵枢·本输》："三焦者，中渎之府也，水道出焉。"部位三焦认为三焦并非独立的脏腑器官，而是用以划分人体部位及内脏的特殊概念。把人体体腔划分成上焦、中焦、下焦，并将人体重要内脏器官分辖于这 3 个区域之中。若以脏腑三焦论，手少阳三焦属六经之一；若以部位三焦论，六经所属的经络脏腑皆可归于上、中、下三焦。

三焦辨证虽是清代温病学家吴鞠通所确立，但在仲景医著中曾记载过三焦病证，即有三焦论治的雏形。例如《金匮要略·五脏风寒积聚病脉证并治》篇云："上焦竭善噫……中焦气未和……下焦竭，即遗溺失便，其气不和，不能自禁制。"董正华教授释曰："三焦虽分各部，各有所司，但功能互相配合，病理互相影响。例如心肺同居上焦，均赖中焦脾胃上奉之水谷精气的营养；若中焦脾胃机能衰退，不能腐熟消化水谷，化生气血以供奉上焦，则不仅造成上焦心肺机能衰退，而且中焦陈腐浊气上逆胸中，肺气不降发为噫气。……肾、膀胱、大小肠皆属下焦，如果这些脏腑的机能衰退，就会导致二便失常。"[3]

通调水道，总司气化是三焦最基本的功能。三焦水道的通利与否，气化正常与否不仅影响到水液运行的迟速，而且也影响到有关脏腑对水液的输布与排泄功能。如果三焦气化失常、水道不利，则脾、肺、肾等脏腑调节水液的功能将难以实现，引起水液代谢的失常，水液输布与排泄障碍，于是产生水肿等病变。正如张介宾《类经·藏象类》注"三焦者，决渎之官，水道出焉"所说："上焦不治，则水泛高原；中焦不治，则水留中脘；下焦不治，则水乱二便。三焦气治，则脉络通而水道利。"[4]

肾病综合征是由多种疾病引起的以高度水肿、大量蛋白尿、高脂血症、低蛋白血症为临床特征的综合征。其病情严重者会有胸腹腔积液、无尿等表现。属于中医水肿范畴，其病情反复发作，病程迁延难愈，往往波及上、中、下三焦诸脏腑。

二、从三焦辨治肾病综合证治法浅析

1. 开宣肺气，通调水道

上焦在胸部，包括心、肺两脏。上焦的功能主要是输布水谷精微（气血）。故有"上焦如雾""为水之上源"。从上焦开宣肺气，通调水道论治肾病综合征是杜雨茂教授临证常用之法。

若患者面肢浮肿，无汗出，皮肤瘙痒，咳咯痰涎，小便不利，脉多沉弦者，杜雨茂教授认为："此为水湿浊邪阻于腠理，玄府不畅，肺失宣肃所致，可运用宣肺发汗之法。"[2]39 宜用辛温宣散之品，如紫苏叶、防风各 10 ~ 12g，荆芥 10 ~ 15g，白蒺藜 12 ~ 18g 等以宣肺发汗散邪，通利水道，给病邪以出路，达邪外出。

若患者病情不危重，正虚不甚者，还可以用辛温疏表之品煎汤洗浴，开宣上焦之气。方法为：桂枝、麻黄、防风、羌活、苍术各 15g，独活 12g，紫苏叶 18g，水煎 2 次，滤汁加入浴盆热水中，令患者洗浴，水温以 40℃ 左右为宜，洗后汗出，各症缓解。

若患者有胸胁时痛，舌质暗紫，或舌上有紫纹、紫斑，脉多沉涩者，可酌用活血化瘀之品。首选丹参 15 ~ 20g，川芎 10 ~ 15g，川牛膝 12 ~ 15g。此 3 味药合用，活血化瘀，通彻三焦。

2. 调理脾胃，畅达中焦

中焦在上腹部，主要包括脾、胃、胆。脾胃为后天之本，水谷之海，一纳一化，一升一降，脾升则健，胃降则和，腐熟消磨水谷。因此，中焦具有消化、吸收并转输水谷精微和化生气血的功能。故曰"中焦如沤"。若中焦功能失常，则升降之机紊乱。清阳之气机不输布，水谷精微无从纳化。浊邪上逆，中气下陷，气血逆乱，清窍失养，上可见眩晕、胸胀、脘痞、呕吐、呃逆、面目浮肿，下可见泄泻、便秘、腹满、气坠、身重、脱肛。治此当顺应中焦生理特点，以性味相异之药有机配伍，各司其属，斡旋升降，举清泄浊，调理脾胃。

杜雨茂教授极推崇仲景半夏泻心汤法[2]66，认为此法辛开苦降，升清降浊，恰合升降乖逆之病机。法取半夏之辛热，能开能宣，开宣则脾气得以升散而运行之能；芩、连苦寒，能降能泄，降则胃气通畅而可司受纳之职；参、枣甘温，培补中气，中气旺则脾升而胃降。临床每遇胃脘痛、痞满、腹胀、呃逆、肠鸣下利等症，属寒热错杂，脾胃失和，气机逆乱者，均为此法之旨，仿拟补消并用、升降同施、寒热齐投、"背反谐同"而立法遣药组方均能巧妙地达到治疗效果。

3. 调肝益肾，疏浚下焦（助生气化）

下焦在下腹部，包括肾、肝、膀胱及大小肠。主要功能为传导糟粕，排泄二便。故曰"下焦如渎"。杜雨茂教授认为肾病综合征下焦病变以肝肾亏虚（阴、阳）为本，精微不固，水湿泛滥，肝阳升动，湿热瘀浊蕴结为标。临床用药多由附子 6 ~ 20g，鹿衔草 15 ~ 30g，女贞子 15 ~ 20g，桑寄生 15 ~ 30g，山萸肉 10 ~ 15g，天冬 10 ~ 15g，麦冬 12g 等滋阴助阳，补肝益肾之品组成。尤其是对桑寄生的运用，一般量在 30g 左右，他认为桑寄生味甘性平，功能不仅善补肝肾之亏，而且具行气利水、扩脉道、定悸痛之作用。针对湿热瘀浊蕴结下焦，临床多选用茯苓、猪苓、泽泻、丹皮、丹参、川芎、泽兰、石韦、生益母草、鱼腥草、萹蓄、白茅根、怀牛膝、车前草等利水祛湿，化瘀清热，以疏浚下焦。瘀血症状和体征较重时，加地龙、水蛭等活血破瘀之药。

杜老特别强调，鉴于该病病情复杂，邪盛正虚、寒热错杂，证候单一者少见，单一从肺、从脾、从肾治疗者较少。其临床多呈三焦俱病，寒热虚实迭见，如心悸气短，面肢浮肿，腹胀满不能平卧，眩晕耳鸣，恶心呕吐，头昏乏力，纳差，腰酸，腰痛，二便不畅，甚至肾功能检验指标异常等。杜老对此则主张以益肾降浊，疏利三焦之法治疗，主用柴苓汤合大黄附子汤化裁[2]58。治疗该类疾病常用药物有：柴胡、黄芩、西洋参、生姜、姜半夏、猪苓、泽泻、茯苓、白术、桂枝、大黄、制附片、怀牛膝、生地等。若脾虚中寒，脘腹怕冷，大便时溏者去大黄、黄芩，将生姜易为干姜，加砂仁、陈皮；若内热明显，口干、口苦、鼻衄、齿衄者，去桂枝、制附片，加三七、侧柏叶；若浮肿明显，小便量少，心悸，气短，不能平卧者，酌加天冬、麦冬、葶苈子；无恶心呕吐者，去姜半夏；用上述方药仍大便秘结和不畅者，酌加虎杖、炒莱菔子；血压过高者，酌加夏枯草、钩藤、杜仲等。

三、杜雨茂教授临床病案举隅

1. 三焦壅滞阳水实证[5]

李某，男，35 岁，农民，1975 年 6 月 18 日初诊。病史：浮肿尿不利 1 个月余。患者素体尚健，1 个多月前由河南来本市探亲，因操劳而突然发病，开始眼睑肿胀，全身乏困，继之周身皆肿，经本市某医院以肾炎接收住院治疗，先后给予西药抗感染、激素、利尿药及中药温阳利水等治疗乏效，水肿日趋加重，全身高度肿胀，且有胸腔积液、腹水，尿量日仅 100~300ml。化验检查：尿中蛋白（++），红细胞少许，白细胞（+），颗粒管型（+）；尿中非蛋白氮 50mg/dl（正常值 20~40mg/dl），胆固醇 5.0mmol/L（正常值 3.0~4.3mmol/L），血压不高。乃诊断为"肾病综合征"。（注：详见第六章第一节"学贯伤金法六经，活用经方治肾病——杜雨茂教授运用六经辨证辨治肾病综合征学术经验"一文临床验案选录案 1）

2. 水肿并关格证（肾病综合征）

吴某，男，39 岁，2001 年 3 月 10 日初诊。主诉：全身性浮肿 4 月余，加重半月。病史：患者 4 个多月前无明显诱因出现颜面及肢体浮肿，尿少不利，全身不适，乏困无力。在其工作系统的医院治疗，病情逐渐加重，乃急赴西安某军医大学附属医院住院诊治。入院后经查尿常规：尿蛋白（++++）、隐血（++++），镜检红细胞（++）、白细胞（+）、颗粒管 0~2 个/HP。血浆总蛋白 38.5g/L，白蛋白 27.8g/L，甘油三酯 3.41mmol。肾图提示：①

双肾功能中度受损，主要表现为排泄不良；②双侧肾小球滤过率降低。血液检验肾功能指标尚在正常范围。于 2000 年 12 月 26 日经肾穿刺病理活检，确诊为"膜增殖性肾小球肾炎"。先后给予甲泼尼龙（甲基强的松龙）及环磷酰胺冲击疗法 3 次。口服泼尼松（强的松）60mg/d、潘生丁、依那普利等治疗。开始病情略有好转，但十余日后又复加重，血压升高，肾功能损伤，肾功能检验：血肌酐 247μmol/L、尿素氮 16.8mmol/L。乃出院后求治于杜老。

中医刻诊：患者颜面、四肢高度水肿，按之凹陷不起，且有腹水少量，头昏，神疲，语声低沉，口干、口苦、恶心、厌食，四肢时而颤抖不止，小便不畅，夜尿 3~4 次，大便成形，每日 1~2 次。脉细弦而数，尺脉弱，舌淡红暗紫舌体嫩，苔厚腻微黄。尿常规检验：蛋白（＋＋＋＋）、隐血（＋＋＋）、葡萄糖（＋＋）；尿离心镜检：红细胞 5~9 个/HP、白细胞 0~2 个/HP。肾功能检验：血肌酐 166μmol/L、尿素氮 18.75mmol/L、尿酸 341μmol/L、二氧化碳结合力 21mmol/L。电解质正常。西医诊断：肾病综合征（膜增值性肾小球肾炎并发肾功能不全失代偿期）。辨证：水肿迁延未愈，发展为关格证。属肾脾亏虚，湿热夹瘀滞内蕴，三焦气化失调。治法：治拟益肾健脾，疏利三焦，通调水道。处方：①怀牛膝 15g，续断 12g，党参 15g，白术 12g，茯苓 15g，猪苓 15g，白蔻 4g，泽泻 15g，柴胡 15g，黄芩 10g，连翘 15g，大黄 10g，车前子 15g，丹参 15g。清水煎，每日 1 剂，早晚分服；②虫草健肾宝胶囊（咸阳雨茂医院院内制剂，主药有冬虫夏草、西洋参等），每日 3 次，每次服 3 粒。

复诊（4 月 6 日）：上药连续用至 35d，肾功恢复正常，水肿明显减轻，精神好转，食欲增进。尿常规检验：蛋白（＋＋）、隐血（＋＋＋）。血浆总蛋白升至 57.19g/L、白蛋白 36.35g/L、球蛋白 20.64g/L。转为益肾健脾，固摄精微血液，兼肃余邪之法，处方：太子参 10g，黄芪 50g，白术 12g，茯苓 15g，芡实 25g，炒金樱子 25g，生地 15g，山茱萸 10g，丹皮 12g，丹参 18g，虎杖 15g，地龙

15g，槐花 15g，威灵仙 15g，鱼腥草 25g，白茅根 30g，生益母草 30g。每日 1 剂，清水煎，分 2 次服；二黄消白散胶囊，每日 3 次，每次 2 粒。虫草健肾宝胶囊服法同上。

三诊（5 月 20 日）：坚持用复诊方药，有时随证稍事化裁，连续内服两年余，各项检验正常，尿中偶有蛋白（＋），余均正常，各种症状消除，唯下肢略困，继续服药善后巩固。

2005 年 4 月及 2010 年随访，一切正常。

四、讨论

1. 从中医传统理论看"肾与三焦相通"

中医"藏象学说"不同于现代医学之实体脏器，它从整体观出发，更注重各脏腑组织之间的联系。《灵枢·根结》曰："太阳为开，阳明为阖，少阳为枢……太阴为开，厥阴为阖，少阴为枢。"运气学说之开阖枢认为：少阳与少阴互传。提示肾（少阴）与三焦（少阳）相通。明代李梴所著《医学入门》转引《五脏穿凿论》曰："心与胆相通……肾与三焦相通（肾病宜调和三焦，三焦病宜补肾为主）。"《中藏经·论三焦虚实寒热生死顺逆脉证之法》明确指出："三焦者，人之三元之气也，号曰中清之腑，总领五脏、六腑、营、卫、经、络、内、外、左、右、上、下之气也。三焦通则内、外、左、右、上、下皆通也，其于周身灌体，和调内外，营左养右，导上宣下，莫大于此也。"《医学入门·三焦腑赋》曰："观三焦妙用，而后知脏腑异而同，同而异，分之则为十二，合之则为三焦，约而言之，三焦亦一焦也。焦者，元也，一元之气观矣。"以上两者如出一辙地阐述了三焦统领脏腑、经络，并以其不可分割的内在关系，发挥无所不包、无所不至、无所不能的整体调节作用。

2. 从中医传统理论看三焦与肾在功能方面的关系

《素问·灵兰秘典论》曰："三焦者，决渎之官，水道出焉。""渎"者，沟渠之意。明确指出三焦有运化水液的作用，是人体水液升降布散及浊液排泄的通道。《难经·六十六难》云："三焦者，原气之别使也，主通行三气，经历五脏六腑。"指出三焦是人体元气升降出入、通达脏腑组织的道路。因此，三焦主气化，决渎水道，主持诸气，游行相火，历经五脏六腑；肾主水，为一身原气之源，脏腑阴阳之本。两者之间在功能上密切相关。

三焦为谷道、液道、气道相互作用，构成人体气化通道[6]。"上焦如雾，中焦如沤，下焦如渎"形象地描述了以肺、脾、肾为中心的三焦气化过程。其中下焦气化主要在肾，肾开窍二阴，司决渎排泄，肾中原气又为三焦气化所生。若气化失常，津液停滞，浊液不能外排，则为湿浊，为痰饮或水肿，脏腑功能失调，日久气滞血瘀，或湿浊阻络。肾主水，藏精，司二便，属下焦，湿浊痰饮瘀血，存于脉中，损伤肾络，日久或成毒浊，形成肾脏病变的病理基础。

三焦为相火，乃原气之别使[7]。三焦在相火方面其功用是分布命门元气，主一身升降出入。火是人身之阳气，发源于肾，根于命门，是人体阳气的根本，维持生命活动的动力源泉，借"三焦"的通路敷布全身，推动脏腑等一切组织器官的活动，推动水液运行和气化等作用，故阳气出入游行的场所即为少阳三焦。少阳既是少火，又是游部，必须条达通畅，不郁不结。《本草纲目·第一卷·脏腑虚实标本用药式》曰："三焦为相火之用，分布命门元气，主升降出入，游行天地之间，总领五脏六腑营卫经络内外上下左右之气，号中清之府，上主纳，中主化，下主出……"三焦枢机不利，气道壅滞，阳气运行受阻，肾中元气不能正常运行，发挥其气化和温煦的功能，则气化不利，水湿停聚，血液瘀滞，积于肾脏，日久化热酿毒，肾脏受损；温煦功能失职，则脏腑失和；阳气升降出入失常，郁结则火热内盛，或迫血妄行，或煎灼真阴，或炼液成痰等种种相火亢盛症状，进一步加重肾脏疾病。

三焦的气化和相火两个系统都根源于肾[8]。肾为阴阳水火之脏，司一身阴阳之柄，为消长之枢纽。《灵枢·邪气脏腑病形》中说："三焦病者，腹气满，小腹尤坚，不得小便，窘急，溢则水留即为胀。"少阳三焦枢机不利，气血津液代谢失调，形成气滞、湿聚、血瘀的病理状态，湿浊瘀血积于肾内，日久化热酿毒，致使肾脏衰败，因此，从治疗方面看，杜雨茂教授治肾病所常用的理气、祛湿、活血之法正是通利三焦之举。

3. 从三焦治肾，化繁从简

所谓"上焦如雾，中焦如沤，下焦如渎"形象化的描述只能说明以肺、脾、肾为中心的三焦气化的生理过程。在疾病初期，或病证单一时是可以根据脏腑及部位按上、中、下三焦分治的，但病情危重复杂则显然不宜分治，应按"三焦亦一焦也"治之方可避繁就简。杜雨茂教授遣方用药除常用活血、补泻之品外，亦多有白菊花、僵蚕、地龙、连翘、柴胡、威灵仙、附子、辛夷花、蝉蜕等祛风除湿，理气通络之品以畅三焦。杜老谈及诊治肾病综合征心得时有云："消肿仗附子，连翘畅三焦。"[2]26三焦通畅，或补或泻均能事半功倍。

笔者读杜老医案，感想良多，将其从三焦治肾病之心得体悟写下来。无奈才疏学浅，行文捉襟见肘，难免挂一漏十，只为抛砖引玉，肯望贤达不吝赐教，以利进步提高。

参考文献

[1] 柯琴.伤寒来苏集:伤寒论翼[M].上海:上海科学技术出版社,1959:2.

[2] 杜雨茂.中国百年百名中医临床家丛书:杜雨茂[M].北京:中国中医药出版社,2003.

[3] 董正华,杨轶.全注全译金匮要略[M].贵阳:贵州教育出版社,2010:124.

[4] 张介宾.类经[M].北京:人民卫生出版社,1965:31.

[5] 杜雨茂.杜雨茂奇难病临证指要[M].北京:人民军医出版社,2011:193-194.

[6] 吴雄志.中医脾胃病学[M].北京:中医古籍出版社,2001:8.

[7] 王晓鹤.孙一奎的命门三焦说及其临床意义[J].山西中医学院学报,2002,3(2):16.

[8] 凌耀星.论三焦的两个系统[J].上海中医药杂志,1981,15(10):48.

[陈新海,董正华,李世梅.原载于《四川中医》,2013,31(11):5-8.]

第七章　用药特色与常用药物

第一节　杜雨茂教授辨治肾脏病常用经验方简介

　　杜雨茂教授是中医肾病领域的著名医家，在运用中医药治疗肾脏病方面，积累了丰富的经验，创制、研发了多种行之有效的方剂。清代名医喻昌云："先议病后议药。"[1]，杜老也提倡辨病与辨证相结合，在治疗上详细论述立法依据。徐灵胎云："一病必有主方，一方必有主药。"[2]在长期临床实践过程中，杜老根据某些肾脏病常见证型，创制了部分专方，并制成雨茂医院的院内制剂，而且临床疗效都较为显著。以下介绍八首杜老治疗肾脏病的常用处方。

一、五味宁红汤

　　组成：生地12g，白芍12g，丹皮10g，槐米15g，白茅根30g。

　　适用范围：本方适用于紫癜性肾炎或其他慢性肾炎见尿潜血等出血现象者。

　　方义分析：此方由犀角地黄汤化裁而来，去犀角加槐米、白茅根而成。槐米善清泻大肠火热而止血，白茅根对膀胱湿热蕴结而致尿血、血淋尤为适宜，五味相配，共成养阴清热，凉营宁络之剂。

　　随症加减：本方为清热凉血止血的基础方，常与其他方剂合用。

许多肾脏疾病由于热邪内蕴易潜入营血。如上伤阳络，则致鼻衄、齿衄、白睛溢血或咯血、呕血；外伤肌腠之络，则可见肌衄、皮肤发斑；下伤阴络，易导致尿血（肉眼血尿或镜下血尿）或便血。若察其里热证明显，脉数，舌红或绛者，治宜用凉营宁络止血之法。总的用药原则是清营凉血，清热宁络，止血化瘀，止血而不留瘀。

二、肾宁汤

组成： 生地 12g，白芍 12g，丹皮 10g，白茅根 30g，槐米 10g，山萸肉 9g，茯苓 15g，泽泻 10g，二花 20g，连翘 10g，旱莲草 15g，石韦 12g，大蓟、小蓟各 12g。

适用范围： 本方适用于紫癜性肾炎。

随症加减： 紫癜消退后，加用补气养血扶助正气之品以防止复发，常用当归补血汤以补气养血、玉屏风散补气御邪及桂枝汤调和营卫，尿检转阴后，治法当转为益肾健脾为主，佐以清肃余邪，可用以下肾炎汤。

方义分析： 本方以六味地黄汤为基础方养阴益肾，合五味宁红汤清热凉血止血，佐以二花、连翘清热解毒、透邪外出，用旱莲草、石韦、大蓟、小蓟四味以加强凉血止血效果。

本病继发于过敏性紫癜之后，一般在出紫癜的初期或在出紫癜之后的数周或数月才发生。杜老认为该病的起因多由外感热毒病邪犯及太阳经之表所主的皮肤腠理，且因热毒邪盛由表及里直入太阳经之腑膀胱，及其相为表里的少阴经肾脏，形成表里相传的表里俱病。临床以皮肤出血性紫癜，潜血尿等症状较为多见，治疗以凉血止血，清热解毒为主。根据上述认识，杜雨茂教授创制了肾宁汤，作为治疗本病的基础方剂。

病案举隅： 王某，女，14 岁，学生，籍贯河南灵宝，1996 年 4 月 8 日初诊。病案号：96412。病史：双下肢出现紫斑 50d。50d 前因外感后双下肢出现多个紫斑，下肢颜面水肿，腿痛。至咸阳市二院住院至今，用肌苷、杜仲补腰康、芦丁及中药等治疗，好转。2
月 19 日尿检：BLD（+++），镜下 RBC（++），WBC（++），
余皆正常。4 月 7 日尿检：BLD（+++），镜下 RBC（++），余
皆正常。刻诊：腰痛，双下肢有散在少数针尖样出血点，双肾区叩
痛（-），尿量、次皆可。大便干，日 1 行，有不消化食物。贫血
面容。盗汗，手心热。纳、眠可。舌淡红苔薄白，脉弦细。西医诊
断：过敏性紫癜性肾炎。中医诊断：葡萄疫。辨证属热邪久羁，入
肾伤营。治法：凉血止血，清热解毒。处方：肾宁汤，7 剂，每日
1 剂，每剂煎成两袋，每袋 200ml，早晚分服。

4 月 15 日复诊：服上方后出血点消失，盗汗、手心热减轻，大
便不干。现尿稍频，耳鸣如蝉，乏困。腰不困。舌淡红，尖红苔中
心黄腻余处薄白，脉弦细数。4 月 12 日尿检：BLD（++）；镜检：
RBC（+）。处方：肾宁汤，每日 1 剂，早晚分服，30 剂。

患者按上方服用 3 个月后，尿检逐渐转阴，全身已无明显不
适，杜老予肾炎汤（见下方）善后。患者服肾炎汤 1 个月后，除一
次感冒，尿检见 BLD（+）外，其他时候检查皆正常。

按语：此案属葡萄疫，病在初期，证属热毒炽盛，病入少阴营
血，治疗当以凉血止血，清热解毒为主，临床常用犀角地黄汤，而
肾宁汤即是在此方之法基础上化裁，并合用肾脏病常用方剂六味地
黄汤以滋补肾阴，阴得养，则热易退，热既退，则斑可去。

三、肾炎汤

组成：黄芪、白术、党参、生地、山萸肉、女贞子、石韦、益
母草、鱼腥草、黄芩、白茅根。

适用范围：本方适用于慢性肾小球肾炎。

随症加减：瘀血重者，症见舌暗红或有瘀点，或口唇紫暗等，
加泽兰、丹参、牛膝、川芎之属；腰膝酸软者，加桑寄生、川断、
狗脊补肝肾、强腰脊；脾虚湿困者，症见纳差，便溏，乏力困倦，
加薏苡仁、陈皮、砂仁等以健脾化湿。

方义分析：方中黄芪、党参、白术补气健脾以助肾之蛰藏，女贞子、生地、山萸肉养阴益肾，石韦、鱼腥草、益母草清热解毒利湿兼以活血化瘀，又黄芩、白茅根凉血止血、清热利尿。全方紧扣病机，治法清晰，用药精当。且此方平和适合长期调养之用，多数肾炎患者多以此方巩固收功。

慢性肾小球肾炎简称"慢性肾炎"，是以高血压、水肿、蛋白尿、血尿伴缓慢进展的肾功能减退为临床特点的一组肾小球疾病。凡尿检有蛋白、红细胞和管型，病程在 1 年以上，在除外继发性及遗传性肾小球肾炎后，均可考虑为本病。通过长期临床观察，杜老师发现慢性肾炎在慢性迁延期阶段以气阴两虚、湿热瘀血内停的证型最为多见，临床症见：倦怠乏力，腰膝酸软，五心烦热，头晕耳鸣，口干咽燥或咽部暗红、咽痛等。据此，杜老师创制了肾炎汤作为治疗慢性肾小球肾炎的基础方剂。

病案举隅：张某，男，8 岁，籍贯咸阳，2011 年 1 月 20 日初诊。病历号：2011 - 250。病史：间断颜面浮肿，伴尿潜血 1 年。患者 1 年前因饮食不慎出现上吐下泻，在当地医院治疗好转，但查出尿潜血，后在西安某院查尿红细胞分析：变型红细胞85%，诊断为慢性肾小球肾炎，给予免疫抑制剂、雷公藤多苷片、芦丁等治疗，效果不显，今特来求治。刻诊：颜面略浮肿，活动后腰困，乏力，平素易感冒，纳可，二便尚调，饮食稍不慎则腹泻。脉细数，舌淡红苔薄黄。今尿检：BLD（＋＋＋），镜下 RBC 189 个/HP，余皆正常。辨证：属水肿，镜下血尿。患儿肾气未充，脾气素虚，水湿外泛，又有邪热内扰，伤络动血。处方：肾炎汤，15 剂，每剂中药煎煮后，分为100ml 的 4 小袋，每日两袋，早晚分服。

二诊：2 月 11 日。颜面浮肿减轻，仅见上眼睑略肿。较之前有精神，活动后腰困、乏力减轻，二便调。脉细数，舌淡红苔薄白。今尿检：BLD（＋＋＋），镜下 RBC 75 个/HP。处方：肾炎汤加三七粉3g（分两次冲服），30 剂。经上方治疗半年，尿检已正常，尿红细胞分析：变型红细胞30%。患儿稍有不适则来本院复查，尿检均正常。

按语： 此案病属水肿、潜血尿，病位涉及脾肾，病机属脾气虚弱、肾阴不足，脾气虚弱故易腹泻、外感，肾阴不足易造成阴虚内热，损及络脉而成潜血尿，再加上脾气虚弱不能固摄血液，潜血尿更为缠绵难治。故治宜补气滋阴，佐以利尿消肿。因患者病情较单一，病史较短，且处方紧扣病机，故而疗程较短而效果较好。

四、救肾汤

组成： 柴胡、黄芩、姜半夏、西洋参、猪苓、茯苓、白术、桂枝、泽泻、大黄（后下）、附子（先煎）、黄芪、怀牛膝、生地。

适用范围： 本方适用于慢性肾功能衰竭代偿期和失代偿期。

随症加减： 此方做成袋装中药，多为初诊及病情稳定的患者而设，若服用效果不明显，当加大补气活血之药：补气之黄芪量应大，一般 30～120g，当从小剂量开始，或再加补气活血止血之三七，或口服虫草健肾宝；活血化瘀多用川芎、丹参、莪术、当归、赤芍、三七、地龙；化瘀利水多用怀牛膝、益母草、泽兰之属；若便秘或大便不畅者增加大黄量或加虎杖，以大便次数在每日 3 次左右为佳；若浮肿明显，可加六月雪、积雪草、肾茶之类以加强利水之功效；肾阳虚明显者，加用胡芦巴；若胃脘不适者，加干姜、砂仁、陈皮。

方义分析： 杜老在介绍治疗慢性肾衰辨证施治的经验时强调，应注重扶正（益气温阳为主，滋阴养血为次），达邪（先当降浊通便，再重宣肺化瘀），调中（宜用辛开苦降，同时疏调三焦），复原（坚持亦调亦补，重视调摄适宜）。本方由小柴胡汤合五苓散、大黄附子汤化裁而成。小柴胡汤和解少阳枢机，畅利三焦；五苓汤淡渗利湿，导水湿下行。方中既有黄芪、西洋参、附子益气养阴温阳扶正，又用柴胡、黄芩、桂枝、大黄、虎杖等通利六经之三阳，达邪外出。全方具有疏利三焦，扶正降浊之功效，正合杜老扶正达邪，调中复原之慢性肾衰辨治思路。

慢性肾衰竭指发生在各种慢性肾脏疾病基础上，由于肾单位和功能严重损害，以致体内代谢产物潴留、水电解质及酸碱平衡失调、内分泌功能紊乱的一种综合征，是肾脏及与肾脏有关疾病的最终归宿。慢性肾衰竭临床症状纷杂，变化多端，愈后较差，杜雨茂教授认为本病虽然病情严重，但只要抓住病机，认真辨证施治仍可使部分患者病情有所好转，改善其肾功能，明显延缓病情发展，甚至可使肾功能恢复正常，甚至完全缓解和康复。据笔者临床观察及对杜老以往病例分析，发现肾衰代偿期和失代偿期，运用中医药治疗效果明显，肾功能有好转趋势，其中以代偿期最为多见。肾衰后两期服用中药效果较差，可在血液透析基础上，配合服用中药以减少透析频率，减少透析并发症。杜老师针对慢性肾功能衰竭三焦壅滞，气化不行，虚实夹杂，寒热互见，水湿浊瘀证创制救肾汤作为治疗慢性肾功能衰竭的基础方剂。

病案举隅：杨某，男，24 岁，籍贯榆林，2012 年 10 月 15 日初诊。病历号：2012－1780。病史：查出肾功能不全 2 个月。患者因头晕、视物模糊，在西安市某院诊断为慢性肾功能衰竭（失代偿期），原发性高血压病Ⅲ级，经住院治疗，效果不显，建议行血液透析，患者不同意。两个月前查肾功：血肌酐 330μmol/L，尿素氮 10.5mmol/L，尿酸 456μmol/L，二氧化碳结合力 20.1mmol/L。今特来求治于杜老。刻诊：颜面浮肿，乏力，腰困，纳可，二便调，余无明显不适。脉沉细，舌暗红苔薄白。今查肾功：血肌酐 338μmol/L，尿素氮 11.5mmol/L，尿酸 456μmol/L，二氧化碳结合力 20.3mmol/L。血脂：总胆固醇 8.32mmol/L，甘油三酯 1.76mmol/L。尿常规：尿蛋白（＋＋＋），余皆正常。血压 180/120mmHg。

西医诊断：慢性肾功能衰竭（失代偿期），原发性高血压病Ⅲ级。中医诊断：水肿、关格。辨证属脾肾气阴两虚，三焦气化不利，湿热瘀血阻滞。处方：救肾汤，30 剂，每日 1 剂，每剂煎成两袋，每袋 200ml，早晚分服。虫草健肾宝（西洋参、虫草菌丝粉制剂），3 粒/次，3 次/d。降压药继续服用。并嘱患者注意饮食起居。

二诊：诸症皆有所减轻，脉沉细，舌暗红苔薄白。今查肾功：血肌酐 275μmol/L，尿素氮 10.5mmol/L，尿酸 426μmol/L，二氧化碳结合力 19.3mmol/L。处方：救肾汤，30 剂，每日 1 剂，早晚分服。虫草健肾宝，3 粒/次，3 次/d，降压药继续服用。

经上方调治，患者病情平稳，现仍坚持在咸阳雨茂医院治疗，血肌酐 170~200μmol/L。

按语：本病当属高血压导致肾脏损害，中医属关格、水肿范畴，病已至此，治疗颇为棘手。此时肾功能损害较甚，水湿浊毒不得外排，形成继发病因，加重病情。病位多涉及脾、肾、肝、三焦，造成多脏器的功能失调，故而治疗上偏于疏利通导，以祛除水湿浊毒，再佐以虫草、西洋参等药扶助正气，并嘱咐患者饮食有节、起居有常，多方位调理，方能奏效。因患者正当壮年，并发症较少，病史较短，病情相对平稳，故而疗效颇佳。

五、二黄消白散

组成：雷公藤、黄芪、黄柏、菟丝子、淫羊藿等。

适用范围：急慢性肾炎、IgA 肾病、肾病综合征、紫癜性肾炎等肾脏疾病。

方义分析：雷公藤具有抗炎和抑制免疫的作用，对减少蛋白尿和血尿有明确的疗效。临床上多用雷公藤多苷片，因为其毒副作用较大，故而杜老常应用复方制剂以达到增效减毒的作用。雷公藤的副作用主要表现在白细胞降低、肝功能损伤、性腺毒性（这些毒性是可逆性的，停药后可渐渐恢复）。杜老以黄芪升高白细胞数量、改善肝功能，菟丝子拮抗其性腺毒性，并宗二仙汤（淫羊藿、仙茅、黄柏、当归、知母）之法，加用黄柏、淫羊藿等药以补肾潜阳。

治疗急慢性肾炎和 IgA 肾病时，先用中药汤剂治疗，一个月后效果不明显时则可选择加用雷公藤复方制剂。而肾病综合征及紫癜性肾炎治疗初始阶段，应用中药汤剂的同时即可加用雷公藤复方制剂以提高疗效。此复方制剂多制成胶囊以方便患者长期服用。本制剂多与肾炎汤、肾宁汤等方合用。

六、金莲汤

组成：金樱子、半枝莲、柴胡、生栀子、蒲公英、车前草。

适用范围：本方适用于尿路感染，症见尿频、尿急、尿痛、腰痛等。

方义分析：尿路感染类似于中医的淋证范畴。其主要病机属于肾虚膀胱热，方中前三味为主药，金樱子、半枝莲一补一泻，一涩一利符合病机，加柴胡以引经，辅以栀子清泻三焦，蒲公英清热解毒，车前草清热利湿，故而本方适用于肾虚较轻膀胱热较重的证候。此虽有邪热郁于下焦，但是大苦大寒之品，如黄柏、黄芩、黄连、栀子，一般情况下不宜久用、多用，但在急性期，热毒较盛，且患者体质不虚者，可酌情投用，以顿挫病势，但不可过剂。若病情顽固，反复发作，当加大补肾力量，杜老常用杜仲、怀牛膝、川断、狗脊等补肾气而又不易助热的药物。如果在治疗肾脏病的过程中出现尿路感染症状，基础方中加此方中前三味药，疗效肯定。笔者也曾试用：一中年妇女，长期素食，体胖，畏寒，好食姜，尿频、尿急近 1 个月，尿检有白细胞、细菌。处方：真武汤，7 剂，水煎服。患者服用 5 剂后无效，嘱其另买金樱子 30g，半枝莲 30g，柴胡 10g。2 剂，与真武汤同煎，服 1 剂后尿频、尿急大减，再服 7 剂症状消失。

病案举隅：李某，女，42 岁，籍贯咸阳，初诊 2012 年 10 月 9 日。病历号：2012－1710。病史：患者 10 年前因尿频、尿急、尿痛于咸阳某院诊断为急性尿路感染，以左氧氟沙星等药治疗，症状消除，但多年来间断发作，今年年初又去前院复查，诊为慢性尿路感染，服药则减轻，不服药则易犯。今特来求治。刻诊：尿频、尿急，少腹略有不适感，腰痛，纳食可，大便尚调，余无不适，舌暗红，苔薄白根黄。脉沉滑。西医诊断：慢性尿路感染。中医诊断：

淋证。辨证属肾气不固，湿热下注。处方：金莲汤，14 剂，每日 1
剂，每剂药煎成两袋，每袋 200ml，早晚分服。

2012 年 10 月 25 日复诊：服药后尿频、尿急减轻，但腰痛仍
见，夜尿较频，平均每夜 3 次左右。舌暗红，苔薄白，脉沉滑。处
方：金莲汤原方去生栀子加杜仲 15g，川断 15g。15 剂，每日 1 剂，
早晚分服。

2012 年 11 月 12 日三诊：服药后诸症消失，但劳累则易腰酸，
时有少腹不适感，余无不适，舌脉同前。处方：上方继服 15 剂，
嘱其行膀胱 B 超检查。

按语： 此患者病情不重，故而愈后较好。本病初起病在膀胱，
日久累及肾气功能，从而导致腰痛及加重尿频现象，故而初诊单用
金莲汤效果不佳，复诊加用补肾气之杜仲、川断，而且杜仲有祛湿
之功，如《本草汇言》记载杜仲："凡下焦之虚，非杜仲不补；下
焦之湿，非杜仲不利。"故而疗效颇佳。

七、六君益胃汤

组成： 柴胡、白芍、党参、白术、茯苓、炙甘草。

方义分析： 此法取《医宗金鉴》柴芍六君汤之意。张景岳云：
"凡欲察疾者，必先察胃气；凡欲治病者必须常顾胃气，胃气无损，
诸可无虑。"杜老宗此说，临床上肾炎或肾病患者口服中西药多而
杂，常见胃脘不适等脾胃症状，此时杜老不用其他辛香燥烈或活血
化瘀之品，喜用柴胡、白芍二味加于四君子汤中。四君子汤补脾胃
之气，柴胡、白芍一散一收，调畅中焦气机，安全平稳，疗效亦
佳。明代大医赵养葵好用六味地黄汤、肾气丸，临证上常加柴胡、
白芍灵动之品，使腻滞之品无碍胃之患。《本草经解》谓："凡十
一脏，皆取决于胆，柴胡轻清升达胆气，胆气条达，则十一脏从之
宣化，故心腹肠胃中凡有结气，皆能散之也。"柴胡配以芍药，调
和气血更能散其结气，恢复脾胃升降功能，培养后天之本，以实先
天之本。

适用范围：本方适用于长期服药导致胃肠反应，症见胃胀、食欲不振、恶心等。多与其他方剂合用。

八、抗菌毒颗粒

组成：荆芥、防风、藿香、金银花、连翘、柴胡、炒黄芩、青蒿、大青叶、桔梗。

适用范围：本方适用于时气杂感证。症见头痛、发热、鼻塞、流涕、咽痛等。

方义分析：此方既有疏散风寒之荆防，芳香化湿之藿香，清热解毒之银翘，和解少阳之柴芩，又有清解虚热之青蒿，治瘟疫寒热之大青叶，利咽之桔梗，看似混杂，却能面面俱到。本方制成颗粒剂，治疗时气杂感效果颇佳，稍有感冒症状，如头痛、发热、鼻塞、流涕等，冲服 1～2 袋，就能有效地控制病情或当日治愈，若感冒后期出现咳嗽、咽痛等症状，则非本方所宜。每有患者多购此药以备急用。若近期感冒发热治愈后，杜老常在治疗肾脏病的基础方中加柴胡 10～15g 以清除余热。

病案举隅：郑某某，男，37 岁，籍贯咸阳，2011 年 2 月 10 日初诊，病历号：2011 - 424。患者在本院治疗慢性肾小球肾炎，2012 年 3 月 10 日复诊，症见头痛、发热 2d，鼻塞、流涕 1d，纳食可，二便调，脉浮滑，苔薄白微黄，余无明显不适。处方：抗菌毒颗粒，1d 3 次，1 次两袋冲服。治疗慢性肾小球肾炎药物待感冒好转后继服。下月复诊，言外感于服抗菌毒颗粒之后 2d，症状即消失。

按语：慢性肾小球肾炎易引起免疫力低下，从而易出现外感病，此类情况，患者若置之不理，多数都缠绵数周乃至数月，容易导致肾脏疾病加重，因此在外感初期即行干预治疗，效果较佳。

上述八首方剂中，都是杜老临床习用方。有治疗紫癜性肾炎的五味宁红汤、治疗肾炎的肾炎汤、治疗肾衰的救肾汤等治疗肾脏病方剂，还有因为肾脏病患者因为长期服药，脾胃容易受损，固护脾胃的六君益胃汤。

参考文献

[1] 喻昌.寓意草[M].上海:上海科学技术出版社,1959:1.

[2] 徐灵胎.兰台轨范[M].上海:上海科学技术出版社,2005:序.

[2014届研究生陈青松硕士论文(部分),指导老师董正华]

第二节　杜雨茂教授治疗肾脏病常用对药、角药

杜雨茂教授是中医肾病领域的著名医家,在运用中医药治疗肾脏病方面,积累了丰富的经验。杜老对许多中药有其独到的认识,而且用药平和,力求稳中求胜,临床取得满意效果。杜老常言:临证诊疾,要在辨证清楚的基础上,合理用药——要知何者为必用,何者为不用,何者为可用可不用;遣药之时,既要考虑其主要功效,也要考虑适当使用其次要功能;既要避免副作用,又要巧妙运用其副作用而达到治疗疾病的目的,从而达到一石多鸟之效。杜老临床善于通过几味药配伍,或寒热相配,或升降相因,或刚柔相济,或消补兼施,或气血同调等,通过巧妙配伍,降低毒副作用,增强药效。以下介绍杜老治疗肾脏病常用药物组合,包括8组对药、6组角药。

一、对药

对药又称药对,系用相互依赖、相互制约,以增强疗效的两味药组方治病。以下主要介绍杜老临床较常用的8组对药,并简要分析各组对药的组成、功效、临床应用。

（一）冬虫夏草、西洋参

功效：补气养阴。

临床应用：作为常用的保肾基础药，凡慢性肾炎、IgA 肾病、肾病综合征、慢性肾功能衰竭等，症见乏困无力、精神倦怠者，皆可服用。

分析：冬虫夏草属名贵中药材，始载于清代吴仪洛《本草从新》，为麦角菌科植物冬虫夏草菌寄生在蝙蝠蛾幼虫上的子座及虫体。甘，温，入肺经、肾经。功能补肺益肾，化痰止咳。现代药理研究表明冬虫夏草对肾毒性损伤有保护作用，有抗肾功能衰竭、明显减轻肾脏病理改变的作用，且具有多方面的免疫调节作用，既不影响机体造血系统的功能，又无淋巴细胞毒性，是一种较好的免疫调节药物。然其性温，诸多慢性肾病患者若长期服用，容易出现咽痛、鼻干等"上火"现象，特别是炎热的夏季，此种现象更多见，这时就不宜单纯用虫草制剂。杜老认为肾病多为气阴两虚，而冬虫夏草药性偏温，长期服用容易使阴虚之体虚火上炎。故将冬虫夏草与具有益气养阴功效的西洋参配伍成方，做成散剂，名"虫草健肾宝"，供患者长期服用。《本草从新》曾谓西洋参："虚而有火者相宜。"两者配伍则药性平和，契合病机，无致虚火之弊，适合长期服用，且更具有扶助正气、预防外感的作用。

（二）柴胡、白芍

功效：理气和胃。

临床应用：用于胃脘不适，或时有隐痛者，常与四君子汤联用。

分析：临床上肾炎或肾脏病患者口服中西药多而杂，常见胃脘不适等脾胃症状，此时杜老不用其他辛香燥烈或活血化瘀之品，喜用此二味加于补脾药中，柴胡、白芍一散一收，调畅中焦气机，安全平稳，疗效亦佳。明代大医赵养葵好用六味地黄汤、肾气丸，临证上常加柴胡、白芍灵动之品，使腻滞之品无碍胃之患。柴胡配以芍药，调和气血更能散其结气，恢复脾胃升降功能。

临床上许多肾衰患者，不愿做血液透析，坚持一年四季服用汤药，许多患者病情稳定而且脾胃未伤，其中有服用十余年者，而今仍于雨茂医院门诊治疗，疗效确切。

（三）蜈蚣、蝉蜕

功效：祛风通络。

临床应用：用于多种肾脏病见顽固性蛋白尿者。

分析：中医常谓"久病多瘀"。然而，在治疗慢性肾炎及慢性肾脏病过程中，有些医家单纯使用活血化瘀之品，效果不尽如人意。究其原因，瘀血日久，病邪在络，肾脏络脉受阻，封藏失约，精微外泄，故见蛋白尿、血尿。这一理论目前已被广大中医学家普遍认同。

杜老非常注重整体辨证与微观辨证相结合。慢性肾脏疾病在病理常见肾小管萎缩、肾间质纤维化，还可发现免疫物沉积、系膜增生硬化等。现代中医学者提出微观辨证观点，认为此类病理改变属于中医癥瘕范畴——微小癥瘕；而将入络搜剔、活血化瘀等治疗癥瘕之品应用于慢性肾炎或肾脏病中，其治法别开生面，疗效亦可观。《医学衷中参西录》云："蜈蚣味微辛，性微温。走窜之力最速，内而脏腑，外而经络，凡气血凝聚之处皆能开之。"经过长期的临床实践观察，发现蜈蚣对多种肾脏疾病的蛋白尿均有较好作用。蝉蜕气味咸甘寒无毒，具有利咽开音，祛风散热之功。现代药理研究蝉蜕有抑制免疫与抗过敏作用，临床上诸多患者因外感而导致的病情加重，或常伴有咽痛咽痒等症，而使病情反复，此时应用蝉蜕有助于咽部症状的消除及预防。两者配伍，祛风活血之功显著，缓解或扭转肾脏微小病变的进展，又能调节自身免疫，减少炎症反应，从而达到降低蛋白尿的效果。

（四）草决明、杜仲

功效：补肾清热平肝。

临床应用：用于多种肾脏病见阴虚阳亢者（高血压）。

分析：多种慢性肾脏病常伴有高血压，根据中医辨证多呈肝肾阴虚，肝阳上亢型。杜老在应用西药降压药的同时，在中药处方时常用此二味相配，作为辅助降压以治其本。杜老说："草决明平肝、清热、明目，疗效确实。现代药理研究也证实其降压、降血脂作用明显，但用至15g以上时，不少病人会有大便稀溏之副作用，脾胃素弱者用至12g也可腹泻，对这类病人当宜小量或炒后为佳。对肝阳上亢之头晕头痛，兼有便秘者，则宜大胆大量用之，一般一日可用30g，既清肝又通便，一举两得。"《神农本草经》记载杜仲主治腰脊痛，补中，益精气，坚筋骨，强志，除阴下痒湿，小便余沥。杜老认为杜仲药性平和，阴虚阳虚皆可酌量应用。现药理研究也证实杜仲是治疗高血压的有效药品。《本草纲目》云："杜仲，古方只知滋肾，唯王好古言是肝经气分药，润肝燥，补肝虚，发昔人所未发也。"两者合用，一清肝热以治其实，一补肝体以补其虚，一寒一热配伍，则药性平和，有利于患者长期服用。

（五）柴胡、半枝莲

功效：疏肝解毒利水。

临床应用：多种肾脏病见小便不利，灼热涩痛，而化验见脓尿者。

分析："三焦者，决渎之官，水道出焉。"柴胡疏利三焦、推陈致新，且肝肾同源，柴胡疏肝理气，肝气条达，则有利于祛除病邪，曾如名医岳美中所言："泌尿系统之疾患涉及肝者居多。"半枝莲清泻热毒，《泉州本草》记载："半枝莲清热，解毒，祛风，散血，行气，利水，通络，破瘀，止痛。"两者配伍，直达病所以祛邪，诚如《本草新编》所言："夫阴虚而火初起者，何妨少用柴

胡，引诸补阴之药，直入于肝、肾之间，转能泻火之速。"补阴药
为慢性肾炎及肾脏病常用药，与柴胡同用，本有协同作用，若再配
伍清热解毒利尿之半枝莲则其泻火更速。

（六）金樱子、半枝莲

功效：补肾涩精，解毒利尿。

临床应用：尿路感染见尿频、尿急等泌尿刺激征者。

分析：尿路感染类似于中医的淋证，其主要病机属于肾虚膀胱
热，金樱子补肾涩精以治本，半枝莲清热解毒、利水以治标，一补
一泻，一涩一利符合病机，效果颇佳。《本草新编》记载："意者
治遗精者，多用金樱子为君，少用利药为佐使乎？曰：利水过多，
亦非治遗之妙法，必须补多于涩之中，涩多于利之内，自然精足而
不遗，尿窍开而精窍闭也。"

（七）黄芪、鹿衔草

功效：补脾益肾。

临床应用：蛋白尿。

分析：杜老认为蛋白尿的出现多属脾肾虚弱，脾气虚则失于统
摄，肾气虚则失于固摄，因此人体之精微物质不得内存而外流，发
为蛋白尿。治疗上，对脾虚之人，常用黄芪补益脾气，统摄精微。
对肾虚之人，常与鹿衔草相配。鹿衔草味甘苦，性温，具有祛风除
湿、补肾强骨的功效，本品健肾壮阳而无辛燥伤阴之弊，固精之漏
而无恋湿聚水之害，两者配伍补脾益肾，故可较理想地消除尿
蛋白。

（八）旱莲草、女贞子

功效：滋补肝肾，凉营止血。

临床应用：多种肾脏病呈肝肾阴亏者，症见腰膝酸软，眩晕耳
鸣，须发早白，眼目昏暗，视物昏暗，阴虚发热，或见皮肤紫癜，

尿潜血阳性者。

分析：旱莲草与女贞子相伍，即二至丸。旱莲草味甘酸，性凉，入肾经、肝经，具有滋补肝肾，乌须固齿，凉血止血功效。女贞子味甘苦，性凉，入肾经、肝经，能补养肝肾，强腰脊，明目乌发。二药相须为用，滋补肝肾，凉营止血。杜老临床体会女贞子、旱莲草补而不腻，滋补肝肾阴血而无腻胃之弊，是肾脏病临床常用的养阴佳品，且旱莲草养阴的同时又可清热凉血止血。适用于多种慢性肾脏病见肝肾阴虚内热，或兼尿血者。慢性肾小球肾炎、IgA肾病、紫癜性肾炎较为常用。此组药性比较平和，作用缓慢，需久服始能见效。另此组药毕竟寒冷，若脾胃虚弱便溏、肾气虚寒者禁用。

二、角药

角药又称"药鼎"，是由三味中药合并使用，系统配伍而成，如三足鼎立，互为犄角，以达增强疗效或减少毒副作用之目的。以下介绍杜老临床治疗肾脏病常用的6组角药，包括每组药的组成、功效、临床应用及分析。

（一）天冬、麦冬、五味子

功效：养护心阴。

临床应用：用于肾脏病治疗中见心悸、心前区疼痛者，或素有心脏疾患者，皆可用之，或作为预防药物。

分析：水肿是慢性肾炎及肾脏病的常见症状，利尿也成为常用治法。临床上常见尿已利而增心悸者，这是因为利尿药多有伤阴之弊。另外，糖皮质激素作为多种慢性肾脏病的常规用药，长期使用往往会出现心悸、亢奋烦热等副作用。杜老认为激素辛温，易耗伤阴液，故而于处方中常加天冬、麦冬，轻者只用其中一味，甚者再加五味子，以养护心阴。此乃宗《难经》"损其心者，调其营"之旨。且心肾同为少阴，肾脏病后期常累及心脏，按五脏传变顺序，肾病将传于心，所以治疗肾病的同时常常需要兼顾心脏，先安未受邪之地。因此在大量使用利尿药的时候，更需养护心阴，模仿葶苈大枣泻肺汤、猪苓汤养阴利水之意。且仲景云"见肝之病，知当传脾，当先实脾"，此法乃治肝补脾之余义。本角药杜老以养心汤名之。

（二）石韦、益母草、鱼腥草

功效：解毒利湿，活血化瘀。

临床应用：多种慢性肾脏病小便不利、水肿者。水肿不甚或时有眼睑浮肿者，亦可作为预防用药。且对一般尿蛋白、尿潜血者亦有良效。

分析：石韦利水消肿、凉血止血，益母草化瘀利水，鱼腥草清热解毒。三者配伍，肺热得泻，清金利于生水，瘀热以行，百脉得以通利，对于慢性肾炎或肾病水肿者，疗效卓著。因为糖皮质激素有致血液高凝状态之副作用，而多数利尿药会进一步加重此种现象，故而治疗水肿，临证选药上不可不慎。杜老常用此三药作为利尿剂，多数慢性肾炎者，此三味药贯穿始终，水肿重者或加大剂量，或暂时加用葶苈子、大腹皮等峻剂。本角药应用广泛，效果颇佳，杜老以三贤汤名之。

（三）怀牛膝、丹参、川芎

功效：补益肝肾，养血活血。

临床应用：各种肾脏病有肝肾亏损，兼有血瘀证者，可作为常规活血药组合。

分析：三者合用，具有补肝肾，强腰脊，养血而活血化瘀的作用。此组药能通彻上下，无处不到，养血活血，且无助长和导致衄血的流弊；药性平和，在瘀血未去之时，久用无妨。本角药杜老名之曰化瘀汤。

（四）沙苑子、淫羊藿、狗脊

功效：温补肾阳。

临床应用：各种肾脏病属肾阳亏虚者，症见畏寒背冷、腰膝寒冷等。

分析：各种肾脏病在长期的疾病发展过程中，命门火衰，肾阳亏虚，或者肾脏病患者长期服用大剂量激素后，阴损及阳，亦可见肾阳亏虚证。杜老认为糖皮质激素温热伤阴，但阴虚日久，阴损及阳，且在激素的撤减过程中或撤完后最容易出现畏寒怯冷，腰背寒冷、双膝怕冷、腰膝酸困疼痛等阳虚现象，故选用沙苑子、淫羊藿、狗脊补肾阳，强腰脊。另外，杜老对长期运用激素者，在激素的撤减过程中往往亦逐渐加用本组药物，以温补肾阳，防止其反跳。若阳虚甚者，可酌加制附片。本角药杜老名之曰补肾汤。

（五）郁金、丹参、三七

功效：行气解郁，化瘀清热。

临床应用：各种肾脏病见气郁化热，血瘀者，症见情绪不畅，胁下不适且有瘀血征象者。常用于肝源性肾病。

分析：肝郁则易生热，气机不畅常导致血行受阻而成血瘀，故而在疏肝解郁的同时兼以清热宁神，活血化瘀。郁金辛苦且凉，行气解郁以治其因，且能清解郁热；丹参活血化瘀兼以凉血宁心；三七化瘀生新且能扶正。三者配伍肝郁得舒，肝热可清，血瘀得化。本角药杜老以七郁丹名之。

（六）肾茶、六月雪、积雪草

功效：清热解毒，利水消肿。

临床应用：慢性肾功能衰竭见热毒郁滞，伴有水肿者。

分析：肾茶清热解毒、排石利水，六月雪活血化瘀、利水消肿，积雪草清热利湿，解毒消肿。此配伍组合类似三贤汤（鱼腥草、石韦、益母草），但药性更为平和，临床上常用于慢性肾功能衰竭而见水肿者。

总而言之，杜老结合多种肾脏病的病机特点，强调选药力避其偏，应尽可能选取滋而不腻、补而不滞、温而不燥、凉而不寒、化瘀而非攻破之品，以利于久服而无流弊，邪去正复而病体得愈。杜老对中药的性味功效十分娴熟，精通药物配伍理论，临床应用颇多发挥，而且密切关注现代中药药理研究成果，结合实践常有自己独到的见解。这些对药、角药频繁出现在杜老治疗肾脏病的病例中，效果颇为显著，值得后学者进一步深入学习。

[2014 届研究生陈青松硕士论文（节选），指导老师董正华]

第三节　杜雨茂教授辨治
肾病用药特色分析

杜雨茂教授在长期从事肾脏疾病的临床与科研工作中，积累了丰富的经验，并在 1998 年创建咸阳雨茂医院，专门诊治肾脏疾病，逐渐形成了辨治肾病的用药特色，在肾脏疾病领域赢得了广泛的声誉。笔者曾在雨茂医院实习，多次得到杜老的当面指导，并认真研究了杜老的大量医案，略有所得。本文通过分析杜老治疗肾脏疾病的常用方药，从理法方药 4 个方面探索杜老的学术思想和临床经验，进而探讨杜老辨治肾脏疾病的用药特色，管窥之见简述如下。

一、紧扣病机，衷中参西

病机是疾病发生、发展及变化的机理，是病因、病位、病性、病势 4 个要素及其相互关系的总括，是从整体上和动态中对患病机体所呈现的病理状态和病理变化的高度抽象与概括。进行病机概括至少应有病位、病性要素[1]。概括病机是诊断的目的，病机是防治疾病的依据，也是治法方药的依据。《黄帝内经》"谨守病机，各司其属"指出了病机的重要性。杜老通过对病机的分析，探讨中西医的结合点。

病因方面，中医的病因学特点是审证求因，即研究病因与人体的关系，西医从"本体论"出发，研究病因本身。两种医学都认为疾病的病因是多因素病因，但病因不明确、不具体。多数的肾脏疾病也是如此，中、西医对其病因的认识都不明确。

病位方面，两种医学各自成体系。中医以功能为主，注重整体，但失于笼统；西医以形态为主，定位准确，但偏于局部。两者结合，有助于准确定位及整体辨证。

病性方面，中医以寒热虚实概括，对病性的分析是中医的特色所在，西医缺如。

病势方面，中医以传变和转归概括，主要表现在病位的传变及病性的改变两方面。在外感上有六经、卫气营血的病势分期，而内伤杂病则没有具体的病势分期，依靠症状、体征难以判断疾病的轻重缓急、传变转归；而对病势的分析是西医的优势之一，如慢性肾小球肾炎的病理分期，对疾病的诊断、预后有一定的参考价值。因此杜老参考西医的病理分期，结合应用六经辨证来辨治肾脏疾病。

因为对中、西医的详细了解，杜老深刻地认识到如何进行衷中参西，如何西为中用，什么时候用中医，什么时候用西医等问题的重要性。杜老谨察病机，分析中、西医的优缺点，进而衷中参西，辨治肾脏疾病。但在衷中参西诊治的过程中，杜老强调一定不能忘本，对中医的认识一定要深刻，能自信、自立方可谈中西医结合；而且不能局限于西医的诊断体系和标准，故步自封，如对慢性肾功能衰竭的病理认识，西医认为是不可逆转的，但是部分患者应用中医药之后出现逆转现象，有的甚至恢复正常。

二、异病同治，审机组方

疾病是在一定病因作用下自稳调节紊乱而发生的异常生命活动过程，不同疾病的发病过程中，如果病机相同，就可以应用同种治疗方案治疗。概括病机至少要有病位、病性两大要素，因为病因不明，病势难明，因此多数情况下，中医常说病机相同，多是病位、病性的相同。正因为如此，多数临床医生常常不注意病因、病势的问题，未能针对病因、病势处方。杜老在治疗肾病的过程中，发现许多肾脏疾病其病位、病性多有相似之处，因此杜老详审病机，常用相同的方剂根据病因、病势的不同进行加减组方，治疗不同疾病。

针对病因加减。如慢性肾小球肾炎，杜老认为其常见证型：从脏腑辨证看属于脾肾亏虚；从气血津液辨证看属于气阴两虚，湿热瘀血互结。杜老据此创了肾炎汤。基于对病机的精确认识，杜老常根据病因、病性的不同，应用肾炎汤加减治疗其他疾病。杜老将此方用于治疗紫癜性肾炎紫癜消退后。紫癜性肾炎，与慢性肾小球肾炎病位、病性基本相似，唯独病因有所不同，紫癜是导致紫癜性肾炎的一个相对病因，此时可直接用肾炎汤，但加上凉血止血之药，如五味宁红汤，针对病因施治，疗效则更上一层。

针对病势加减。病势是疾病的变化趋势，中医以传变和转归概括，对于肾病而言，根据内经的"传其所胜"的五脏传变规律，肾病的病势是传变到心，因此治疗肾病的时候，杜老常兼顾养心，并创制养心汤，所谓"先安未受邪之地"。临床上肾脏疾病患者多见心血管疾病，即是证明。

三、病有主方，依法加减

杜老认为六味地黄汤是肾脏病的常用主方之一，方内包括了肾病的多数治法，如地黄之养阴补血活血，山萸肉、山药之固涩，山药之补气阴涩精，茯苓之淡渗利湿，泽泻之清热利水，丹皮之清热凉血，故而此方成为杜老的常用基础方。杜老常以法组方，按法加减药物治疗多种肾病，临证中常加女贞子以助生地养阴之功，加丹参以助丹皮，加黄芪以助山药，加金樱子以助山萸肉，方虽杂，但法仍存。临证随病情按法加减药物，以期处方与病情相合。在此基础上杜老创立诸多方剂，如治疗慢性肾小球肾炎的主方——肾炎汤，慢性肾功能衰竭的主方——救肾汤，紫癜性肾炎的主方——肾宁汤，尿路感染的主方——金莲汤等。杜老临证以此类主方为基础，依法加减，常用治法有：补气、养阴、活血、利水、清热解毒、固涩、止血、温阳、调中、通腑、解表 11 类。

四、遣药精当，平稳为上[2]

临证诊疾，要在辨证清楚的基础上，合理用药——要知何者为必用，何者为不用，何者为可用可不用，遣药之时，应选一药多用，一举多得之药，精妙配伍，参机佐使，以利久服无弊，切不可急功近利。用药当平稳为上，大毒攻邪，衰半则止，不可过剂。选药力避其偏，应尽可能选取滋而不腻、补而不滞、温而不燥、凉而不寒、化瘀而非攻破之品，以利于久服而无流弊，正复邪去而病得愈。

在此目的的指导下，杜老深研药性药理，从主要功效、次要功效、副作用、四气五味、药理、量效关系、常用配伍、炮制等多角度地认识每一味药。譬如白术，四气五味：温，甘、苦；炮制方法：土炒偏于健脾补气，生用偏于燥湿通便；量效关系：生用大于 30g 有通便作用；现代药理：有强壮作用、促进造血功能、利尿作用等；主要作用：补气；次要作用：燥湿；副作用：易致痞满；常用配伍：增效减毒是配伍的目的，包括 3 个方面，若要增强主要作用加人参等补气药，若要增强次要作用加泽泻、茯苓等利湿药，若要减少副作用加枳实、厚朴等行气宽中之品。

在熟研每个药的特点的基础上，杜老进一步探索同类药物的区别，并分析用药梯度。如同具有泻热通便作用的药物，其功效的强弱顺序为大黄＞虎杖＞石膏＞蒲公英；具有活血化瘀作用的药物，其功效的强弱顺序为水蛭、虻虫＞莪术、三棱＞桃仁、红花＞川芎、丹参。

杜老认为药性、药效应该与病证联系起来研究，即用病证—药效—药性的模式进行研究，如此研究思路更广，对药性、药效的认识更深刻。病证—药效—药性是统一体，不可一味脱离病证谈药效，有些药物只有在一定的病证上才能体现出功效来，也不可"唯成分论"，只是重视现代药理研究。研究过程中，既要做到局部的分析，又要做到整体的回归，如此才能全面地认识中药。

五、怜恤疾苦，追求廉验

肾脏疾病患者多为穷苦百姓，而肾脏疾病又多为慢性疾病，治疗代价高昂，患者每见经济拮据之状，杜老每每怜其疾苦，用药上追求简便廉验。如用土茯苓代猪苓，猪苓价高，杜老在应用四苓汤时，常用土茯苓代猪苓，土茯苓清热利湿，又可解毒，又有补益作用，一药多用。用蝉花代虫草，蝉花是蝉的幼虫在蝉羽化前被虫草菌感染、寄生后而生长形成，两物性质相同，功效类似，但蝉花补益作用略为逊色。因为慢性肾脏疾病常引起免疫力低下而出现带状疱疹，杜老常教患者自制药方：韭菜汁调雄黄作为搽剂，此验方能有效地治疗带状疱疹。

六、六经辨证，分期治疗

六经辨证是东汉张仲景所创制，集理法方药于一体的辨证论治体系，对后世及近现代的临床诊疗具有重要的指导意义和实用价值。杜老持前贤"六经钤万病"的观点，通过多年的临床实践体会，认为多种肾脏疾病尤其是因外感和感染而起者，其发病和演变与六经辨证联系较为紧密，且运用六经辨证法去分析诊治肾脏疾病，多有疗效[3]。例如肾脏疾病因外感和感染所致的发病初期，多属于太阳病期；若病邪留滞，影响少阳枢机，阻塞三焦水道，则属少阳病期；若邪热内传或过用温燥如糖皮质激素或环磷酰胺或其他燥热性质的中药，导致伤阴化热，又与宿食糟粕相结，则见阳明病；多种肾脏疾病，若见太阴病，多属慢性期，基本病机为肺脾气虚，尚未殃及全身，非全身性的功能衰竭；少阴病期，意味着肾脏疾病病情已进入慢性期的中、后期阶段，病情较重；多种肾脏疾病的终末期多现厥阴病，此时病机复杂多变，病位常累及多个脏器。肾衰治疗过程中最为体现杜老六经辨治肾脏病的特色，六经药都用，此时病已至此，难挽狂澜，多以疏导通利为主。救肾汤中 1 号方柴胡用量较少，不用大黄；2 号方柴胡剂量大，且用大黄；3 号方加重活血化瘀药物力度。《神农本草经》中具有推陈致新的药物仅有柴胡与大黄两味[4]，柴胡与大黄配伍推陈致新契合肾衰病机。活血药多有通便作用，可视为阳明药。陈慎吾曰："新瘀血证似少阳，久瘀血证似阳明。"杜老也常提到活血药有通便作用，如丹参、白芍、当归等，救肾汤以 2 号方最为常用（上文所论述救肾汤即是 2 号方），此方以柴胡、桂枝、大黄通三阳。若入太阴出现倦怠乏力，加用补气药；入少阴，出现畏寒肢冷，加用温阳药；入厥阴，出现厥逆、呕逆等阴阳不相顺接的现象，加干姜、附子、连苏饮等。

七、疏利三焦，祛邪外出

《难经·二十五难》曰："心主与三焦为表里，俱有名而无形。"张景岳谓三焦"际上极下，象同六合，而无所不包"。陈潮祖认为三焦是津气升降出入之路[5]。杜老认为通调水道，总司气化是三焦最基本的功能。三焦的通利与否，气化正常与否不仅影响到水液运行的迟速，而且也影响到脏腑对水液的输布与排泄[6]。总之三焦是营养物质和代谢产物输送的通道，和血脉形成一个循环。患者在外感之后，杜老常加柴胡、黄芩等药，疏利三焦以祛除余邪。又如救肾汤从疏利三焦着手，通过清除三焦中壅滞的湿热、瘀血、浊毒等病理产物，进而达到改善肾衰患者病情，降低血肌酐、尿酸、尿素氮等生化指标的目的。

八、标本兼治，背反谐同

经方的药物每多相反相成，或攻补兼施，或寒热并用，或收散同行，或升降相因，或表里双解，为此杜老提出了"背反谐同"的治疗原则。肾脏疾病患者多见正虚邪恋，寒热错杂之象，正邪交争，虚实兼见，治疗上往往要多方兼顾，扶正与祛邪之药同时应用，治本时不忘改善标证。例如对药里的金樱子和半枝莲，金樱子补肾涩精以治本，半枝莲清热解毒、利水以治标，一补一泻，一涩一利，表面上看药性相反，却符合肾脏疾病虚实夹杂的病机；又如怀牛膝与川芎配伍，一升一降，升降相因；冬虫夏草与西洋参，一寒一热，寒热并用。

多数肾脏疾病病情较重，病程较长，治疗上颇为棘手，但杜雨茂教授知难而进，参阅古籍，借鉴今著，在长期的临床实践中积累了多种肾脏疾病的诊治经验。杜老提出"肾脏常见病治从六经入手"的论点，善用经方治疗各类肾脏疾病，师古而不泥古，师其法而不泥其方，临证多有加减，切中病机而显中医神效。"它山之石可以攻玉"，杜老与时俱进，不排斥新学，高屋建瓴地建立自己的临床诊治思维模式，倡导双轨诊断，辨病与辨证相结合的观点，主张参考现代医学生化及器械检查，借鉴现代药理研究，为中医辨治服务。杜雨茂教授多年来不断探索总结，极大地丰富了肾脏病领域的诊治经验。这些思想及经验均值得后学者进一步挖掘、继承。

参考文献

[1] 邢玉瑞.中医辨证思维之病机概括[J].陕西中医学院学报,2010,33(6): 1-2.

[2] 杜雨茂.杜雨茂奇难病临证指要[M].北京:人民军医出版社,2011:6.

[3] 杜雨茂.杜雨茂肾脏病临床经验集萃[M].北京:中国中医药出版社, 2013:15.

[4] 陈青松.浅析大柴胡汤中大黄之用[J].国医论坛,2013,28(6):8.

[5] 陈潮祖.中医治法与方剂[M].5版.北京:人民卫生出版社,2009:11.

[6] 陈新海,董正华,李世梅.杜雨茂教授从三焦论治肾病综合征初探[J].四川中医,2013,31(11):5-8.

[2014届研究生陈青松硕士论文(节选),指导老师董正华]

第四节　杜雨茂教授治疗肾病常用药对举隅

摘　要:杜雨茂教授临床经验丰富,临床善于应用对药治疗肾病。文章介绍了杜教授常用药对如黄芪与地龙、柴胡与黄芩、六月雪与积雪草、金樱子与芡实、女贞子与旱莲草治疗慢性肾小球肾炎蛋白尿、血尿及慢性肾衰竭的临床经验。

1. 黄芪配伍地龙

黄芪味甘,微温,归脾、肺经,功能补气健脾,益卫固表,利尿消肿。《珍珠囊》曰:"黄芪甘温纯阳,其用有五:补诸虚不足,一也;益元气,二也;壮脾胃,三也;去肌热,四也;排脓止痛,活血生血,内托阴疽,为疮家圣药,五也。"可谓是一味难得的补虚良药,临床应用极其广泛,且价格低廉,是中医临床中使用频率最高的中药之一。现代研究亦表明黄芪具有调节免疫,清除自由基,降低尿蛋白,改善血浆蛋白代谢、血脂代谢,延缓肾小球硬化并保护肾功能等作用[1]。地龙,味咸,性寒,归肝、肺、膀胱经,功能清热平肝,平喘,活血通络,利尿。地龙性寒味咸,寒能清热,咸能软坚,故有活血通络,清热利尿之功,此药性善走窜,通达经络,咸寒走下入肾故能清热结而利水道。从地龙中提取的纤溶酶具有抗凝、抗肿瘤及抗免疫作用[2]。黄芪与地龙配伍,可改变肾炎患者的血液流变学,抑制肾小球局部血栓的形成,因而延缓慢性肾衰竭病程进展[3]。

杜雨茂教授认为,慢性肾脏病多迁延难愈,久病多虚,久病多瘀,且久病入络,患者多出现"气虚血瘀"证,并据此提出"益气活血通络"法治疗慢性肾脏病。受王清任"补阳还五汤"启示,常以黄芪、地龙相配伍,益气开瘀,活血消肿。在辨证论治的前提下,以二药为主组成方剂服药后,常常可收浮肿消退、血压趋常、蛋白尿转阴之效。

杜教授经过长期的临床实践体验到,黄芪对患者的血压有双向调节作用,黄芪每日用量低于30g,有一定的升压作用,而每日用量超过30g后,就会有一定的降压作用,而且随着用量的增加降压作用也会越来越明显,有明显的量效关系。所以黄芪每日用量30~120g,地龙每日用量10~20g。

2. 柴胡配伍黄芩

柴胡、黄芩为小柴胡汤的主要药物,本为和解少阳以治疗邪在少阳的半表半里证。二药均始载于《神农本草经》。谓柴胡"主心腹肠胃结气,饮食积聚,寒热邪气,推陈出新";黄芩"主诸热黄疸"。《医学衷中参西录》谓黄芩"善入脾胃清热,由胃而下及于肠……兼能调气,无论何脏腑,其气郁而作热者,皆能宣通之"。柴胡味苦,性微寒,轻清升散,善于疏肝胆之气,解少阳之郁,透泻清解少阳之邪;黄芩性苦寒,入肝、胆经,善泻少阳之邪热。柴胡与黄芩相配伍,一散一清,直入少阳三焦和胆腑,使机体阳气升降出入复常,枢机恢复运转。现代研究也表明,柴胡有效成分柴胡皂苷具有抗炎、抑制免疫和促进内源性激素分泌的作用,有降压、调节血脂及增强免疫力作用[4-5];黄芩可消炎、杀菌,对急慢性炎症均有明显的抑制作用[6]。同时,大量的研究表明小柴胡汤可抑制炎症反应,降压调脂,降低尿蛋白,保护肾功能[7]。

杜教授积数十年临床经验,认为在慢性肾脏病发生发展过程中，特别是肾病综合征阶段和慢性肾衰竭阶段"少阳枢机不利，三焦气化不行"是其病机核心，它也是加重脾肾亏虚、浊毒瘀血蕴阻的关键环节，运用以柴胡黄芩为主药的小柴胡汤治疗，可达和解少阳，疏利三焦之功，使邪有出路，枢机运转，有利于脾肾同补，延缓肾衰竭进展。其创制的疏利降浊汤（主要药物有柴胡、黄芩、半夏、西洋参、茯苓、猪苓、生姜、大黄、丹参等）就是针对慢性肾衰竭的少阳不利，三焦壅滞型而设，用之临床常获良效。杜教授也一再强调，在慢性肾衰竭患者未有明显的阳虚和阴虚表现时，对其治疗应协调阴阳，以平为期，用此方最为合适。柴胡每日用量为 $12\sim20g$，黄芩每日用量为 $10\sim15g$。

3. 六月雪配伍积雪草

六月雪，性凉，味辛、微甘、苦，入肺、脾、肾、胃、大肠经，功能疏风解表，清热利湿，舒筋活络，活血通经。《湖南药物志》谓其"疏风解表，解毒消肿，主治小儿惊风，腹痛，目翳，齿通，肾炎"。现代药理研究发现，六月雪可以提高细胞免疫和体液免疫的功能，改善机体对抗原的清除力，对肾小球基底膜的损伤有修复作用；可提高肾血流量，促进纤维组织吸收，使废用的肾小球得以修复；能降低蛋白尿、血尿素氮、肌酐水平[8]。积雪草，味苦、辛，性寒，入肝、脾、肾经，功能清热利湿，解毒消肿。《陆川本草》曰："解毒、泻火、利小便。"现代药理研究证实，积雪草在治疗尿路感染、急慢性肾炎方面，有着明显的抗炎、调节免疫的功效；在治疗慢性肾衰竭方面，有降低血清胱抑素 C、血尿酸、血肌酐效果[9]。

慢性肾衰竭临床症状表现多样，病因病机错综复杂。但是正虚邪实是其根本的病机所在。正虚包括气血阴阳和脏腑虚损，其中以脾肾亏虚为主；邪实为水湿、湿热和瘀血。杜教授认为慢性肾衰竭过程中，脾肾亏虚，气不化水，水液代谢障碍，湿邪壅滞，日久化热或者热毒侵袭，与湿相搏，而成湿热，湿热相合，胶着难解，使病情缠绵难愈。湿热为慢性肾衰竭的病理产物，也是病情进展的重要因素。杜教授依据多年临床经验，将两药合而为用，共奏清热利湿、活血解毒之功。临床上，凡尿素氮、血肌酐升高者，不管有无舌苔黄腻、尿浊、口中氨味，皆可使用此药对，不必拘泥。而且根据杜教授的经验，此药对还有降低血尿酸、缓解痛风发作的良效，对于痛风患者亦可以在辨证论治的前提下，加入此药对，以提高疗效。六月雪每日用量为30~60g，积雪草每日用量为15~30g。

4. 金樱子配伍芡实

金樱子和芡实配伍，称为水陆二仙丹，出自于《洪氏集验方》。"水陆"指两药的生长环境，芡实生长在水中，而金樱子则长于山上。方中芡实味甘、涩，性平，入脾、肾经，功能补脾止泻，益肾固精，祛湿止带。金樱子，味酸、涩，性平，入肾、膀胱、大肠经，功能固精缩尿，涩肠止泻。两药配伍，共奏健脾益肾，固精止遗，除湿止带的作用，广泛应用于男科的肾虚阳痿、早泄、遗精，脾肾亏虚的腹泻，小儿遗尿，妇女的崩漏、带下诸病。近年来，随着对传统古方的不断挖掘和中医肾病认识的不断深入，水陆二仙丹在肾脏病治疗上已经显示出良好的应用前景。另外，现代研究表明，水陆二仙丹能有效降低阿奇霉素肾病大鼠蛋白尿[10]。这也为金樱子配伍芡实治疗蛋白尿提供了有力的佐证。

按照中医理论，蛋白质属于"精微物质"，是维持人体生命活动的基本物质之一。肾为先天之本，藏精。脾为后天之本，主运化，将饮食水谷转化为精微物质。二者相辅相成，共同完成精微物质的生化和封藏。杜教授认为尿中蛋白的出现意味着精微物质的泄漏，首先应责之于肾，说明肾失封藏，固摄无权。而脾统摄升清，主运化水谷精微上输于肺再输布全身。若肾不藏精或者脾不摄精及脾不升清，便可导致精微下泄而出现蛋白尿。故脾肾亏虚贯穿始终，脾不摄精和肾不藏精是肾性蛋白尿的根本病机所在。治宜健脾固肾摄精，这与水陆二仙丹的主治是相吻合的，所以慢性肾脏病蛋白尿的治疗有显著的疗效也就不足为奇了。值得一提的是，水陆二仙丹也是杜教授处方频率较高的方剂之一。芡实每日用量为10~

30g，金樱子每日用量为 10～30g。

5. 女贞子配伍旱莲草

女贞子配伍旱莲草，又称二至丸，出自汪昂《医方集解》。其中女贞子以夏至日收采为佳，旱莲草以冬至日收采为优，故名为二至丸。方中女贞子味甘、苦，性凉，入肝、肾经，功能补益肝肾，强壮筋骨，明目乌发，滋阴清热。《本草经疏》云："女贞子，气味俱阴，入肾除热补精之要品，肾得补则五脏自安，精神自足，百病去而身肥健矣……此药有变白明目之功，累试辄验。"旱莲草味甘、酸，性寒，入肝、肾经，功能滋补肝肾，凉血止血。《本草正义》云其"入肾补阴而生长毛发，又能入血，为凉血止血之品，又消热病痈肿"。二药相须为伍，共奏补益肝肾，滋阴止血之效，适用于肝肾阴虚之证。在临床各科有广泛的应用。现代研究也表明二至丸在抗纤维化、抗衰老、调节免疫机能、缩短血液凝血时间、改善血液流变学、抗炎、抗疲劳等方面有较好的作用[11]。

杜教授认为，在临床上，慢性肾脏病诸如慢性肾小球肾炎、糖尿病肾病、紫癜性肾炎、IgA肾病、慢性肾衰竭等，病情反复发作，迁延不愈，病程日久后多耗伤肝肾之阴，治疗上女贞子、旱莲草二者相须为用，药味简单而性平和，补而不滞，滋而不腻，增强滋补肝肾之功，可明显缓解肾脏病患者肝肾阴虚之象，取得了较好的临床疗效。女贞子每日用量为 10～20g，旱莲草每日用量为 10～20g。

以上是杜教授在治疗肾脏病方面常用的一些药对，在准确辨证的前提下，恰当地加用药对配伍，常常会起到事半功倍的效果。杜教授的临床真知，对我们启迪良多。

参考文献

[1] 焦志娜,张星. 黄芪治疗肾脏病机理研究进展[J]. 中国中医药现代远程教育,2012,10(22):157.

[2] 朱泓,孙伟. 朱良春治疗肾病常用药对拾贝[J]. 江苏中医药,2015,47(6):9.

［3］尹友生,向清,韦家志,等.黄芪地龙汤对肾脏病患者血清一氧化氮的影响
［J］.中国中西医结合肾病杂志,2002,9(3):518－520.

［4］王晨,安志成,李剑超,等.柴胡生物培养技术与柴胡皂苷合成生物学的研
究进展［J］.中国实验方剂学杂志,2019,25(14):226－234.

［5］张莹,周小莉.小柴胡汤对机体免疫系统的影响及临床应用［J］.中医药导
报,2016,22(8):116－118,121.

［6］李宝军,刘志强.黄芪的药理分析及临床应用探讨［J］.当代医学,2015,21
(6):127－128.

［7］苟中富,王建利,刘思美,等.加味小柴胡汤对慢性肾小球肾炎患者肾功能、
尿蛋白、免疫功能的影响［J］.检验医学与临床,2017,14(16):2448－
2450.

［8］孙响波,于妮娜.六月雪治疗肾脏疾病探源［J］.中医药导报,2013,9
(10):127.

［9］杨迎,刘嘉琛,杜肖肖,等.积雪草治疗肾系疾病的探究［J］.世界最新医学
信息文摘,2018,18(24):195.

［10］金劲松,盛磊,姜楠,等.水陆二仙丹对阿奇霉素肾病大鼠蛋白尿影响的实
验研究［J］.湖北中医药大学学报,2013,15(1):14－17.

［11］蔡秀江,黄美艳,丁安伟.二至丸考源及药理作用研究进展［J］.中国实验
方剂学杂志,2011,12(17):274.

［杜治锋,杜医杰,冯丽萍,等.原载于《陕西中医药大学学报》,2020,
43(6):26－28.］

第五节　杜雨茂教授辨治过敏性
紫癜性肾炎的临床经验

陕西省首届名老中医杜雨茂教授从事教学及中医临床工作近60
载,是全国著名的伤寒学者和著名的临床学家。他创办的咸阳雨茂

医院，专门从事多种肾脏疾病的治疗和研究工作。为系统整理，深入挖掘继承杜雨茂教授诊治肾脏病的临床经验，探讨其学术思想，本文运用回顾性研究方法，调阅咸阳雨茂医院病案室 1999 年 1 月至 2003 年 12 月（按首诊时间计算）5 年间杜雨茂教授亲诊门诊病例共计 2800 份，筛选出过敏性紫癜性肾炎病历 132 例，处方 762 首，总结分析杜雨茂教授辨治过敏性紫癜性肾炎的用药规律及临床经验。

（一）对过敏性紫癜性肾炎的认识

1. 现代医学对过敏性紫癜性肾炎的认识

过敏性紫癜性肾炎是一种以皮肤、关节、胃肠道和肾脏损害为主的系统性血管炎[1]，是因过敏性紫癜而导致的肾脏损害。其病因为病毒、细菌、寄生虫等引起的变态反应，或食物、药物、花粉、虫咬及寒冷刺激等引起的过敏反应。主要表现为特征性的出血性皮疹（紫癜），同时伴有关节痛、黑便、腹痛及血尿、蛋白尿等肾脏损害等症状。依据病情的发展，肾脏病变初始为无症状的小便异常，表现为蛋白尿、血尿，当蛋白丢失过多可出现肾病综合征，若血尿、蛋白尿持续地长期存在可导致肾功能不全，最后可发展为慢性肾功能衰竭。

2. 杜雨茂教授对过敏性紫癜性肾炎的认识

杜雨茂教授指出，中医学无过敏性紫癜及紫癜性肾炎之名，但据其临床表现当属中医"葡萄疫""肌衄""水肿"范畴[2]127。他认为过敏性紫癜性肾炎是由外因和内因以及其作用下的病理产物，三方面相互作用而发病。外因多由感受风、热、湿、毒等邪气，或食入虾、鱼、蟹或服用辛温发散之物或毒虫叮咬，致热毒互结，由表及里，攻伐脏腑，灼伤血络，血逆横行，或溢于肌肤皮下，或内迫于脏腑，或流注于关节而发病。内因多为素体阴亏、虚火内伏，又感外邪，外邪引动内火，血热妄行，迫血外出，或素体脾胃虚弱，统摄无力，阴血妄动，或遇劳累继而发病；或余毒未清，或其与瘀血相结，内伏于脏腑、经络、血脉，复感外邪，内外相合而发病。杜老善于从六经传变的过程加以阐述其病理转化过程：外感热毒病邪犯及太阳所主的经络脏腑，初起多呈太阳表证，若遇少阴素亏之人，邪气由太阳之表内传少阴肾经，形成太少两感、表里俱病。热毒入营，迫血妄行，外溢于肌表发为紫红斑点；下伤及少阴肾而致蛋白尿、血尿；外邪内入侵阳明胃肠，络伤血溢而生呕血、便血及腹痛；气血运行滞碍，关节失濡而疼痛，甚至举动受限。若病邪内伏少阴太阴，其正气尚能与之抗争，则不出现蛋白尿、血尿，正不盛邪则出现蛋白尿、血尿，此与少阴太阴正气御邪功能有关。而小儿为稚阴稚阳之体，脏腑尚柔弱，易导致病邪入侵，故患此病较多[2]127。

故杜雨茂教授认为其发病：急者为风阳外侵，因其善行数变、风性疏泄，缓者为风热湿毒外袭，因湿性黏滞。

病位：在血络，主病在肾与脾，与肺、三焦密切相关。

病性：早期多以标实为主，中后期以虚实夹杂或本虚为主。标实为热恋、瘀毒、湿蕴等，本虚以脾、肾亏虚为主。

病势：初在表，在肌肤、四肢，风热湿毒外袭皮腠，后由表及里伤及肾脏或犯胃肠，或犯肢节。

病机转化：风热湿毒侵袭，迫血妄行，外溢皮肤，内扰肾络及肠腑而发病。如病情迁延，病久化为热毒，热毒与瘀血相结，内伏于肾及肌肤、肠道之血络，待机而发[2]127。久病瘀热耗伤阴血，湿浊伤及脾肾之阳，正气耗伤，故转为正虚邪毒留恋之征。

（二）杜雨茂教授对过敏性紫癜性肾炎的辨治思路

1. 以六经病为纲

六经辨证具有病位、病因、病机的具体揭示，又有循经传、越经传、合病、并病等疾病变化规律，是用八纲辨证所无法完成的[3]。《伤寒论》六经的大体分类，寓有八纲辨证、三焦辨证及卫气营血辨证[4]。六经辨证多侧重于外感（外因）疾病，而对于脏腑之间及气、血、精之间的相互关系等，对于脏腑之间的病理变化过程论述不是很全面。而过敏性紫癜性肾炎的病理演变过程涉及病邪的性质、脏腑间的关联、气血的盈亏、疾病与机体相互作用及阶段性传变特点等，故可以将"六经辨证"与"脏腑辨证""三焦辨证""卫气营血辨证"相结合[5]进行综合辨证分析。其发病早期与感受外邪有关，常因外感而诱发或使病情加重，其病变遵循由轻到重，由表入里，由经入腑，由三阳到三阴的传变规律[6]，是由"外感之邪气传变"与"内伤之正气虚耗"之间相互作用、角逐、进退而发病，病势也因正邪之间的力量对比而转换，病情较复杂，病程相对较长，易感因素多，复发性大，患者病情变化是阶段性演变的过程；且各阶段具有自身的特点，因而是个动态的过程。六经辨证及其传变规律也是一个阶段性动态演变的过程，杜老推崇"肾脏常见疾病从六经入手的观点[7]5"，故对过敏性紫癜性肾炎的辨证也以六经为纲，以毒、瘀的病势深浅为机，佐助以脏腑辨证、卫气营血辨证、三焦辨证、症状辨证甚至依据西医检验进行辨证。

（1）太阳病期。过敏性紫癜性肾炎多因外感而发病，而太阳为一身的最外层，统辖肌表营卫之气，有御外的功能，故称之为"藩篱"[8]。太阳经外循行于头颈腰背及四肢的外后侧，内连膀胱小肠，络心、肾。太阳经气不足，外邪入侵，营卫失和，可发生太阳经腑同病，多见于过敏性紫癜性肾炎的前驱期或复发阶段。多在外感后2～3d起病，症状多见恶寒、发热、头痛、咽痛、心烦、干呕，继而四肢发红色斑疹，瘙痒明显，苔薄白，脉浮紧等，尿常规有异常。或既往有紫癜性肾炎病史因感邪后，内外相应旧病复发。太阳经腑同病，又可分为偏风寒型和偏风热型。

①风寒型多见紫癜色泽淡红，发热恶寒较重，周身酸痛，伴皮肤瘙痒，小便不利，心烦，干呕，脉浮紧，苔薄白。尿常规可见隐血或蛋白，若前驱期尿常规亦可正常。治法当以解表散寒，宣肺利水，兼清湿热。方药可选用麻黄连翘赤豆汤合三贤汤（鱼腥草、石韦、益母草）。

典型病例：李某某，女，9岁，籍贯铜川。病案号：991361。1999年11月30日就诊。病史：患儿1个月前因受凉后双下肢、腹部出现紫斑，至当地人民医院，查尿常规示：隐血（＋）、蛋白（－），经治紫癜基本消退（具体用药不详）。3d前又因感冒后出现发热而颜面浮肿，双下肢皮下出现红色紫癜，小便不利色深，来我院就诊。现症：双下肢胫前及腹部红色紫斑，部分融合成片，咽部充血明显，颜面浮肿，微恶寒发热，纳可，夜寐安，大便可，小便调畅，甲色淡红，按之恢复迅速，舌红苔少，脉浮数。查血常规：白细胞 5.2×10^9/L，血小板 136×10^9/L。尿常规示：隐血（＋）、蛋白（＋）。西医诊断：过敏性紫癜性肾炎。中医诊断：葡萄疫并发水肿。辨证：邪袭太阳，毒热灼络。治法：祛风解毒，清热凉血止血。处方：麻黄10g，连翘20g，赤小豆15g，蝉衣12g，银花20g，生石膏30g，茯苓20g，泽泻20g，荆芥10g，小蓟20g，侧柏叶30g，生姜10g，大枣6枚，水煎服，每日1剂。

12月6日二诊：服用上方7剂后，恶寒发热消失，无新出紫癜，颜面浮肿消退，小便通畅。尿检：红细胞（＋）、蛋白（　），原方去荆芥加三七粉（冲服）6g。

12月13日三诊：家属代诉，服7剂后患儿无任何不适，尿检正常。原方再服7剂。随访半年，未复发。

②风热型多见紫癜色红，小便不利，发热恶寒，咳嗽，口干，咽喉肿痛，舌淡苔白，脉数，多伴有肉眼或镜下血尿。治法为清热解表，利湿解毒。方药以越婢汤合用清热解毒之品，或予以表里双解汤酌加清热利湿之品。

典型病例：周某，男，12岁，学生，籍贯铜川。病案号：2001681。2001年5月5日初诊。病史：其家长代诉，患儿于6年前被蚊虫叮咬皮肤后，出现双下肢皮下出血点，无痛、痒等症状，于当地医院治疗后，紫癜消退（具体用药不详）。2年前因受凉后出现腹痛、下肢紫癜，经治疗后好转（具体治疗及化验不详）。1个月前因感冒出现发热、血尿等症状，入住西京医院。查尿常规：

尿蛋白（＋＋＋＋）、潜血（＋＋＋＋），24h尿蛋白定量3g。入院后予以肾穿后病理诊断为轻度系膜增生性肾小球肾炎。治疗后指标改善不理想，特来我院诊治。现症：四肢及周身皮肤散在紫红色斑点，略高于皮肤，压之不褪色，心烦，急躁，口燥，咽干、咽痛，皮肤微痒。大便可，小便深红、量少。舌红，苔薄黄，脉浮数。尿常规：尿蛋白（＋＋＋）、潜血（＋＋＋＋）。西医诊断：过敏性紫癜性肾炎。中医诊断：葡萄疫并发血尿。辨证：太阳阳明合病。治法：疏解表里，凉血化斑。处方：银花20g，连翘15g，荆芥10g，蝉蜕10g，槐花12g，大蓟15g，小蓟15g，丹皮10g，生地15g，紫草15g，猪苓10g，赤芍10g。日1剂，水煎服。

2001年5月20日二诊：服上方14剂后，患者咽痛、皮肤瘙痒明显缓解，紫癜消退，未见新出斑疹，口干缓解，腰酸、腰困时有，乏力，舌质红，苔薄黄。尿常规示：尿蛋白（＋＋）、隐血（＋）。上方去荆芥、蝉蜕，加黄芪20g，太子参15g，山茱萸15g以健脾益肾。

（2）少阳病期。少阳经内属胆、三焦，络肝、心包络。介于表里之间，犹如门户之枢纽，少阳枢机不利，胆火内郁则口苦、咽干而痛，病邪郁滞则寒热往来，气机不畅，郁而发热，热出不畅则血热妄行发于皮肤，三焦失常膀胱气化不利则见尿血等。

少阳三焦热盛证，多见于紫癜及小便异常伴有头晕目眩，口苦咽干，咽痛，心烦呕吐，胸胁胀满，食欲不振，小便不利，舌红苔黄，脉弦，尿常规有异常等。治疗当以疏利三焦，和解枢纽，调畅气机等，方药可予以小柴胡汤合猪苓汤、五味宁红汤（生地、丹皮、白芍、白茅根、槐花）加减。

少阳胆腑热邪壅滞证，临床上主要见于热邪郁结胆腑之口干苦而渴，胁肋胀痛，腹胀便秘，及紫癜暗红，小便色黄，脉弦有力，舌红苔黄腻，尿常规异常等。治疗当以和解少阳，通腑泄热，凉血解毒。方予大柴胡汤合五苓散、五味宁红汤。

（3）阳明病期。阳明为两阳合明，阳气旺盛，主胃与大肠，又主肌肉，其病机为"胃家实"，盖指其邪从燥化，生毒化热。热毒迫血妄行于皮肤则见皮肤紫癜，热迫膀胱则见尿血，热迫肠道则见腹痛、便血。

①阳明经热证。斑点密集融合成片，暗红或紫红，发热，口渴，尿黄赤不利，舌红，脉数，尿常规潜血（＋＋~＋＋＋），尿蛋白多（＞＋＋）。治法：育阴清热，利水凉血和营。方用：白虎汤合猪苓汤、五味宁红汤加减。

典型病例：寇某，男，12 岁，学生，籍贯西安。病案号：99589。1999 年 6 月 11 日初诊。病史：患者 3 周前因受凉感冒后出现发热、咽喉疼痛，未重视及治疗，发热消退后，双下肢皮下出现大量红色斑点，查尿常规示：潜血（＋＋＋）、蛋白（＋＋）。诊断为过敏性紫癜性肾炎。现症：双下肢内外侧皮下大量暗红色密集斑点，部分融合成片，口干渴多饮，两颧潮红，双下肢微肿，大便调，小便色深，甲床暗红，舌暗红少苔，脉细数有力。尿常规示：潜血（＋＋＋）、蛋白（＋＋）。西医诊断：过敏性紫癜性肾炎。中医诊断：葡萄疫并发水肿。辨证：阳明热盛，血热阴伤。处方：生地 18g，丹皮 12g，赤芍 12g，石膏 30g，知母 12g，玄参 12g，金银花 25g，连翘 12g，白茅根 20g，益母草 15g，石韦 15g，栀子 12g，丹皮 15g，小蓟 15g，大蓟 15g。日 1 剂，水煎服。

1999 年 6 月 23 日二诊：上方服 10 剂后，患者双下肢紫癜渐消无新出，口干多饮缓解，全身乏困无力，尿常规潜血（＋＋）、蛋白（＋），舌红少苔，脉细数。上方加生黄芪 20g 以健脾益气。

②阳明腑证。外邪不解内传阳明，或内有宿食，内积化热化燥，或误用辛温渗利，伤津助热化燥。临床除紫癜、尿常规异常外，当伴有腹胀满、大便秘结、午后潮热、唇干，严重则伴有神昏谵语等，舌红，苔黄燥，脉沉有力。治疗当以通闭泄热，酌以清营凉血。治疗当以三承气汤合犀角地黄汤加减。

（4）太阴病期。太阴属肺、脾，络胃、大肠。肺为水之上源，通调水道，为相傅之官，脾主运化，主统血。太阴脾肺气虚固摄无能，则可出现紫癜、尿血等，多见于脾肺素虚，复感外邪，或病程日久脾气耗伤。临床常见于紫癜暗淡或良久未出，尿蛋白持续阳性，身困乏力，伴有中气下陷，纳差，食后饱胀，舌淡胖有齿痕，脉虚弱无力等。治法当益气健脾摄血。治方多以桂枝人参汤合补中益气汤加减。

典型病例：杨某，男，7 岁，学生，籍贯咸阳。病案号：2002868。2002 年 7 月 27 日初诊。病史：患者 2001 年 1 月感冒后出现腮腺肿大同时伴双下肢皮下紫癜，经对症治疗后紫癜消退。2001 年 10 月，因进食海鲜后，次日出现周身紫癜，以腹部、下肢为明显，前去交大一附院诊治，查尿常规示：潜血（＋＋）、尿蛋白（＋）。诊断为紫癜性肾炎，予以激素等治疗后好转。近半年来，患者紫癜仍时反复出现，小便异常多因劳累后加重。现症：乏力，困重，颜面少华，多睡眠，眼睑轻度浮肿，腹部及双下肢紫癜，色泽淡红散发，易腹泻，大便每日 2～3 次，小便调，偶有困乏，体胖，甲床淡白，舌淡胖有齿痕，苔薄白，脉缓弱无力。尿常规示：潜血（＋＋）、尿蛋白（＋＋）。西医诊断：过敏性紫癜性肾炎。中医诊断：葡萄疫并发血尿。辨证：太阴脾虚气弱，失于统摄。治法：补气健脾，固摄精血。处方：黄芪 25g，党参 12g，白术 12g，茯苓 12g，甘草 6g，益母草 10g，石韦 10g，鱼腥草 10g，仙鹤草 15g，薏苡仁 25g，槐米 12g，丹皮 10g，连翘 10g，白扁豆 15g，防风 8g，诃子 12g。日 1 剂，水煎服。

8 月 17 日二诊，上方服用 20 剂后，紫癜明显消退，双下肢、眼睑浮肿明显消退，乏力仍有，腹泻减轻，舌淡胖苔薄白，脉缓。尿常规示：潜血（＋）、尿蛋白（＋），继续原方服 20 剂。

（5）少阴病期。少阴属心、肾，络小肠、膀胱。心属火主血脉，肾主水育真阴真阳。紫癜性肾炎病程日久不愈耗伤正气，传入少阴，肾阳亏虚温化无权，水液泛溢，出现水肿。肾虚不藏精微则见隐血及蛋白尿。或病程日久伤及肾阴，或素体阴虚，或过服辛燥之品，或服用糖皮质激素则损伤真阴，而现少阴热化证。

①少阴寒化证。紫癜良久未出，蛋白日久不消，微寒肢冷，腰膝酸软，同时还可见小便不利、小便清长，夜尿增多。舌淡，苔薄白，脉沉无力。治法当温阳利水，固肾摄血。方用真武汤加减。

②少阴热化证。紫癜暗红或良久未出，腰膝酸软，五心烦热，口干喜饮，耳鸣耳聋，尿常规化验潜血阳性，舌红少苔，脉细数。治法当育阴利水，凉血清热。方予猪苓汤合二至丸加减。

典型病例：董某，女，7岁，籍贯泾阳。病案号：2001949。2001年8月25日初诊。病史：患者于1995年因感冒后出现双下肢胫侧皮肤红色斑点。经查过敏原示：对鸡毛、狗粪类过敏。1999年无明显诱因双下肢再次出现紫斑，在泾阳县医院按"血小板减少性紫癜"诊治。自2000年12月份至今，多次反查尿常规：隐血（＋＋～＋＋＋）、蛋白（＋～＋＋），经多处予中、西医治疗无明显疗效，遂来我院诊治。现症：双下肢、腹部皮下紫癜隐约出现，左腰部不适，夜间微痛，眼睑及颜面浮肿，颧红，唇口赤而干，腹胀，手心热，甲床色泽紫暗，舌红，少苔，脉细数。查血常规三系细胞均正常。尿常规：隐血（＋＋）、蛋白（＋）。西医诊断：过敏性紫癜性肾炎。中医诊断：葡萄疫并发水肿。辨证：少阴阴虚，热毒留滞。治疗：滋阴益肾，清热凉血，佐以利尿。处方：生地18g，山药20g，山茱萸12g，女贞子15g，丹皮12g，知母15g，黄柏10g，茯苓12g，白茅根25g，大蓟、小蓟各15g，茜草15g，车前草15，白芍12g，杜仲15g，续断15g。日1剂，水煎服。

2001年9月12二诊：服用上方15剂后，患者紫癜完全消散，腰部不适明显缓解，颜面浮肿消退，偶有手足心热，甲床仍较暗淡，舌红少苔，脉细数。尿常规：隐血（＋）、蛋白（＋）。继续上方20剂。

（6）厥阴病期。厥阴肝主疏泄和藏血。主疏泄，调畅全身气机的运行；主藏血，调节血液的输布。在紫癜肾病的后期阶段，体内代谢产物蓄积，影响气机的运行，导致肝气郁结。肝气郁结一方面气郁化火，火伤血络而致出血；另一方面气滞血瘀，血行不畅，血溢脉外。由于肝肾同源，肝郁化火易耗伤阴血，久则肾阴亦受损，继则阴损及阳，导致肾阳虚衰而成阴阳两伤、形寒热错杂证。症见：紫癜暗红，尿血、尿蛋白均可出现，口苦、手脚冰凉而心烦怕热，腹痛，腰酸腰冷，大便不成形，小便不利，舌淡，脉细数。邪陷厥阴，病机复杂多变，非一方一法可贯穿始终。临证当依据具体情况，灵活辨证，恰当用药，方可逆转病机，促其向愈。治疗总当清上温下，可考虑予以乌梅丸或半夏泻心汤合真武汤加减。

2. 论治分为四型

杜雨茂教授依据过敏性紫癜性肾炎的六经演变过程及其特殊的病理表现将其分为四型，因过敏性紫癜性肾炎属于难治性复杂性疾病，需要考虑及顾忌到的因素也相当多，各个证型之间也有明显的兼夹或重合，所以也不能完全套用其证型进行治疗，但从六经传变规律来看其总体可以分为以下 4 个阶段，临床可在这个框架下具体应用，具体加减。

（1）邪毒袭表，涉及于里。此阶段多为急性发病或病瘥后再次复发，表证尚未全解，里证已显。表现为四肢周身皮肤出现紫红色斑点，略高于皮肤，压之不褪色，心烦，急躁，口燥，咽干，部分患者可伴有发热、咽痛、皮肤瘙痒，指压甲床放开后恢复较快，舌多质红，苔薄黄，脉浮数等。临床蛋白尿、血尿均可见。

治疗：疏表清里，凉血化斑。

方药：表里双解汤加减。偏于热盛者，加栀子、黄芩；偏于营伤者，加板蓝根、水牛角；表证未解瘙痒明显者，加白鲜皮、白蒺藜；若热传太阳之腑小便不利者又可合五苓散。

典型病例：狄某，男，11 岁。病案号：990532。初诊：1999年 5 月 18 日。病史：一年前因感冒发热后，出现腹部及胫前皮下紫癜，压不褪色，微痒不痛，无浮肿，前往西京医院诊治，查尿常规示：隐血（＋＋）、尿蛋白（＋＋）。诊断为过敏性紫癜性肾炎。予以泼尼松（强的松）40mg 每日 1 次口服。经治月余，病情稍有好转，查尿常规示：隐血（＋）、蛋白（＋）。半年前交大医学院肾穿示：紫癜性肾炎Ⅲ期。后患者自行减量激素。现服用泼尼松（强的松）5mg/d、保肾康片口服。10 余日前感冒，紫癜复出，持续不愈，故来我院。现症：下腹部、胫前皮下紫红色斑点，大小不一，略高于皮肤，颜面浮肿，发热鼻塞，偶咳，盗汗，皮下时有隐疹。小便黄赤，甲床淡红，压之褪色较快，舌淡苔薄白，脉浮数。尿检：尿常规示隐血（＋）、蛋白（＋＋＋）。西医诊断：过敏性紫癜性肾炎。中医诊断：葡萄疫并发水肿。辨证：太阳阳明合病证。治法：疏风解表，清热解毒，凉血化斑。处方：生地 12g，白芍 10g，丹皮 8g，白茅根 25g，生益母草 20g，石韦 12g，猪苓 15g，大蓟、小蓟各 12g，金银花 18g，连翘 10g，土茯苓 12g，黄芪 15g，大枣 3 枚，防风 6g，白术 6g，赤芍 9g。15 剂。日 1 剂，水煎服。

1999 年 6 月 3 日二诊：上方服 15 剂后，发热已愈，颜面浮肿减轻，偶有鼻塞，紫癜未见新出，盗汗，鼻衄，纳差，腰困乏力，大便正常。舌质红，苔黄，脉沉缓。尿常规：隐血（＋＋）。予以健脾益肾，凉血止血。处方：黄芪 25g，金银花 18g，连翘 10g，焦山栀 10g，蒲黄 10g，土伏苓 15g，车前草 12g，生地 12g，白芍 10g，丹皮 10g，石韦 12g，白茅根 25g，槐米 15g，大蓟、小蓟各 15g，山萸肉 8g。

1999 年 6 月 23 日三诊：家长代诉，服上方 14 剂后，精神好，颜面浮肿消失，乏力减，纳食增加，大便可，小便调畅，外院尿常规：BLD（＋）。二诊处方加旱莲草 5g，炒扁豆 18g，鱼腥草 20g。

四诊～八诊：家长代诉，患儿无特殊不适感，查尿常规：隐血（0～＋），围绕二诊方健脾益肾，清热凉血施治。

1999 年 10 月 21 日九诊：近 4 个月来，患者无紫癜出现，食纳好，无腰痛，小便清亮，舌淡苔薄白，脉沉弱。先后 3 次尿检均未见异常。予以丸药健脾益气，清热凉血。处方：生地 120g，当归 80g，白芍 100g，丹皮 100g，大、小蓟各 100g，黄芪 160g，蒲黄 80g，黄芩 80g，槐米 100g，金银花 100g，连翘 100g，大枣 100g，石斛 60g，扁豆 100g，白茅根 160g。制成水丸，每日早晚各服 6g，以巩固疗效。

（2）热毒炽盛，灼伤少阴。此阶段为由热毒入里，热盛伤津，心肾之阴被邪毒扰伤所致。此阶段时间一般较短，见紫斑密集，甚者融合成片，色紫暗，口干喜饮，心烦寐少，肢体浮肿，小便不利，严重者可伴有神昏，血压升高，尿检潜血、蛋白尿量多，血检肌酐、尿素氮可异常，舌红绛，脉弦数。

治法：解毒凉血，滋育心肾。

方药：凉血解毒汤（自拟方）。生地、丹皮、赤芍、玄参、旱莲草、金银花、连翘、栀子、白茅根、山茱萸、生益母草、石韦。若里热结于大肠则见大便秘结不畅，可加大黄、蒲公英泄热通便；若真阴耗伤神昏谵语，可加麦冬、麻仁。

典型病例：廖某，男，11岁，学生，籍贯咸阳。病案号：2002162。2002年1月24日初诊。病史：1个月前无明显诱因出现双下肢、腹部皮下大小不等的紫红色斑点，未予以重视。3d后出现颜面及下肢浮肿，至本市某院诊治，查尿常规蛋白（＋＋）、潜血（＋＋），诊断为过敏性紫癜肾炎，予泼尼松（强的松）及抗生素治疗，紫癜时隐时现，浮肿缓解，但尿蛋白及潜血一直不消，特来就诊。现症：双下肢、腹部皮下大小不等的紫红斑点，全身困乏，口干喜饮，颜面潮红，发热，心烦少寐，眼睑及双下肢浮肿，舌边尖红，苔薄白，脉细数。尿常规：蛋白（＋＋）、潜血（＋＋）；尿沉渣：脓球少数、管型少许。西医诊断：过敏性紫癜性肾炎。中医诊断：葡萄疫并发水肿。辨证：热毒炽盛，少阴阴伤证。治法：清热解毒，凉血化斑，利湿消肿，佐以滋肾。方剂：拟凉血解毒汤化裁。处方：生地黄12g，白芍12g，丹皮12g，银花20g，连翘10g，槐花10g，大蓟10g，小蓟10g，杜仲12g，茯苓12g，泽泻10g，石韦12g，生益母草25g，黄芩8g，鱼腥草20g。每日1剂，水煎服。

2月10日复诊：服上药14剂后，紫癜明显消退，未见新出紫癜，困乏缓解，精神振作，口干口渴缓解，颜面仍有泛红，脉弦细缓，舌淡红，苔薄白。尿常规及沉渣检验均在正常范围，故仍服用初诊方。此后每半月复诊 1 次，每次尿检均正常，紫癜亦未再出现。患者乏力，颜面泛红明显缓解，2 个月后停服中药汤剂，改用滋水通关饮化裁制成丸药，以缓调善后以资巩固。处方：生地 18g，山药 20g，山萸萸 12g，女贞子 15g，旱莲草 15g，丹皮 15g，茯苓 15g，知母 12g，黄柏 10g，白茅根 30g，大蓟、小蓟各 15g，茜草 12g，泽泻 12g。制成水丸，每日早晚各服 6g。

（3）肝肾阴虚，热毒留滞。此阶段为患病日久，肝肾之阴被耗，真阴亏损，阴不制约阳，而虚热内生。症状主要为斑点时有反复或已收敛，腰酸困，手足烦热，口舌干燥，尿黄赤短小，颜面四肢浮肿，两颧及口唇发红，尿检尿蛋白、潜血久不消除。舌质暗红，苔微黄，脉细数。

治法：滋阴益肾，兼清余毒。

方药：壮水通关饮（自拟方）加减。生地、山药、山萸萸、女贞子、旱莲草、丹皮、茯苓、知母、黄柏、白茅根、大蓟、小蓟、茜草、泽泻。虚阳上亢者，加钩藤、龟板、决明子滋阴平肝潜阳；毒邪较甚而见紫癜、血尿较著者，加地榆、紫草解毒凉血。

典型病案：马某，女，7 岁，学生，籍贯洛阳。病案号：1999757。1999 年 6 月 27 日初诊。病史：半年前无明显诱因出现双下肢皮下大小不等的暗红色紫癜，压之不褪色。数天后出现颜面及双下肢浮肿，呈茶色小便。在当地县医院及洛阳市医院诊治，诊断为过敏性紫癜性肾炎，给予泼尼松（强的松）30mg/d，口服，并对症治疗，紫癜时隐时现，但尿检血尿及蛋白尿无明显消退。复予以雷公藤多苷片口服，紫癜未再出现，但尿常规检验尿蛋白（＋＋＋）、潜血（＋＋＋）。乃来我院诊疗。现症：眼睑及颜面肿胀，颧红，唇红，腹胀，手心发热，无明显紫癜。唇甲暗红，舌边尖红，苔中部及根部厚腻，脉细数。西医诊断：过敏性紫癜性肾炎。中医诊断：葡萄疫并发水肿。辨证：肝肾阴虚，热毒未尽。治法：滋阴益肾，清热凉血，佐以利水。处方：生地 18g，山药 20g，山茱萸 12g, 女贞子 15g, 旱莲草 15g, 丹皮 15g, 茯苓 15g, 知母 12g, 黄柏 10g, 白茅根 30g, 大蓟、小蓟各 15g, 茜草 12g, 泽泻 12g。日 1 剂, 水煎分两次口服。

7 月 4 日二诊: 服上方 7 剂后, 颜面浮肿减轻。尿检: 潜血 (＋)、蛋白仍 (＋＋＋＋), 余如前。原方加黄芪 25g, 芡实 9g, 薏苡仁 18g 以补气摄精。日 1 剂, 水煎分两次口服。

9 月 8 日三诊: 上方坚持服用两月余, 精神好转, 已无浮肿, 仍有手心热, 脉数, 左关略弦, 舌淡红。尿检: 潜血 (－)、蛋白 (＋)。转益肾健脾为主, 佐清肃余邪。方药: 生地 12g, 旱莲草 8g, 山茱萸 8g, 黄芪 30g, 白及 8g, 仙鹤草 12g, 金银花 12g, 槐花 9g, 丹皮 8g, 白茅根 25g, 大蓟、小蓟各 12g, 泽泻 6g, 猪苓 9g, 土茯苓 9g。日 1 剂, 水煎分两次口服。

(4) 脾肾气阴两虚, 余邪未尽。此阶段多为紫癜性肾炎的后期, 肾阴耗伤, 阴损及阳, 久之脾肾气阴两虚。斑疹色淡, 隐约时现, 或已良久未出, 感乏力气短, 面色少华或萎黄, 身困无力, 眼睑及四肢浮肿, 纳差, 手足心烦热, 腰部困痛, 尿潜血或尿蛋白持续不消, 脉沉细或沉缓无力, 苔薄白或微黄。

治法: 脾肾气阴双补, 清热利湿。

方药: 六味地黄汤和四君子汤加减。黄芪、党参、白术、茯苓、山药、山茱萸、生地、丹皮、泽泻、丹参、生益母草、石韦、金银花、白茅根、白芍。若阳虚较甚见腰酸背寒、手足失温者, 加附片、淫羊藿以温补肾阳; 若见手足心烦热, 盗汗, 烦躁少寐, 脉细数, 肾阴虚较重者, 加女贞子、旱莲草、地骨皮以滋补肝肾、清虚热; 若余毒仍较甚者, 加板蓝根、黄芩清解热毒。

典型病案: 叶某, 女, 13 岁, 学生, 汉族, 籍贯洛川。病案号: 20011322。初诊 2001 年 12 月 28 日。病史: 10 个月前因感冒后出现周身皮下鲜红色紫斑, 至西安市儿童医院查尿常规: 潜血 (＋＋＋)、蛋白 (＋)。诊断为过敏性紫癜性肾炎, 予以地塞米松 30mg/d, 口服 (余治疗不详), 治疗 1 周后停用地塞米松, 长期服用中药，紫癜时有起伏，多次查尿常规：潜血（＋＋）、蛋白（＋）。因疗效不明显而来我院求诊。现症：双下肢皮下散发暗红色紫癜，身困乏力，头昏，面色萎黄，颜面部浮肿，时有腰部不适感，纳差，大便调，小便暗红，夜寐安，甲床暗红，舌淡尖红，苔薄白，脉细滑。西医诊断：过敏性紫癜性肾炎。中医诊断：葡萄疫并发水肿。辨证：脾肾两虚，余邪未尽。治法：益肾健脾，清营凉血，佐以固摄。处方：五味宁红汤（生地 20g，白芍 10g，丹皮 10g，槐米 10g，白茅根 20g），三贤汤（益母草 10g，石韦 10g，鱼腥草 10g），大枣 2 枚，黄芪 30g，党参 15g，白术 12g，大蓟、小蓟各 12g，茜草 12g，仙鹤草 15g，金银花 15g，山萸肉 8g，山药 12g，生侧柏叶 15g，连翘 12g。日 1 剂，水煎服。

2002 年 1 月 20 日二诊：服用上方 25 剂后，双下肢无新出紫癜，头晕、身困、乏力、腰痛缓解，口干、纳差明显，舌淡苔薄白，脉沉细。尿常规：潜血（＋）、蛋白（＋）。继续予以补肾健脾，清营凉血。山萸肉 8g，知母 12g，金银花 15g，连翘 12g，甘草 6g，五味宁红汤（小儿用量），三贤汤（小儿用量），仙鹤草 15g，大蓟、小蓟各 15g，黄芪 30g，太子参 10g，白蔻仁 6g，侧柏叶 15g，大枣 6g。每日 1 剂，水煎服。

三诊～六诊：患者无新出紫癜，头晕、身困、乏力、腰痛有缓解，继续予以上方化裁。

第七诊：患者尿检潜血（－）、蛋白（－），后又经多次尿检均无异常，予以肾康片 6 片/次，3 次/d，口服，巩固疗效。

3. 谨守论治原则

过敏性紫癜性肾炎病情虽然复杂多变，但其发生、发展、临床表现和转归有一定的规律可循，治疗无非围绕着正邪之间的病机转换进行，兼以顾护正气。

（1）治病求本。过敏性紫癜性肾炎多因素体有热或素体气虚，先天禀赋不足复感外邪所致，或病久致肝肾阴虚，脾肾阳虚等。在邪气较轻的情况下以扶正为主，邪气较重的情况下亦要扶正与祛邪并施。

（2）早期以祛邪为主。对于过敏性紫癜性肾炎正气不虚或者起病的初始阶段可以祛邪为主，当外邪为疾病的主要矛盾，内虚尚不明显时当以祛邪为主。或因正虚导致的病理产物如痰饮、瘀血、湿热等，邪不去则正不安，邪实更易伤及正气，此时宜当以祛邪为主。

（3）中后期以扶正为主。一般情况下，若正气虚衰较重，正虚不能运药，或因虚致病者，应先治其虚[2]。过敏性紫癜性肾炎因为病程较长故多在疾病的缓解期、恢复期。在此期正气亏虚为疾病的主要矛盾，故常以扶正为主，依据"正气存内，邪不可干"的原则，为防止疾病的复发多以扶正为主。因外感邪毒等致脏腑功能失调或脏腑虚损，当邪毒清除后，脏腑功能尚未恢复，表现为血尿、蛋白尿等此时亦当扶正为主。

（4）祛邪与扶正兼顾。在正虚邪实的情况下，扶正与祛邪两者兼顾者则祛邪不伤正，扶正不留邪。过敏性紫癜性肾炎的病机主要为邪正相持，虚实夹杂，治疗时要分主次先后，扶正与祛邪之关联，最后按照生化指标异常者，结合病情治疗。一般以"益肾健脾，补气养阴，清热化湿，活血化瘀"为治疗大法，再因病、因人、因证而略有变通。

（5）着重调整阴阳气血。脏腑功能阴阳失调是疾病发生及其演变的根本性原因，一般来说调整阴阳是补其不足，泻其有余，以恢复阴阳的相对平衡，阴阳的失衡贯穿于过敏性紫癜性肾炎的整个病程，早期以邪（实）热为主故治之当以热者寒之，以清泻为主，中后期以虚热为主当予滋阴壮水法，即"壮水之主，以制阳光"。后期表现为虚寒证时则不宜辛温发散以消阴寒，需用"益火之源，以消阴翳"的方法，即用扶阳益火治法，消退阴盛。若阴阳两虚者，当阴阳双补。

杜雨茂教授认识到，人体脏腑的气机变化，有如天地自然一般无时无刻不在进行着升降出入。正是人体时刻在进行着升降出入的气机运动[9]，脏脏、腑腑、脏腑之间生理上才相互协调，相互影响制约[10]。如《景岳全书》："凡水肿等证，乃肺脾肾三脏相干之病，盖水为至阴其本在肾；水化于气，其标在肺；水唯畏土，故其制在肺。"故治疗紫癜性肾炎水肿时可以补肾、宣肺、健脾以制水。《诸病源候论·诸淋候》曰："诸淋者，由肾虚而膀胱热故也。"故紫癜性肾炎血尿者又可予以补肾、清利湿热之法。

过敏性紫癜性肾炎在发病及演变过程中，常表现出一些特殊的体征，西医理化检查结果有相同、相异之处，按照中医传统辨证方法去诊治难概其全，对此采用辨病、辨证及症状辨证相结合，宏观与微观相结合的方法处理，可使疗效更加确切。

4. 过敏性紫癜性肾炎症状辨析

（1）紫癜。感受风热、湿热、热毒蕴于肌肉、皮毛之间，迫血妄行伤及血络，发为紫癜；服用食物、药物等阳热或动风之物，血不循经，渗出于皮肤；或邪重日久灼伤阴络，或邪郁化热，脉络受损，血迫于脉外；或病程日久，耗气伤阴，脾气虚弱，脾不统血；或肝肾阴虚，虚热内生，迫血于脉外。早期多为热伤血络，后期多为气虚阴伤，或为瘀毒未清。

（2）水肿。外邪侵袭，迫于肺，肺气郁闭，通调失职，致使水液不能正常疏布于膀胱，风水相搏犯于肌肤；或脾气虚弱，运化失司，代谢受阻溢于肌肤；或感受湿邪，湿邪困脾，脾失运化，水湿内停；或情志内伤，肝失调达，气机郁阻，三焦运化失司，水液犯于皮肤；或瘀血阻络，三焦水道失畅，壅于内而发水肿。

（3）血尿。因感受外邪，脉络损伤，若感受热邪则可灼伤阴络，感受湿热或湿邪化热，侵袭膀胱，均可导致尿血。劳倦过度伤及脾气，脾气素虚，久食肥甘，助湿化热，湿热蕴脾，脾不统血或夹热，致血溢于脉外；亦可因久病伤阴，阴虚火旺，迫血于脉外。情志不遂，气郁化热，迫血妄行，亦可因气郁化热，迫血妄行，久而成瘀，血脉瘀阻或瘀而化热，进一步灼伤阴络，而为尿血。或病后服用辛温之品或药物，鼓动血络，血迫于脉外。

（4）腰痛。多为禀赋不足或久病体虚，久病及肾，肾精亏损不能濡养而致腰痛；也可见感受湿热或寒湿，湿性黏滞，留滞腰部，经络受阻可致腰痛；也可因病久致瘀，瘀血阻络，经气不利，而致腰痛。

（5）皮肤瘙痒。皮肤瘙痒在过敏性紫癜性肾炎中偶可伴见，可因风邪外袭于肌肤，或饮食肥甘，海鲜发物，湿热内蕴，或久病体虚，血虚风燥均可致病。

5. 过敏性紫癜性肾炎临床化验指标辨析

（1）蛋白尿。过敏性紫癜性肾炎中后期以正虚为主，由于肾气亏虚，其功能活动减弱，水液代谢紊乱，内积外溢，元气亏虚，失于固涩，从而出现蛋白尿。杜老临床观察以肾阴虚较多，阳虚次之。肾阴虚症见手足心热，腰膝酸软，头晕耳鸣，口舌干燥，脉细数，舌淡红等，用二至丸加生地、山萸肉、桑寄生；肾阳虚症见畏寒肢冷，腰部冷痛，小便清长或不利，脉沉细无力等，宜在补肾阴基础上加附片、桂枝、杜菟丝子等；若蛋白尿日久不止，正气愈虚，形成恶性循环，大量蛋白尿（＞＋＋以上），气短乏力，腰膝酸软者，可加金樱子、芡实、莲须、莲子以补肾收敛固涩[7]15；若纳差、脘腹胀满，肢困乏力，面色萎黄，大便稀薄者，则为脾虚失固，多以四君子汤、参苓白术散加减；若面色晦暗，舌质紫暗，瘀斑等，为兼夹瘀血宜选益母草、丹参、川芎、红花、丹皮等；夹有水湿者可选加薏苡仁、茯苓、泽泻、车前子等；夹湿热者选加金钱草、石韦、猪苓、丹皮等。杜老指出上述4种病因可单独出现，也可相兼出现，临床当仔细判别。

（2）镜下血尿。镜下血尿在过敏性紫癜性肾炎中极为常见。邪热内郁，壅滞于下焦，由气入血，灼伤脉络，见小便灼热疼痛尿中红细胞多或肉眼血尿，口干而苦，脉细数，舌红苔黄等，在辨证基础上酌加黄芩、栀子、仙鹤草、大蓟、小蓟等，以清热凉血止血；若瘀血内阻，血不归经，多表现为舌质紫暗或紫色斑点，脉沉涩，腰及少腹疼痛，痛处固定，当予以桃红四物汤加减[11]；若困倦乏力，恶寒肢冷，腰及少腹发凉等，为脾肾阳虚而生内寒，血分寒瘀，血运迟滞所致，可予以桃红四物汤生地易熟地加艾叶、干姜炭、炒蒲黄、川官桂等，以活血运血、化瘀止血而通络；若肝肾阴虚，水不制火，相火妄动，营血失藏而致血尿者，多伴有五心烦热，头晕耳鸣，腰酸困，脉细数等，用六味地黄丸加旱莲草、大蓟、小蓟、槐花、白茅根等以滋阴清热止血；血虚失养亦可导致出血，伴见心烦，面色无华，头晕眼花，指甲色淡不容等，选用当归、生地、阿胶、黄芪、仙鹤草以补血止血；若脾气虚弱，脾不统血，血不归经，血溢脉外，亦可导致出血，症多伴见气短无力，大便稀溏等，可在辨证基础上加三七以止血化瘀壮元气，一举三得。杜老指出血尿的治疗，不仅要着眼于"止"，更要注重于"活"。

6. 坚持守方治疗

部分过敏性紫癜性肾炎患者需要长期治疗，特别是西医病理分级中的 Ⅲ、Ⅳ 级者，不易短期治愈，及用过西药糖皮质激素及细胞毒类药物仍无效，且易反复，蛋白尿、血尿长期不消者，这类患者守方治疗尤为关键。在病因、病机、辨证明确的情况下，守方以汤剂及丸散剂配合服用往往能取得较好的疗效。另有现代医学表明本病有很强的遗传背景，迄今为止药物治疗虽然可以很好地缓解病情，但是无法取得更好的疗效，也要坚持守方、守法长期服药。临床上有部分患者尿常规化验正常连续 2～3 个月擅自停药后仍病情反复者，故杜老在过敏性紫癜性肾炎临床治愈后，一般在原方的基础上加减制成浓缩丸剂，让患者坚持长期服用，以巩固疗效。临床病例资料显示，疾病痊愈或缓解后继续守法治疗有一年半以上者，可见守方治疗的重要性。

7. 强调将息调护

临床见此病极易反复，任何伤津、动血、耗气因素均有可能引起此病的复发。故要嘱咐患者在饮食上应避免鱼、虾、蟹、花粉、牛乳等可能诱发过敏性紫癜性肾炎的饮食，忌食用刺激性食物，以及其他异体蛋白等食物；同时要注意保暖预防感冒，注意运动锻炼，增强体质，提高机体免疫力；患病后，要注意卧床休息，避免烦劳过度，节制房事，忌烟酒及辛辣刺激食物，多食新鲜蔬菜、水果；肾性高血压者应定时测血压，肾功能不全者应摄入高热量、优质蛋白饮食等。此外，杜老还专门针对该类患者创制了不少食疗方。

（三）杜雨茂教授治疗过敏性紫癜性肾炎常用药物分析

曾经统计杜雨茂教授治疗过敏性紫癜性肾炎 132 份病例的 762 首处方，累计使用中药共 80 味，按照使用频率汇列如下：生地、白芍、丹皮、白茅根、茯苓、山茱萸、黄芪、金银花、猪苓、白术、益母草、党参、三七、槐米、车前草、丹参、山药、小蓟、连翘、泽泻、茜草、旱莲草、仙鹤草、川断、天冬、侧柏叶、大蓟、甘草、金樱子、川芎、柴胡、补骨脂、党参、菟丝子、地骨皮、知母、淫羊藿、芡实、石韦、板蓝根、桑寄生、太子参、栀子、土茯苓、虎杖、牡蛎、蒲黄、当归、阿胶、薏苡仁、鱼腥草、陈皮、莪术、龙葵、沙苑子、枳壳、桔梗、厚朴、龙骨、鹿衔草、牛膝、乌梅、狗脊、蒲公英、荆芥、僵蚕、蔻仁、益智仁、蝉蜕、菊花、大枣、麦芽、砂仁、玄参、浮小麦、防风、辛夷、干姜、野菊花、叶下珠。分析其中最常用的 20 味中药，排名前三位的均为清热凉血药，说明热入血分是此病发生的根本性因素之一。即可体现出杜雨茂教授治疗该病的用药规律。

1. 生地黄

共使用了 479 次，占全部处方的 62.86%。杜老指出：生地黄甘苦，性寒，既能清热，又能生津养阴，尤其可入血分，凉血止血，对肾病阴虚有热，伴出血者甚宜。因其较为滋腻故用量不宜过大，如用量过重反而有敛湿之嫌，故用量多在 15g 以内，治疗潜血常配伍与白芍、丹皮、槐米、白茅根一起使用，如自拟验方五味宁红汤。

2. 白芍

共使用了 422 次，占全部处方的 58.00%。杜老指出：白芍酸、甘，补血养血益阴而调和血脉，又能平肝潜阳，故对于肝肾阴亏，水不涵木，肝热上扰，肝阴虚，虚风内动者较为适宜。白芍偏于养血益阴，赤芍偏于行血散瘀。一般用量为 10～30g。

3. 丹皮

共使用了 423 次，占全部处方的 55.55%。杜老善用丹皮，他认为过敏性紫癜的病位在血管，紫癜表现为皮肤毛细血管病变；腹痛为肠系膜血管病变；尿血则为肾脏血管病变。丹皮活血散血之外，又善清热凉血解毒，故用丹皮恰合病机。肾病出现毒瘀交加者更宜用之，常配伍生地。若与黄柏、知母配合使用还可缓解因激素使用过多所致阴虚内热证。用量常在 9～12g，多与生地、白芍、白茅根、槐花等一起使用，如五味宁红汤。

4. 白茅根

共使用了 398 次，占全部处方的 52.23%。白茅根是肾病科的常用药，对于尿检潜血阳性的患者尤其多用。杜老认为其甘淡微寒，清热而不伤正，止血而不留瘀，利尿且不伤阴，任何疾病的患者出现小便短少，尿中带血，镜检发现有红细胞，均可于辨证处方中加入白茅根。杜老将其作为消除小便中红细胞的主药。其用量较大，一般为 30～45g。常配伍生地、丹皮、槐花等一起使用，如五味宁红汤。

5. 茯苓

共使用了 383 次，占全部处方的 50.26%。茯苓甘淡性平，归心、脾、肾经。具有利水渗湿，健脾功效。《汤液本草》谓："茯苓伐肾邪，小便多能止之，小便涩能利之，与车前草相似，虽利小便而不走气。"杜老指出：茯苓可用于肾病的各个阶段水湿泛溢于肌肤四肢，或肿于目，或腹水、胸腔积液等，只要水湿潴留者皆可应用。因其味甘益脾，对于食少纳呆及乏力体倦者尤为适用。用量多在 10～20g。

6. 黄芪

共使用了 356 次，占全部处方的 46.71%。黄芪性味甘而微温，归脾肺经。具有补气升阳，益胃固表，利水消肿功效。杜老临床广泛用于肾病蛋白尿。其用量从 30～150g 不等，且多用生黄芪，少用炙黄芪。常用于脾气虚弱伴有水肿、蛋白尿者。杜老认为黄芪能增加肾脏血流量，因而具有利水、降压作用。对于蛋白尿较多的患者在加大黄芪用量的同时配伍芡实，以补气固涩精微。对于并见气滞所致的腹胀则先行泄浊行气，然后再用黄芪。

7. 金银花

共使用了 345 次，占全部处方的 45.27%。金银花甘寒，归肺、胃、心、脾四经。具有辛凉解表，清热解毒，凉血止痢功效。杜老指出：过敏性紫癜性肾炎或者慢性肾病过程中反复感染外邪，致热毒内蕴，可见咽喉反复肿痛，口舌生疮等，应及时清热解毒，截断病势发展，常将金银花与连翘、玄参等同用，用量一般在 10～30g。

8. 猪苓

共使用了 321 次，占全部处方的 42.12%。甘淡性平，入脾、肾、膀胱经。有利尿，渗湿的功能。《本草纲目》谓："猪苓淡渗，气升而又能降，故能开腠理，利小便，与茯苓同功但入补药不如茯苓。"杜老认为猪苓药性沉降善利水道，利水作用大于茯苓，凡尿少水肿者均可配伍。水热互结，邪热伤阴，小便少者最宜配伍使用以利水清热养阴。但临证需师古而不泥，当据证而变通，如是则才能效宏力著，不失仲景之旨[8]，常用量为 10～20g，一般与茯苓、滑石、泽泻等药配伍，也常配入六味地黄汤、真武汤中使用。

9. 白术

共使用了 311 次，占全部处方的 40.81%。白术甘苦而性温，功效健脾益气、燥湿利水。杜老对白术的使用主要用其利尿和健脾除湿作用，故用其治疗因脾虚所致的水肿、小便不利、泄泻等。因白术性温燥，故对于阴虚水肿患者要减量使用，以免伤阴。并提出对于激素所致的舌苔厚腻不可过多使用，因其非湿热所致。临床上常与枳壳、茯苓、猪苓等药配伍使用以疏利并用。其用量一般在 10～15g。

10. 益母草

共使用了 298 次，占全部处方的 39.10%。益母草苦辛微寒，归肝、心包经。具有活血调经，利尿消肿功效。《本草求真》记载："益母，消水行血，祛瘀生新，调经解毒……盖味辛则风可散，血可活，味苦则于瘀可消，加以气寒则于热疗。"杜老认为益母草活血作用是因其具有行瘀血、散恶结、生新血作用。因其还具有利尿消肿作用，故比较适用于毒瘀互结的紫癜性肾炎伴小便不利、尿血者。因临床报道其有肾毒性故肾衰患者慎用，一般用量在 15～20g，常与鱼腥草、石韦配伍如三贤汤。

11. 党参

共使用了 277 次，占全部处方的 36.35%。党参甘、平，入肺、脾二经。功效：益气健脾，益气生津，补气除热。《本草正义》云："党参力能补脾养胃，润肺生津，建运中气。尤可贵者健脾运而不燥，滋胃阴而不湿，润肺而不犯寒凉，养血而不滋腻，鼓舞清阳，振动阳气，而无干燥之弊。"现代药理研究表明党参具有调节免疫功能，改善血液循坏及抗炎作用。脾气虚是慢性紫癜性肾炎的主要病机之一，表现为疲乏、纳差、便溏等，多于四君子汤、参苓白术散方中使用。杜雨茂教授亦常配伍于养阴方剂中使用，以益气养阴。对于蛋白尿长期不消，证属脾气虚弱，升清无权者，杜老常重用党参配伍黄芪，往往能取得一定的疗效。用量一般在 15～30g。

12. 槐米

共使用了 277 次，占全部处方的 36.35%。槐米苦而微寒，具有凉血止血，清肝降火功效。现代研究表明其能保持毛细血管的抵抗力，减少毛细血管通透性，可使因脆性增加而出血的毛细血管恢复正常的弹性。杜老常用此药治疗过敏性紫癜性肾炎，出血伴有腹痛者尤为适用。因其又能清肝降火故对于尿血伴有肝肾阴虚，虚火上炎者也常使用，常与白茅根、丹皮一同使用。用量多在 12～15g。

13. 三七

共使用了 239 次，占全部处方的 31.36%。甘、微苦，入肝、胃经，功效散瘀止血、消肿定痛。杜雨茂教授曾言："三七为多科圣药，功效全良，用之得当，水到渠成。"杜老体会到三七化瘀止血而不伤血耗气，效全力猛。咸阳雨茂医院将三七打粉装入胶囊，为肾炎或其他肾病治疗或愈后巩固疗效的常用之品，以治疗尿检潜血阳性者最为多用。常用三七粉 3~5g 冲服。

14. 车前草

共使用了 239 次，占全部处方的 31.36%。性味甘而微寒，归肝、肾、肺、小肠经，具有利尿通淋，清热解毒，渗湿止泻的功效。杜老喜用车前草，认为其利水兼散肺气，且有清热利湿之功。因"肺为水之上源""膀胱为决渎之官"，其利水不伤阴，故尤为适用于肺气失宣而致水肿尿少者，或者湿热内蕴，肺气不利者，或湿热下迫膀胱者。用量多在 15~30g。

15. 丹参

共使用了 223 次，占全部处方的 29.36%。丹参味苦而性微寒，具有活血化瘀、养血安神、凉血消痈和排脓生肌的作用。《本草分经》记载其"味苦气降，入心与心包络，去瘀生新，调经补血，治血虚血瘀之症"。因丹参具有明显的改善微循环的作用，故杜老认为其为肾病科不可多得的药物，尤为适用于紫癜性肾炎病程稍久及甲诊现瘀血证的患者。三七作为活血药，杜老常配伍川芎、怀牛膝一同使用。用量常在 15~25g，并且体会到丹参用量不宜超过 30g，因其苦寒易致腹泻，故脾胃虚寒者用量不宜过大。

16. 山药

共使用了 220 次，占全部处方的 28.87%。山药性味甘平，归脾、肺、肾经，具有补脾肺肾，益气养阴，固精止带的功效。《神农本草经》谓其："补中，益气力，长肌肉。"《本草纲目》载其："益肾气，健脾胃。"杜老认为山药能补肾气，益脾气，滋脾阴，兼能固涩精微，故对脾肾气虚、阴虚者较为适应，且多用于上述情况伴尿检尿蛋白阳性者。因为山药具有固摄大便之功效，紫癜性肾炎兼大便不畅者，往往不用，故杜老喜用的六味地黄汤中用少量山药。常用量 10～15g，常多与山茱萸、芡实等药配伍。

17. 连翘

共使用了 198 次，占全部处方的 25.98%。连翘甘寒，归肺、心、胃经，具有清热解毒，疏风散热功效。《本草通玄》记载连翘："主胀满下痢，消痈散毒，补虚疗风，清经络中火湿热，解瘟疫污秽泄浊，息肝胆浮越风阳，治惊厥癫痫症。"杜老喜用连翘，他认为连翘善入三焦，"清热解表不伤正，表里上下皆可达，通调三焦水湿，阳水阴水用无妨[7]27"。特别对于三焦湿热壅滞、气机不畅之浮肿、小便不利者，用小柴胡汤合四苓散加连翘 15～30g，以解毒化湿、通利三焦。或五苓散合五皮饮加连翘，以通利下焦，甚者用真武汤佐连翘治疗心肾阳虚，水湿内停之证。连翘除了可疏利水道外，同时可佐制附子之大热。故杜老认为连翘清热不伤阳、利湿而不损阴，可通壅滞、散郁结、清热毒，具有抗菌消炎作用，故尤可应用于紫癜性肾炎初期或因热毒反复感染而病情复发者。

18. 牛膝

共使用了 189 次，占全部处方的 24.80%。牛膝苦酸，性平，具有补肝肾，强筋骨，逐瘀通经，引血下行功效。《名医别录》记载怀牛膝："味酸，平，无毒。主伤中少气，男子阴消，老人失溺，补中续绝，填骨髓，除脑中痛及腰脊痛，妇人月水不通，血结，益精，利阴气，止发白。"因其具有补虚、活血、化瘀、利水四大作用，杜老善用怀牛膝，川牛膝用之较少。常将其用于过敏性紫癜性肾炎肝肾亏损、兼夹瘀血水湿为病机的患者。他曾经指出怀牛膝苦平，善补肝肾，既有利水通淋之妙，又有活血祛瘀之长，且可引药下行，直趋病所，斯病用之，一举四得，标本兼治，甚为常用。但用药过程中需注意，若肾虚夜尿较频繁者，不宜用牛膝。其常用量为 12～15g，常与杜仲、丹参等补虚活血药配伍。

19. 泽泻

共使用了 182 次，占全部处方的 23.88%。泽泻甘淡性寒，具有利水渗湿，泄热功效。杜老认为泽泻具有利水，清热，固肾之功效，现代药理研究其能够改善肾功能，故对于紫癜性肾炎伴肾功能不全者常用之能起到一石三鸟之效。一般用量为 10 ~ 20g。超过 30g 可导致大便稀溏。常与白术、茯苓、猪苓等一起使用。

20. 茜草

共使用了 178 次，占全部处方的 23.35%。茜草苦寒，归肝经，具有凉血化瘀止血功效。杜老认为茜草性味苦寒，苦能降泄，寒能清热，善走血分，为凉血止血之要药，尤其适用于紫癜性肾炎、IgA 肾病尿检潜血阳性者，止血宜炒炭。常用量为 10 ~ 15g，大剂量可用到 30g。

（四）杜雨茂教授创制过敏性紫癜性肾炎验方简介

1. 清肾止血汤

组成：生地、山茱萸、旱莲草、丹皮、黄芩、蒲黄、三七、白茅根、侧柏叶。

功效：滋阴益肾，清热凉血，止血化瘀。

主治：肾病血尿而证属阴虚内热者。症见：血尿（肉眼血尿或者镜下血尿）长期不止，伴五心烦热，头晕耳鸣，腰膝酸困，两目干涩，口干咽干，舌红少苔，脉沉细数。

2. 五味宁红汤

组成：生地 20 ~ 30g，白芍 10 ~ 15g，丹皮 10 ~ 15g，槐米 10 ~ 20g，白茅根 20 ~ 30g。

功效：养阴清热，凉血止血。

主治：本方为养阴清热，凉血止血兼清湿热的基础方。用于紫癜性肾炎，或其他以出血或尿检潜血为主要表现的肾脏疾病。用于紫癜性肾炎时，其常以热入血分，耗伤营阴，且兼夹湿热为基本病机，临床以皮下紫癜，且紫癜较密集，色红或紫，口干口苦，且欲饮冷水，心烦，尿检有蛋白尿或血尿，小便短黄，舌苔黄腻，脉滑数为临床表现。

3. 三贤汤

组成：益母草、石韦、鱼腥草。

功效：清热利湿。

主治：用于过敏性紫癜性肾炎及其他肾脏疾病。以下焦湿热为基本病机，临床以血尿、小便色黄不利为主要表现者。膀胱乃都州之官，主行水，热邪客于膀胱，灼伤血脉，迫血妄行，故见血尿；湿热阻于下焦，气化不利，则见小便色黄、不利；舌苔黄腻，脉滑数乃下焦湿热之象。故以清热利湿为基本原则。

（五）杜雨茂教授治疗紫癜性肾炎食疗方

针对本病的特点，杜老还专门为该类患者创制了食疗方以配合治疗。

1. 二蓟饮

大蓟、小蓟各 30g，生甘草 4g。水煎 30min，加少许白糖代茶饮。有清热凉血，化斑止血之效，用于紫癜性肾炎血尿明显者。

2. 大枣银花汤

大枣 6 枚，金银花 20g，牡丹皮 12g。水煎 30min，代茶饮。具有健脾、清热、凉血、抗过敏之功。

3. 茅根益母汤

白茅根 30g，生益母草 30g。水煎 30min，代茶饮。可凉血止血、化斑、抗过敏。

4. 莲藕粥

莲子 30g，莲叶 20g，鲜藕 500g 切块，大米适量，熬粥随意服食。能清热凉血止血，对血尿明显者宜配合服食。

（六）结语

通过统计杜雨茂教授 1999—2003 年亲诊的过敏性紫癜性肾炎 132 例临床资料，分析杜雨茂教授治疗过敏性紫癜性肾炎的辨证及用药规律，探讨其治疗过敏性紫癜性肾炎的用药特色和临证经验。

　　杜雨茂教授指出，中医学无过敏性紫癜及紫癜性肾炎之名，但据其临床表现当属中医"葡萄疫""肌衄""水肿"范畴。认为外感热毒或外邪入里化热为过敏性紫癜性肾炎的主要发病诱因，外感热毒病邪犯及太阳之表所主的皮肤腠理，且因热毒邪盛由表及里直入太阳经之腑膀胱，及其互为表里的少阴经肾脏，形成表里相传的表里俱病。主要病机特点为邪实正虚，邪实主要为热毒和瘀毒，正虚为肾阴虚、脾阳气虚、脾肾阴阳两虚。病位在血络，主病在肾与膀胱，与脾、肺密切相关。病性：早期多以标实为主，中后期以虚实夹杂或本虚为主，标实为热恋、瘀毒、湿蕴等，本虚以脾肾亏虚为主。病势：初在表，在肌肤、四肢，风热湿毒外袭皮腠，后由表及里伤及肾脏、胃肠、肢节。杜雨茂教授将过敏性紫癜性肾炎的疾病发展与六经传变规律相结合，建立了以六经辨证为纲目贯穿于脏腑辨证、气血辨证、三焦辨证等辨证手段综合的紫癜性肾炎辨治体系。临床治疗祛邪与扶正相结合，始终贯穿凉血、清热、祛瘀之法。通过长期的临床实践，创制了"清肾止血汤""五味宁红汤""三贤汤"等有效方。杜雨茂教授治疗过敏性紫癜性肾炎的临床经验及学术思想值得我们进一步深入探讨、继承与发展。

参考文献

[1] 解放军肾脏病研究所学术委员会.过敏性紫癜性肾炎诊断及治疗规范 [S].肾脏病与透析肾移植杂志,2004,13(4):358.

[2] 杜雨茂.杜雨茂肾脏病临床经验集粹[M].北京:中国中医药出版社,2013.

[3] 陆渊雷.伤寒论今释[M].北京:中国中医药出版社,2003:5-6.

[4] 姜春华.《伤寒论》六经若干问题(一)[J].上海中医药杂志,1962(8)17.

[5] 王新华.伤寒论"六经"的初步探讨[J].上海中医药杂志,1958(7):6.

[6] 董正华,赵天才.杜雨茂教授运用六经辨证辨治肾脏病法要[J].陕西中医,2013,34(6):737.

[7] 杜雨茂.中国百年百名中医临床家丛书:杜雨茂[M].北京:中国中医药出版社,2003.

[8] 单书健.古今名医临证金鉴:水肿关格卷(上)[M].北京:中国中医药出版社,1999:232-245.

[9] 张喜奎.杜雨茂教授治疗慢性肾炎八法[J].江苏中医,1989(12):1-3.

[10] 步凡,董正华.杜雨茂教授"背反谐同"学术思想初探[J].中华中医药杂志,2013,10(28):950-951.

[11] 杜雨茂.临证心得[J].陕西中医函授,1990(4):9-11.

[2015届研究生吴永钧硕士论文(节选),指导老师董正华]

第八章 传承与实践

第一节 杜雨茂教授温阳降浊法治疗慢性肾脏病的思考与实践

摘 要：杜雨茂教授，第一批全国老中医药专家学术经验继承工作指导老师、陕西省名老中医。杜教授学验俱丰，是我国著名伤寒学者及肾病与奇难病专家，在其丰富的临床实践经验基础上，结合理论与实验研究，创立了具有独到见解的学术思想，首倡"肾病从六经论治""辨奇难病必求其本，圆机活法方不拘一"，提出"背反谐同"的新治则，为临床治疗学另辟蹊径，颇受中外医界同道的重视和推崇。在此基础上，杜教授将慢性肾衰竭分四期以伤寒六经统之，分期辨治，并以经方为主化裁创制治疗慢性肾功能衰竭系列方剂，创立了温阳降浊汤。临床研究和实验研究表明温阳降浊汤能够延缓慢性肾脏病的进展，并广泛应用于糖尿病肾病、高血压病、痛风等。

一、温阳降浊法的理论源流

（一）六经辨证

杜教授首先提出《伤寒论》六经辨治理论防治肾脏疾病。

1. 太阳病期

据病邪的表里位置不同分为经证和腑证，多见于急性肾盂肾炎、急性肾小球肾炎以及其他慢性肾脏疾病的急性发作期。

2. 少阳病期

本期发病较急，由太阳病失治、误治转来，或慢性疾病复感外邪而致，常见少阳湿热内阻证、少阳寒饮郁滞证、少阳邪气弥漫证3型。

3. 阳明病期

多种肾脏疾病属于急性期，个别患者可为慢性肾脏疾病急性发作期，据患者体质不同及内伏固邪性质不同，常见经、腑两种证型。

4. 太阴病期

多由急性肾炎失治、误治转为慢性，或慢性肾炎经过治疗后，病变局限于脾肺气虚，未波及整体，全身机能尚未衰竭，常见太阴病本证、太阴阳明并病、太阳太阴同病等3种证型。

5. 少阴病期

病情较为严重，多种肾脏疾病进入此期，标志着肾脏疾病病情已进入慢性期的中后阶段，可总结为寒化、热化、太少两感型、少阴阴阳两虚型、太阴少阴并病5种证型。

6. 厥阴病期

多到肾功能衰退阶段，病情凶险，常见肝寒浊逆、肝寒胆热、寒热错杂、瘀血阻滞、少阴厥阴同病5种证型。

杜教授提出中医肾病从六经辨治，认为中医肾病病机错综复杂，寒热虚实互见，在运用六经辨证时，应注意两点：一是辨虚实，二是辨标本。辨虚实方面，三阳证者多实，三阴证者多虚。辨标本方面，一般病急者为标，急则治其标，势缓者为本，缓则治其本。

（二）温阳降浊法探究

1. 慢性肾脏疾病的病因

慢性肾脏病的病因主要包括风、寒、湿等六淫之邪，正气亏虚，七情内伤，饮食失宜，劳累过度等，内外合邪共同作用导致病发。

2. 慢性肾脏疾病的病机

慢性肾脏疾病迁延不愈、失治误治发展的转归为慢性肾衰。正气衰败是其本，正虚以肾脾阳虚常见。湿邪、浊毒、瘀血是其标。寒热错杂、虚实并见为总病机。病位主要在脾胃、肾、三焦，常可累及肝、肺、心、膀胱等脏腑。

慢性肾衰病情有轻重之分，肾衰早期时有的患者未表现出任何症状，但发展至后期，久病伤肾脾，多见肾脾阳虚，水湿、痰瘀邪热等内蕴，三焦枢机不利而发诸证。三焦枢机不利一直贯穿于慢性肾功能衰竭的始终。慢性肾病由初期逐渐发展至尿毒症终末期，实质是正邪相争、正邪消长的过程。

病机演变如下：水肿、淋证、癃闭迁延日久，伤及肾脏→肾脏疾病正衰邪实晚期→肾阳亏虚，气化无权，肾关开阖不利，不能藏精泄浊；脾阳亏虚，运化、升清失常，水谷不化，反聚而变生痰湿浊邪；肝寒浊逆，加之湿热浊邪久郁化毒阻遏下窍，气机升降失常，壅滞三焦→厥阴少阴并病，寒热虚实错杂。治以温阳降浊，寒热并用，虚实兼顾，是以确立温阳降浊治疗大法。

3. 温阳降浊汤方药分析

在此基础上，杜教授将慢性肾衰竭分为四期以伤寒六经统之，分期辨治，并以经方为主化裁创制治疗慢性肾功能衰竭系列方剂，其中真阳衰败型以真武汤为主合薛生白《湿热病篇》连苏饮化裁创立了温阳降浊汤。

（1）温阳降浊汤药物组成及煎服法。茯苓15g，白术12g，制附片9g，白芍12g，苏叶12g，生姜12g，西洋参6g，黄连5g，猪苓15g，泽泻15g。制附片清水先煎30min，再入余药同煎两次，每次文火煎30min，滤汁混匀分2次服，每日1剂。病重者日服1剂半，分3次服。

（2）组方依据。温阳降浊汤是以真武汤为主合连苏饮化裁而成。真武汤专擅温阳利水，主治脾肾阳虚、水湿泛滥之证，正如《伤寒恒论》所言：本方有温有行，阴阳两调，为温阳行水之首选方。连苏饮辛开苦降则长于降浊和中，正如王孟英所言：川连不但治湿热，乃苦以降胃火之上冲；苏叶味甘辛而气芳香，通降顺气，独善其长。攻补兼施，肾脾双补，寒热共投，辛开苦降。

（3）背反谐同学术思想。杜教授临证遣方用药，攻中有补，补中寓攻，收中寓散，发中有敛，升中有降，降必配升，清中有温，热中伍凉，阴阳调和，始得自然，即"背反谐同"学术思想，充分蕴含了中医哲学的整体观和辩证观，温阳降浊汤就是该学术思想的重要体现，辛苦合用，开降共施，相辅相成，和谐统一。

4. 方药配伍

附子温肾扶阳利水；猪苓、泽泻甘淡渗湿利水；西洋参、白术、茯苓健脾燥湿、益气扶正，以助中焦之健运；黄连、苏叶清湿热，降浊邪，以理脾胃升降之机；白芍酸苦敛阴和阳，而利小便；生姜辛温行散，既助附子温阳，又佐渗利药以温散水气。诸药合之，共奏温阳利水，辛开苦降之效。

5. 现代药理学研究

附子具有强心利尿作用，能够增加有效肾血流量及肾小球滤过率；白术利尿作用持久，在增加水排泄的同时，促进电解质特别是 Na^+ 的排泄，富含多种氨基酸，在一定程度上能够提高机体必需氨基酸水平；茯苓的利尿作用在于促进 K^+、Na^+ 排泄；猪苓抑制了肾小管对电解质和水的重吸收，同时促进免疫调节；泽泻在促进 K^+、Na^+ 排泄的同时，促进尿素氮的排泄；黄连所含的小檗碱在体内外可加强白细胞的吞噬能力，从而抑制肾组织炎性渗出。

6. 药物加减

眩晕、头昏、高血压者，酌加桑寄生、钩藤、草决明、怀牛膝等；腹胀，大便不畅者，酌加虎杖、枳实、莱菔子；呕吐不止，脘闷厌食者，加砂仁10g，陈皮10g，生姜12g；恶心呕吐较著，尿素氮较高，可给予中药结肠透析，大黄、附片各10g，大青叶12g，肉桂3g;足胫拘挛疼痛者,酌加木瓜、川牛膝,白芍加至15g;恶寒较重,手足逆冷者,加干姜8g,炒枳壳10g。

二、温阳降浊法在慢性肾脏病中的应用

(一)医案举隅

案1[1] 刘某,男,75岁,干部,住在咸阳国棉七厂,1999年5月13日初诊。病史:患高血压20年,发现尿常规检验异常及慢性肾衰竭1年多。1年多前自感乏力,颜面及下肢浮肿,腰酸,经医院检查,肾功能轻度损伤,尿中见蛋白及隐血,给予西医对症治疗浮肿消退,后未予重视。至1999年4月初病情加重,赴西安第四军医大学附属医院及省医院诊治,血肌酐727.65μmol/L,贫血明显,尿常规检验:蛋白(++)、隐血(+++)。恶心呕吐,少食。诊断为慢性肾衰竭尿毒症期。(注:该案详见第五章第六节"杜雨茂教授辨治慢性肾功能衰竭探讨")

按:杜教授认为患者年事已高,又罹患慢性肾衰竭尿毒症期,属中医水肿及关格重证。正衰邪盛,病势危笃。辨证论治应扶正祛邪,消补兼施,故用真武汤以附子易白芍,加西洋参、黄芪、怀牛膝、淫羊藿及冬虫夏草,温肾补阳,益气养血;加猪苓以助渗利湿邪,健脾和中;柴胡、黄芩清疏三焦热郁、升清气等。连服28剂,病有转机,坚持服用半年,病情基本缓解。

案2[2] 张某,女,74岁。病史:患者慢性肾小球肾炎病史7年,双下肢浮肿反复发作,抗炎、利尿后缓解。近2年发现肾功能损伤,多次服用药物治疗,未能得到有效控制。入院检查及治疗:血肌酐528μmol/L,尿素氮21.48mmol/L,尿蛋白(++),颗粒管型2~3个,血色素90g/L,K^+ 2.9mmol/L,Ca^{2+} 2.0mmol/L,CO_2CP 18mmol/L;B超示:双肾弥漫性改变,腹腔积液,胸腔少量积液。因患者住院前反复服用速尿片,此次住院静推呋塞米(速尿)100mg后,24h仅排尿360ml,故建议患者转院透析治疗,患

者家属拒绝，要求服用中药。中医四诊：腰酸痛，乏力，双下肢高度水肿，纳呆，偶有恶心呕吐，小便短赤，大便秘结，舌质淡，苔白滑，脉沉弱。辨证：脾肾两虚，湿浊稽留。治法：温阳降浊，峻下逐水。处方：炮附子 20g，干姜 15g，人参 15g，姜半夏 15g，生大黄 15g，黄连 20g，苏叶 30g，生牡蛎 30g，牵牛子 15g，枳实 20g，厚朴 15g，莱菔子 30g。2 剂，日 1 剂，水煎服。

服药期间（2d），共排尿 2100ml，排大便 8 次，腹水渐消，下肢仍肿。继以温阳降浊为法，处方：炮附子 20g，干姜 15g，人参 15g，黄连 15g，生大黄 10g，苏叶 20g，茯苓 20g，生牡蛎 30g，杜仲 20g，益母草 30g。7 剂，日 1 剂，水煎服。

服药期间，尿量增多，7d 后每天排尿已达 1600ml。附子减至 15g，生大黄减至 10g，余药不变，继续服用。住院 30d 后，浮肿已消，饮食、二便如常，除偶有腰部不适外，无其他症状。复查：血肌酐 156μmol/L，尿素氮 10.8mmol/L，尿蛋白（±），B 超未探及胸、腹腔积液。

按： 脾肾阳虚是本病的主要病机，脾胃乃后天之本，气机升降之枢纽。慢性肾衰患者多有不思饮食，心下痞满，泛恶欲呕，便秘等脾胃虚弱、气机逆乱、浊邪上逆之症；同时，水湿之邪内留易困脾胃，影响其运化，升清降浊失司。湿浊为阴邪，阻遏脾肾之阳，影响脾肾水湿代谢，故施以温阳降浊法。

（二）临床研究

1. 慢性肾功能不全（CRI）

中医认为，CRI 的病机属本虚标实、虚实夹杂之证，病至后期脾肾衰竭，上下不通，气血化生无源，致三焦气化失司，不能及时通调、运化水液，形成湿浊停聚，浊邪阻滞，血行不畅，日久成瘀，湿瘀痹阻而发为本病。治疗上，温补脾肾，通络降浊。

有研究表明，手术前存在肾功能不全的患者，术后出现肾功能衰竭的风险明显增加。术前积极有效地改善肾功能对提高手术耐受度、促进术后恢复、缩短住院时间、改善预后相当重要。倪俊等[3]选取 18 例准备进行外科手术的 CRI 患者，术前 2 周给予温阳降浊汤，同时选取 13 例患者作为对照组，术前 2 周给予阿魏酸哌嗪片和复方 α–酮酸片。

表 1　温阳降浊汤组和对照组肾功能指标变化数据对照

肾功能指标	温阳降浊汤组（$n=18$）	对照组（$n=13$）
肌酐水平/（μmol/L）		
入院时	249.12 ± 65.50	258.65 ± 56.46
治疗 1 周后	208.89 ± 58.00	248.14 ± 59.34
治疗 2 周后	$167.96 \pm 50.02^*$	228.28 ± 51.66
尿素氮水平/（mmol/L）		
入院时	22.01 ± 4.07	23.46 ± 3.47
治疗 1 周后	$16.88 \pm 3.81^*$	21.72 ± 3.37
治疗 2 周后	$11.57 \pm 3.49^*$	20.85 ± 3.39
24h 尿蛋白定量/（g/24h）		
入院时	2.34 ± 1.09	2.51 ± 1.00
治疗 1 周后	$1.64 \pm 0.84^*$	2.27 ± 0.79
治疗 2 周后	$1.10 \pm 0.47^*$	1.95 ± 0.65
肌酐清除率		
入院时	41.48 ± 8.36	41.38 ± 7.17
治疗 1 周后	50.50 ± 8.67	45.23 ± 7.24
治疗 2 周后	$58.06 \pm 9.94^*$	47.69 ± 7.64

注：与对照组比较，$*P<0.05$。

表 2　温阳降浊汤组和对照组各项临床数据对照

临床数据	温阳降浊汤组（$n=18$）	对照组（$n=13$）
腹透治疗（是/否）	$0/18^*$	8/13
延期手术（是/否）	$0/18^*$	7/6
术后住院时间/d	$14.7 \pm 3.44^*$	20.8 ± 4.49
术后并发症	1/18	3/13
住院费用/万元	$1.39 \pm 0.50^*$	2.38 ± 0.46

注：与对照组比较，$*P<0.05$。

　　结果显示：温阳降浊汤组肌酐、内生肌酐清除率、24h 尿蛋白定量，治疗 2 周后与对照组相比差异显著，尿素氮在 1 周后即差异显著（$P=0.001$），2 周后差异更显著（$P<0.001$），且全组均达到手术条件，对照组则有 8/13，给予透析治疗，两组相比，温阳降浊汤组效果较好，术后住院时间短，住院费用少。

2. 慢性肾衰竭（CRF）

CRF 属于中医学"关格""水肿""癃闭""虚劳"等范畴，病理机制为正虚邪实，寒热错杂。正虚为本，以湿、浊、瘀、毒等邪实为标，阻滞气血，导致脏腑功能进一步衰败。近年来研究发现，采用中药保留灌肠疗法，可能会通过肠道排泄体内肾毒素，延缓肾损害进展。中药保留灌肠的目的是祛邪降浊，荡涤三焦壅塞之邪气，使浊毒从肠道排出，邪有出路，邪去正安，病情缓解，正气恢复。中药保留灌肠具有许多优点，它直接作用于肠道，无需经过肝脏的首过效应，降低了药物的副作用，直接接触肠黏膜，利用肾外途径增加各种代谢废物的排出，更好地体现了攻邪而不伤正的原则，可弥补内服攻下药损伤正气的缺点。

余亚敏等[4]将慢性肾衰竭患者 66 例，随机分为治疗组和对照组，对照组给予低脂低蛋白饮食，根据病情予氨氯地平片降压、尿毒清排毒、促红细胞生成素 10000U（每周 1 次皮下注射）、抗感染、维持水电解质酸碱平衡、利尿消肿及其他对症处理。治疗组在对照组基础上加用中药温阳降浊汤灌肠治疗，共 8 周。

表 1　两组临床疗效比较

组别	例数	显效数	有效数	无效数	总有效率/%
治疗组	35	15	13	7	80.0[a]
对照组	31	7	10	12	54.8

注：与对照组比较，$aP<0.05$。

表 2　两组治疗前后肾功能及血红蛋白比较（$\bar{x}\pm s$）

组别	时间	Scr/（μmol/L）	BUN/（mmol/L）	Hb/（g/L）
治疗组治疗前	552.5 ± 15.5	19.5 ± 7.2	430.8 ± 15.2	83.6 ± 5.2
治疗后	303.8 ± 12.3[ab]	10.8 ± 4.3[ab]	321.4 ± 13.5[ab]	93.7 ± 3.6[ab]

续表

组别	时间	Scr/（μmol/L）	BUN/（mmol/L）	Hb/（g/L）
对照组治疗前	549.3±16.7	19.3±6.8	435.4±13.7	85.3±2.8
治疗后	405.7±13.8ª	15.8±5.9ª	402.0±15.9ª	75.3±5.9ª

注：两组自身治疗前后比较，aP<0.05；两组治疗后比较，bP<0.05。

结果显示： 经治疗，两组临床疗效比较，观察组总有效率显著高于对照组，生化指标比较，治疗组 Scr、BUN、UA 显著降低，而 Hb 显著升高，均有统计学差异。其作用机制可能在于，中药灌肠促进了尿毒素从肠道排泄，且通过清除尿毒素，进而减少骨髓抑制，延长红细胞寿命，改善肾功能及贫血。

（三）实验研究

1. 动物实验

本课题组既往选用 Wistar 大鼠 24 只，随机均分为温阳降浊汤组、温脾汤组、病理对照组、正常组，前 3 组喂以 0.75% 腺嘌呤实验饲料，正常组喂以普通饲料，10d 后，前 2 组灌给相应的中药煎液，后 2 组按体重灌给等量的生理盐水，连续 15d，检测血肌酐、尿素氮、电解质、游离氨基酸水平及肾脏病理变化。

表 1　第 24 日平均摄食量、饮水及尿量变化（$\bar{x}\pm s$）

组别	n	摄食量/（g/d）	饮水量/（ml/d）	尿量/（ml/d）
正常组	6	7.50±0.53	24.38±0.98	23.84±0.69
病理组	6	5.27±0.68	23.05±0.59	21.92±0.22
温脾组	6	5.61±0.73*	24.17±0.12*	23.56±0.53
温降组	6	7.09±0.87*	25.85±0.61*	24.11±0.80*

注：与病理组比较，*P<0.05。

表 2　实验过程中血 BUN 变化（mmol/L，$\bar{x}\pm s$）

组别	n	实验前	10d	24d
正常组	6	5.75±0.34	5.76±0.48	6.99±0.41
病理组	6	6.00±0.28	17.56±1.53△△	34.92±0.56△△
温脾组	6	6.00±0.61	16.31±0.61	21.87±1.33**

续表

组别	n	实验前	10d	24d
温降组	6	4.44 ± 0.38	17.25 ± 1.48	18.06 ± 0.68 **

注：与正常组比较，△△$P < 0.01$；与病理组比较，**$P < 0.01$。

表3 实验过程中 Scr 变化（μmol/L，$\bar{x} \pm s$）

组别	n	实验前	10d	24d
正常组	6	58.11 ± 2.03	59.22 ± 1.28	60.86 ± 2.44
病理组	6	53.20 ± 2.19	86.00 ± 1.80 △△	103.74 ± 3.07 △△
温脾组	6	53.21 ± 2.95	92.19 ± 1.45	88.27 ± 1.63 **
温降组	6	47.88 ± 2.41	86.89 ± 1.79	59.65 ± 1.75 **

注：与正常组比较，△△$P < 0.01$；与病理组比较，**$P < 0.01$。

表4 第24日血 Na^+、K^+、Ca^{2+}、P^{5+} 变化（mmol/L，$\bar{x} \pm s$）

组别	n	Na^+	K^+	Ca^{2+}	P^{5+}
正常组	6	135.79 ± 2.58	5.01 ± 0.39	2.51 ± 0.46	2.89 ± 0.78
病理组	6	105.32 ± 1.17 △	5.82 ± 0.29 △	1.95 ± 0.25 △	6.03 ± 0.91 △
温脾组	6	126.00 ± 2.22 *	4.88 ± 0.45 *	2.16 ± 0.27 **	3.57 ± 0.37 **
温降组	6	123.98 ± 2.61 *	4.77 ± 0.61 *	2.40 ± 0.28 **	3.47 ± 0.50 **

注：与正常组比较，∧$P < 0.05$；与病理组比较，*$P < 0.05$，与病理组比较，**$P < 0.01$。

表5 第24日血浆游离氨基酸变化（mg/100ml，$\bar{x} \pm s$）

组别	种别	正常组	病理组	温脾组	温降组
EAA	苏氨酸	16.12 ± 0.63	8.92 ± 1.73	13.01 ± 5.55	15.78 ± 2.13 **
EAA	缬氨酸	2.57 ± 0.16	1.63 ± 0.54	1.83 ± 0.30	2.09 ± 0.31
EAA	蛋氨酸	1.91 ± 0.02	0.83 ± 0.35	1.15 ± 0.19	1.18 ± 0.40
EAA	亮氨酸	2.52 ± 0.38	1.99 ± 0.68	2.22 ± 0.38	2.35 ± 0.45
EAA	异亮氨酸	2.39 ± 0.17	1.32 ± 0.37	1.56 ± 0.31	1.99 ± 0.38
EAA	赖氨酸	9.97 ± 0.71	6.33 ± 1.74	7.13 ± 2.35	9.20 ± 2.67
EAA	苯丙氨酸	2.40 ± 0.18	1.38 ± 0.47	1.67 ± 0.17	2.07 ± 0.27 **
EAA	丝氨酸	7.08 ± 0.96	15.78 ± 1.13	13.01 ± 1.50	8.92 ± 2.73 **
EAA	酪氨酸	2.28 ± 0.36	2.07 ± 0.67	1.84 ± 0.44	1.37 ± 0.20
EAA	组氨酸	0.99 ± 0.08	1.67 ± 0.25	1.54 ± 0.25	1.55 ± 0.24
EAA	谷氨酸	6.77 ± 1.35	5.95 ± 0.49	3.80 ± 0.61 **	3.69 ± 1.44 **
NEAA	脯氨酸	4.84 ± 1.69	13.86 ± 1.38	11.83 ± 1.69	9.10 ± 2.79 **
NEAA	甘氨酸	5.06 ± 1.13	4.79 ± 0.57	3.75 ± 0.73	3.40 ± 1.42
NEAA	丙氨酸	7.72 ± 1.28	8.10 ± 0.70	6.69 ± 1.00	7.64 ± 1.82

续表

组别	种别	正常组	病理组	温脾组	温降组
NEAA	精氨酸	3.28 ± 0.48	5.27 ± 1.18	3.49 ± 0.76	3.51 ± 1.11
NEAA	天门冬氨酸	2.04 ± 0.92	3.74 ± 0.41	$2.81 \pm 0.52^{*}$	$2.21 \pm 0.81^{**}$

注：与病理组比较，$*P < 0.05$；与病理组比较，$**P < 0.01$。

肾脏病理变化：①病理组：肾小球毛细血管扩张或轻度萎缩，肾小管上皮细胞肿胀、变性，甚至坏死、脱落，远曲小管不规则扩张，管腔内可见各种管型、炎细胞浸润和少量红细胞渗出，肾小管腔有较多玫瑰花状金黄色结晶沉积；②温阳降浊组：肾小球轻度改变，间质纤维化，肉芽肿形成，肾小管上皮细胞增生，远曲小管轻度扩张，未见管型和炎细胞，肾小管管腔内金黄色结晶明显减少；③温脾组：肾小球减少，肾小管上皮细胞不规则增生，仍有上皮细胞肿胀、变性，远曲小管扩张，腔内可见有炎细胞浸润，但未见管型，结晶减少。

结果表明：温阳降浊汤可以降低血清 BUN 和 Scr，纠正电解质代谢紊乱及氨基酸代谢异常，保护和修复肾小管，减轻肾小球及肾间质的病理性损害，改善肾功能，拮抗腺嘌呤沉积，加速腺嘌呤代谢产物的排泄，减轻各种毒物对肾脏的损害，从而延缓 CRF 的进展。

2. 细胞实验[5]

CRF 主要病理变化为肾小球硬化和肾小管萎缩，其中肾小球硬化占重要地位，有研究证实，肾小球硬化是肾小球系膜细胞（MsC）过度增殖导致细胞外基质（ECM）积聚的结果。采用 HirokoL 氏建立的中药药理学方法，通过制备含药血清，刺激 MsC，观察对 MsC 增殖的影响，从而探究温阳降浊汤治疗 CRF 的作用机理。

表 1　温阳降浊汤对体外培养的人肾小球系膜细胞增殖的影响（12h）

组别	刺激因素	n	MTT 掺入 OD 值（$\bar{x} \pm s$）
I 组		12	0.2833 ± 0.0281
II 组	LPS	12	0.2971 ± 0.0312

续表

组别	刺激因素	n	MTT 掺入 OD 值 $(\bar{x}\pm s)$
Ⅲ组	LPS + 低浓度含药血清	12	0.2814 ± 0.0098
Ⅳ组	LPS + 中浓度含药血清	12	0.2717 ± 0.0105
Ⅴ组	LPS + 高浓度含药血清	2	$0.2635\pm0.0169^{*}$

注：与Ⅱ组比较，$*P<0.05$。

表2 温阳降浊汤对体外培养的人肾小球系膜细胞增殖的影响（24h）

组别	刺激因素	n	MTT 掺入 OD 值 $(\bar{x}\pm s)$
Ⅰ组		12	0.2939 ± 0.0354
Ⅱ组	LPS	12	0.3012 ± 0.0412
Ⅲ组	LPS + 低浓度含药血清	12	0.2833 ± 0.0319
Ⅳ组	LPS + 中浓度含药血清	12	$0.2774\pm0.0395^{*}$
Ⅴ组	LPS + 高浓度含药血清	2	$0.2694\pm0.0313^{**}$

注：与Ⅱ组比较，$*P<0.05$，$**P<0.01$。

表3 温阳降浊汤对体外培养的人肾小球系膜细胞增殖的影响（48h）

组别	刺激因素	n	MTT 掺入 OD 值 $(\bar{x}\pm s)$
Ⅰ组		12	0.3091 ± 0.0308
Ⅱ组	LPS	12	0.3317 ± 0.0185
Ⅲ组	LPS + 低浓度含药血清	12	$0.2921\pm0.0159^{*}$
Ⅳ组	LPS + 中浓度含药血清	12	$0.2876\pm0.0194^{*}$
Ⅴ组	LPS + 高浓度含药血清	2	$0.2723\pm0.0344^{**\triangle}$

注：与Ⅱ组比较，$*P<0.05$，$**P<0.01$，与Ⅲ组比较，$\triangle P<0.05$。

表4 温阳降浊汤对体外培养的人肾小球系膜细胞增殖的影响（60h）

组别	刺激因素	n	MTT 掺入 OD 值 $(\bar{x}\pm s)$
Ⅰ组		12	0.3345 ± 0.0349
Ⅱ组	LPS	12	0.3546 ± 0.0315
Ⅲ组	LPS + 低浓度含药血清	12	$0.3184\pm0.0199^{**}$
Ⅳ组	LPS + 中浓度含药血清	12	$0.2907\pm0.0431^{**\triangle}$
Ⅴ组	LPS + 高浓度含药血清	2	$0.2847\pm0.0372^{**\triangle\#}$

注：与Ⅱ组比较，$**P<0.01$，与Ⅲ组比较，$\triangle P<0.05$，与Ⅳ组比较，$\#P<0.05$。

结果显示：温阳降浊汤对体外培养的 MsC 具有明显抑制作用，起效时间为第 12 小时，最佳抑制时间为第 60 小时，第 60 小时不同浓度剂量组有良好的量效关系，该实验表明温阳降浊汤抑制 MsC 增殖可能是其防治肾小球硬化、延缓 CRF 进展的重要机理之一。

三、温阳降浊法的现代研究拓展

（一）糖尿病肾病

1. 温阳降浊法中药治疗糖尿病肾病临床观察

糖尿病肾病（DN）是糖尿病（DM）最常见、最严重的慢性并发症之一，是慢性肾衰最常见的病因及 DM 患者死亡的主要原因。中医多将其归结为"肾消""尿浊""肾痿"等，认为基本病机在于阴虚，肾阴亏损，阴损及阳，终致脾肾阳虚，阳虚水湿不化，日久蕴浊成毒，肾关不利，浊毒不能正常排泄，则浊毒内停，壅塞三焦。施以温阳降浊法，标本兼顾。

熊晓东等[6]将 120 例糖尿病肾病 Ⅳ 期患者随机分为观察组和对照组，治疗组 70 例，对照组 50 例，观察组给予基础治疗联合温阳降浊汤，对照组单纯给予基础对症治疗（糖尿病饮食、合理运动、控制血压、调脂、抗血小板凝集等），周期为 2 个月，结果显示，观察组 Scr、BUN、尿微量白蛋白、血糖水平（FPG、2hPG、HbAlc）、血脂水平（TC、TG、LDL－C）等，均优于对照组，说明温阳降浊法能够有效降低蛋白尿，延缓肾病进展。

表 1 两组患者治疗前后尿微量白蛋白及肾功能指标

组别	例数		UAE/（μg/min）	Scr/（μmol/L）	BUN/（mmol/L）
中药治疗组	70	治疗前	$1569 \pm 715^{\triangle}$	$207.00 \pm 109.00^{\triangle}$	$12.60 \pm 4.30^{\triangle}$
		治疗后	$942 \pm 487^{\triangle \blacktriangle}$	$166.00 \pm 78.00^{\triangle \blacktriangle}$	$9.40 \pm 3.20^{\triangle \blacktriangle}$
对照组	50	治疗前	1438 ± 746	210.00 ± 133.00	12.07 ± 4.20
		治疗后	$1049 \pm 526^{\blacktriangle}$	$189.00 \pm 95.00^{\blacktriangle}$	$11.30 \pm 3.70^{\blacktriangle}$

注：两组各项指标：治疗前后比较，$\triangle P < 0.01$；中药治疗组与对照组治疗后比较，$\blacktriangle P < 0.01$。

表2　两组患者治疗前后血糖及糖化血红蛋白指标

组别	例数		FPG/（mmol/L）	2hPG/（mmol/L）	HbA1c/%
中药治疗组	70	治疗前	8.67±1.65□	10.28±1.45□	8.4±1.6□
		治疗后	6.59±0.53■□	7.95±1.64□■	6.7±0.60■
对照组	50	治疗前	8.45±1.20	10.85±1.36	8.9±1.3
		治疗后	6.72±0.87■	8.04±1.77■	7.2±1.1■

注：两组各项指标治疗前后比较，□P<0.01；中药治疗组与对照组治疗后比较，■P<0.01。

表3　两组患者治疗前后TC、TG、LDL-C指标变化

组别	例数		TC/（mmol/L）	TG/（mmol/L）	LDL-C/（mmol/L）
中药治疗组	70	治疗前	6.12±1.65○	2.62±0.87○	5.72±1.65○
		治疗后	4.03±1.43○●	0.62±0.24○●	2.31±0.98○●
对照组	50	治疗前	6.55±1.17	2.79±0.89	6.26±1.37
		治疗后	4.82±1.57●	0.84±0.37●	3.14±0.76●

注：两组各项指标治疗前后比较，○P<0.05；中药治疗组与对照组治疗后比较，●P<0.05。

2. Meta分析

熊晓东等[7]通过计算机检索各数据库，辅以人工检索，收集温阳降浊中药对比西药治疗DN的随机对照试验，进行Meta分析，系统评价其有效性。结果显示西药联合温阳降浊中药治疗降低DN血肌酐、尿素氮、24h尿蛋白定量的疗效优于单用西药组；西药联合温阳降浊中药降低24h尿蛋白定量的作用优于ACEI类和ARB类；温阳降浊中药治疗DN的总体疗效显著，说明温阳降浊中药治疗DN安全、有效。

（二）高血压病

高血压病中医多归为"眩晕""头痛"范畴，多年来，肝肾阴虚、肝阳上亢与高血压病密切相关已达成共识，但对于老年人来讲，应以肾虚为本，肾为水脏，主水液代谢，肾气亏虚，水聚成痰，痰蒙清窍，即所谓"无痰不作眩"，久病入络及血，证属本虚

标实，是以标本兼治，虚实同调。近年来，关于温阳降浊法治疗高血压相关疾病也取得了一些进展。

庞红梅[8]将92例门诊病人，采用随机平行对照的方法，按照就诊顺序编号随机分为治疗组和对照组，每组各46例。对照组给予硝苯地平缓释片20mg/次，2次/d，治疗组在此基础上给予温阳理气、升清降浊、健脾和胃治疗，即加以温阳降浊中药，连续治疗1月，对其临床疗效进行判定，对其安全性进行评估。

表1　两组人口学资料及临床特征（n，$\bar{x} \pm s$）

组别	n	男/女	年龄/岁	平均年龄/岁	BMI 指数	高血压分级		
						Ⅰ级	Ⅱ级	Ⅲ级
治疗组	46	25/21	62 ~ 80	69 ± 4.6	25.4 ± 2.9	11	22	13
对照组	46	27/19	61 ~ 78	68 ± 3.8	25.7 ± 3.2	12	21	13
组间比较	$\chi^2 = 0.180$		$t = 1.137$		$t = -0.471$	$\chi^2 = 0.230$		
P 值	0.674 > 0.06		0.129 > 0.05		0.319 > 0.05	0.798 > 0.05		

表2　两组临床疗效

组别	n	显效数	有效数	无效数	总有效率/%	组间比较
治疗组	46	24	18	4	91.30（42/46）	$\chi^2 = 3.033$
对照组	46	20	16	10	78.26（36/46）	$P = 0.028 < 0.05$

老年高血压病大多体现了本病虚实夹杂、本虚标实的证候特点。上述研究从补益肾气、调理阴阳角度出发，对痰、瘀等标实兼夹之证，标本同治，该研究结果显示，温阳降浊法治疗老年性高血压，能够增益疗效。

（三）继发性痛风

痛风是由单钠尿酸盐沉积所致的晶体相关性关节病，与嘌呤代谢紊乱和（或）尿酸排泄减少所致的高尿酸血症直接相关。中医称为"痛痹""历节风"，多以先天禀赋不足，或年迈气衰，饮食不节，加之风寒湿邪入侵，脾肾两虚，水谷运化、水液代谢失衡，继则水湿内聚，聚湿成痰，郁久化热，痰湿互结，痹阻经脉，发为痛风，即脾肾二脏清浊代谢紊乱，水谷不归正化，浊毒随之而生。应施以温阳健脾，益肾降浊之法。

王育东等[9]将100例继发性痛风患者随机分为治疗组和对照组，均给予低嘌呤饮食、控制食物总热量、适当摄入蛋白质、低盐、低脂、低糖饮食，治疗组给予温阳降浊中药，对照组给予秋水仙碱、别嘌醇片、止痛药口服，疗程10d，结果显示，在临床疗效方面，治疗组较对照组明显。

表1　两组临床疗效

组别	显效数	比例/%	好转数	比例/%	无效数	比例/%
治疗组	36	72	12	24	2	0.04
对照组	31	62	14	28	5	0.1

表2　两级治疗前后及停药后尿酸变化（μmol/L，$\bar{x} \pm s$）

组别	治疗前	治疗后	停药2个月	停药3个月
治疗组	523.43±43.14	410.17±60.25	415.31±58.25	420.15±61.52
对照组	528.50±45.72	413.46±55.84	438.84±56.72	480.43±50.84

参考文献

[1] 杜雨茂.杜雨茂奇难病临证指要[M].北京:人民军医出版社,2011:261-262.

[2] 杨成,杨集群,王旭东.温阳降浊法治疗慢性肾功能衰竭23例[J].吉林中医药,2000(05):22.

[3] 倪俊,严强,袁文斌,等.温阳降浊汤在肾功能不全患者手术前的应用[J].中国中西医结合外科杂志,2009,15(6):573-575.

[4] 余亚敏,刘拥荣,何泽云.中西医结合治疗慢性肾衰竭35例临床观察[J].中医药导报,2012,18(06):48-49.

[5] 赵宗江,陈香美,杜雨茂,等.温阳降浊汤含药血清对人肾小球系膜细胞增殖影响的实验研究[J].中国中医药科技,2000(01):18-19.

[6] 熊晓东,张玉琴.温阳降浊法中药治疗糖尿病肾病临床观察[J].辽宁中医药大学学报,2012,14(8):196-198.

[7] 熊晓东,陈西慧.温阳降浊中药治疗糖尿病肾病Meta分析[J].中国药业,

2018,27(7):27 – 31.

[8] 庞红梅.温阳降浊汤联合硝苯地平治疗老年高血压随机平行对照研究[J].
实用中医内科杂志,2015,29(2):35 – 36.

[9] 王育东,马春艳.温阳降浊法治疗继发性痛风[J].中国中医药杂志,2008,6
(11):35 – 36.

[赵宗江.2019 年杜雨茂学术思想研讨会专稿]

第二节　辨证分型治疗 IgA 肾病 92 例疗效观察

　　摘　要：目的：观察辨证分型治疗 IgA 肾病的临床疗效。方法：将 92 例患者依据其肾穿病理结果和临床表现，分为气阴两虚、脉络瘀阻型，脾肾气虚、湿浊内留型，肾气亏虚、三焦疏泄不利型进行辨证治疗。结果：完全缓解 30 例，基本缓解 37 例，有效 17 例，无效 8 例，总有效率为 91.30%。结论：辨证分型治疗 IgA 肾病疗效可靠。

　　关键词：IgA 肾病；辨证分型；辨病；中药治疗

　　IgA 肾病（IgAN）是肾小球系膜病变的一个特殊类型，指 IgA 或以 IgA 为主的免疫球蛋白弥漫沉积在肾小球系膜区及毛细血管襻引起的一系列临床症状及病理改变[1]。临床多数以血尿为主要临床表现，或伴有蛋白尿，甚至大量蛋白尿，或表现为肾病综合征，少数患者有急进性肾炎综合征。自 2000 年 1 月至 2005 年 12 月，笔者采用中医辨证分型治疗 IgA 肾病，获得较为理想的疗效，结果总结如下。

一、临床资料

1. 一般资料

观察病例均为咸阳雨茂医院门诊及住院患者，均做肾穿刺经免疫荧光病理检查确诊为 IgA 肾病，并通过详细询问病史、体检、实验室检查及结合肾活检病理结果，排除肝硬化、过敏性紫癜、系统性红斑狼疮等所致继发性 IgA 沉积性肾小球病变。共 92 例，男 47 例，女 45 例；年龄 10~62 岁；病程 2 d 至 3 年。按 Lee 氏分级法：Ⅰ级 12 例，Ⅱ级 30 例，Ⅲ级 35 例，Ⅳ级 11 例，Ⅴ级 4 例。

2. 辨证分型

（1）气阴两虚，脉络瘀阻型（43 例）：临床表现以血尿（肉眼或镜下）为主，多有手足心热，腰酸痛，乏力，尿黄或赤，不爽利，舌质红暗，苔微黄，脉细数；或部分患者无任何明显症状，仅是尿液检验不正常，脉多细弦，舌淡红，舌质暗或紫。

（2）脾肾气虚，湿浊内留型（35 例）：临床常以肾病综合征为表现，大多数伴有倦怠乏力，食欲不振，小便不利，头晕，脉沉细无力，舌淡红，苔厚腻。

（3）肾气亏虚，三焦疏泄不利型（14 例）：临床表现为颜面、下肢浮肿，头昏乏力，恶心呕吐，口苦，小便不利，大便秘结不畅，舌淡红，苔白厚或黄腻。

二、治疗方法

1. 气阴两虚，脉络瘀阻型

治宜养阴清热，活血止血。以小蓟饮子、生地四物汤化裁组方。处方：生地黄、小蓟、大蓟各 15g，当归 10g，白芍 10~15g，川芎、焦栀子、太子参各 12g，黄芪 40g。加减：若血尿明显，尿常规化验尿潜血（＋＋＋~＋＋＋＋）者，加槐花、仙鹤草各 15g，白茅根 25~30g，侧柏叶 15~20g；瘀血征象显著者，加三七 3~5g，蒲黄、泽兰各 12g；小便不利者，加车前草 12g，石韦 15g，鱼腥草 25g。

2. 脾肾气虚，湿浊内留型

治以健脾益肾、利湿化浊为主，佐以固摄精微。处方：黄芪 30~60g，党参、茯苓、生地黄、石韦各 15g，白术、山茱萸、牡丹皮各

12g，生益母草 20 ~ 30g，车前草、大腹皮、葶苈子各 12 ~ 15g。加减：兼见肝阳偏亢者，酌加夏枯草、决明子各 10 ~ 15g，天麻、钩藤各 10 ~ 12g；兼见肉眼血尿或尿潜血（＋＋）以上者，酌加丹参 15 ~ 20g，槐花、大蓟、小蓟各 15g，茜草 12 ~ 15g，红花 8 ~ 10g。

3. 肾气亏虚，三焦疏泄不利型

治以疏利三焦，救扶肾气，化湿降浊，交通上下。用柴苓汤合大黄附子汤化裁。处方：柴胡、猪苓、茯苓、怀牛膝、生地黄各 15g，黄芩、桂枝、制附子各 10g，西洋参 5 ~ 10g，姜半夏、泽泻、白术各 12g，大黄 6g，生姜 3g。加减：若兼脾虚中寒，脘腹恶寒，大便时溏者，去大黄、黄芩，将生姜易为干姜 6 ~ 10g，加砂仁 6 ~ 10g，陈皮 10g；若内热明显，口干、口苦、鼻衄、齿衄者，去桂枝、制附子，加三七 3 ~ 5g，侧柏叶 15 ~ 20g；若浮肿明显，小便量少，心悸，气短，不能平卧者，酌加天冬、麦冬各 10g，葶苈子 12 ~ 15g；无恶心呕吐者，去姜半夏；治疗后仍大便秘结者，酌加虎杖 12 ~ 15g，炒莱菔子 15 ~ 20g；血压过高者，酌加夏枯草、钩藤、杜仲各 12 ~ 15g。

每日 1 剂，水煎服。并同时加服二黄消白散胶囊（雨茂医院制剂，由黄芪、黄葵等组成），每次 2 ~ 4 粒，每日 3 次。若伴有肾功能不全，可加服虫草健肾宝胶囊（雨茂医院制剂，由冬虫夏草、西洋参等组成），2 ~ 4 粒/次，3 次/d。2 个月为 1 个疗程，治疗 3 个疗程后观察疗效。观察病例中有 49 例患者采用本治法治疗前已服用泼尼松（强的松），治疗中继续常规服用泼尼松，至 8 周后开始减量，每 2 周减 5mg，直至减停。

三、观察指标

治疗前后查血肌酐、血浆白蛋白、尿常规、尿红细胞形态及计数、24h 尿蛋白定量等指标。

四、疗效标准与治疗结果

1. 疗效标准

参照《肾脏病诊断与治疗及疗效标准专题讨论纪要》[2]中相关标准拟定。完全缓解：水肿、肾实质性高血压等症状与体征完全消失，蛋白尿持续阴性，尿红细胞持续阴性，尿蛋白定量 < 0.2g/24h，Ccr 较基础值有下降。基本缓解：症状与体征基本消失，蛋白尿持续减少 > 50%，尿红细胞正常，Ccr 较基础值无变化或升高 < 50%。有效：症状和体征明显好转，蛋白尿减少 > 25%，尿红细胞减少 > 25%，Ccr 较基础值升高 < 100%。无效：临床表现与实验室检查无改善。

2. 治疗结果

治疗后完全缓解30例（32.61%），基本缓解37例（40.22%），有效17例（18.48%），无效8例（8.70%），总有效率为91.30%。治疗前后各项化验指标比较见下表。

治疗前后血肌酐、血浆白蛋白、尿红细胞畸形率、

尿红细胞计数、24h 尿蛋白定量比较 $(\bar{x} \pm s)$

组别	n	血肌酐/（μmol/L）	血浆白蛋白/（g/L）	尿红细胞畸形率/%	尿红细胞计数/（个/HP）	尿蛋白定量/（g/24h）
治疗前	92	223.59 ± 40.31	27.35 ± 6.92	78.77 ± 25.57	77.48 ± 30.02	2.29 ± 1.32
治疗后	92	164.25 ± 34.98[①]	36.57 ± 5.78[①]	35.29 ± 23.63[①]	15.43 ± 7.64[①]	1.30 ± 0.96[①]

注：与治疗前比较，①$P < 0.01$。

治疗后各项化验指标均有显著改善，与治疗前比较，差异有非常显著性意义（$P < 0.01$）。

五、讨论

IgA 肾病病因及发病机制至今未完全阐明，目前比较一致的看法是属于免疫复合性疾病，与感染、饮食、环境及遗传有关。笔者

经过多年的探索和研究，认为本病的发生多因患者禀赋薄弱，加之饮食不节，或房室所伤，内有固邪留滞，复感外邪，致内外合邪，酿成本病。其内因多为脾气不足，运化失职，水湿内停，郁于中焦，化热生毒，湿热阻滞，更伤脾气。肾为先天之本，肾阳不足，气化无力，水湿内留，瘀阻脉络，形成瘀血内阻，使血液不循常道而外溢，形成血尿；肾阴不足，虚火内扰，灼伤血络，血溢脉外亦形成血尿。脾肾两虚，精微失于固摄，故除血尿外亦可见蛋白尿。微观病理变化的共同特点：肾小球系膜增生、纤维化，肾小球节段或球性硬化、玻璃样变，球囊粘连，肾小管萎缩及间质损害。而肾小球、肾小管及肾间质等肾脏自身组织结构的破坏，为破坏性病变，最终导致重要脏器和相关组织损坏，机能减退和失调。这与中医学的"正虚"近似，是属正气受损的虚损证候，即所谓"精气夺则虚"的正虚证候。本病总的病机是脾肾气阴两虚，湿热夹瘀内留。治疗则以"益气养阴，达邪化瘀，固摄精微"为大法，且以此法贯穿本病治疗之始终[3]。笔者在临床中根据患者各个病期、证候和病情的表现不同，分别采用辨证与辨病相结合的方法给予立法施治。在病情好转或改善，症状基本消失，各项化验指标好转或趋于正常之后，仍让患者坚持用药0.5~2年，以使疾病从病理根本上得到缓解。

参考文献

[1] 黎磊石,俞雨生,王金泉. IgA 肾病诊断及治疗规范[J].肾脏病与透析肾移植杂志, 2004, 13(3):253-255.

[2] 叶任高,陈裕盛,方敬爱.肾脏病诊断与治疗及疗效标准专题讨论纪要[J].中国中西医结合肾病杂志,2003,4(6):355-357.

[3] 杜治宏.杜雨茂教授治疗 IgA 肾病的经验[J].现代中医药,2005,25(2):1-2.

[杜治锋,杜治宏,梁西红.原载于《新中医》,2007,39(9):26-27.]

第三节 杜雨茂教授辨治膜性
肾病经验撮要

摘　要：文章介绍了杜雨茂教授对膜性肾病病因病机的认识以及其临床治疗经验。杜教授认为膜性肾病的根本病机是本虚标实，本虚以脾肾亏虚为主，标实指水湿、湿热，瘀血为患，而"正虚标实"贯穿该病始终。治疗上主张健脾益肾为主，又要重视益气养阴，活血通络，清热利湿等。文末附笔者学习和运用杜雨茂教授辨治膜性肾病临证经验的典型病案两则，以体现杜雨茂教授对膜性肾病学术思想的临床指导意义及实践价值。

关键词：膜性肾病；杜雨茂；辨治经验

基金资助：陕西省中医学术流派传承工作室项目（陕中医药发〔2018〕40号）

膜性肾病（MN）是临床上以无症状蛋白尿或肾病综合征（NS）为主要临床表现，以肾小球基底膜上皮下弥漫的免疫复合物沉积伴基底膜弥漫增厚为病理特征的一组疾病。分为特发性膜性肾病和继发性膜性肾病。前者病因不明，后者继发于感染、肿瘤、药物和自身免疫性疾病等[1]。约 1/3 的 MN 患者蛋白尿可自发缓解，1/3 的患者蛋白尿的量及肾功能指标均保持稳定，其余 1/3 患者将逐步发展为终末期肾脏病（ESRD）[2]。目前现代医学对该病的治疗仍有较大争议。临床研究证实，ACEI 类药物、免疫球蛋白、单纯糖皮质激素、糖皮质激素加烷化剂、环孢素、霉酚酸酯及利妥昔单抗均不能取得良好疗效。中医药以其扶正祛邪兼顾、辨证论治等特点，与西医规范化治疗相结合，可增强疗效，减轻药物毒副作用，缩短病程，避免复发，部分糖皮质激素和细胞毒类药物治疗无效的患者，中医药治疗后可获得病情缓解。因此探讨中医药治疗膜性肾病具有重要意义。

杜雨茂教授从医、从教 50 余载，学验俱丰，尤其在中医药防治肾脏病领域积累了丰富的临床经验。笔者有幸随师学习，获益良多，现将其辨治膜性肾病的经验整理如下，以供同道参考。

一、病机以脾肾亏虚为本，水湿湿热瘀血为标

中医自古无"膜性肾病"这一病名，根据本病颜面及四肢浮肿、大量蛋白尿、血浆白蛋白减少等临床表现，中医将本病归入"水肿""尿浊"等范畴，其病机为虚实夹杂，正虚邪实。正虚主要责之于脾肾亏虚，标实有水湿、湿热、瘀血等。肾主水居于下焦，内寓真阴真阳，肾中阳气蒸腾气化水液，脾为后天之本，功主运化而行水湿。若肾气不足，气化不行，肾不制水，脾虚不运，则水湿泛溢，以致水液内停外泛而见颜面四肢水肿，尿少；肾主藏精，脾主升清，脾肾亏虚，堤防封固失职，则精微不断漏泄，随小便外排而见蛋白尿或兼有血尿。肺为水之上源而主司诸气，若肺气不足，宣发肃降失职，则水道不通，亦可患水肿病。脏腑功能失调可生湿产瘀，湿邪阻滞亦可生瘀，而瘀血的停滞，又影响气机，阻碍三焦通道，损伤脏腑阴阳，化湿生水，互为因果，形成恶性循环，从而使病情缠绵难愈[3]。

二、治法以健脾益肾为主，结合益气养阴、活血通络、清热利湿之法

1. 健脾益肾，培护根本

脾肾亏虚在膜性肾病的发生发展中发挥着重要的作用。而且病程中可见一般规律：由脾肾气虚逐步发展为脾肾阳虚、气阴两虚最终致脾肾阴阳俱虚。水湿、湿热、瘀血既作为主要的病理产物，同时又作为重要的致病因素贯穿于整个病程中。杜教授认为，"脾肾两脏，皆为根本，不可偏废"。健脾补肾就是治疗本病的根本法则。脾气强健则可运化水湿及输布精微，肾阳得以温煦则可化气行水。常以黄芪、党参、山药、茯苓、白术等健脾促运；以熟地、山萸

肉、女贞子、旱莲草等滋补肾阴，充养肾精；以附子、川官桂、淫羊藿等温补肾阳，引火归原[4]；以金樱子、欠实、莲须、潼蒺藜、鹿衔草益肾健脾固精。

2. 益气养阴，用药平和

膜性肾病患者病久耗伤气阴，表现为气阴两虚，且多数患者起病后为求速效，常常服用糖皮质激素、细胞毒性药物等温热性药物，久用则进一步加重气阴两虚之证。其临床表现为神疲乏力，腰膝酸痛，手足不温或手足心热，自汗或盗汗，易感冒，心悸，口不渴或咽干痛，大便偏干或溏薄，舌淡红边有齿痕或舌胖大苔薄白或薄黄而干，脉细数无力。大量的临床研究证实，慢性肾脏病以气阴两虚证居多，益气养阴法在中医辨治慢性肾脏病中占据重要地位。治疗上，合理使用益气养阴之品，无论对于单纯使用中草药治疗膜性肾病，还是中西医结合治疗该病都显得尤为重要。

在具体的药物运用上杜教授注重平补、清补，慎用温药。所谓平补是指益气药与养阴药的用量均为小至中量，如太子参 10～15g，生黄芪 12～15g，生地黄 12～15g。所谓清补，是指在益气养阴的基础上，兼清内热的情况运用较多。在参的选择上，常常选用太子参，益气的同时有生津之用，而且不助热，实为益气养阴之佳品。在地黄的选择上，常常选用生地黄养阴的同时兼以清热。在运用益气养阴法时，较少使用温热之药，防其耗气伤津。即使患者有轻度的阳虚证，亦慎用温药，以益气之品较为妥当。

3. 活血通络，贯穿始终

膜性肾病病程较长，"久病多瘀"，外邪、水湿、湿热壅滞日久，阻碍气血运行，气虚、气滞推动无力而致血液凝固，日久成瘀。临床上表现为腰痛如刺，蛋白尿，血尿，舌质暗红，脉涩等瘀血征象。除了以上临床表现外，膜性肾病患者常常出现的凝血功能亢进，血液流变学异常，血栓栓塞，高脂血症等并发症均属于中医"血瘀证"范畴。瘀血贯穿病程的始终是慢性肾脏病进展的基本环节。杜教授常用的活血化瘀为当归、川芎、桃仁、红花、丹参、赤芍、泽兰等，此类药物具有抗血小板聚集，降低血清胆固醇、甘油三酯，降低血液黏稠度，调节凝血系统功能，改善微循环障碍，增加肾血流，提高肾小球滤过率，调节免疫功能，改善肾功能作用。然而，在治疗膜性肾病中，单纯使用活血化瘀之品，效果尚不尽如人意，究其原因，瘀血日久，"久病入络"，病邪在络，非一般植物类活血化瘀药物力所能及，唯虫蚁搜剔之剂方能探达。因此治疗上在使用丹参、红花、赤芍等活血化瘀之品的同时，加用虫类活血通络药物。杜教授常用虫类药物有蝉蜕、僵蚕、地龙、土鳖虫、水蛭等。现代药理研究证明这些虫类药物具有抗凝，抗血栓形成，降脂，抗炎，并可降低全血黏度，改善肾脏血流量，防止肾小球硬化和肾间质纤维化，以减少蛋白尿，改善肾功能作用。

4. 清热利湿，祛邪外达

杜教授认为，肾脏病在早期多与外感有关，并常常因外感而发病或使病情加重。此外，常有患者水肿日久，水液留于体内，郁而化热，而成湿热证。正如徐灵胎所云："有湿必有热，虽未必尽然，但湿邪每易化热。"加之服用大量糖皮质激素等药物，导致湿热内盛。湿伤气，热耗阴，日久必致气阴暗耗，正气内虚，累及脏腑，致脾肾之气亏损，病情反复发作，蛋白尿久久难消。临床上但见患者面红颧赤，口干，水肿，小便频急，大便不利，舌质红苔黄厚，脉弦细数，均可给予石韦、鱼腥草、地丁草、半枝莲、土茯苓等清热利湿之品，以逆转病机，缓解症状。近期有临床研究也证实，清热利湿法长期治疗对于慢性肾炎蛋白尿是有效的。

5. 理化检查，参考加减

对于理化检查结果，一般只宜作为诊断及疗效判定的参考条件。在临床治疗过程中，应在辨证用药的前提下，适当参考理化检查，选加数味相应的有效药物，疗效将会提高。但是还应当注意，所加药物不可违背治疗大法，否则疗效会差。根据杜教授的经验，各指标有效药物为[5]：

蛋白尿：可酌加黄芪、党参、薏苡仁、金樱子、芡实、苍术、山萸肉、生益母草等。

血尿（包括肉眼及镜检血尿）：可酌加大蓟、小蓟、当归身、炒蒲黄、槐花、三七、白茅根、丹皮、旱莲草、生地等。

脓尿［尿混浊，尿中脓球在（＋）以上］：可酌加萹蓄、金钱草、蒲公英、地丁草、连翘、金银花等。

血压偏高：可酌加钩藤、桑寄生、怀牛膝、生杜仲、草决明、龙胆草、泽泻等。

肾功能不全：原则上应辨证论治，在全身情况和症状改善后，肾功能亦往往随之好转。在这种情况下注重内外合治，特别强调外治法在其中所起的作用。常在辨证处方进行内服治疗的同时，配合用中药大黄附子汤化裁灌肠（大黄、附子、煅牡蛎、丹参、六月雪等煎汁保留灌肠），亦有缓解病情的良好效果。

下面附笔者学习和运用杜雨茂教授辨治膜性肾病临证经验的典型病案两则，以体现杜雨茂教授对膜性肾病学术思想的临床指导意义及实践价值。

附：典型案例

案例1 贺某某，女，68岁，2015年6月12日初诊。既往有2型糖尿病史多年，同时还患有腰椎间盘突出症、间质性肺炎等病史。又因为双下肢浮肿2月，而在西安某三甲中医医院经肾穿刺确诊为膜性肾病伴部分新月体形成。患者因为惧怕免疫抑制剂的副作用而拒绝使用免疫抑制剂，2015年6月份（肾穿刺后），经他人介绍来我院就诊。刻诊：神疲乏力，眼睑及颜面胕胀，腰膝酸软，全身肌肉疼痛，畏寒肢冷，双下肢麻凉疼痛水肿（＋＋），控制饮食。舌淡暗苔薄白，脉沉细。实验室检查：血浆总蛋白47g/L，白蛋白24g/L，总胆固醇6.28mmol/L；24h尿蛋白定量4.87g；尿常规示：蛋白（＋＋）、潜血（＋＋）；肾功能未见异常。中医辨证属于脾肾阳气虚弱，湿瘀阻滞肾络，精微失于固摄。治宜温肾健脾，化湿消瘀，佐以固精。方选真武汤合参芪地黄汤加减，药用黄芪50g，人参8g，炒白术15g，苍术10g，生益母草25g，石韦15g，山药

20g, 山萸肉 12g, 茯苓 20g, 猪苓 12g, 丹参 20g, 金樱子 20g, 芡实 15g, 制附片（先煎）6g, 桑寄生 12g, 地龙 12g。日 1 剂, 清水煎服, 分早晚温服。

基本上以此方加减, 治疗至 2015 年 9 月份, 神疲乏力明显改善, 下肢麻凉疼痛也明显减轻, 下肢浮肿（±）, 24h 尿蛋白定量降至 2.06g, 血脂正常, 血浆总蛋白及白蛋白也已经上升到正常范围。仍以前方稍事加减治疗至 2017 年 3 月份, 查 24h 尿蛋白定量为 0.28g。后断续治疗至 2018 年年底停药。1 月前见到患者女婿, 特意告诉我, 患者病情缓解, 经常检测 24h 尿蛋白定量在 0.1 ~ 0.3g 之间。

案例 2 苗某某, 男, 45 岁, 2017 年 6 月 30 日初诊。患者因双下肢浮肿, 于 2017 年 3 月在西安某三甲医院肾穿刺确诊为膜性肾病Ⅱ期, 给予足量激素口服加每月环磷酰胺静脉滴注冲击治疗, 治疗效果也不错, 24h 尿蛋白定量从 8g 降至 4g。但是 2 个月后因为免疫抑制剂应用后导致了严重的肺部感染, 24h 尿蛋白定量飙升到 10.95g, 肺部感染控制后, 不得不撤减激素（甲泼尼龙）至 16mg/d, 停用环磷酰胺冲击治疗。24h 尿蛋白定量始终徘徊在 6g 多。主诊医生建议患者寻求中医药治疗。患者来我院诊治时, 已经停用激素。刻诊: 神疲乏力, 易感冒, 自汗多, 便溏薄, 颜面四肢浮肿明显, 双下肢凹陷性水肿（＋＋）, 腰部酸疼, 舌淡红, 苔薄白, 脉细濡。实验室检查: 血浆总蛋白 50g/L, 白蛋白 25.9g/L, 总胆固醇 7.62mmol/L, 24h 尿蛋白定量 6.79g, 尿常规示蛋白（＋＋＋）。中医辨证属于脾肾气阴不足, 水湿血瘀阻络。治宜健脾滋肾, 化湿消瘀, 佐以固精。方用黄芪 30g, 石韦 15g, 生益母草 25g, 生地 12g, 粉丹皮 10g, 女贞子 12g, 炒白术 15g, 茯苓 20g, 山萸肉 12g, 山药 20g, 车前草 25g, 丹参 20g, 川芎 12g, 莪术 10g, 菟丝子 20g, 炒金樱子 20g。日 1 剂, 清水煎服, 分早晚温服。

基本以此方为基础随症化裁, 治疗至 2017 年年底时, 24h 尿蛋白定量已下降至 2.93g。又坚持治疗半年至 2018 年 7 月, 患者无明显自觉症状，生化检测结果正常，24h 尿蛋白定量 0.18g，已达完全临床缓解。

按：上述两个典型案例与以往已有的临床研究或者经验报道以西药为主、中药为辅的治疗方法不同，而是用纯中药治愈的案例，具有一定的代表性。而且这种成功案例在我们以往临床实践当中积累了不少数量，它也充分说明了中医药治疗膜性肾病的疗效是肯定的，是有其优势的，是有一席之地的。杜教授在他从医经历中历来主张：能中不西、先中后西、中西医结合。保持中医这一块阵地不容易，一切都需要疗效来说话，要达到这一目的需要我们中医人顽强不息的努力。

杜教授指出中医治疗就是谨守病机，治随法出，方随法转。上面两个案例中的第 1 例我们辨证为脾肾阳虚夹湿瘀阻滞，第 2 例我们辨证为脾肾气阴两虚夹湿瘀阻滞，所以制定的治则治法也就不尽相同，当然选方用药自然会有所差异。我们在临床实践中也始终遵循他的教诲才取得了良好的治疗效果。

还有一点启示就是附子的临床应用。附子这味药已经在临床上应用了几千年，特别是在危急重症的治疗上，屡建奇功。但是近年来发生的附子中毒事件，频频见诸报端，使很多医生畏附子如虎。案例 1 的患者自始至终我都据证选用了制附片，药量从最初的每剂 6g，一直到最后的每剂 120g。共计用了 20 个月，这个案例是我用附子时间最长、药量最大的病例，从未发生中毒。所以我们的体会是，只要严格掌握附子的适应证，严格把控好煎药时间，附子在临床上的应用是安全有效的。杜教授在治疗肾性水肿时就特别推崇附子，言附子上能助心阳，中能温脾阳，下能补肾阳，为"回阳救逆第一品药"。他善用附子，对附子的应用出神入化，并提出了"消肿仗附子，连翘畅三焦"的科学论断，倍受医界重视，也指导着我们的临床应用。

参考文献

[1] John Feehally,Christopher McIntyre,J. Stewart Cameron,al. Landmrk Papers in Nephrology[M]. Oxford:Oxford Universy Press,2013:273 - 275.

[2] Cattran D. C. Idiopathic Membranous Nephropathy[J]. Kidntylnt,2001,59:183 - 184.

[3] 杜雨茂. 杜雨茂肾脏病临床经验集粹[M]. 北京:中国中医药出版社,2013:67.

[4] 李莲花,于卓,张佩青. 治疗膜性肾病经验[J]. 中国中西医结合肾病杂志,2013,13(1):6 - 7.

[5] 董正华,赵天才. 杜雨茂学术思想与临证经验集锦[M]. 西安:陕西科学技术出版社,2015:194 - 195.

[杜治锋,杜医杰,周琳琳. 原载于《现代中医药》,2020,40(1):15 - 17 转 23.]

第四节 冷伟中医药治疗肾脏病验案九则

　　冷伟,陕西杜氏肾病流派主要传承人之一,副教授,副主任医师,中医内科学博士,陕西中医药大学硕士研究生导师,咸阳市第七、八届政协委员。热爱中医药学事业,以"毕生求索岐黄事,一世奉行药王篇"为人生追求;治学态度严谨,以"为学如逆水行舟,不可一篙放缓"为人生信条。拥有南、北、中三所中医院校的丰富学习经历及分别在中医、西医医院工作的特殊从医经历,对中医学术具有独到体会,倡导"博采众家,择善而从""医药并重,着眼实效"及"中西互补,止于至善"等学术观点。主编专著 2 部,参编国家统编教材 6 部,发表学术论文 40 余篇,主持科研项目 5 项,参与科研项目 20 余项,发明专利 2 项。教学经验丰富,临床疗效突出，主要从事中西医结合防治慢性肾脏病的临床研究。

冷伟系杜雨茂教授的硕士研究生之一，在数年的聆听恩师教诲与临证指导，以及后来的继续深造，进一步学习、传承、灵活应用陕西杜氏肾病流派的学术思想与临证经验过程中，积累了丰富的中医药防治慢性肾脏病临证经验。现择要列出数则验案，以供同道参考、借鉴。

一、肾病综合证验案

祁某某，女，10 岁 2 个月。2019 年 1 月 21 日初诊。主诉：确诊"肾病综合征"1 年余。现症见：双侧眼睑、颜面部、双下肢水肿，偶有右下肢酸困无力，时有腰酸，自觉精神状态差，体弱气短，嗜卧少动，平素易外感，时有烘热汗出，汗后身凉，偶有盗汗，口渴，纳呆，眠差易醒，醒后入睡更困难，大便可，小便泡沫多，夜尿 3 ~ 5 次，舌红，边有瘀斑，苔白，脉细数。2019 年 1 月 19 日查尿常规示：尿蛋白（＋＋＋），隐血弱阳性（±），尿蛋白定量 3.8g/24h，白蛋白 29g/L。

诊断：肾病综合征。辨证属肾气亏虚，水失气化，瘀血内阻。治拟益气补肾，利水消肿，活血化瘀。予以自拟验方。

处方：黄芪 30g，茯苓 12g，猪苓 12g，薏苡仁 15g，苍术 12g，丹参 15g，柴胡 10g，黄芩 12g，当归 12g，白茅根 30g，白术 12g，甘草 9g，金银花 12g，半枝莲 20g，黄柏 10g，金荞麦 15g，生地黄 20g，白花蛇舌草 20g，鱼腥草 15g，大枣 3 枚。14 剂，每日 1 剂，水煎 400ml，早晚分服。

2 月 3 日二诊：连续服用 14 剂之后，诸症均有改善，颜面部、双眼睑、双下肢水肿明显消退，腰酸有所缓解，身倦体乏明显好转。复查尿常规：尿蛋白（＋＋）、隐血（－），尿蛋白定量 1.8g/24h，白蛋白 38g/L，后每隔 2 周于门诊调整处方。

4 月 12 日复诊：患者出现鼻塞、咽痛等感冒症状，在前方的基础上去黄芩、黄柏、金荞麦、白花蛇舌草、鱼腥草等，加入连翘

15g，薄荷（后下）10g，紫苏叶10g等通窍利咽中药。

4月19日复诊：感冒明显好转，继续以首诊方药加减。之后，每隔1周调整处方，3个月之后，复查尿常规：尿蛋白（±），隐血（-），尿蛋白定量0.15g/24h，各种症状均已消失，纳、眠可，二便正常。之后嘱患者以每日3次，每次10丸的剂量服用桂附地黄丸6月余，结果状况佳，无不适，遂停药观察，并嘱患者预防感冒，合理饮食，不适随诊。

按语： 该患者以水肿为主要表现前来就诊，用药以利水消肿为主，选用黄芪、猪苓、茯苓、薏苡仁、白茅根、半枝莲、金荞麦利水渗湿，利尿消肿；又通过问诊得知，患者平素易于外感，嗜卧少动，说明体质较差，素体虚弱，选用黄芪、白术、甘草、大枣补气健脾，提高免疫力；患者腰酸，烘热汗出，盗汗，口渴，有阴虚内热之表现，选用黄芩、黄柏、苍术、生地黄、柴胡清热养阴；加入白花蛇舌草、金银花、鱼腥草为经验性用药，以清热解毒，预防传变；根据观察患者舌象，舌边有瘀斑，考虑有瘀血表现，故加入少许当归、丹参等活血化瘀。因方药对症，故效果显著。后复诊又出现感冒表现，故方中加入解表药祛除外感，巩固药效，待感冒好转继用首诊方药加减。中药治疗4月余，患者症状明显好转，各项指标均无异常，但考虑到患者素体虚弱，给予口服中成药桂附地黄丸6个月之久以增强体质，温阳益肾，提高患者免疫力，之后回访患者无不适感，遂嘱咐患者各项注意事宜以减少疾病复发。

二、IgA肾病验案

李某某，男，57岁。2015年12月10日初诊。主诉：尿检异常半年，伴间断性双下肢水肿。现病史：患者于4年前无明显诱因出现双下肢水肿，就诊于当地医院，查尿常规示：尿蛋白（+）、隐血（+）。自诉已行经肾穿刺活检后诊断为"IgA肾病"，西医院建议住院治疗，予激素，并口服百令胶囊等。患者之后未给予重视，其间仍有间断性下肢浮肿。3d前外出受凉感冒后再次出现双下肢水肿，伴有下肢乏力，现为进一步诊治，遂来我院。现症见：双下肢水肿，乏力，劳累后加重，休息后可缓解，偶有腰痛不适，夜间盗汗，鼻塞，流涕，口干，食纳差，夜休差，无尿急、尿痛，无发热、恶风等不适。舌红，脉细数。既往有肾结石病史 10 余年。复查尿常规：尿蛋白（＋）、隐血（＋＋）。肾功示：肌酐 147μmol/L。血沉 20mm/h。

西医诊断：IgA 肾病。中医诊断：水肿（气阴两虚）。治法：补气养阴，补肾助阳。

具体方药：黄芪 40g，人参 8g，熟地黄 15g，山茱萸 12g，山药 12g，茯苓 10g，丹皮 10g，小蓟 8g，炒栀子 10g，旱莲草 10g，芡实 15g，三七 8g，麦冬 10g，银花 10g，连翘 10g。中药免煎颗粒剂 14 剂，每天 1 剂，每次 1 格，沸水冲服，日 2 次。嘱其继续口服激素配合治疗。

二诊：2016 年 1 月 4 日。患者自诉感冒症状消失，无双眼睑水肿，腰部仍感疼痛，夜间仍有盗汗，口渴较前好转，夜休差，舌红，脉细数。以初诊方去银花、连翘，加五味子 12g。14 剂。

三诊：患者服药后上述症状明显缓解，腰部不适感明显减轻，饮食可，大便调，无口干、咽痛等症状。复查尿常规：尿蛋白（－）、隐血（＋）。复查肾功示：肌酐 105μmol/L。血沉 15mm/h。嘱其继续服用此方，激素逐渐减停，1 月后复诊各项指标稳定。

按语：该病人患有 IgA 肾病，素体虚弱，后因寒邪侵袭，正气愈加亏虚，且患者久病，肾阴耗伤，阴血不足，阴虚火旺，从患者临床症状看一派阴虚之状，辨证论治，为气阴两虚型。患者为中老年，肾阳本就虚损，阳损及阴，虚火上炎，患者有口渴、咽干症状。治疗时应当滋阴降火凉血，故在参芪地黄汤基础上加麦冬以滋阴清热，又因久病入络、入血，所以活血化瘀药物贯穿整个病程治疗中。二诊时患者仍阴虚较重，继续加以五味子，可收敛固涩、益气生津。三诊时患者症状基本消失，为防止复发仍需继续服用，患者依从性较好，治疗效果较好，说明了治疗此病基本思路正确，遣方用药准确，有明显的疗效。

三、糖尿病肾病验案

谢某，女，46 岁，于 2015 年 12 月 23 日就诊于我院肾病科门诊。患者确诊为糖尿病已 6 年，双下肢轻度浮肿现象间断出现半年余，半月来症状逐渐加重。患者就诊时 BP160/90mmHg，门诊查随机血糖 17.6mmol/L，尿糖（＋＋＋），尿蛋白（＋＋），尿微量蛋白 546mg/L。患者双下肢明显浮肿伴形体偏胖，自诉平素口渴多饮、体倦乏力，小便频数浑浊，大便黏滞，纳运无力，舌红苔黄腻，脉滑数。

西医诊断：糖尿病肾病。中医辨证：肾阴亏虚，湿热蕴积，治宜益气滋阴，清热利湿。方选芪羽糖脉康加减：黄芪 45g，鬼箭羽 25g，玄参 15g，麦冬 10g，石斛 10g，黄连 3g，山楂 10g，当归 10g，川芎 10g，鲜荷叶 3 张，茵陈 10g，栀子 3g。日 1 剂，水煎，分早晚各服 1 次，连服 26 剂，诸症悉减。空腹血糖 8.3mmol/L，尿蛋白（＋），尿糖（±），尿微量蛋白 230mg/L。再以本方去栀子，加薏苡仁 15g，穿山甲（打碎先煎）9g。继服 20 剂后，复查：尿蛋白（－），尿糖（－），尿微量白蛋白 56mg/L，空腹血糖 7.2mmol/L。

按语：糖尿病肾病总属先行阴虚抑或是长期情志失调、劳欲久病耗损阴津，久则郁热内盛，化瘀化火之证，治病当以调气为先，气行则瘀散，瘀散则火消，方选黄芪为君，补气畅调上行之通路，辅以鬼箭羽、当归、川芎共奏活血散瘀之功，玄参、麦冬、石斛行养阴生津之效，黄连苦寒，以燥湿清热，鲜荷叶、山楂去积滞，通经络，佐以甘草调和诸药。

四、慢性肾小球肾炎验案

验案 1　冯某某，男，34 岁。2016 年 1 月 11 日初诊。主诉：尿检异常 3 月余，伴双眼睑水肿 1 周。现病史：患者于 3 个月前体检时发现尿检异常，就诊于当地医院，复查尿常规示：尿蛋白（＋－）、隐血（＋）。诊断为慢性肾小球肾炎，予以口服海昆肾喜胶囊、坎地沙坦及复方肾炎片。1周前因体力劳动后出现双眼睑水肿，现为进一步诊治，遂来我院。现症见：双眼睑浮肿，劳累后加重，腰痛不适，偶有口干，咽痛，夜尿多，大便偏稀，食纳差，夜休差，无尿急、尿痛，无发热、恶风等不适。舌暗红，苔腻，脉沉细涩。既往有吸烟史10余年。复查尿常规：尿蛋白（＋＋＋）、隐血（＋）；24h尿蛋白定量800mg；肾功示：肌酐147μmol/L。血沉20mm/h。

中医诊断：水肿（脾肾亏虚兼虚火上炎）。治法：补肾温阳利水，滋阴清热降火。处方：黄芪20g，人参10g，白术12g，生地黄15g，熟地黄15g，焦杜仲15g，山萸肉15g，茯苓15g，泽泻15g，柴胡6g，川芎15g，五味子15g，焦山栀10g，麦冬15g，石斛15g。中药免煎颗粒剂14剂，每天1剂，每次一格，沸水冲服，日2次。嘱其继续口服坎地沙坦配合治疗。

二诊：2016年2月28日。患者自诉无双眼睑水肿，夜尿仍多，大便稀，腰部仍感疼痛，口渴，夜休差，面色黄，舌暗，苔白腻，脉沉。以初诊方加黑附片15g，玄参20g。继服。

三诊：2016年3月16日。患者服药后上述症状明显缓解，腰部不适感明显减轻，饮食可，大便调，小便正常，无口干、咽痛等症状。复查尿常规：尿蛋白（＋）、隐血（＋）；肾功：肌酐139μmol/L；24h尿蛋白定量200mg。嘱其继续服用此方，2周后复查。

按语：该患者症状较复杂，不单为本虚，反而有阴虚之状，但结合患者病史，辨证论治，仍为脾肾两虚型。患者为青壮年，肾阳虚损不明显，但患者反复水肿，耗损肾阳，阳损及阴，虚火上炎，且患者有吸烟史10余年，故见口渴、咽干症状。治疗时应当补脾肾时兼以滋阴，故在基础方中加五味子、麦冬、石斛以滋阴清热，其中根据现代中药学研究五味子可降低血压，故此方可补肾阳，清虚热，又因为久病必入络、入血，所以活血化瘀药物贯穿整个病程治疗中。二诊时患者夜尿仍多，故加用黑附片，使补肾阳力度加大。三诊后患者症状明显好转，病证基本消失，为防止复发仍需继续服用，患者依从性较好，治疗效果较好。

验案2　张某，男，46岁。2016年7月23日初诊。患者3年前明确诊断为慢性肾小球肾炎（膜性肾病Ⅱ期），曾应用激素联合环磷酰胺治疗，尿蛋白无明显下降，水肿反复发作。5d前因劳累过度，全身浮肿加重来诊。刻下症见：全身高度水肿，小便量少，四肢困重，腰酸，食后易困，不易消化，大便不成形，腹部有下坠感，面色微黄，舌淡暗，苔薄白，脉沉细。尿常规示：PRO（++）；肝功：ALB30g/L；24h尿蛋白定量3100mg；肾功能无异常。辨证：水肿之脾肾两虚，水湿内停。治以益气利水、固本摄精。方用培土固本方加味：黄芪30g，生地20g，熟地20g，芡实30g，金樱子15g，茯苓15g，白术12g，人参10g，丹参20g，柴胡6g，炙甘草6g，泽泻20g，益母草20g，桔梗10g。15剂，每日1剂，水煎400ml，分早晚各服1次。

二诊：服药后尿量增多，水肿症减，食欲增加，腹部坠胀感减轻，大便基本正常。守上方服2月余。

三诊：上症皆缓解，24h尿蛋白定量614mg。将上方改为散剂，嘱其长期服用以巩固疗效。随访至今，水肿未再复发，尿蛋白无明显异常。

按语：本案例中患者不易消化、大便不成形、腹部下坠，为中气不足的典型临床表现，加之有腰部酸困、蛋白尿、水肿，且无明显恶寒征象，故辨证为脾肾两虚、水湿内停，方选自拟培土固本方，治以益气固摄、活血利水。该患者为难治性膜性肾病，应用激素及免疫抑制剂未达临床缓解，长期口服中药治疗半年，取得了较为满意的临床效果。

验案3　王某某，男，56岁。2017年6月7日初诊。自诉3年前无明显诱因出现双下肢水肿，查尿常规：尿蛋白（+++）、隐血（＋），为进一步检查遂行穿刺活检术，诊断为慢性肾小球肾炎（膜性肾病Ⅱ期），患者在外院应用激素联合环磷酰胺冲击治疗，口服百令胶囊等药物，效果不佳。3d前患者因受凉双下肢水肿再次加重，为求再次治疗，就诊于我院门诊。刻下症见：双下肢重度水肿，休息后可缓解，小便量少色黄，尿中有泡沫，全身困重，腰部酸困活动后加剧，口渴不欲饮，大便稀溏，手脚发凉，易感冒，面色黄，舌暗，苔薄白，脉沉细。尿常规示：尿蛋白（＋＋）；24h尿蛋白定量2500mg；肾功能无异常。

四诊合参，中医诊断：水肿之脾肾两虚。西医诊断：慢性肾小球肾炎（膜性肾病Ⅱ期）。治法：补肾健脾、温阳利水。处方：黄芪40g，人参12g，白术10g，生地黄15g，熟地黄20g，芡实25g，金樱子30g，山萸肉15g，茯苓15g，泽泻15g，丹参10g，柴胡6g，川芎15g，当归12g。14剂，每日1剂，水煎400ml，分2次服。

二诊：2017年6月22日。患者自诉双下肢水肿较前好转，小便色正常，尿量较前增加，大便成形，腰仍感酸困，无口渴，口苦，夜休可，面色黄，舌暗，苔薄白，脉沉，以初诊方加黄芩10g。

三诊：2017年7月10日。患者服药后上述症状明显缓解，双下肢轻度肿胀，腰部酸困症状不明显，饮食可，大便调，小便正常。尿常规提示：尿蛋白（＋）、隐血（＋＋）；24h尿蛋白定量643mg。嘱患者继续服用此方，切勿受凉或劳累，不适随诊。

按语： 此患者主症为双下肢水肿，不欲饮食，大便稀溏，手脚发凉，一派阳虚之状，且患者患病日久，年纪偏大，肾阳久衰，机体失于温煦，则易脚发凉，怕冷；肾阳不足，火不暖土，不能正常运化水湿、腐熟水谷，故见不欲饮食，大便稀溏。《素问·脉要精微论》记载："腰者，肾之府，转摇不能，肾将惫矣。"肾精不足，腰失所养，出现酸困症状。临床表现很符合脾肾两虚型，故以黄芪、人参、白术、地黄、山萸肉、芡实、菟丝子、丹参、益母草、茯苓为基础方加用金樱子、山萸肉加大补益肾阳；"久病及肾，久病多瘀"，故加用柴胡、川芎、当归以疏理气机、活血补血。二诊时患者阳虚症状好转，说明治疗有效，但考虑到患者处方中有大量的补肾阳药物，则加黄芩以防止过热。三诊时患者各项指标明显降低，嘱咐患者坚持服药半年，不适随诊。目前患者病情平稳，此方治疗取得了很好的疗效。

验案4　靳某，女，28岁。患者6年前体检发现尿蛋白（+++），因无明显不适，未系统治疗。患者4年前因出现颜面、双下肢水肿于当地医院查肾功能：血肌酐73.4μmol/L，尿酸349.3μmol/L；24h尿蛋白定量3410mg；肾脏B超未见异常。建议患者使用激素治疗，但患者表示拒绝，故给予厄贝沙坦、黄葵胶囊以减少蛋白尿。药后患者水肿无明显减轻，遂至我院治疗，查尿常规：尿蛋白（++），隐血（+++）；24h尿蛋白定量3020mg。症见：咽喉稍微肿痛，下肢轻度水肿，小便量多，纳食可，大便正常，舌质嫩，体胖大，苔薄微黄，脉细数。辨证：脾肾两虚，外邪犯肺，治以补益脾肾、固涩精微、清热消肿。处方：黄芪20g，生地30g，茯苓12g，女贞子30g，麸炒白术10g，人参6g，丹参20g，柴胡9g，玄参15g，生甘草6g，菊花10g，连翘15g，桔梗10g。水煎服，每日1剂。

二诊：服药半月，患者咽喉无肿胀疼痛，复查尿蛋白定量1105mg/24h。上方加芡实30g，菟丝子30g。14剂，每日1剂，水煎400ml，分2次服。此方续服2周后，患者水肿基本消退，后以上方加减服用半年，24h尿蛋白定量波动在600~1000mg。

按语：该患者无明显本虚症状，结合舌脉，从治其源，仍考虑为脾肾不固，精微下泄。患者有反复咽喉部肿痛，故治疗时当注意祛外感之实邪。总之，本患者的病机为脾肾两虚、外邪犯肺，方以培土固本方加清热消肿之品，最终取得了良好的治疗效果。

五、肾性尿崩症验案

徐某，男，29岁。2001年1月29日入院。患者半年前因"泌尿系感染"服用"八正合剂"（组成中有马兜铃科药物关木通）数十瓶后渐出现口渴，多饮、多尿，日趋严重。入院时症见：口干口渴，多饮多尿，24h 尿量（7400±200）ml，伴见身体困重、神疲乏力、尿中时有白浊。查：舌体胖，质红润，苔白腻，脉缓；尿常规：PRO（+），GLU（++），SG1.005，24h 尿蛋白定量 1.999g，空腹血糖 5.4mmol/L，葡萄糖耐量试验无异常。肾功能：BUN14.6mmol/L，Scr174μmol/L。电解质：K^+2.8mmol/L，Na^+147.46mmol/L，Cl^-108.23mmol/L。垂体 CT 扫描未见明显异常，禁饮实验无反应，外源性 ADH 实验部分反应。

入院诊断：中医诊断：消渴。西医诊断：肾性尿崩症马兜铃酸肾病（肾小管功能障碍型肾小管酸中毒）。经用氢氯噻嗪（双氢克尿噻）、吲哚美辛（消炎痛）等西药及滋阴清热中药治疗两周余，病情无好转，乃改用猪苓汤化裁：茯苓、猪苓各 12g，泽泻 15g，白术 10g，滑石 20g，杏仁 8g，白蔻仁 6g，生薏苡仁 18g，生地 12g，太子参 10g。服 3 剂后每天尿量锐减至 3000ml。又服 5 剂，每天尿量减至 2500ml，基本正常，但仍口干乏力，乃改用参芪地黄汤加减调补善后。至 2001 年 3 月 5 日出院时每日尿量（2100±300）ml，查尿常规：PRO（-），GLU（±），SG1.015。肾功：BUN6.2mmol/L，Scr130.8μmol/L。电解质：K^+3.71mmol/L，Na^+144.18mmol/L，Cl^-102.2mmol/L。基本恢复，带药出院。半年后随访，病未复发。

按语： 中医药治疗尿崩证的报道很多，治法以滋阴清热、温补脾肾为多，也有应用疏肝清热法的报道。本案病人虽有口干口渴，多饮多尿等阴虚燥热之象，但同时有面色萎黄、身体困重、尿中时有白浊、舌体胖而红润、脉缓等湿浊内蕴见症，而且有长期应用含马兜铃酸药物历史，加之应用滋阴清热之剂乏效。有鉴于此，考虑本病的病理机转为：久用"毒药"后，脏腑受损，气化不利，水湿内停，弥漫三焦，津液失于布散而直趋下焦，日久伤阴化燥而呈现诸症。此时湿阻气化为主要病机，徒滋阴清热自当乏效，而且有助湿碍气行之弊。因而改用猪苓汤化裁，方中以二苓、泽泻、白术、滑石利湿行水清热为主，加用三仁，调理三焦，芳香化浊为辅，去滋腻之阿胶，聚甘凉之生地、太子参养阴益气生津以为佐使。诸药合用辨病与辨证相结合，古方与时方相接轨，故取得较捷之疗效。

[冷　伟]

第五节　杜治锋中医药治疗慢性肾脏病验案三则

杜雨茂教授是我国著名中医临床家，陕西杜氏肾病学术流派杰出代表。在日常临床工作中我们秉承杜老学术思想，借鉴杜老宝贵的临床经验，积累了众多的治疗验案，今撷取三则，以供同道参考。

案例1　慢性肾衰竭

王某，男，74岁，家住河南省灵宝市寺河乡，2021年5月29日初诊。患者始于2020年9月13日以"纳差，乏力1年"为主诉入住灵宝市某医院。经查肾功能：CREA232μmol/L，UREA16.7mmol/L，UA475μmol/L，CysC2.87mg/L，其余不祥。诊断为：①慢性肾衰竭、肾性贫血；②腰椎间盘突出症；③慢性浅表性胃炎；④高血压病2级（极高危组）；⑤低蛋白血症；⑥ANCA相关血管炎；⑦肺气肿。给予"泼尼松""氨氯地平""海昆肾喜胶囊""百令胶囊""罗沙司他""莫沙必利"等药物治疗，用药至2021年3月26日由于疗效欠佳，又转至浙江大学某附属医院治疗。当时查肾功能：CREA299μmol/L，UREA24.57mmol/L。其余不祥。诊断为：①高钾血症；②慢性肾衰竭、肾性贫血；③ANCA相关血管炎；④高血压病。给予"泮托拉唑""罗沙司他""泼尼松""开同""米曲菌胰酶片""氨氯地平""呋塞米""乳果糖"等药物治疗，疗效仍然不佳，且近 1 个月来，纳差、恶心日渐明显，经人介绍前来我院诊治。我院当日检查肾功能：CREA326μmol/L，UREA21.6mmol/L，UA399μmol/L，CysC4.18mg/L。血常规：RBC 3.73×10^{12}/L，HGB101g/L，HCT 30.9%。尿常规示：PRO（＋＋）。尿总蛋白/尿肌酐比值为2.12。肝功能、血脂及血清电解质正常。症见：神疲乏力，少气懒言，呕恶频频，稍食或者饮水后更甚，不思饮食，小便通畅，4~6d 大便 1 次，便干艰涩难下，双下肢浮肿明显，按之没指。舌质暗红，苔黄厚腻，脉沉细濡。中医诊断为呕吐，证属脾胃俱虚，寒湿瘀热干犯中焦，气机阻滞，纳化无能。治宜健脾和胃，降逆止呕，佐以通腑泻浊。处方：生姜 15g，黄连 5g，黄芩 8g，大黄（后下）10g，炒枳实 12g，苏叶 15g，人参 10g，车前草 30g，茯苓 30g，猪苓 15g，炒麦芽 15g，神曲 15g。10 剂，每日 1 剂，水煎服。嘱咐患者家属先停服其他药物，仅服中药汤剂，而且要少量频服。

二诊：6 月 4 日与患者家属电话联系，得知患者已服 7 剂中药，在服药 3d 后已不再呕吐，现每天已能少量多次进食，神疲乏力感也明显改善，大便 1~2d 一行，不干，尚通畅。唯下肢浮肿仍较明显。故在前方基础上加冬瓜皮 30g，茯苓皮 30g。20 剂，每日 1 剂，水煎服。

三诊：6 月 29 日来院复诊。患者已经能正常饮食，精神状态转佳，神疲乏力感明显改善，下肢浮肿也有减轻，尿利，大便 1~2d 一行，不干。舌质淡暗苔薄白，脉沉细。首诊处方去生姜、黄芩、黄连，增石韦 20g，砂仁（后下）8g。30 剂，每日 1 剂，水煎服。

四诊：8 月 14 日患者家属电话告知，患者下肢仍有轻微浮肿，食纳有时稍差，余症不显。发来当地医院 11 日检查结果。肾功能：CREA200μmol/L，UREA21.5mmol/L，UA454μmol/L。肝功能：TP58.7g/L，ALB 28.5g/L，GLOB 30.2g/L。血脂、电解质正常。血常规：RBC 3.70×10^{12}/L，HGB 104g/L，HCT 31.20%。尿常规：PRO（＋＋）、BLD（＋）。调整处方以香砂六君子汤为主方化裁。后期也以此方化裁治疗，目前仍在治疗中。患者已无明显不适症状。血常规恢复正常，尿常规 PRO（＋），肾功能的 CREA 稳定在 200μmol/L 左右。

按：依据传统中医理论，肾脏病多属中医"水肿""关格""癃闭""虚劳"等范畴。中医认为，其病因病机多与"脾胃"有关。如呕吐，《济生方·呕吐》云："若脾胃无所伤，则无呕吐之患。"久病后损伤脾胃，中阳不振，纳运失常，胃气不降则恶心呕吐。古人云："有胃气则生，无胃气则死。"脾胃为后天之本，气血生化之源，若不及时调治，一则水谷营养日渐匮乏，气血化生乏源，正气愈衰，二则药物无法吸收直达病所而起效，均可导致病情恶化。

本例患者长期呕恶、纳差且日益加重，脾胃俱虚，寒湿瘀热浊邪干犯中焦，气机阻遏，纳化无能。故急以生姜和胃降逆，黄芩、黄连清热止呕，人参、茯苓、猪苓益气健脾，大黄、枳实通腑泻浊，车前草利水消肿。仅仅 3 剂后，胃气得复，呕吐止，能少量饮食。继续以健脾和胃为大法，如此邪去正复，中焦脾胃升降有序，纳化复常，整个病情日渐向好。随着中医对肾脏病治疗认识的不断深入，从"脾胃"论治肾脏病获得较为满意的临床疗效，愈来愈受到人们的重视，本案例也是一个有力的佐证。

案例 2 肾病综合征合并低蛋白血症

徐某，男性，27 岁，家住陕西省杨凌区徐东湾。2018 年 10 月 9 日初诊。患者于 2018 年 7 月无明显诱因出现周身浮肿，随就诊于杨凌示范区医院，尿常规示尿蛋白（＋＋＋），24h 尿蛋白定量为 12759.5mg，乙肝病毒定量为 1.678E＋008IU/ml，其余检查结果不详。诊断为：①肾病综合征；②慢性病毒性乙型肝炎。收入住院治疗后，给予阿司匹林肠溶片、阿托伐他汀钙、百灵胶囊、恩替卡韦分散片、螺内酯片、利伐沙班等治疗，上述症状有所减轻后转门诊治疗不到 2 周，浮肿较前加重，再次住院治疗无效，经人介绍来我院就诊。症见：颜面及四肢浮肿，行动不便，端坐呼吸，夜间不能平卧，24h 尿量 400～500ml，神疲乏力，腹胀，纳差。舌淡红苔薄白，脉细濡数。杨凌示范区医院 10 月 5 日检测血浆总蛋白 34.7g/

L，白蛋白 14.1g/L，球蛋白 20.6g/L。24h 尿蛋白定量 9382.4mg，尿常规示尿蛋白（＋＋＋）。乙肝病毒定量为 4.633E＋006IU/ml。中医诊断为水肿，证属脾肾亏虚，湿瘀内蕴。治宜温肾健脾，化瘀祛湿，佐以宣肺利水。处方：黄芪 50g，淫羊藿 15g，桂枝 8g，葶苈子（包煎）30g，炒白术 20g，茯苓 40g，猪苓 15g，泽泻 15g，车前草 30g，大腹皮 20g，桑白皮 20g，茯苓皮 30g，山萸肉 15g，山药 30g，丹参 20g，石韦 20g，生益母草 30g，人参 8g。14 剂，每日 1 剂，水煎服。

二诊：半个月后复诊时，患者精神转佳，乏力改善，24h 尿量已达 1000ml。继续服用上方。

三诊：2018 年 11 月 13 日复诊，24h 尿量已达 1500ml，夜间可平卧。2018 年 11 月 10 日杨凌示范区某三甲医院查尿常规：蛋白（＋＋＋）；24h 尿蛋白定量已经降至 1896.3mg。复诊后首方去大腹皮、桑白皮、葶苈子等，加强活血化瘀药物力度，加入桃仁、红花、地龙等，并加大黄芪用量治疗至 2019 年 8 月份，24h 尿蛋白定量已经转正常范围，血浆总蛋白及白蛋白也接近正常值范围，临床症状消失。继续巩固治疗至 2020 年 4 月停药。随访 2 年，病情稳定。

按： 肾病综合征是因多种肾脏病理损害所致的严重蛋白尿及其相应的一组临床综合征。临床表现除蛋白尿外，尚伴有低蛋白血症，高度水肿，高脂血症。肾病综合征是肾小球疾病常见表现，凡能引起肾小球疾病的各种疾病均可发生肾病综合征。治疗上现代医学多采用激素及细胞毒性药物，虽然有一定疗效，却难以根治，且有相当病例对激素等药物不敏感，再加上其诸多副作用，所以激素及细胞毒性药物并非理想之药。而应用中医药治疗肾病综合征取得了较好的临床效果，疗效持久，且几乎无毒副作用，越来越引起人们的重视。

我们在长期的临床中发现，许多肾病综合征患者于病初期，在未用免疫抑制剂或免疫抑制剂副作用未出现之前，除肾病综合征的一般表现外，尚有畏寒肢冷，面色㿠白，舌体胖大，脉沉细等。此乃脾肾阳虚，水湿瘀热蕴结所致，治宜温肾健脾，清热利湿并辅以活血化瘀。摸索出治疗的有效方剂（附片、党参、炒白术、茯苓、黄芪、丹参、山萸肉、山药、石韦、生益母草等）。

本例患者在患肾病综合征的同时还患有慢性病毒性乙型肝炎，这就限制了激素及细胞毒性药物的应用。而使得我们不得不完全依靠中医药来治疗。而且其发病与我们长期的临床观察基本相符，故予以上方治之。只是水肿比较明显，加用了五皮饮加强利尿消肿作用，阳虚不明显，所以去大辛大温的附片，改用较为平和的桂枝和淫羊藿，治疗过程中，随着病情变化和症状改善药物有增有损，坚持治疗，最终也取得了令人满意的疗效。也再一次证实了中医药治疗的有效性及安全性。

案例3 局灶增生性肾小球肾炎伴急性肾小管损伤

王某，男，65岁，家住陕西省高陵县渭经湾。2018年10月26日初诊。因双下肢水肿2月，于2018年7月在西安某医院住院期间肾穿刺确诊为局灶增生性肾小球肾炎伴急性肾小管损伤。后经西医规范化治疗效果欠佳，血肌酐由一开始的120μmol/L上升到270μmol/L，24h尿蛋白定量1718.4mg。近期又因肺部感染入住西安某三甲医院，肺部感染控制后，来我院就诊。刻症：神疲乏力，面色萎黄，纳差，呕恶，双下肢轻度凹陷性水肿，尿痛，大便1d二行，偏干，舌质淡暗苔薄白，脉沉细无力。西安某三甲医院10月23日检查，肾功能：CREA427μmol/L，UREA23.79mmol/L。24h尿蛋白定量1727.2mg。中医诊断为淋证并尿毒，证属脾肾亏虚，浊瘀内蕴，三焦不利。治宜益肾健脾，化瘀降浊，疏利三焦佐以通淋。处方：姜半夏10g，炒黄芩10g，西洋参8g，车前子（包煎）30g，茯苓20g，桂枝6g，猪苓15g，炒白术15g，泽泻12g，丹参20g，三七5g，柴胡12g，黄芪50g，酒军（后下）6g。14剂，日1剂，水煎服。

2018年11月9日复诊：时纳差较前好转，未再呕恶，神疲乏力改善，大便每日1~2次，偏干，尿痛偶有。长庆油田某医院11月7日复查肾功能：CREA309μmol/L，UREA22.38mmol/L。上方加生姜12g，酒军改为10g。继续服14剂。

三诊：精神好转，乏力倦怠减轻，尿痛不显，大便每日一行，不干。12月3日同一医院复查肾功能：CREA191.6μmol/L，UREA18.38mmol/L，24h尿蛋白定量607mg。在这之后，患者每一个月或两个月来院复诊一次，治疗至2019年12月11日，患者已无明显不适症状，肾功能检测示：血肌酐100.88μmol/L，尿素氮7.85mmol/L，24h尿蛋白定量140.40mg。血常规示无异常。患者间断服用中药。2021年2月份后未再服用中药，仅服我院中成药巩固稳定病情。目前仍在随访中。

按：慢性肾功能衰竭我们在临床实践中屡见不鲜，西医一般采取治疗基础疾病，纠正可逆因素，积极处理并发症等治疗，以延缓慢性肾衰竭的进展。中医辨证论治与审因论治相结合，可以提高治疗慢性肾衰的疗效，延缓进入血液透析和肾移植的时间。本例患者水肿、淋证日久，邪恋伤正，脾肾亏虚渐著，失于运化，水谷不能化为精微物质，反聚为痰湿，郁久化热，水湿浊热泛滥壅滞，三焦气化不利，升降机能紊乱而发生诸症，则见上述临床表现。治当益肾健脾、化瘀降浊、疏利三焦。以柴胡、黄芩疏利三焦，调达上下，宣通内外，和调气机；酒军通腑泄浊；丹参、三七活血化瘀；西洋参、黄芪益气健脾补肾；五苓散渗利水湿，通利水道，开膀胱以泻阴浊；车前子清热通淋。临床运用后获得了非常明显的疗效。我们在临床实践中体会到：在慢性肾衰竭未有明显的阴虚和阳虚表现时，对其治疗应协调阴阳，以平为期，用此方较为适宜。

[杜治锋]

第六节　杜雨茂教授治疗IgA肾病临证经验分享

一、什么是IgA肾病

IgA肾病（IgA glomerulonephritis）是以反复发作性肉眼或镜下血尿，肾小球系膜细胞增生，基质增多，伴广泛IgA沉积为特点的原发性肾小球疾病。1968年Berger首先描述IgA肾炎，故又称为Berger病。

1. 特点

肾小球系膜区以IgA或IgA沉积为主的肾小球疾病，是目前世界范围最常见的原发性肾小球疾病，也是我国最常见的肾小球疾病。它是终末期肾病（ESRD）的重要病因，多见于20～30岁男性，发病机制尚不完全清楚。多数学者认为是"免疫介导炎症"。

2. 诊断

IgA肾病须经肾活检证实方可诊断。但在肾小球系膜区中有较明显的IgA沉积的疾病很多，应注意鉴别。最常见应列入鉴别的有：过敏性紫癜和紫癜性肾炎、系统性红斑狼疮和肝源性肾小球硬化症等。

二、IgA肾病治疗中的困境

迄今为止，IgA肾炎尚无满意的治疗方案。单纯血尿（动态观察，合并感染可抗感染治疗）；伴有蛋白尿，少量（可使用足量ACEI/ARB药物治疗），中大量（可使用糖皮质激素甚至联合免疫抑制剂）。最新版指南针对糖皮质激素及免疫抑制剂治疗的风险和获益仍有争议。2020年中华医学会肾脏分会最新进展中医内容：IgA肾病总病机为本虚标实，血瘀证最为常见，中医治疗核心在于活血、化瘀、通络。

三、杜雨茂教授对 IgA 肾病的认识思路

1. 临床表现分为 3 个层次

发作性肉眼血尿、持续性镜下血尿、蛋白尿。

全身浮肿，头晕、头痛，腰酸困痛。

头晕倦怠，面色苍黄，唇甲色淡，脘腹胀满，纳差，呕吐，小便不利，大便干结。

综上所述，该病归属于"溲血，尿血，腰痛，水肿，关格"等病证的范畴。《素问·气厥论》云："胞移热于膀胱，则癃、溺血。"《金匮要略》云："热在下焦，则尿血。"《诸病源候论》云："劳损于肾，动伤经络，又为风冷所侵，血气击搏，故腰痛也。"

2. 对病因病机的认识

一方面：禀赋薄弱，加之饮食不节、房室所伤致正气内虚，复感外邪所致。内因多为脾气不足，水湿内停，郁而化热，脾不统血，邪热入血，迫血妄溢而致血尿。肾气不足，肾阳虚，不能温化水饮，水湿瘀阻脉络，致血尿；肾阴虚，虚火内动，血液妄行致血尿；肾阴阳俱虚，不能藏精摄血，可见血尿、蛋白尿。初为阴虚内热，邪留络阻，血从下窍妄溢，久必生瘀，阴损及阳，血损及气。

另一方面：本病的发生，急性期多因外感风邪束于太阳，太阳与少阴相表里，少阴正气不足，易致风邪下扰于少阴肾；日久不解，足太阳膀胱壅热，热伤血络，或湿热内聚，瘀血阻络；慢性期多由太阳病迁日久，反复发作，正气损伤，导致太阴肺脾、少阴肾气虚，少阴肾、厥阴肝阴虚，气滞血瘀而致。

总体来说：以少阴肾为病变中心，可涉及太阴肺、脾、厥阴肝等。本虚标实，虚实夹杂之证。本虚主要为阴虚和气阴两虚，标实主要为邪热和瘀血，则致"阳气阴血俱虚，邪热与瘀血并存"。

四、杜雨茂教授对 IgA 肾病的治疗经验

"益气养阴，化瘀宁络"为首要治法，贯穿本病始终。黄芪、党参、生地、山萸肉、丹参、蒲黄、三七、丹皮等为常用药物。

（一）IgA 肾病临床最常见证候辨治

1. 气阴两虚，脉络瘀阻

此型临床表现相对较轻，多见手足心热，腰酸痛，乏力，舌质红暗，舌苔微黄，脉细数。或仅体检时发现尿液异常，舌淡红而暗，脉弦细。西医病理多见 Lee 氏（Ⅰ、Ⅱ、Ⅲ级）系膜细胞和基质轻度增生，肾小球节段硬化等表现。治宜养阴清热，活血止血，方选小蓟饮子化裁。常用药物有大蓟、小蓟、栀子、槐米、白茅根、侧柏叶、茜草、生地、当归、白芍、川芎等。

2. 脾肾气虚，湿浊内留

全身浮肿，腰酸困痛，头痛，头晕倦怠，脘腹胀满，纳差，舌胖大，舌苔滑腻，脉沉滑。临床表现多为肾病综合征，病理多见 Lee 氏（Ⅳ、Ⅴ级），肾小球节段硬化，肾小管萎缩，肾间质纤维化，新月体形成等表现。治宜健脾益肾，利湿化浊，方选四君子汤、胃苓汤、五苓散加减化裁。常用药物有党参、白术、茯苓、山萸肉、生地、丹皮、益母草、大腹皮、牛膝、葶苈子等。如有颜面潮红，头晕，头痛，脉弦有力等肝阳偏亢之表现，可加用夏枯草、天麻、钩藤、草决明等药；合并肉眼血尿明显者，可加用丹参、槐米、大蓟、小蓟、茜草等药。

3. 肾气亏虚，三焦疏泄不利

病程日久，或失治、误治，出现浮肿，头晕倦怠，面色苍黄，唇甲色淡，纳差，呕吐，小便不利，大便干结。甚至可见心悸，气短，不能平卧等。临床表现为慢性肾功能衰竭，终末期肾病。此时邪盛正虚，治以扶正达邪，双管齐下。治宜益肾降浊，疏利三焦，方选柴苓汤合大黄附子汤化裁。常用药物有柴胡、黄芩、西洋参、

生姜、猪苓、泽泻、茯苓、白术、桂枝、大黄、附片、牛膝、生地等。

若脾虚中寒，脘腹怕凉，便溏者，可去大黄、黄芩，易生姜为干姜，加砂仁、陈皮；若内热明显，口干、口苦及鼻衄者，去桂枝、附片，加三七、知母、侧柏叶；若浮肿明显，小便量少，心悸，气短，不能平卧，可加天冬、麦冬、葶苈子；若大便干结，加虎杖、莱菔子；血压高者可加夏枯草、钩藤等。

（二）IgA 肾病的六经辨证治疗

1. 邪束太阳，下扰少阴证

正气虚弱，外感风热。症见发热恶寒，咽痛，咳嗽，面目浮肿，小便短赤，舌红，舌苔薄白，脉浮或脉数。治法：疏风散邪，宣肺清热，凉血止血。方选麻黄连翘赤小豆汤加减。

2. 太阳壅热，湿阻络瘀证

症见咽喉肿痛，或伴发热，口苦口干，皮肤疮疡，尿血，尿灼热，大便不爽，舌红苔黄腻，脉滑数。治法：清利湿热，凉血止血。方药：五苓散合小蓟饮子加减。

3. 太阴气虚，精微失摄证

症见面色少华、淡黄或萎黄，或晨起眼睑浮肿，或下肢浮肿，气短乏力，大便稀溏，纳差乏力，舌质淡胖，脉沉细。治法：益气健脾，利湿摄精。方药：补中益气汤加减。

4. 少阴气虚，邪袭太阳证

症见面色淡黄，气短乏力，腰膝酸软，手足心热，口干喜饮，伴发热恶寒，咽痛，咳嗽，舌质红，脉沉细。治法：益气养阴，疏解太阳。方药：六味地黄汤加减。

5. 少厥阴虚，气滞血瘀证

症见腰膝酸软，眼睛干涩，手足心热，口干喜饮，大便干结，小便黄赤，舌质红，脉细数。治法：滋养肝肾，理气化瘀。方药：归芍地黄汤加减。

6. 少阳气滞，瘀血内停证

病程日久，腰部刺痛，面色黧黑，肉眼血尿，舌质紫暗，脉沉涩。治法：疏达三焦，活血止血。方药：四逆散合桃红四物汤加减。

上述两方面的辨证治疗，均有气阴两虚，伴见内热、瘀血、浊停。治疗仍以"益气养阴，化瘀宁络"为核心，兼以清热、降浊、疏利三焦。

杜雨茂教授强调，针对 IgA 肾病发展的不同阶段，解决不同标证，最终回到基本治法，长期坚持用药，才可以完全缓解或者临床治愈。

五、结合临床对 IgA 肾病治疗的思考

临床诊断需要依靠肾穿刺活检。可表现为急性肾炎、慢性肾炎、急进性肾炎、肾病综合征、慢性肾脏病均可见 IgA 肾病。无有效治疗手段，特别是血尿合并中小量蛋白尿、慢性肾脏病这两个长期阶段。

在杜老师学术思想的指导下，结合临床工作所见，总结如下：本病气虚、阴虚、气阴两虚为根本，内热、瘀血、肝阳偏亢、水湿内停、浊毒内生为标。

肾炎初起，多继发于呼吸道、皮肤感染；肾炎急进，多水肿合并感染。此类患者多见气阴两虚，内热水停，临床应用猪苓汤化裁，滋阴化瘀，清热利水。如《金匮要略》云："若脉浮发热，渴欲饮水，小便不利者，猪苓汤主之。"

慢性肾炎过程，患者有蛋白尿、血尿，常伴身困乏力，口干，手足心热，舌红，脉沉细。此类患者多为气阴两虚，兼以血瘀为主，治宜养阴清热，活血止血。方选：小蓟饮子化裁。

慢性肾脏病，以高血压为主要矛盾，头痛、头晕明显。此类患者多气阴两虚，兼有肝阳偏亢。气虚水停选五苓散加夏枯草、天麻、钩藤、决明子，阴虚内热水停选猪苓汤加夏枯草、天麻、钩藤、决明子等。

肾病综合征以水肿为主要矛盾，全身高度浮肿。此类患者多气

阴两虚，兼有水湿内停。治宜益气健脾，利水化湿，方选五苓散合五皮饮化裁。

慢性肾脏病中后期，临床以肾功能衰竭为主要矛盾，表现为纳差，乏力，小便量少，大便干结。此类患者多气阴两虚，兼有浊毒内生。治疗初为益肾降浊，疏利三焦；后仍应补气养阴，化瘀宁络。初始选柴苓汤合大黄附子汤，后仍可选小蓟饮子化裁。

六、验案举例

刘某，女，45 岁，IgA 肾病（Lee 氏 II 级），持续尿隐血（＋＋），24h 尿蛋白定量波动在 600～2000mg 之间，曾应用泼尼松（强的松）联合雷公藤治疗。到我院就诊时查尿常规：隐血（＋＋）、尿蛋白（＋＋）；24h 尿蛋白定量 970mg。偶有水肿，血压 140/90mmHg，应用替米沙坦 80mg/d 控制血压。

患者初入我院时腰膝酸软，久坐更甚，身困乏力，头晕，口干，盗汗，夜寐不实，小便黄赤，舌红，苔白，脉弦细。辨病属水肿并尿血。患者病程日久，脾肾气阴两虚，湿热余邪入络，血液精微妄溢。拟补气养阴，化瘀宁络，佐以利湿清热之中药。以五苓散联合小蓟饮子化裁。2 个月后症状消失，24h 尿蛋白定量 300mg 左右，尿常规仅见尿隐血（±）。后减去清利湿热之品，制成丸药巩固治疗 1 年，现仍随访。

[陕西中医药大学第二附属医院 杨薪博.2021 年杜雨茂学术思想研讨会专稿]

第七节 肾性血尿之六经辨证

摘　要：肾性血尿发病遵循六经辨证传变规律，由"三阳"到"三阴"，由轻到重，由表入里，由实转虚。病位在表、皮毛，以外感或尿路感染、泌尿系结石而出现肾性血尿当为太阳病，治疗需禁用麻黄类发汗方剂，可在解表基础上加凉血止血利尿药；病位在胃肠、肌肉，以多饮、多食、多尿、体重减轻的三消症，胃肠道症状明显的肾性血尿为阳明病，治法上当"益气养阴清热，利水止血"为总纲；病位在肝胆经脉，以肝胆系统为主要症状，或合并抑郁证候的肾性血尿，可归属少阳病，部分还可涉及厥阴病，治法以"和解少阳，温化水饮"为总则；病情进一步发展，三阴病期多以两经或三经证候同时出现、阴阳俱虚为多见，阳明病进一步脾阳不足致腹痛、胃肠虚弱者，属于太阴病，治法"当温之"；累及心神、心肾俱损则属于少阴病，治法当温补肾阳、利尿、消肿止血；恶心呕吐、动风抽搐、昏迷晕厥、肢体震颤等证候属于厥阴病，辨证治疗。临床治疗遵循"急则治其标、缓则治其本"的总指导原则，灵活运用经方，察其证、知其因、明其理，以做到可治有据，合理辨证，消补兼施。

关键词：肾性血尿；六经辨证；《伤寒论》；张仲景

肾性血尿是肾脏疾病的常见症状，其最早见于《黄帝内经·素问·气厥》："胞移热于膀胱，则癃溺血。"属于中医学"溺血""溲血"的范畴。西医学认为中段尿液离心后沉渣镜检，红细胞 > 3 个/HP 称为血尿或镜下血尿[1-2]。肾性血尿是临床肾脏病常见症状，多型肾病各阶段均可见其症状出现，但因其顽固性、隐匿性、难治性，西医多仅能治其标，而并不能治其根本。现代医学研究证明，中医药治疗慢性肾病及相关病症，有独特优势[3]。笔者在临床跟师学习中发现肾性血尿的发生、发展、愈后，遵循六经辨证由"三阳"到"三阴"，由轻到重，由表入里，由实转虚发展规律，再结合李小会教授"从脾肾治顽固性蛋白尿[4]"及参考了李赛美教授"六经辨证治糖尿病肾病心得体会[5]"，以及杜雨茂教授肾脏疾病的"三阴""三阳"传变规律而深受启发，在遵循中医辨证论治的基础上，尝试以张仲景六经辨证理论为依据，探讨肾性血尿的诊治及用药。

一、肾性血尿六经辨证理论依据

肾脏疾病是动态变化的，其病情的发生、发展多复杂，愈后往往多变。在临床中结合六经辨证探析肾性血尿，发现其有独特优势：①肾性血尿符合从"三阳"到"三阴"，从"表证"到"里证"从实到虚的传变规律，即六经可单独为病，也可合病、并病，该传变规律与临床上病情由轻到重，由单器官损害到多器官并发损害相吻合。②人是一个有机统一整体，六经辨证结合经络与脏腑互为表里，阴阳与气血互根互用，而脏腑相互牵连，经络相互络属，故某一疾病并非单纯一经一脏发病于某一阶段，而需视其为动态发展的疾病变化过程；肾性血尿在临床上常是涉及多个脏腑、多层面、不同程度的全身性疾病，需视患者整个身体素质及疾病发展阶段做出相应的诊疗方案，二者相似、相通、相同。③《伤寒论》以六经辨证为纲，运用表里同治、寒温并用、攻补兼施等治法，严谨选方组方灵活用药，如真武汤[6]、抵当汤[7]、大黄附子汤[8]等均药简精准、疗效显著，临床上广泛治疗丁肾脏相关疾病，故六经辨证完全吻合肾性血尿在临床中的诊治原则。

二、肾性血尿之六经辨证

（一）太阳病

太阳经也称巨阳，《灵枢·营卫生会》说："太阳主外"，主一身之表，其为六经藩篱，统摄营卫。足太阳膀胱经挟脊抵腰，络肾属膀胱，而膀胱为水府，职司气化，小肠为火府，泌别清浊而渗入膀胱。二府通和，气化如常，尿液得以顺利排出。临床中当患者因外感、泌尿系感染、结石等感受风遏水阻发为水肿，以实邪为病，导致湿热邪毒损伤脉络，血溢脉外，则可见肾性血尿。

1. 太阳经证

此阶段初见端倪，病邪轻浅，但临床症状明显，来势凶猛，多为急性肾炎及肾盂肾炎初期。表实证见发热，恶寒较重，咽痛，咳嗽，小便不利，尿血，苔薄白，脉浮等；表虚证可见汗自出，咳嗽，脉浮弱等。

2. 太阳腑证

外邪未解，热邪循经入下焦，成太阳蓄水证，或结石、泌尿系逆行感染等直袭下焦，热邪耗炼阴血为瘀，经腑俱病成太阳蓄血证，如伤寒106条云："太阳病不解，热结膀胱，其人如狂，血自下，下者愈。"此阶段可见病人烦躁如狂，小便自利或不利，伴少腹急结，坐卧不适，舌红，脉涩。

《血证论》有"水病而不离乎血，血病而不离乎水""水病则累血"[9]，可知肾性血尿、水肿二者之间互相转化、交互为病。然"淋家，不可发汗，发汗必便血"，故此，太阳病肾性血尿需禁用麻黄汤类发汗方剂，以防更伤阴血。表证可在解表基础上加凉血止血利尿药，使热邪从小便去，如银翘散合导赤散；太阳腑证可用抵当汤或桃核承气汤加减化裁。大蓟、小蓟[10]、侧柏叶、仙鹤草、墨旱莲、白茅根[11]均有清热利尿、凉血止血等功效，其中白茅根甘淡微寒，清热不碍胃，止血不留瘀，利尿消肿不伤阴，对急性肾炎伴尿赤者用之最为对症；化石药如金钱草、石韦、海金沙等可随症加减。

（二）阳明病

阳明，指手阳明大肠和足阳明胃两经，与手太阴肺、足太阴脾互为表里，阳明、太阴彼此协调，相济为用，合为后天之本，气血生化之源，故阳明有"多气多血"之说。阳明病的病理机制，仲景概括为"胃家实"。"实"是邪气盛实，故阳明热盛，燥热耗血动血，则见肾性血尿。

1. 阳明经证

太阳病表邪未解，入里化热，邪热极盛，也有素体喜嗜肥甘厚腻辛辣热盛之人，在罹患肾炎或肾盂肾炎初期，不经太阳而直中阳明，热盛血动，燥邪伤津耗血，故临床可见患者"大热、大汗、大渴"三消症状明显，而热盛津血亏虚，复又加重燥邪内生，日久气阴两虚，气不固血则使血尿由实转虚，愈加难治，如消渴病肾病。

2. 阳明腑证

急性肾炎或急性泌尿系统感染，外邪未解而传入阳明之腑，肠腑中积滞化热化燥，成阳明腑实证，或急性肾炎日久，太阳阳明纠缠不休，以阳明胃热阴虚"三消症"明显，病人食欲较佳，口渴明显，小便频多，舌红，脉细数为主；进一步阳明太阴脾湿相合，湿热蕴结，"热得湿则愈炽，湿得热则愈横"，急则阳黄，慢则阴黄，临床可见身黄，身热，小便不利，口干，血尿，舌红，苔黄腻，脉滑数等症，如肝炎性肾病。

治法上，阳明经证当益气养阴清热[12]，利水止血为总纲。"三消症"明显，予白虎加人参汤或竹叶石膏汤气阴双补；阳明腑实证予三承气汤；瘀热燥结用抵当汤、桃核承气汤；小便不利、下焦湿热予猪苓汤；胃热满实予大黄黄连泻心汤；合并肝胆受损湿热互结则予茵陈蒿汤、栀子柏皮汤等，外加清热凉血、化瘀止血药加减，以扶正攻邪兼施，使体内毒邪有外排之机。

（三）少阳病

少阳包括足少阳胆与手少阳三焦二经，及所属三焦二腑。少阳主相火，主枢机，胆附于肝，内藏精汁而寄相火，主决断，性疏泄，病则枢机不利，胆火上炎，情志抑郁，故少阳以"口苦、咽干、目眩"为提纲，此经发病常可见肝胆病及抑郁证候。《素问·阴阳类论》云："少阳常少血多气。"少阳阳气始生，气血不足，抗邪能力弱，患者多素体正气亏虚，故一发病可直犯少阳，且变化多端，易传变，常因感受外邪或遇劳发病。

1. 少阳表证

"三阳离合，少阳为枢"，三焦气机不利，水道失调而发水肿；正邪相争，气不固摄而尿血；此外还可见发热、微恶寒、微呕、肢节烦疼、往来寒热、胸胁苦满、小便不利等本经特征。

2. 少阳兼阳明里实证

有寒热往来、心下急、呕不止、郁郁微烦、心下痞硬、不大便、潮热等症。

3. 少阳病误下后，表里俱虚，虚实夹杂证

"血弱气尽"，虚实夹杂性肾性血尿，则见胸满烦惊、一身尽重、小便不利、不可转侧等症。

4. 少阳病兼水饮内结证

枢机不利，水不下行，津不上承，阳郁不得外越，故临床多见胸胁满微结、心烦、往来寒热、小便不利、渴而不呕、但头汗出等症。

少阳病肾性血尿，治法以"和解少阳、温化水饮"为总则。少阳表证或病在肝胆、胆道感染、抑郁情志等证治以小柴胡汤[13]为主方；少阳病兼阳明里实大便秘结予大柴胡汤或柴胡加芒硝汤；少阳表里俱虚、虚实夹杂或抑郁重者予柴胡加龙骨牡蛎汤；少阳病兼水饮内结可用柴胡桂枝干姜汤，佐以利尿消肿和止血药物择用。

（四）太阴病

太阴指手太阴肺和足太阴脾，二经主运化精微，而赖阳气之温煦。肺为太阴之脏，为水之上源，主通调水道；脾居中焦，主运化水湿，《黄帝内经》云："诸湿肿满，皆属于脾。"脾阳虚衰，水失运化则内停外泛；且脾经、肺经和足少阴肾经三经，使肺脾肾三脏合上中下三焦共发为水肿，故仲景以"腹满而吐，食不下，自利益甚"为提纲，以阳明病进一步致中阳气血不足、寒湿内阻型胃肠虚弱、腹痛证候为主。急性肾性血尿失治延误，至此阶段则转为慢性肾性血尿，病情由"三阳"转入"三阴"，治疗难度增加。

1. 太阴病本证

"以其藏有寒故也。"寒性凝滞，阻碍气血，气不固摄而见尿血，故临床慢性肾炎患者常有体倦乏力，纳差，食后腹胀，脉弱无力等症。

2. 太阴兼表证

太阳太阴合病，表里同病，可见便溏，纳少，脘腹胀满，呕吐，身肿，脉浮。

3. 太阳病误下，过伤脾阳；太阴虚寒累及少阴证

土不制水，发为水肿、气血凝滞、血溢脉外则生血尿，故太少合病可见血尿伴腹满时痛，喜温喜按。

4. 太阴发黄证

进一步太阴脾阳受阻，使肝胆疏泄失职，胆汁不循常道，外溢肌肤，发为阴黄，《伤寒论》原文第187条其意为：若寒湿不化，蕴积中焦，水气不得散布，致小便不利，周身发黄。而寒湿蕴结，气血受阻，必夹瘀虚，血行不畅，故见肾性血尿；中气下陷，统摄无权，则精微下漏而见大量蛋白尿，临床上常见于慢性肾衰竭、肝硬化性肾损害等病寒湿型，属于太阴病。

太阴病肾性血尿治法"当温之"。太阴病本证，服四逆辈；太阴病兼表证，服苓桂术甘汤；寒湿内阻，中阳不足而腹痛者，予理中汤、桂枝加芍药汤；实痛证用桂枝加大黄汤；气血虚弱证用小建中汤；寒湿发黄则"于寒湿中求之"，以温阳散寒、除湿退黄，使阳复水消、寒湿得化[14]、水通则血止，选方可用茵陈五苓散、茵陈术附汤，辨证加减止血利尿药。

（五）少阴病

少阴经包括手少阴心和足少阴肾两经及所属心肾两脏。心属火，肾主水；心藏神，肾藏精；心主血脉，肾主水液；心肾交通，水火相济，相辅相成。肾性血尿到此阶段多为肾病综合征或尿毒症期，病情缠绵反复，常合并心、肾功能不全及器质性病变。少阴为水、火两脏，故肾性血尿此阶段有寒化、热化两途径。

1. 少阴寒化证

阴盛阳衰，气血不足，以"脉微细，但欲寐"为主要表现，水气不化，津液不行则聚为水肿，小便不利，水气凌心、心阳虚衰可

见心悸、畏寒怕冷、四肢沉重等证，进一步阻碍气血生化运行，则见肾性血尿迁延难愈，肾性贫血明显。《医学衷中参西录》述："中气虚弱，不能摄血，又兼命门相火衰弱，乏吸摄之力，以致肾脏不能封固，血随小便而脱出也。[15]"

2. 少阴热化证

水火失济，热耗阴伤，水热互结，夹虚夹瘀，病人多有口干心烦、心火上炎，累及心神、心肾俱损等症。

3. 外邪直中少阴

如久病者复尿路感染或肠道感染，可见小便不利或利下脓血不止。

少阴寒化证肾性血尿治法为温补肾阳、利尿消肿止血，方用五苓散加减；心阳虚可用桂枝甘草汤、桂枝加桂汤、桂枝甘草龙骨牡蛎汤；肾阳虚水肿较重者用附子干姜汤、茯苓四逆汤；阳虚水泛证用真武汤[16]、身痛附子汤；少阴热化证以黄连阿胶汤补肾阴、清心火，方中可用生地黄代替阿胶，既能清热，又可凉血止血，更切合病机。外邪直中尿路感染，小便不利者用茯苓汤；下利脓血属脾肾阳虚者用桃花汤。全程需遵守随症灵活选方用药，以达到心肾相交，水火相通，上下相济，水行通畅而血尿自止的目的。

（六）厥阴病

厥阴经包括手厥阴心包经、足厥阴肝经。肝为风木之藏，主藏血，体阴而用阳，心包经之火以三焦为通路而达下焦，以暖肾水而滋养肝木。厥阴风木易郁化热，风火相煽灼津炼液为痰为瘀，痰瘀进一步阻痹肾络，加剧肾性血尿病情进展，而肾性血尿进展至厥阴期伴随多种并发症，既兼各经常见证候，又有其特殊证候。厥阴风火相煽，挟木势而害土，则脾胃升降被扰，清气不升，浊气不降，可见恶心呕吐；浊毒相互蓄积，上扰清窍袭脑，可见眩晕、头痛、昏厥、肢体震颤等凶险之症。"厥者，尽也。"本病发展至此，阴阳交争多复杂凶险，易虚实夹杂，寒热错综。

厥阴经肾性血尿遣方用药上，寒热错杂者用乌梅丸；寒热格拒者用干姜黄芩黄连人参汤；血虚寒凝，经脉不畅致厥者用当归四逆汤或当归四逆加吴茱萸生姜汤；肝寒犯胃，浊阴上逆者用吴茱萸汤；厥阴热利则用白头翁汤配伍加减。

三、小结

一般来说，肾性血尿处于肾炎早期或因尿结石出血，仅表现轻微，肾功能影响不大，早期规范治疗可有效控制或完全缓解，否则随着肾功能进行性减退，肾脏器质性病变加重伴随全身多种并发症，给后续治疗及恢复带来巨大难度。西医多采用抗生素、激素、免疫制剂来治疗相关疾病，但治疗效果欠佳，容易反复。中医药在治疗慢性肾病及相关疾病方面有其独到见解及用药，往往效果颇丰，故临床诊治中不可拘泥一招一式，而需中医理论与临床知识相结合，为患者个体化诊疗。本证虚实夹杂，本虚标实，治疗上应遵循"急则治其标、缓则治其本"为总指导原则，以做到合理辨证论治，消补兼施。以张仲景《伤寒论》六经辨证体系为指导结合临床，灵活运用经方，肾性血尿察其证、知其因、明其理，则可治有据，效亦宏也。

参考文献

[1] 张守琳，谢院生，魏连波，等. 肾性血尿的诊断及中医治疗思路与方法[J]. 中国中西医结合肾病杂志，2020,21(03):270-272.
[2] 孔范良. 改进后光镜检查尿红细胞形态在血尿诊断中的价值[J]. 医疗装备，2020,33(17):55,59.
[3] 马源，费佳，陈玉，等. 中医药治疗慢性肾炎的优势探析[J]. 中医临床研究，2019,11(34):72-74.
[4] 杨怡，屈杰，陈丽名. 李小会教授从脾肾治疗顽固性蛋白尿经验探析[J]. 浙江中医药大学学报，2020,44(10):986-990.
[5] 李赛美. 浅谈糖尿病及其并发症六经辨治思路[J]. 中华中医药杂志，2007(12):857-859.

[6] 李露,贺小兰. 桂枝茯苓丸联合真武汤治疗糖尿病肾病性水肿的临床观察 [J]. 内蒙古中医药,2020,39(01):22-23.

[7] 邸莎,于晓彤,苟筱雯,等. 态靶辨证在肾虚络瘀型难治性肾病综合征中的运用——抵挡汤加黄芪、丹参、泽泻[J]. 辽宁中医杂志,2020,47(04):5-7.

[8] 张琳琳,张海晨,宋云霄,等. 大黄附子汤对腺嘌呤致慢性肾衰竭小鼠外周血 TGF-β1、BMP-7 水平及肾组织 Smad 6、P38 蛋白表达的影响[J]. 中医杂志,2019,60(24):2138-2142.

[9] 李建保,徐荣谦. 中医尿血性水肿病因病机及辨证论治框架的构建[J]. 四川中医,2014,32(03):11-13.

[10] 丁齐又,魏秀秀,顾成娟,等. 仙鹤草、侧柏叶、小蓟治疗肾性血尿经验——仝小林三味小方撷萃[J]. 吉林中医药,2020,40(07):850-853.

[11] 葛京帝,马晓燕. 基于现代文献探讨中医药治疗肾性血尿用药规律[J]. 亚太传统医药,2019,15(01):149-152.

[12] 廖奕娇. 益气养阴汤治疗单纯性肾性血尿的临床观察[D]. 广州:广州中医药大学,2019.

[13] 胡欢欢,尹凤仙,崔镇花. 小柴胡汤加减对家兔膜性肾病的疗效[J]. 中国老年学杂志,2020,40(08):1750-1753.

[14] 张小云,马红珍.《伤寒论》治疗肾性水肿九法[J]. 浙江中医药大学学报,2006(03):229-230.

[15] 樊妍妍. 肾性血尿辨治探析[J]. 辽宁中医药大学学报,2012,14(03):58-59.

[16] 徐辉辉,李索咪,洪俊豪,等. 真武汤中不同附子剂量对肾病综合征大鼠蛋白代谢及疗效影响的研究[J]. 新中医,2019,51(05):53-55.

[李金蓉,李小会,林莉,等.原载于《中医学报》,2022,37(4):287-291.]

第八节　师从杜老师一得

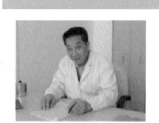

师从杜老师一得

河北医科大学第四医院
刘亚娴

1. **一个精神，夯实根基**

綜观历代医家，成大器者，均有一种精神，吾辈当探求之。张仲景……

学习期间窥得几种精神：

（一）酷爱中医

（二）敏而好学

（三）谦而好争

（四）知难而进

（五）重医德而践行之

（六）不善张扬，认认真真做学问，老老实实做人，凸显"大智若愚"

2. 一日侍诊，万日受益

由"猪苓汤"引发的思考

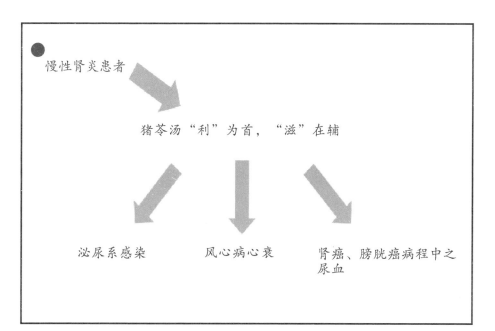

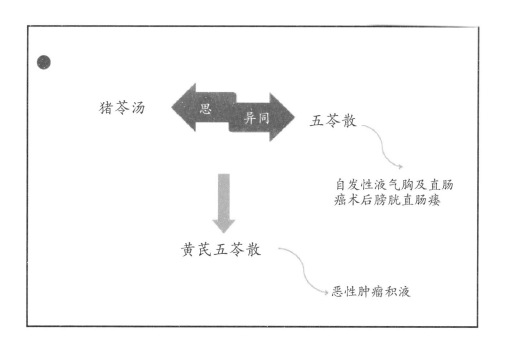

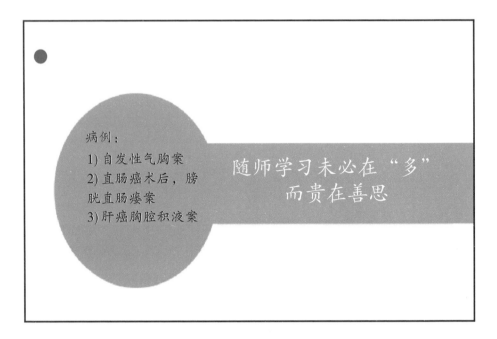

病例：
1) 自发性气胸案
2) 直肠癌术后，膀胱直肠瘘案
3) 肝癌胸腔积液案

随师学习未必在"多"而贵在善思

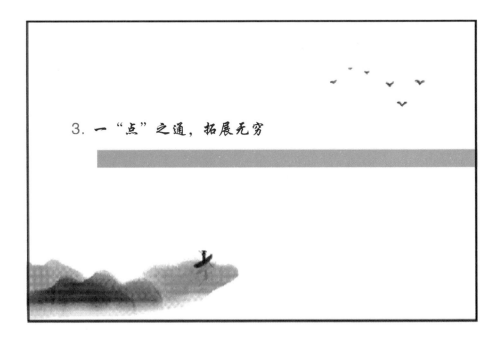

3. 一"点"之通，拓展无穷

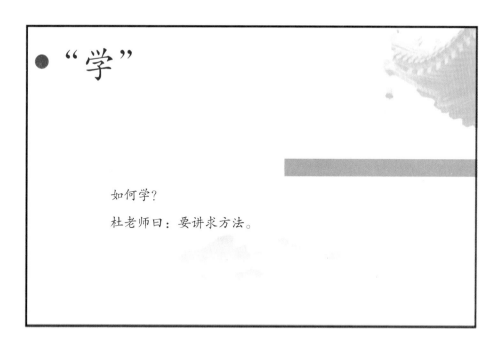

● "学"

如何学？

杜老师曰：要讲求方法。

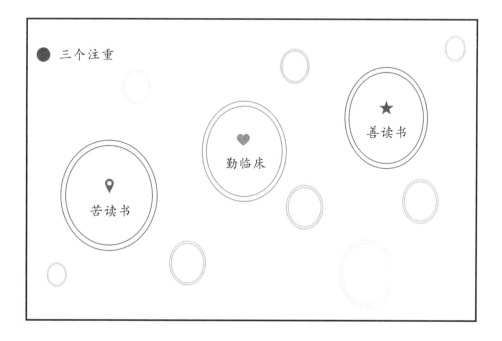

● 三个注重

善读书

勤临床

苦读书

● 四个坚持

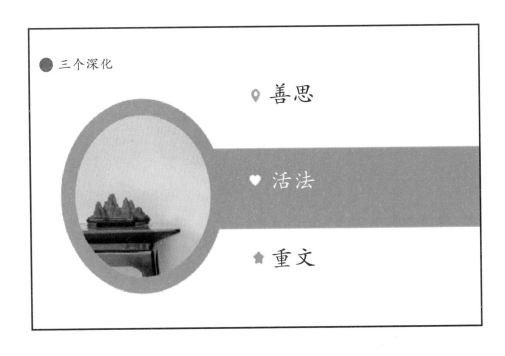

坚持突出中医特色　坚持中医理论指导下辨证论治　坚持中西结合　坚持认知不断更新

● 三个深化

善思

活法

重文

● 三防

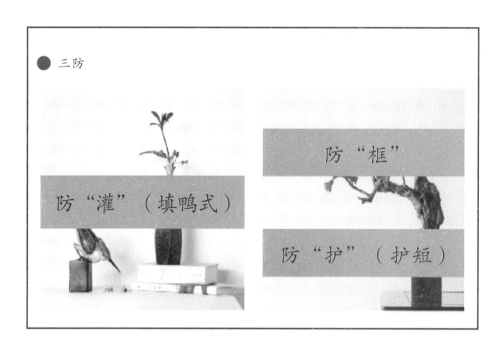

● 理论学习六字箴言

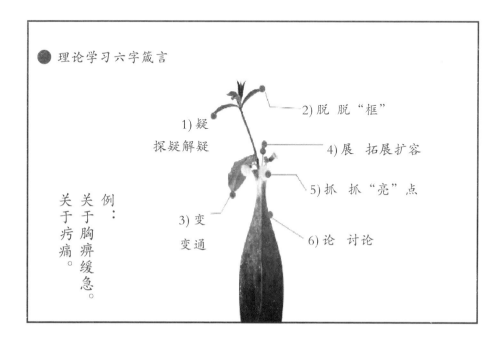

1) 疑　探疑解疑

2) 脱　脱 "框"

3) 变　变通

4) 展　拓展扩容

5) 抓　抓 "亮" 点

6) 论　讨论

例：关于胸痹缓急。关于疗痛。

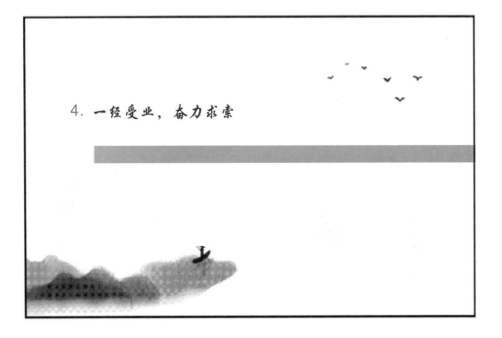

4. 一经受业，奋力求索

- 为什么选《伤寒论》研究专业？

1) 调胃承气汤例

2) 雷诺氏病例

- 尝到的甜头

战栗案，心肌炎危重症，桂枝加桂、胃扭转、棘间韧带炎……

- 用仲景方重在妙用

朱丹溪云：仲景之书"载道者也"。

许叔微：予用仲景之法，然未尝守仲景之方，乃为得仲景之心也。

● 方小功大

枳术汤

《金匮要略》原文："心下坚大如盘，边如旋盘，水饮所作，枳术汤主之。"

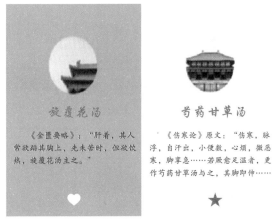

旋覆花汤

《金匮要略》："肝着，其人常欲蹈其胸上，先未苦时，但欲饮热，旋覆花汤主之。"

芍药甘草汤

《伤寒论》原文："伤寒，脉浮，自汗出，小便数，心烦，微恶寒，脚挛急……若厥愈足温者，更作芍药甘草汤与之，其脚即伸……"

● 医案举例：

王某某，男，82岁，河北省石家庄市某单位退休职工。

2020年6月9日以右肺上叶附壁型肿瘤伴浸润倾向，肺活检组织涂片找到癌细胞而就诊。

2020年8月18日复诊（前诊略）。

证候：身体时有抽动，手指频频抽搐，原身痒大减，脉滑，舌红，苔白。

治法：凉血疏风止痒。

处方：荆防汤合芍药甘草汤加减。

荆芥10g，防风10g，蝉衣10g，苦参10g，白鲜皮10g，生地20g，赤芍10g，白芍15g，生甘草10g。

● 医案举例：

2020年8月25日复诊。

证候：手指抽搐未作，睡眠后下肢拘急抽搐难忍，身痒以背部为著，脉滑，舌红，舌中部苔薄白。

辨证分析：手指抽搐好转，又现下肢拘紧抽搐，仍以原法。

处方：2020年8月18日方白芍改为20g。

2020年9月16日复诊。

证候：下肢拘急抽搐几愈，仍有身体腰痛，脉滑，舌红，苔白。

继以上法治之以观脉证辨证施治。

方中含方，离合蕴奥妙

小建中汤

该方含芍药甘草汤和桂枝甘草汤

柯韵伯云："此补心之峻剂也。"

● 医案举例：癌前病变案

贲门病变腺上皮重度异型增生例

田某，男，63岁，河北省石家庄市人。

初诊：2018年8月31日。

主诉：口干，烧心3年余。

现病史：患者于2014年9月在河北医科大学某医院查胃镜提示：贲门病变。病理：贲门上皮轻度异型增生。经西药治疗，2018年复查胃镜：贲门病变。病理：腺上皮重度异型增生。遂来求诊。

证候：口干，胃灼热，胃脘有跳动感，自汗，心悸，气短，大便4日一行，舌红苔白，脉弦。

辨证分析：中焦虚寒，肝胃不和。

● 医案举例：癌前病变案

治法：温中补虚，和里缓急。

处方：小建中汤加味。

桂枝10g，白芍15g，沙参10g，生甘草10g，丹参10g，浙贝母10g，荷叶10g，浮小麦30g，生姜3片，大枣7枚，生龙骨30g（先煎），生牡蛎30g（先煎）。

水煎服，每日1剂，分2次服，每周服6剂。

2019年1月8日，复查胃镜，病理：黏膜慢性炎症，鳞状上皮增生。病理提示腺上皮重度异型增生已逆转。

● 用方之思辨，贵在"尊（遵）经"与"离经"。

"尊（遵）经"者，尊崇经典，遵循经典，"离经"者，"善思""活法"也，笔者称之为"脱框"。

例：

当归芍药散

葶苈大枣泻肺汤

● 当归芍药散

1) 遵经

(1) 该方妊娠可用，杂病可用，产后亦可用。

(2) 其治针对"肝""脾"，落在"疼痛"上。

2) 离经（脱框）

受《青州医谈》启发，用治卵巢囊肿、盆腔炎、附件炎、盆腔积液及某些不孕症。

● 医案举例：不孕症案

王某某，女，37岁，石家庄市某个体经营者。

初诊：2017年12月13日。

主诉：结婚后曾因宫外孕手术并切除一侧输卵管，其后1.5年夫妻正常生活而未孕。

证候：适值经期(12月10日月经来潮，经色深有块，稍有腹痛)腰酸为甚，脉弦舌红苔薄白。

辨证分析：①经期以"调"为先。

②经后再议"调"而"通"之。

处方："香草汤"。

当归、川芎、益母草、香附、泽兰、鸡血藤、柏子仁各10g。

水煎服，服药6剂。

● 医案举例：不孕症案

服上方6剂后服当归芍药散。

处方：当归10g，川芎10g，茯苓30g，赤芍10g，泽泻10g，白术10g。

水煎服，每日1剂，分两次服，每周服6剂。

2018年1月15日复诊：依上方服之近4周已妊娠，诊脉滑，舌红苔白。

处方：固胎饮。

菟丝子30g，桑寄生30g，川断10g。

水煎服，每日1剂，分两次服，每周服6剂，服3~4周如无不适可停药。

遵上法治疗后足月产一男婴，母子均键。随访至2020年1月初，母子健康。

● 医案举例：不孕症案

②黎某某，女，26岁，河北省石家庄市某单位职工。

初诊：2016年7月4日。

主诉：月经不正常，结婚2年多未怀孕。

证候：月经愆期（常需注射黄体酮始来潮，末次月经用黄体酮后方来潮，日期为2016年6月14～21日），经色深有块，经前稍有乳痛，带下色黄，脉滑，偶见结脉，舌红苔白。

6月13日B型超声检查：双卵巢多囊性改变。

● 医案举例：不孕症案

处方：当归芍药散加减。

当归10g，川芎10g，赤芍10g，茯苓30g，泽泻10g，白术10g，益母草10g，香附6g，泽兰10g，鸡血藤15g。

水煎服，每日1剂，每周服6剂。

2016年11月25日再诊，已妊娠，未再服药。妊娠已10周，无不适，诊脉滑数，察舌红苔白。

随访：足月顺产一女婴，母子康健。

● 葶苈大枣泻肺汤

1) 遵经

· 泻"气闭""泻肺中壅胀"。

· 泻"血结"。

· 行水饮。

2) 离经

· 证候表现上，"支饮"当重于"悬饮"，支饮之证候已病涉心主。

· 方剂作用上，十枣汤应峻于葶苈大枣泻肺汤。

● 医案举例：

病情摘介：

　　2018年1月初，因发热微恶寒，微咳，脉数，舌红苔白就诊，予辛凉解表法（银翘散化裁）治之3日后烧退。其后未及1周又发热，不恶寒，脉数，舌红苔薄黄，再按前法治之而烧退。不久未及旬日又发热，微恶寒且伴剧烈右胁下痛，胸痛，咳则痛甚（影像学检查胸部CT未见明显异常）脉弦数，舌红苔薄黄而再诊。

辨证分析：

(1)患者发热反复，其热型非太阳，非阳明，且症涉胁下，当从少阳论治（小柴胡汤证，胸胁苦满，此患者胸痛引胁下，病机类似）。

(2)患者胸痛且以右胁下痛，咳则痛甚则类似于悬饮之咳唾引痛。

● 医案举例：

处方：小柴胡汤合葶苈大枣泻肺汤加减。

柴胡10g，清半夏10g，黄芩10g，党参6g，葶苈子30g，大枣7枚。

水煎服，每日1剂，分两次服。

服药1周复诊：发热好转，胁痛减轻而未止，食可便调，但B型超声检查示右胁下积液，诊脉弦，舌红苔薄黄。

辨证分析：前诊无胁下积液，而痛减后仍有咳唾引痛且现胁下积液，已属悬饮之的证，病机同前，仍按原法处方治之，服药2周诸症好转，积液消失（2018年3月4日检查）。2019年10月随访上症未再发。

老子《道德经》云："道生一，一生二，二生三，三生万物""一"者，万物之始也。

俗云"师父引进门，修行在个人"，故一经受业，当奋力求索。

［刘亚娴.2020年杜雨茂学术思想研讨会专稿］